Patrick Meinart
mit Johanna Bayer

MOBILITY

DAS GROSSE HANDBUCH

Bibliografische Information der Deutschen Nationalbibliothek
Die Deutsche Nationalbibliothek verzeichnet diese Publikation in der Deutschen Nationalbibliografie. Detaillierte bibliografische Daten sind im Internet über https://dnb.de abrufbar.

Für Fragen und Anregungen
info@m-vg.de

Wichtiger Hinweis
Dieses Buch ist für Lernzwecke gedacht. Es stellt keinen Ersatz für eine individuelle medizinische Beratung dar und sollte auch nicht als solcher benutzt werden. Wenn Sie medizinischen Rat einholen wollen, konsultieren Sie bitte einen qualifizierten Arzt. Der Verlag und die Autoren haften für keine nachteiligen Auswirkungen, die in einem direkten oder indirekten Zusammenhang mit den Informationen stehen, die in diesem Buch enthalten sind.

Ausschließlich zum Zweck der besseren Lesbarkeit wurde auf eine genderspezifische Schreibweise sowie eine Mehrfachbezeichnung verzichtet. Alle personenbezogenen Bezeichnungen sind somit geschlechtsneutral zu verstehen.

Originalausgabe
3. Auflage 2025

Türkenstraße 89
80799 München
Tel.: 089 651285-0

Redaktion: Caroline Kazianka, Stefanie Heim
Umschlaggestaltung: Manuela Amode, München
Umschlagabbildung: shutterstock/Galkin Grigory
Weibliches Model: Malin Pettersson
Alle Bilder im Innenteil von David Leonhardt, außer: Daniele Fond 11; Kevin Speer 6; Mary Evans/Natural History Museum 25; Patrick Meinart 57; Patrick Meinart/riva Verlag 17, 64, 73
Shutterstock: A.RICARDO 30; Andrii Vodolazhskyi 12; Atstock Productions 262; BigMouse 18; Bojan Milinkov 53, 79; ChooChin 82; Designua 21, 34, 84; ducu59us 24; Dziurek 39; fizkes 60, 94, 104; Gehrke 42; Goran Bogicevic 250; Jacob Lund 56; maxpro 35; Microgen 268; Mirinae 76; Nazar Skladanyi 89; Nejron Photo 272; Photology1971 45; Pretty Vectors 22; Richard Paul Kane 47; stihii 253; VectorMine 20, 92; Yulia Glam 76

Layout: Katja Muggli, www.katjamuggli.de
Satz: Satzwerk Huber, Germering, Melanie Kitt; Andreas Linnemann, Oberhaching
Druck: Florjancic Tisk d.o.o., Slowenien
Printed in the EU

ISBN Print 978-3-7423-0211-3
ISBN E-Book (PDF) 978-3-95971-673-4
ISBN E-Book (EPUB, Mobi) 978-3-95971-672-7

Patrick Meinart
mit Johanna Bayer

MOBILITY

DAS GROSSE HANDBUCH

Mit über 100 Übungen

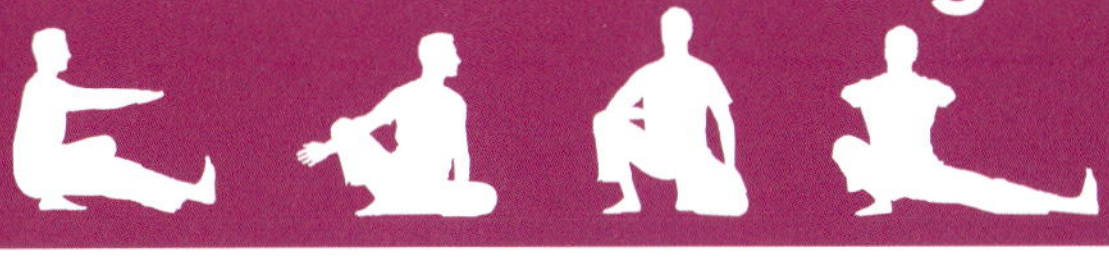

riva

Inhalt

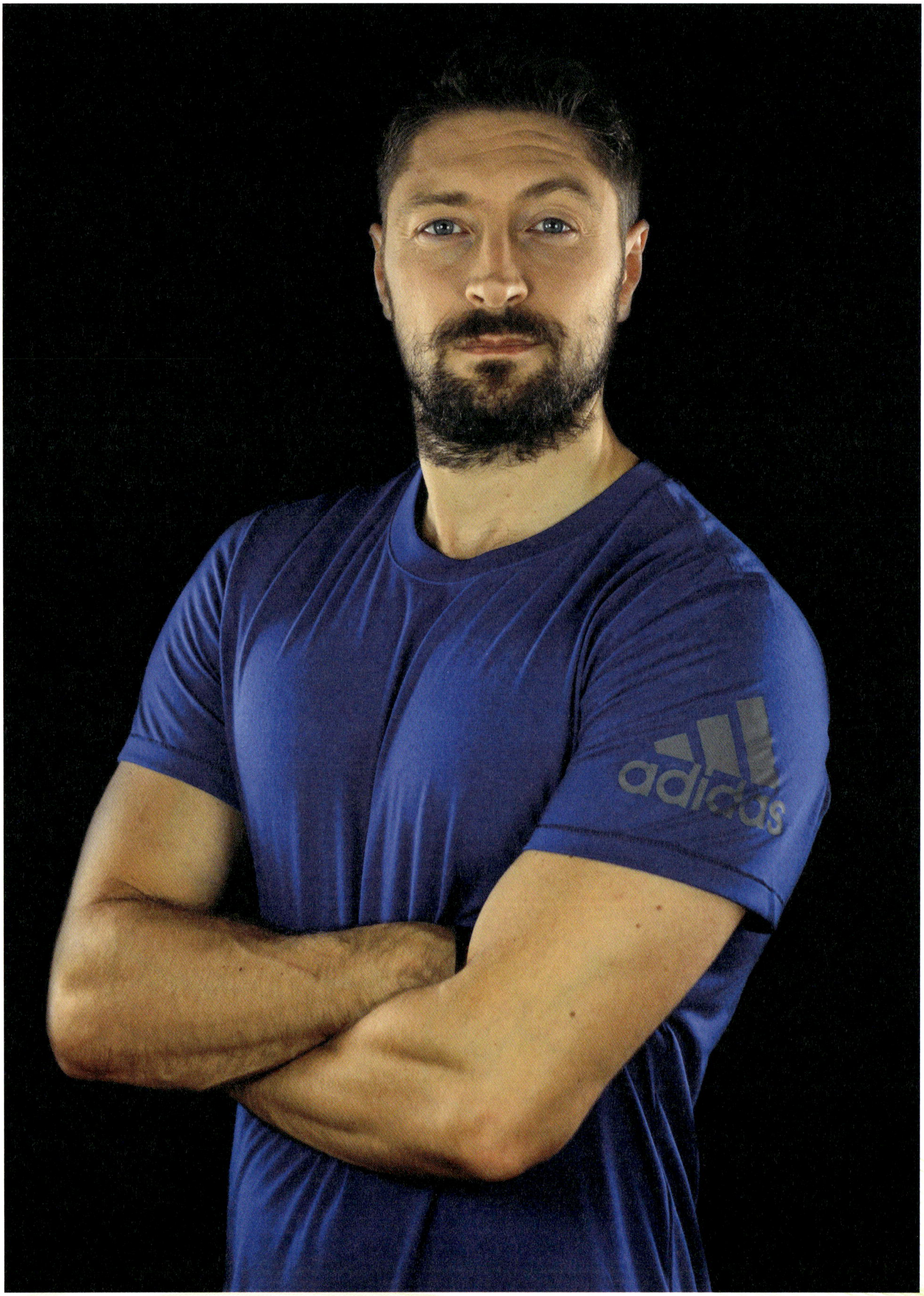
adidas

Mein Weg zum Mobility-Training

Wir trainieren, um besser zu werden. Und wir werden besser, wenn wir beweglich sind. Das ist, in aller Kürze, der Kern des Mobility-Trainings. Es spielt dabei keine Rolle, ob es sich um ambitionierte Profis oder um Hobbysportler mit Spaß an der Sache handelt. Der Mitbegründer von Nike, Bill Bowerman, hat das einmal so formuliert: »If you have a body, you are an athlete« – »Wenn du einen Körper hast, bist du auch ein Sportler.«

Am Beginn meines Weges als Sportler stand zunächst einmal tatsächlich eher ein Körpergefühl: Ich spürte, dass Yoga und Beweglichkeitstraining mir halfen, mich in meinem Körper besser zu fühlen. Als Jugendlicher war ich begeistert von Kampfsportlern, die für mich perfekte Kontrolle und Beweglichkeit verkörperten. Also begann ich mit Judo, probierte Karate aus, ging dann über zum Thaiboxen und landete schließlich beim Luta Livre, einer brasilianischen Wrestling-Sportart. Hier wird zwar keine perfekte Beweglichkeit vorausgesetzt, aber es war die Körperbeherrschung, die mich faszinierte. Mit 16 Jahren hatte ich auch meine erste Yogastunde. Da ging es plötzlich um Körper und Geist, das war ein neuer Aspekt. Und auch hier sprach mich vor allem das Verbinden und Überschreiten von engen Grenzen an. Interesse an Krafttraining hatte ich damals kaum, was sich zum Glück noch ändern sollte. Später stieß ich auf Alvaro Romano und Steve Maxwell, die ebenfalls aus dem Kampfsport kamen und daraus eigene Bewegungskonzepte kreiert hatten. Mir gefiel die Idee, im Training den eigenen Körper ohne jegliches Equipment zu nutzen und die persönlichen Grenzen auszuloten.

Als ich mein Psychologie- und Sportstudium begann, war ich, sehr zur Freude meiner Gymnastik-Tanz-Dozentin, begeistert von allen Formen des Beweglichkeitstrainings, anders als viele meiner männlichen Kommilitonen. Aber damals, in den 2000er-Jahren, gab es in Deutschland noch nicht viele Trainer, die sich speziell mit dem Thema Beweglichkeit unabhängig von bestimmten Disziplinen beschäftigten. Ich musste also ins Ausland schauen.

Vollends überzeugt hat mich schließlich Eric Cobb von Z-Health. Seine neurozentrierte Sichtweise habe ich in mein Mobility-Training integriert – ohne die Inspiration von Dr. Cobb würde es dieses Buch nicht geben. Und doch habe ich meinen ganz eigenen Ansatz entwickelt und arbeite anders als Trainer, die sich Mobility ebenfalls auf die Fahnen geschrieben haben, wie zum Beispiel mein geschätzter Kollege Kelly Starrett, der Doktor der Sportphysiotherapie ist. Wir unterscheiden uns aber darin, dass ich vornehmlich gehirnbasiert vorgehe, während Kelly sich weiterhin stark auf die Mechanik der Gelenke und die Statik des Körpers konzentriert. Natürlich spielen Anatomie und Biomechanik immer eine zentrale Rolle im Mobility-Training. Für mich ist aber im Verlauf meiner Arbeit die neurophysiologische Seite der Bewegung besonders wichtig geworden, und dafür gibt es nicht nur einen Grund. Im Psychologiestudium habe ich natürlich viel über die Bedeutung des Gehirns gelernt und auch eine Ahnung davon bekommen, welche Rolle es für Bewegung spielt. Der Mobility-Ansatz, Muskeln, Mechanik und Gehirn in der Bewegung zusammenzubringen, war dann etwas ganz Neues. So etwas hatte ich in den konventionellen Trainingswissenschaften noch nie gesehen: einen ganzheitlichen, holistischen Zugang zu Bewegung. Noch dazu sind die Funktionsweisen des Gehirns längst nicht vollständig erforscht und gerade diese Möglichkeit, in neue Gebiete vorzudringen, treibt mich bis heute weiter an. Es wird in allen beteiligten Wissenschaften immer klarer, dass das Wunder der menschlichen Bewegung tatsächlich noch mehr im Gehirn begründet ist, als wir uns das bisher vorstellen konnten.

Unser Körper ist nämlich in einer Vielfalt und Komplexität für Bewegung und Beweglichkeit konstruiert, wie sie in der Natur einzigartig ist. Der Mensch ist das Lebewesen mit dem größten Bewegungsspektrum überhaupt. Das hat auch etwas mit dem Gehirn zu tun. Wenn wir nicht so außerordentliche motorische Fähigkeiten hätten, sähe unser Gehirn wohl anders aus – oder es wäre vielleicht gar nicht vorhanden. Dazu gibt es eine interessante These des Neurowissenschaftlers Daniel Wolpert. Wolpert ist Experte für Neurobiologie und beschäftigt sich mit Robotern, die menschliche Bewegungen nachahmen können. In einem Vortrag, der auf YouTube zu sehen ist, beschreibt er, warum Bewegung für ihn der Grund dafür ist, dass wir überhaupt ein Gehirn haben. Sein Beispiel ist ein primitives Seetier, die Seescheide. Seescheiden können, wenn sie noch im Larvenstadium, also sehr jung, sind, schwimmen und sich orientieren. Dazu haben sie ein Gehirn und ein einfaches Nervensystem. Die Larven suchen nach einem Platz auf einem Felsen, um sich niederzulassen. Sobald sie einen gefunden haben, setzen sie sich fest und bleiben dort bis ans Ende ihres Lebens. Dabei passiert etwas Erstaunliches: Ihr Gehirn verschwindet. Sie fressen es auf.

Die Seescheide, sagt Daniel Wolpert, verdaut nach dem Sesshaftwerden als Erstes ihr eigenes Nervensystem samt Gehirn, weil sie es offensichtlich nicht mehr braucht. Denn was Nerven und Gehirn vorher erledigt haben, nämlich Bewegung und die benötigte Orientierung, fallen weg. Also wird das dazugehörige Inventar beseitigt: »Sobald man sich nicht mehr bewegen muss, braucht man den Luxus eines Gehirns nicht mehr«, sagt Wolpert. Aus seiner Sicht ist das Gehirn nur dazu da, sensorische Signale zu verarbeiten, um Bewegungen planen und ausführen zu können. Weil er selbst von dieser These so überzeugt ist, bezeichnet Wolpert sich übrigens als »Bewegungschauvinisten«.

Die These ist genial und unterstützt für mich den gehirnbasierten Ansatz des Mobility-Trainings: Alles, was Mobility ausmacht, lässt sich mit Bewegung als Hauptfunktion des Gehirns erklären – die Bedeutung der Informationen aus Rezeptoren und Sensoren, der Fokus auf den Gelenken als Signalgeber für das

Gehirn und alle Effekte, die das Mobility-Training hat. So gesehen bin ich auch ein Bewegungschauvinist wie Daniel Wolpert oder vielleicht eher ein Beweglichkeitschauvinist.

Der Plan, dieses Buch zu schreiben, ist entstanden, weil die fundamentale Bedeutung des Gehirns für die Bewegung und im Umkehrschluss die der Bewegung für das Gehirn in herkömmlichen Trainingssystemen kaum berücksichtigt wird. Auch gibt es in Deutschland bislang kein Handbuch, das die Grundlagen des Mobility-Trainings zusammenhängend darstellt. Das liegt einerseits natürlich an der Komplexität der Materie. Außerdem haben wichtige Coaches wie Kelly Starrett, Steve Maxwell und Andreo Spina zwar einiges veröffentlicht, aber keiner hat eine systematische Darstellung in Angriff genommen. Es ist nach wie vor schwierig, an verständliche und ausführliche Bücher zum Thema Mobility zu kommen, die auch die neurophysiologischen Grundlagen zumindest grob erklären. Das ist erstaunlich, wenn man bedenkt, wie groß die Welle international seit einigen Jahren ist. Vielleicht liegt es an der Schwierigkeit, die Übungen gut zu beschreiben. Jedenfalls war es meiner Ansicht nach an der Zeit, ein Buch herauszubringen, das sich vertiefend mit Mobility beschäftigt, die Grundlagen der neurozentrierten Perspektive darstellt und das klare Bewegungskonzept samt Übungen zeigt.

Mein persönlicher Erfolg als Trainer hat mit meiner Wende hin zu Mobility erst richtig zugenommen. Zuvor war ich ein Coach unter vielen, dazu Sportphysiotherapeut und am ehesten mit Functional Training beschäftigt. Aber nachdem ich Mobility in mein Coaching eingebaut hatte, haben meine Klienten vom Personal Training viel mehr profitiert und plötzlich Fortschritte gemacht, die weder sie noch ich vorher für möglich gehalten hätten. Auch das ist der Grund, warum ich dieses Buch schreiben wollte. Denn ich bin inzwischen davon überzeugt, dass ein Sportler keine volle Leistung bringen kann, wenn er nicht in der Lage ist, seine Gelenke in vollem Umfang zu bewegen und aktiv zu steuern. Und dass jeder, wirklich jeder, ob in Sport, Alltag oder Reha, von optimaler Mobilität nur profitieren kann. Anders als viele Kritiker meinen, steht beim Mobility-Training nicht nur eine große Beweglichkeit im Zentrum, sondern auch die Kontrolle: Kontrolle der Gelenke in allen Positionen. Es geht also nicht darum, das zu sein, was man allgemein »gelenkig« nennt. Es geht auch nicht darum, Dehnpositionen möglichst lange zu halten oder ins Extreme auszuweiten. Mobilität ist kein passives Merkmal bestimmter körperlicher Strukturen wie der Gelenke oder der Bänder. Mobilität ist vielmehr die aktive Fähigkeit, den vollen Bewegungsumfang auszureizen und Gelenke zu kontrollieren – in jeder Situation und Position.

So verbessert das Mobility-Training die spezifische Leistung in jeder Sportart, die jemand ausübt, ganz gleich, welche das ist. Dass Turner, Tänzer, Kampf- oder Schlagsportler, die schnell die Richtung ändern müssen, von guter Beweglichkeit profitieren, leuchtet sofort ein. Aber sogar Kraftsportler, Gewichtheber, Ringer oder Schwimmer brauchen optimale aktive Beweglichkeit, um ihre höchste Leistung zu erzielen. Und nicht zuletzt verbessert optimale Mobilität immer die Effizienz eines Sportlers, was besonders im Wettkampf, aber auch im Training wichtig ist – und im Grunde auch im Alltag für jeden Menschen. Dabei gilt, dass Mobility kein Training in abgegrenzten Stufen ist und wir keine bestimmten Grade oder Ziele anstreben. Vielmehr geht es darum, die Grundqualität von Beweglichkeit und Koordination zu erhöhen: »It's not about perfection. It's about progress« – »Es geht nicht um Perfektion, es geht um Fortschritt« –, ein Zitat aus dem Hollywoodfilm *The Equalizer* mit Denzel Washington, das zu meinem Motto geworden ist.

Ganz entscheidend ist der gehirnbasierte Trainingsansatz aber auch im Bereich Verletzungen und Verletzungsprophylaxe. Ein gut funktionierendes Kontrollsystem im Gehirn verhindert Verletzungen. Und das Training nach Verletzungen, mit Narben oder in der Reha ist erfolgreich, wenn es die Regeln des Gehirns berücksichtigt, etwa den angeborenen evolutionären Schutzmechanismus.

In Teil 4, »Schmerzen und Verletzungen«, geht es daher nicht um Sport und Leistung, sondern um Mobility als Kampfansage gegen chronische Schmerzen. Da Bewegung und Schmerz beide in den Mechanismen des zentralen Nervensystems wurzeln, sind Bewegungen und Beweglichkeit bei Schmerzen das natürlichste Gegenmittel. »Body is not stiff, mind is stiff«, sagt der berühmte Yogi K. Pattabhi Jois dazu und meint, dass Blockaden in Geist und Seele – modern ausgedrückt: im Gehirn – zu einem schmerzenden und steifen Körper führen. Geht man aber auf die Gehirnmechanismen ein, können die passenden Mobility-Übungen sogar von schweren chronischen Schmerzen, Operationsbeschwerden und hartnäckigen Bewegungseinschränkungen befreien.

Weil Gehirn und Zentralnervensystem so wichtig für Bewegung sind, zieht sich dieses Thema wie ein roter Faden durch das ganze Buch. In jedem Abschnitt, auch bei den Übungsbeschreibungen und in Teil 4, »Schmerzen und Verletzungen«, gehe ich auf die spezifischen Mechanismen des Zentralnervensystems ein. Am Anfang steht ein ausführliches Grundlagenkapitel, denn bevor Sie mit dem Training und den in Teil 3 beschriebenen Übungen beginnen, sollten Sie verstehen, wie das Gehirn Bewegungen plant, Bewegungsmuster speichert, konkrete Bewegungen ausführen lässt und wie umgekehrt Impulse aus Muskeln, Faszien, Haut und Gelenken ins Gehirn gelangen, um dort verarbeitet zu werden.

Alles, was wir im Mobility-Training tun, geschieht konsequent aus der Perspektive des Gehirns und seiner Mechanismen. Diese Sichtweise bezieht sich auf den ganzen Körper und auf sämtliche Gelenke – nicht nur die, die beim Sport besonders belastet werden, wie die Knie, oder solche, die gerade Probleme machen. Optimale oder mindestens gute Beweglichkeit ist generell die Vorausset-

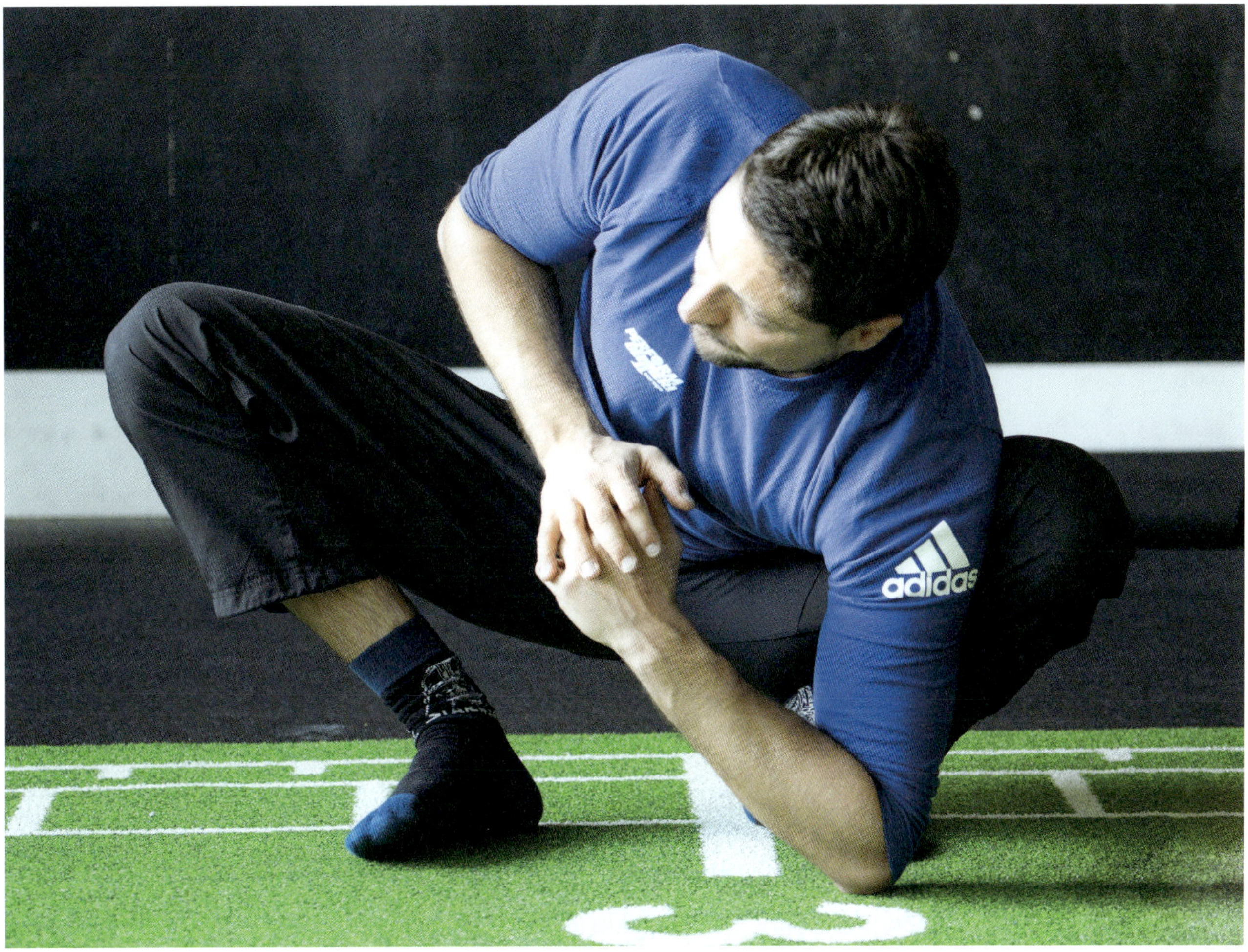

zung für Gesundheit und schmerzfreies Funktionieren. Dabei ist es erstaunlich, wie Gelenke über Nervenverbindungen und Gehirnsignale miteinander in Verbindung stehen. Auch wenn etwa das Daumengrundgelenk auf den ersten Blick wenig mit der Leistung bei einer Kniebeuge zu tun hat, kann sich eine Dysfunktion in einem kleinen Gelenk negativ auf die Leistung in den großen Gelenken auswirken und sogar die Leistung während einer einfachen Kniebeuge reduzieren. Bleiben Sie also mobil! Der wichtigste Grundsatz für das Training ist dabei, dass wir nie gegen die Prinzipien des Gehirns trainieren, sondern immer mit ihm. Was das bedeutet, möchte ich Ihnen in diesem Buch vermitteln.

Ich wünsche Ihnen viele spannende Erkenntnisse und hoffe, dass Sie neue Impulse für Ihr weiteres Training erhalten!

Patrick Meinart

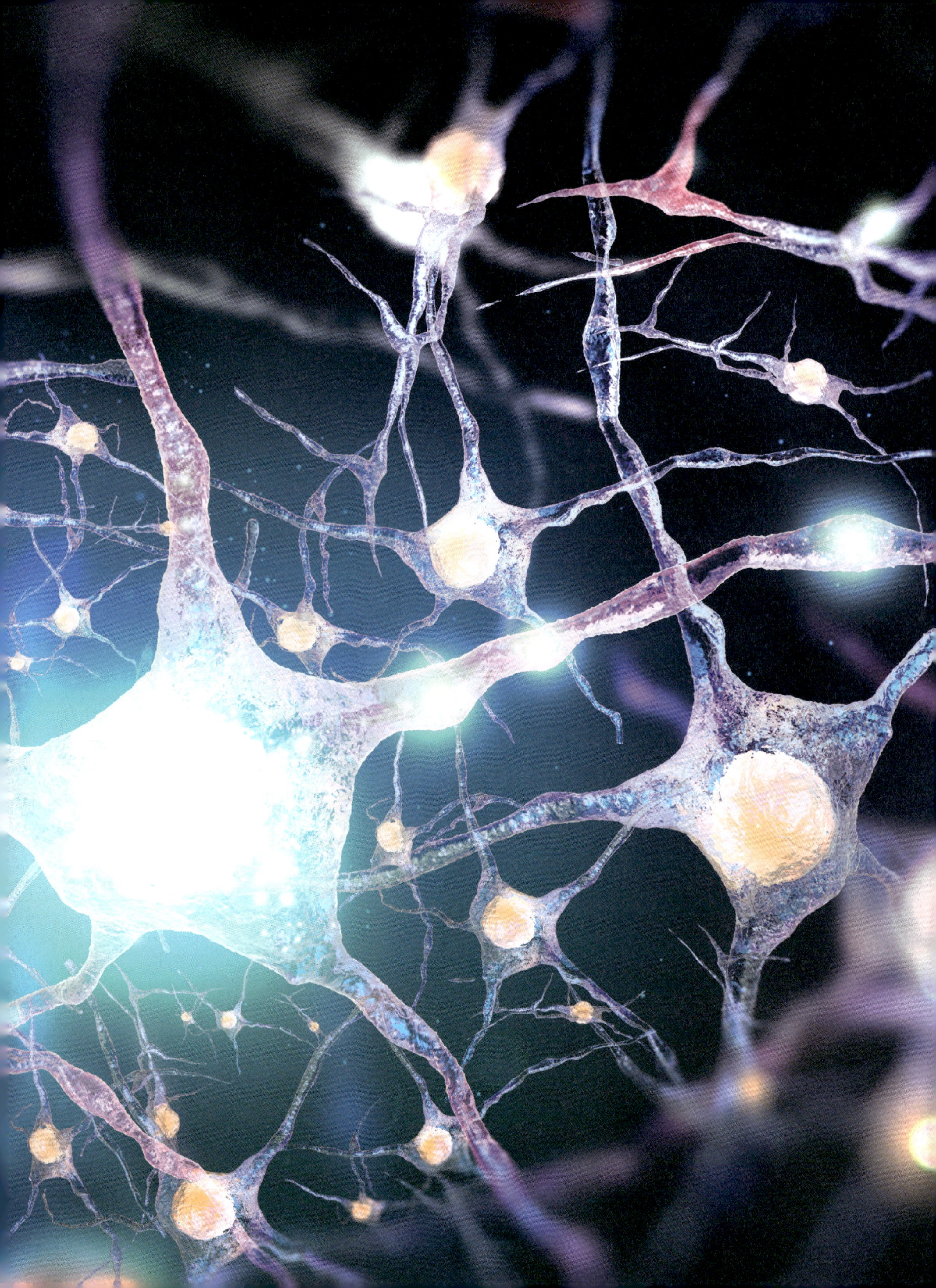

Teil 1

Die Grundlagen des Mobility-Trainings

Kapitel 1

Bewegung und das Gehirn

Wenn wir von Bewegung beim Menschen sprechen, denken wir primär an den Körper: Unsere Vorstellung von Mobilität ist an Gliedmaßen und Organe gebunden, an Muskeln, Sehnen und Knochen, an Herz und Kreislauf. Doch tatsächlich laufen alle unsere Bewegungen auch als Muster im Gehirn ab, noch während sie umgesetzt werden – und bereits vorher. Diese Muster lassen sich im Gehirn sogar aktivieren, wenn wir uns Bewegungen nur vorstellen und sie nicht einmal ausführen. Ohne diese Ablaufpläne im Gehirn ist Bewegung undenkbar, denn die Schaltzentrale für die motorische Aktivität sitzt im Kopf. Sie ins Training nicht einzubinden wäre daher wie der Versuch, einen Sportwagen ohne Fahrer steuern zu wollen.

Dieser Vergleich lässt sich noch weiter auf Bewegung im biologischen System übertragen: Gehirn und Zentralnervensystem (ZNS, Glossar, Seite 278) stehen dabei für den Fahrer, das Auto für den Körper. Um einen Sieg bei einem Rennen herauszuholen, sollten Fahrer und Wagen in einer optimalen Verfassung sein. Ein Spitzenpilot gewinnt mit einem drittklassigen Gefährt kein Formel-1-Rennen. Umgekehrt schafft es ein schlechter Fahrer auch mit einem Superboliden nicht automatisch aufs Treppchen. Beide Teile des Systems sind wichtig: Der Fahrer muss den Wagen wirklich beherrschen und das Auto selbst sollte optimal in Schuss sein. Im Kontext des Mobility-Trainings geben wir daher der lateinischen Redewendung »Mens sana in corpore sano« – »Ein gesunder Geist in einem gesunden Körper« – eine neue Bedeutung: Für uns beschreibt sie das perfekte Zusammenspiel zwischen dem Zentralnervensystem, dem Steuersystem, einerseits und dem Körper andererseits. Es gibt also nicht das eine oder das andere, vielmehr geht im Mobility-Training das eine nicht ohne das andere.

In der konventionellen Trainingslehre werden Körper und ZNS dagegen häufig getrennt und der Fokus liegt dabei sehr auf dem Körper mit seinen Muskeln, Knochen, Bändern, Sehnen und dem Bindegewebe. Die Schaltzentrale Gehirn sowie ihre Funktionsweise und ihre Bedingungen werden viel weniger intensiv bedacht. Für den gehirnbasierten Ansatz des Mobility-Trainings sollten Sie daher in diesem Kapitel das Zusammenspiel zwischen ZNS und dem Bewegungsapparat verstehen. Erfolg im Sport sowie Mobilität und Bewegungen, wie wir sie im Mobility-Training verstehen, hängen nämlich sehr stark davon ab, wie gut das Gehirn arbeitet. In unserer Auto-Analogie gesprochen: Ein guter Fahrer verhält sich vorausschauend und kann selbst mit einem schlechten Wagen noch besser fahren als jemand mit mangelhaftem Reaktionsvermögen, der in einer Luxuskarosse mit Sonderausstattung sitzt. Denn es kommt der Moment, in dem der Fahrer versagt. Das Zentralnervensystem kann nämlich ausfallen, im Sport, im Wettkampf, im Alltag. Man ist zum Beispiel kurz unaufmerksam, müde, hungrig oder abgelenkt. Wieder übertragen in die Analogie heißt das: Wer in einem hochgerüsteten Wagen mit Airbags und Bremsassistenten sitzt, weiß die teure Ausstattung in so einem Fall

> Bewegungen hängen ebenso stark vom Gehirn und vom Zentralnervensystem ab wie von Muskeln, Sehnen und Bändern.

sehr zu schätzen. Das Auto, analog dazu die Körperstrukturen, sollte in einer gefährlichen Situation Belastungen kompensieren, falls die Steuerung durch den Fahrer - das ZNS - versagt. Übrigens sind es hauptsächlich Sehnen und Bänder, die Belastungen auffangen müssen. Sind diese nicht gut in Schuss, gibt es die gefürchteten Zerrungen und Bänderrisse. Doch gleichzeitig gilt: Mit schneller Reaktion und guter Koordination kann ein Athlet Verletzungen verhindern. Das sind wiederum Leistungen von Gehirn und Zentralnervensystem. Und das ist die andere Seite der Analogie: Ein guter Fahrer kann trotz schlechter Ausstattung ganz vorn landen. Betrachten wir daher im Folgenden, wie das ZNS Bewegung ermöglicht. Diese Zusammenhänge bilden die Grundlage des gehirnbasierten Ansatzes im Mobility-Training.

Wie funktioniert das Zentralnervensystem?

Das zentrale Nervensystem besteht aus Gehirn und Rückenmark und ist, einfach gesagt, nichts anderes als eine Informationsverarbeitungsmaschine. Reize, die aus der Umwelt und aus unserem Körper dort ankommen, werden als Daten gesammelt und interpretiert. Anschließend reagiert das ZNS, wenn nötig. Das folgende Schema zeigt diesen Regelkreis:

Input → **Verarbeitung** → **Output**

Das Gehirn empfängt Signale, verarbeitet diese und liefert daraufhin eine Reaktion, basierend auf den Reizen.

Die Mechanismen zur Reizaufnahme

Alle Reize von innerhalb und außerhalb des Körpers gelangen zum Zentralnervensystem. Das geschieht über Sinnesorgane und besondere innere Wahrnehmungssensoren, also Fühler, die Reize von außen weiterleiten. Solche Sensoren des Körpers liegen als Tast- oder Druckfühler in der Haut oder, wie die Geschmackspapillen, im Mund. Sogenannte Mechano- und Propriorezeptoren befinden sich im tieferen Gewebe, vor allem in faszialen Strukturen, also in Bindegewebe und Kapseln rund um die Gelenke, aber auch in den Muskeln. Nerven und Leitungen, die die Reize ins Gehirn schicken, heißen Afferenzen (Glossar, Seite 275).

Wie das Gehirn Reize verarbeitet

Die Reize, die im ZNS ankommen, müssen sorgfältig verarbeitet, organisiert und interpretiert werden. Dieser Vorgang ist grundsätzlich in jedem Zentralnervensystem und für alle Menschen gleich. Während aber die ankommenden Reize objektiv und messbar sind, werden sie im Gehirn dann subjektiv verarbeitet. Hierbei handelt es sich um eine Schlussfolgerung aus individuellem Erleben, Erfahrung und physiologischen Gegebenheiten. Daher entsteht in jedem

Menschen eine Art eigene Wahrnehmung der Realität. Die ist zwar abhängig von den messbaren Reizen aus der Umgebung, formt sich jedoch erst im Gehirn zu einem Bild. So nehmen Menschen beispielsweise Gerüche unterschiedlich wahr, empfinden die Intensität von Schmerzen anders oder finden Personen unterschiedlich attraktiv. Auch für Bewegungen ist die Interpretation des individuellen Gehirns entscheidend: Wir bewegen uns je nach Qualität der Reizverarbeitung und abhängig von der Deutung unseres Gehirns auf der Basis eigener Erfahrungen. Die Qualität unseres sensorischen Systems ist abhängig von seinem jeweiligen Nutzen. Je besser wir unsere Sensoren benutzen, desto besser können sie arbeiten und dementsprechend Signale an das Gehirn senden. Das Gehirn wiederum muss in den entsprechenden Arealen in der Lage sein, diese Signale optimal zu verarbeiten. Da unser Gehirn nach dem »Use it or lose it«-Prinzip arbeitet, kann es auch nur entsprechend seiner Verwendung Leistung erbringen. Diese Vorgänge sind wissenschaftlich noch längst nicht alle erforscht. Die sensorische Integration, also das Verarbeiten vieler Daten aus Sinnesorganen und Rezeptoren, ist noch so etwas wie eine Blackbox. Aber klar ist: Bewegungsimpulse ergehen erst nach der Interpretation durch das Gehirn. Und es ist die Frage, wie gut und sinnvoll die folgenden Kommandos sind. Das wird uns später im Buch noch beschäftigen.

Vom Reiz zur Bewegung

Das Zentralnervensystem ist schließlich anhand der verarbeiteten Reize dazu in der Lage, motorische Kommandos zu geben: Jemand ruft unseren Namen und wir drehen uns um. Ein Kind rennt auf uns zu und wir breiten die Arme aus. Jemand winkt aus einem Zugfenster, wir winken zurück. Auch Schutzreflexe gehören dazu, die uns etwa davor bewahren, die Hand auf einer heißen Herdplatte liegen zu lassen. Die motorischen Befehle des Gehirns verlaufen in

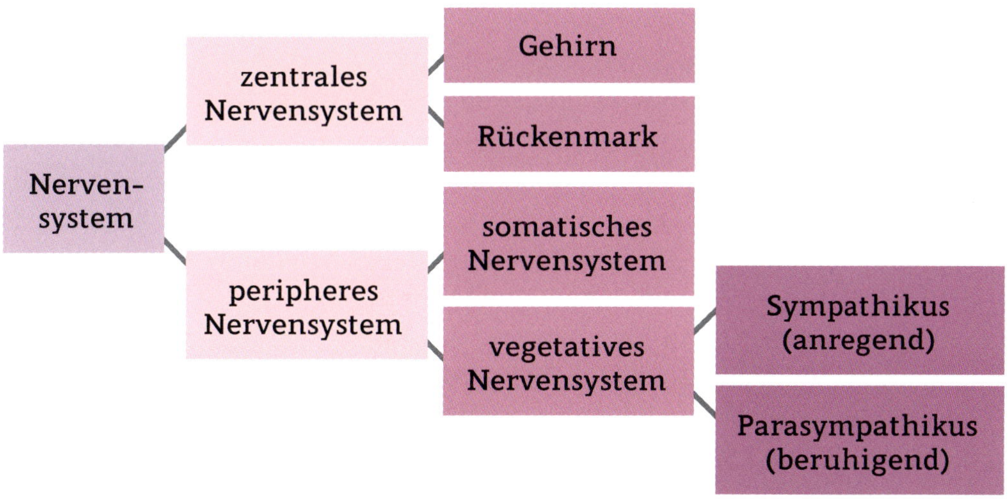

Das Nervensystem wird grob in das zentrale und das periphere Nervensystem unterteilt, wobei das zentrale Nervensystem hauptsächlich aus dem Gehirn besteht, das periphere Nervensystem größtenteils aus den Hirnnerven und den Spinalnerven, die die Muskeln innervieren.

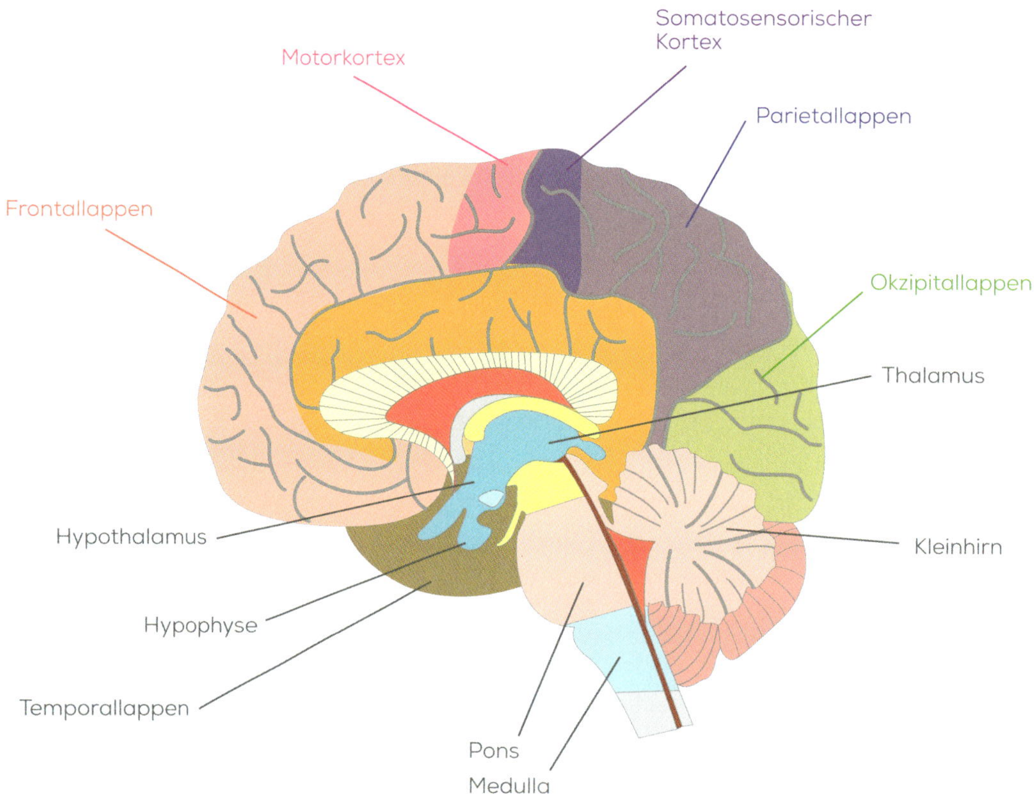

Der Hauptteil des Gehirns besteht aus dem Großhirn. Es ist unterteilt in zwei Hemisphären, die in der Mitte durch einen Einschnitt geteilt sind. Die Oberflächen der Hemisphären werden von der Großhirnrinde gebildet, die aus mehreren Hirnlappen besteht.

Richtung Körper über das Rückenmark und bestimmte Nervenbahnen. Diese Nervenbahnen, die vom Gehirn und vom Rückenmark zu Händen, Armen, Füßen oder anderen Körperregionen führen und die Bewegungsimpulse weiterleiten, heißen efferente Nervenbahnen (Efferenz, Glossar, Seite 276). Doch viele Reaktionen auf Reize von außen oder aus dem Körperinneren sind so subtil, dass sie sich unserer Wahrnehmung entziehen. Vor allem Körperprozesse laufen unbewusst ab – sogar die meisten: Organfunktionen, das Gleichgewicht, die aufrechte Körperhaltung, die Regelung der Körpertemperatur und des Blutdrucks, die Verdauung, die Atmung und noch viel mehr erledigt das ZNS als Reaktion auf eingehende Signale, ohne dass wir das bewusst wahrnehmen.

Es kommt aber vor, dass dieser Schaltkreis gestört ist. Solche Störungen wirken sich dann auch auf die Bewegung aus. Sie ist eingeschränkt oder nicht flüssig, nicht adäquat oder nicht zielgerichtet. Daher ist für optimale Bewegungen im Sport nicht nur die Art der eingehenden Reize entscheidend, ausschlaggebend ist auch die Verarbeitungsqualität im Gehirn. Sie bestimmt, ob die Antwort auf den Reiz angemessen ist. Passt beides – Dateninterpretation und Antwort –, können wir richtig reagieren und uns im Sport so bewegen, wie wir es wünschen.

Die Aufgaben des peripheren Nervensystems

Zum gesamten Nervensystem des Körpers gehört neben dem Zentralnervensystem auch das periphere Nervensystem (PNS, Glossar, Seite 277). Es liegt außerhalb des ZNS und ist unterteilt in das somatische und das vegetative Nervensystem. Das PNS registriert Schmerz, Druck und andere Wahrnehmungen. Der vegetative Teil ist für unbewusste Vorgänge wie Verdauung, Blutdruck oder Herzschlag zuständig. Zentralnervensystem und peripheres Nervensystem sind sehr eng miteinander verflochten. Alle Informationen aus dem PNS fließen auch ins ZNS, nämlich über das Rückenmark in die Schaltzentrale Gehirn. Das somatische Nervensystem leitet dabei sensorische Informationen wie Berührungen, Temperaturempfindung oder Schmerzreize weiter, ob aus inneren Organen oder von außen. Im Gehirn werden die Reize zusammengeführt. Der somatische Teil des PNS ist aber auch entscheidend für Bewegungen. Die bereits erwähnten efferenten Nervenbahnen gehören nämlich zum somatischen Nervensystem, also zum PNS. Impulse aus dem Gehirn gelangen vom ZNS über das Rückenmark und das somatische Nervensystem zu den Muskeln, wo sie in Bewegung umgesetzt werden.

Auch alle Schmerzrezeptoren, medizinisch Nozizeptoren genannt, sind Teil des peripheren Nervensystems. Sie liegen als freie Nervenenden in der Haut, dem Bindegewebe, den großen Faszien und den Gelenkkapseln. Von dort schicken sie Schmerzreize an das Zentralnervensystem. Die Reizweiterleitungsgeschwindigkeit in diesen Nervenendigungen ist niedriger als bei den Mechanorezeptoren (Glossar, Seite 277). Während die Mechanorezeptoren eine Leitungsgeschwindigkeit von etwa 40 bis 90 Metern pro Sekunde (m/s) haben, wird Schmerz nur mit einer maximalen Geschwindigkeit von etwa 30 m/s übertragen. Dies ist auch der Grund dafür, dass ein Schmerz erst nach der Aktivierung der Mechanorezeptoren eintritt. So entsteht kein weiterer Schmerz durch Bewegung. Der Teil des PNS, der vegetatives Nervensystem genannt wird, spielt seine größte Rolle bei Stress, Schlaf, Hunger und Verdauung. In Teil 4, »Schmerzen und Verletzungen«, ab Seite 251 werden wir uns damit noch näher beschäftigen, denn Stress oder Schlafstörungen behindern die Beweglichkeit.

Die zentrale Datenautobahn für das PNS ist das Rückenmark. Zwischen jeweils zwei Wirbeln treten lange Nerven, die sogenannten Spinalnerven, aus und führen in Rumpf und Gliedmaßen. Zu jedem Rückenmarksegment gehört somit ein Nervenpaar. Der Mensch besitzt insgesamt 31 paarige Spinalnerven, die folgendermaßen zugeordnet sind:

- **Hals:** Zervikalmark mit 8 Segmenten (C1–C8) = 8 Spinalnervenpaare
- **Brust:** Thorakalmark mit 12 Segmenten (Th1–Th12) = 12 Spinalnervenpaare
- **Lenden:** Lumbalmark mit 5 Segmenten (L1–L5) = 5 Spinalnervenpaare
- **Kreuz:** Sakralmark mit 5 Segmenten (S1–S5) = 5 Spinalnervenpaare
- **Steißbein:** Kokzygealmark, meist 1 Segment (Co1) = 1 Spinalnervenpaar

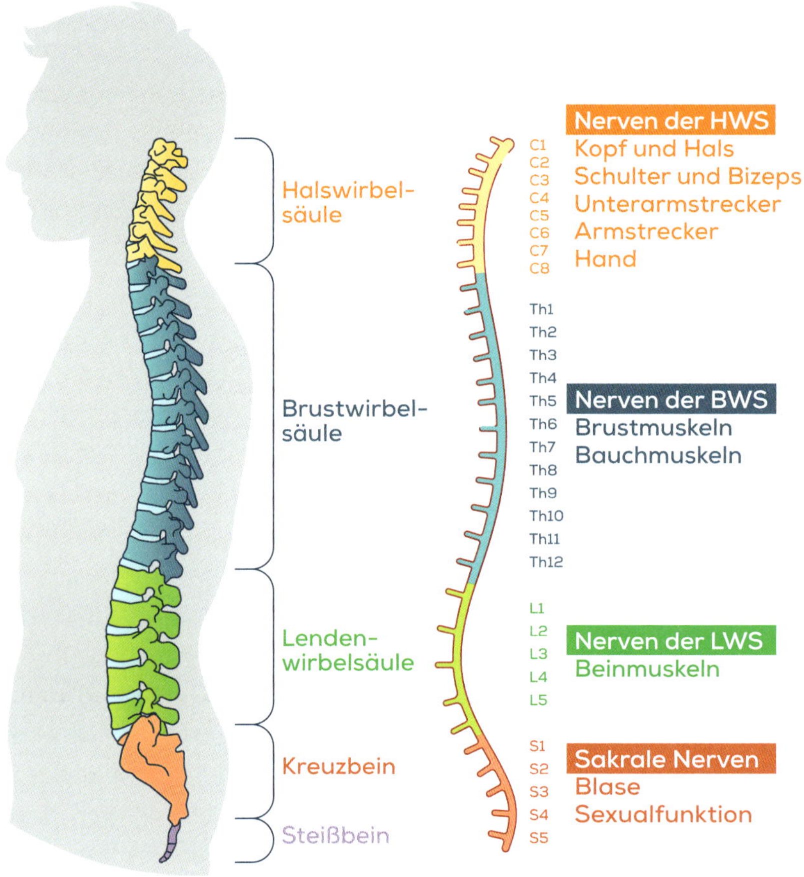

Die Spinalnerven sind den jeweiligen Rückenmarksegmenten zugeordnete Nerven, die unter anderem die Muskulatur des Körpers innervieren und Bewegungen ermöglichen.

Beide Nerven je eines Paares besitzen eine vordere und eine hintere Nervenwurzel. Die Spinalnerven können beim Mobility-Training mit Neuroflossing mobilisiert werden. Dies schafft eine Reizsetzung, die sich auf die jeweiligen Muskeln, die von den Nerven versorgt werden, biopositiv auswirken kann. Vor allem bei Schmerzen ist diese Technik sinnvoll.

Entscheidend für Bewegung: eine gute Propriozeption

Die meisten Reize, die im Gehirn ankommen und es zu einer Antwort stimulieren, stammen aus dem Körper, buchstäblich aus der Tiefe seiner Glieder und Organe. Wichtig dafür sind bestimmte Rezeptoren, die zum sogenannten Tiefensinn, der Propriozeption (Glossar, Seite 278), gehören. Sie sind die Reizlieferanten für das Gehirn und sitzen an den Enden von Nerven in Haut und Gelenken. Speziell die Propriozeption ist uns dabei völlig unbewusst, stellt aber die absolute Grundvoraussetzung für Bewegung dar. Denn Propriozeption ist die innere Wahrnehmung vom eigenen Körper im Raum, das umfasst auch die Eigenempfindung von Körperteilen zueinander und in Abhängigkeit von der Umgebung. Der Sinn lässt uns immer spüren, ob wir gerade stehen, liegen oder sitzen, ob unsere Beine angewinkelt oder ausgestreckt sind, die Arme verschränkt sind oder gerade herabhängen. Die Propriozeption sorgt auch für das innere Lagegespür, wie etwa die Gelenke stehen und wie stark sie gebeugt sind. Sie ist wichtig dafür, dass wir uns überhaupt bewegen sowie aufrecht stehen und gehen können. Ohne die sensorische Leistung des propriozeptiven Systems wären unsere Bewegungen unkoordiniert und fehlerhaft. Man weiß das von Menschen mit seltenen Krankheiten, deren Propriorezeptoren zerstört sind und keine Signale mehr ans Gehirn schicken können. Diese Menschen können nicht einmal stehen oder gehen, sondern fallen hin, wenn sie es versuchen.

Ein gut funktionierendes propriozeptives System ist also für eine gute Koordination notwendig. Wie wir schon erfahren haben, müssen viele Signale ankommen, damit Bewegungsimpulse ergehen können. Alle Teile des Tiefensinnes schicken ununterbrochen solche Signale ans Gehirn, sie gehen damit auch in Bewegungsmuster ein, die im Gehirn schon gespeichert sind. Diese Rezeptoren kann man trainieren, das ist besonders in unserer bewegungsarmen Zeit wichtig. Die innere Wahrnehmung, die oft brachliegt, lässt sich aktivieren, und das geschieht im Mobility-Training ganz bewusst. Übungen, die die Propriozeption verbessern, schaffen eine positive Antwort im Gehirn und stärken darüber wiederum die Leistung der Rezeptoren sowie Beweglichkeit und Bewegungsqualität. Es sind zum Beispiel Drills in Abhängigkeit von der eigenen Lage im Raum, und Übungen, bei denen Lage und Position vielfältig variiert werden: sitzend, liegend, stehend, in Schrittstellung und weitere. Drills sind Bewegungsabläufe, die immer wieder wiederholt und eingeübt werden, daher auch die englische Bezeichnung »drills« für »üben«.

Das propriozeptive System

Das System für Lage und Gleichgewicht, auch »vestibuläres System« genannt (Glossar, Seite 278), hat mehrere Teile: Das Innenohr mit dem Gleichgewichtsorgan gehört ebenso dazu wie der Lagesinn, der Kraftsinn (Spannungszustand der Muskeln) und der Bewegungssinn (Bewegungsempfinden und Erkennen der Bewegungsrichtung). Alle zusammen bilden die »Propriozeption« oder das »propriozeptive System«, wie der komplexe Sinn auch genannt wird. Seine Si-

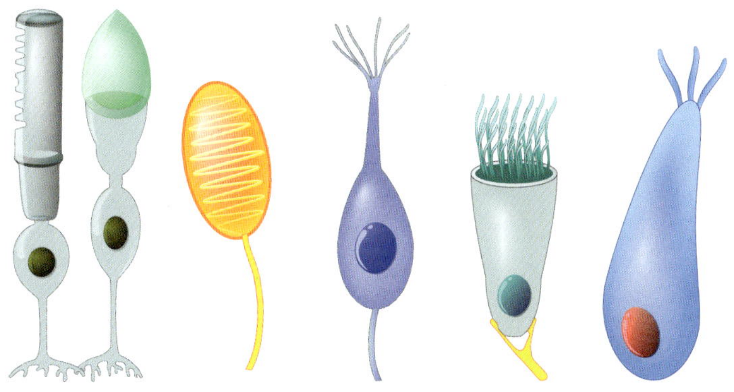

Ein Rezeptor ist eine Zelle, der chemische oder pyhsikalische Reize wahrnimmt und diese als neuronales Signal an das Gehirn weitergibt. Rezeptoren sind auf bestimmte Reize spezialisiert und können unterschiedlich stark empfindlich sein.

gnalgeber, die sogenannten Mechanorezeptoren, wandeln unterschiedliche mechanische Impulse in elektrische Erregung um, dabei registrieren sie Dehnung, Vibration, Bewegung oder Druck. Diese sogenannten Mechanorezeptoren sind für das Mobility-Training am wichtigsten.

- Muskelspindeln sind spezielle Sensoren im roten Muskelgewebe, die Dehnung und Spannungszustand des Muskels registrieren.
- Golgi-Sehnenorgane reagieren nicht auf passive Reize, sondern nur auf die Aktion des Muskels. Sie sitzen an den Sehnenübergängen. Bei Zugbelastung der Sehnen durch Muskelkontraktion senken sie die Muskelspannung und schützen Sehnen und Gelenke so vor Überlastung.
- Vater-Pacini-Körperchen befinden sich vor allem in der Unterhaut und registrieren schnelle Druckwechsel, Vibrationen und ruckhafte Impulse.
- Ruffini-Körperchen, ebenfalls in Unterhaut und Bindegewebe, reagieren auf langen, wechselnden und anhaltenden Druck wie bei langsamer Dehnung oder Massage.
- Interstitielle Rezeptoren haben eine Verbindung zum vegetativen Nervensystem, das unbewusste Vorgänge und Bewegungen steuert, etwa die Verdauung. Sie signalisieren außer Druck auch Schmerz und Temperatur.

Sonderstellung für den Gleichgewichtssinn

Eine besondere Bedeutung für die Propriozeption hat der Gleichgewichtssinn. Während sich die genannten Rezeptoren größtenteils im myofaszialen System befinden, liegt die zentrale Stelle für die Gleichgewichtswahrnehmung im In-

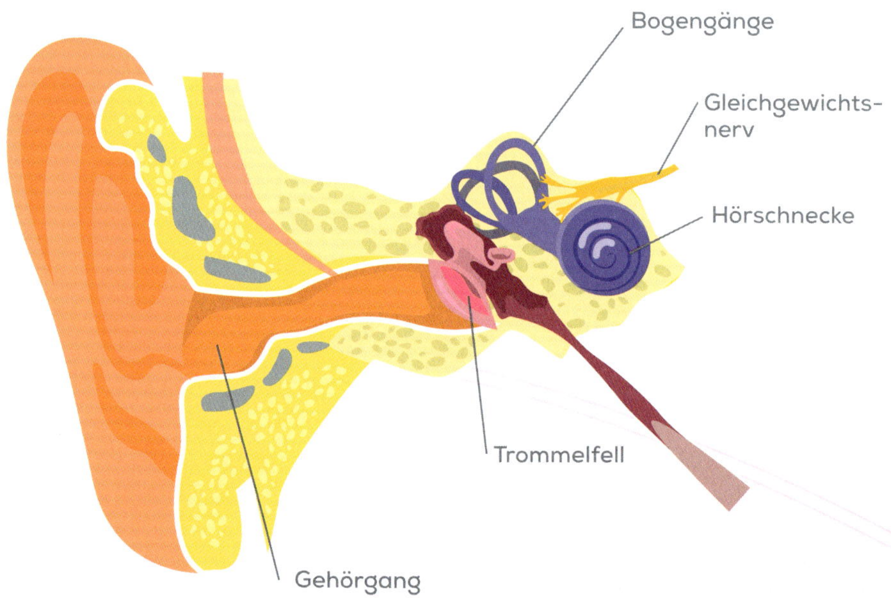

Für unser Gleichgewichtssystem sind vor allem die Bogengänge und die Makulaorgane wichtig. Sie messen sowohl die lineare Beschleunigung als auch die Winkelbeschleunigung und geben die Informationen an das Gehirn weiter.

nenohr. Von hier empfängt das Gehirn Informationen über die lineare Beschleunigung und die Winkelbeschleunigung des Kopfes. Zudem ist der Gleichgewichtssinn sehr komplex. Er vereint visuelle Signale über das Auge, die Wahrnehmung der eigenen Körperhaltung im Raum durch das Gleichgewichtsorgan im Innenohr, die Wahrnehmung von Schwerkraft und Beschleunigung, ebenfalls über das Innenohr, sowie die Meldungen verschiedener Mechanorezeptoren.

Das Gehirn verändert sich ein Leben lang

Die Informationsverarbeitungsmaschine Gehirn ist ungeheuer lernfähig, und das bis ins hohe Alter. Sie speichert immer wieder neue Daten ab und kann ältere anders sortieren oder sie auf der Basis des Vorhandenen neu auswerten. Schon vor Jahren haben Wissenschaftler erkannt, dass das Gehirn auf neue Reize hin lebenslang Verknüpfungen zwischen den Nervenzellen bilden kann, teilweise sogar neue Gehirnzellen. Das gilt auch für Bewegungen und die festen Verschaltungen, die das Gehirn dazu anlegt. Denn Bewegungen werden im Gehirn als Muster gespeichert. Je häufiger sie ausgeführt werden, desto stärker fixiert ist das Muster. Deshalb ist es auch wichtig, komplexe Bewegungsabläufe in der Jugend zu lernen und immer wieder einzuüben. Sie werden dann besonders tief abgespeichert. Im Alter können früh verankerte Muster dann immer wieder reaktiviert werden, etwa Gehen, Radfahren oder Schwimmen. Was nach der Jugend an Varianten derselben Bewegung dazukommt, wird im schon angelegten Muster einsortiert und dann bei Bedarf abgerufen.

» Das Gehirn speichert Bewegungen als Muster ab. Je älter das Muster und je tiefer es eingeprägt ist, desto besser ist die Koordination und desto leichter ist es, die vorhandenen Muster umzubauen und zu ergänzen.

Aber auch im Alter können Menschen noch neue Sportarten anfangen oder Spiele lernen. Es geht zwar langsamer und die Bewegungen werden nicht ganz so perfekt wie bei Menschen, die von Kindheit an geübt haben. Doch selbst Senioren können zum Beispiel noch Jonglieren lernen, und es bildet sich dabei sogar neue Gehirnsubstanz.[1] Die lebenslange Fähigkeit des Gehirns, sich immer wieder umzuorganisieren und zu lernen, nennen Forscher »Neuroplastizität« (Glossar, Seite 277). Noch erstaunlicher ist jedoch die Fähigkeit des Gehirns, sich zu regenerieren. Nach Gehirnerschütterungen, Bettlägerigkeit oder Quetschungen des Rückenmarks, sogar wenn ein Teil des Gehirns wegen eines Tumors entfernt werden muss, übernehmen andere Gehirnregionen deren Funktionen: Sie organisieren sich um und bauen die alten Muster wieder auf. Diese erstaunliche Regenerationsfähigkeit des Gehirns und der Nerven ist der Grund dafür, dass Menschen nach schweren Schlaganfällen oder vorübergehender Querschnittslähmung wieder gehen und sprechen lernen können.

---

1 Aus einem Artikel von Susanne Dörner, *Weise Greise*, www.dasgehirn.info/grundlagen/das-gehirn-im-alter/weise-greise, 29.04.2013

Das Gehirn ist also im hohen Alter und sogar nach schweren Verletzungen noch anpassungsfähig – physiologisch und strukturell. Es verändert sich je nachdem, was von ihm gefordert wird und was an Information ankommt. Füttert man das Gehirn mit Bewegungsreizen, verschalten sich die stimulierten Gehirnzellen zu neuronalen Verbindungen und Mustern, sie bilden Landkarten der Bewegung. Und je häufiger der Mensch eine Bewegung wiederholt, desto stärker prägt sich diese ein. Verwendet man das Erlernte aber nicht, löscht das Gehirn die entstandenen Verknüpfungen wieder. Wie sich bei einem bettlägerigen Bodybuilder nach drei Wochen im Krankenhaus ein guter Teil seiner Muskelmasse abbaut, verlieren wir auch unsere Bewegungsqualität, wenn wir diese nicht nutzen. Hirnforscher haben dafür die Formel »Use it or lose it« geprägt, also »Gebrauche es oder verliere es«. Beim Mobility-Training fördern wir durch vielfältige Bewegungsabläufe und das wiederholte Einüben die Plastizität unseres Gehirns und das feste Verdrahten von Abläufen in neuronalen Mustern. Das macht unsere Bewegungen effizienter, sicherer und eleganter.

Um das Gehirn nun positiv zu beeinflussen und zu verändern, braucht es ganz bestimmte Herausforderungen – neue Bewegungen und Varianten, die das Gehirn dazu zwingen, weitere neuronale Verknüpfungen zu schaffen. Das Mobility-Training bietet dieses hohe Maß an vielfältiger Bewegungsqualität, die sich auch auf neue Bewegungen übertragen lässt. So entsteht eine differenzierte Verschaltung in neuronalen Netzwerken, die das Lernen neuer Bewegun-

Wie das Gehirn lernt

100 Billionen Nervenzellen bilden das riesige Netzwerk Gehirn. Beim Lernen jeder Art, auch beim Lernen von Bewegungen, entstehen neue Verknüpfungen zwischen den Gehirnzellen: Die Zellen verdrahten sich untereinander mit langen Fortsätzen, an deren Ende Synapsen sitzen. Diese schütten Botenstoffe, sogenannte Neurotransmitter, aus und nehmen sie von anderen Synapsen an. So kommunizieren die Gehirnzellen miteinander. Wenn das Gehirn lernt, gibt es also auch mehr neurochemischen Austausch zwischen den einzelnen Zellen. Ihre Synapsen sind aktiver und schütten mehr Botenstoffe aus, die Nerven feuern mehr. Im Laufe der Zeit, wenn man neue Bewegungen oder Inhalte vertieft, werden häufig benutzte Verbindungen zwischen Nervenzellen dabei stärker – sie werden zu Datenautobahnen. Zellen, die häufig miteinander kommunizieren, verschalten sich und bilden neuronale Netzwerke. Dieser Prozess verändert nach und nach die physische Struktur des Gehirns.

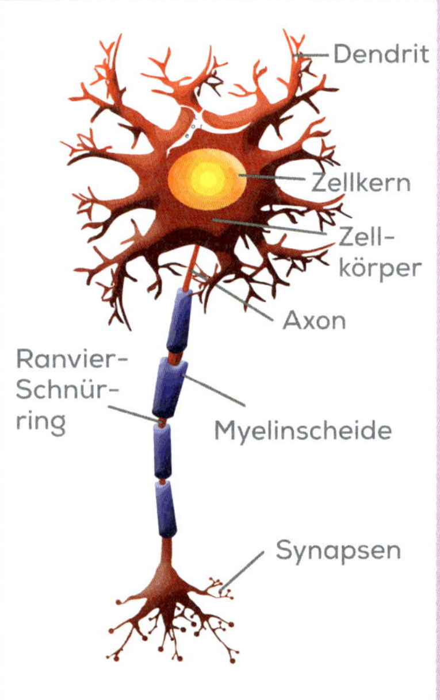

Die Nervenzelle besteht aus einem zentralen Zellkörper, von dem mehrere Dendriten abgehen, die Signale von anderen Zellen empfangen, während das Axon Impulse an andere Zellen weiterleitet.

gen und Varianten erleichert. Die ausgebildeten Netzwerke führen dazu, dass wir selbst vorher unbekannte Bewegungsabläufe schneller lernen. Gleichzeitig gelingt es dann besser, auf Störungen zu reagieren. Wenn ein Sportler einen Golfschläger 10 000 Mal schwingt, gleicht kein Schwung exakt dem anderen. Minimale Abweichungen gibt es immer, sie lassen sich sogar messen. Es ist tatsächlich unmöglich, die Muskeln exakt so anzusteuern wie beim Schlag zuvor, auch wenn von außen zwei Schläge identisch wirken. Doch mit vielen Wiederholungen baut der Sportler einen sicheren Bewegungsfluss auf, der nicht so leicht gestört werden kann. Eine Bewegung, die 10 000 Mal geübt wurde, hinterlässt tiefe Spuren im Gehirn. Das geschieht durch starke synaptische Verbindungen. Die dort ankommenden und davon ausgehenden Reize rasen auf fest verankerten Bahnen schnell an die richtige Stelle.

Body Maps – Landkarten der Bewegung

Neu erlernte Bewegungen regen aber nicht nur die Ausbildung neuronaler Verknüpfungen an, sie festigen auch bereits vorhandene Bewegungsmuster im Gehirn. Die grundlegenden Schemata für Bewegung werden schon in der Kindheit angelegt. Dabei handelt es sich um basale Abläufe wie Gehen, Umdrehen, Aufstehen. Sie werden sehr tief verankert und bleiben, wenn sie einmal gelernt sind, in der Regel ein Leben lang abrufbar. Abgelegt sind sie in einem bestimmten Teil der Großhirnrinde, den Basalganglien, in denen alle automatisierten Bewegungen gespeichert werden.

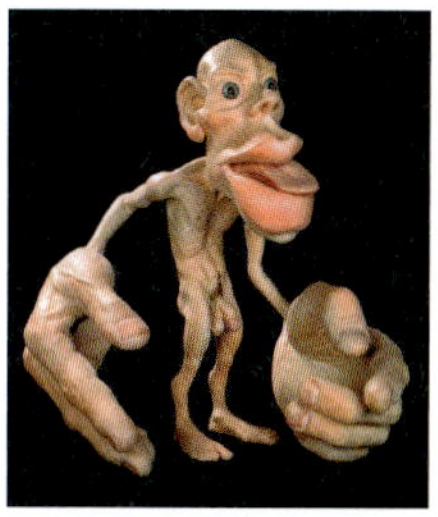

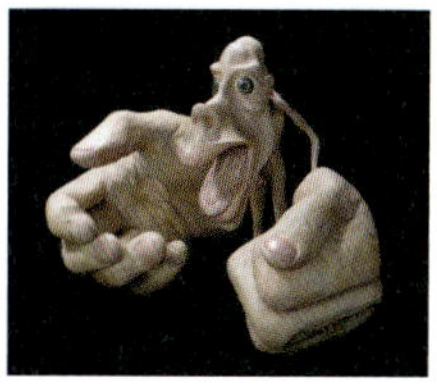

Der sensorische (oben) und motorische (unten) Homunkulus sind Modelle, die die neuronale Beziehung zwischen den kortikalen Bereichen und der Skelettmuskulatur darstellen.

Für solche Muster sowie die Bewegungen sämtlicher Körperteile gibt es außerdem übergreifende Bereiche im Gehirn, die gemeinsam zu einer Bewegung führen. Denn für Bewegungen gibt es kein einzelnes Areal im Gehirn, es ist immer ein Verbund von verschiedenen redundanten Arealen, die wie eine Art abgespeicherte Bewegungsvorlage zu betrachten sind. Die dort abgespeicherten Vorlagen kann man sich wie Landkarten vorstellen, die im Gehirn für die Körperteile und ihre Bewegungen stehen: Je größer das koordinative Vermögen und die Sensibilität des Körperteils sind und je mehr Sensoren es enthält, desto mehr Platz nimmt die Landkarte tendenziell ein. Die Größe und die Dichte der Neuronen können also von der jeweiligen Bewegungsfähigkeit oder Komplexität der betreffenden Landkarte abhängig sein. Umgekehrt folgt daraus, dass man der Größe der Landkarte im Gehirn ansehen kann, wie bedeutsam der entsprechende Körperteil ist. Die Existenz solcher sensorischen und motorischen Landkarten im Gehirn haben Neurologen schon im frühen 20. Jahrhundert mit EEG-Untersuchungen an lebenden Probanden bewiesen. Die Ärzte entwickelten zur Veranschaulichung eine Figur, die die Größenverhältnisse der neuronalen Landkarten im Gehirn abbildet, den sogenannten Homunkulus: Hände und Mundregion dieses Männchens sind überproportional riesig - ein Zeichen dafür, wie wichtig sie sensorisch und motorisch sind. Beim Menschen ist die Beweglichkeit von Händen, Zunge und Lippen einzigartig, und ihre Empfindungsfähigkeit, was den Tastsinn angeht, auch. Entsprechend groß sind ihre Repräsentationen im Gehirn. Der englische Ausdruck für diese speziellen Landkarten ist »Body Maps« (Glossar, Seite 275) oder auch »Brain-Mapping«. Wir verwenden den Begriff »Body Maps« weil sich dieser Terminus als Fachwort in der internationalen Trainingswissenschaft etabliert hat. Die Body Maps im Gehirn entsprechen also der Bedeutung von Körperregionen für Bewegung und Sinneswahrnehmungen.

Ohne Muskelimpulse keine Body Maps

Die Body Maps verändern sich also, wenn sie oft beansprucht werden, die Landkarte im Gehirn ist dann klar konturiert. Ein geübter Golfspieler, der schon 10 000 Schläge gemacht hat, kann mit großer Präzision und sehr effizient schlagen, ohne Kraft zu verschwenden. Er konzentriert sich auf das Wesentliche, denn sein automatisiertes Bewegungsmuster läuft routiniert ab, und das spart Energie. Bewegungen, die selten durchgeführt werden, haben dagegen ein undeutliches Muster im Gehirn, es ist, als würde man einer alten, handgemalten Schatzkarte folgen: Der Weg ist verblasst, es gibt leere Stellen, Flecken oder Risse. Ungeübte Golfspieler tun sich schon allein mit dem Gewicht des Schlägers schwer und schwanken, wenn sie ihren Schwerpunkt verlagern. Wenn sie überhaupt den Ball treffen, können sie froh sein, nicht gleichzeitig ein Stück Green herauszuhacken. Dem Ball noch die richtige Richtung zu geben und die passende Distanz zu erreichen, liegt dabei in weiter Ferne.

Wie die Bewegung ausgeführt wird, zeigt daher, wie gut und genau die Landkarten im Gehirn sind: Bewegungen mit Landkarten von hoher Qualität können präzise und beinahe in Zeitlupe durchgeführt werden. Solche langsamen Bewegungen fördern umgekehrt besonders die Koordination und somit die Neuroplastizität. Daher ist bei den Mobility Drills ein langsames Tempo oft besonders wichtig, dazu aber später mehr.

Verletzungen im Körper führen nun dazu, dass ein Teil der Landkarte im Gehirn zerstört oder schlechter leserlich wird, selbst wenn das Gehirn nicht direkt betroffen ist. Zum einen liegt dies daran, dass an der verletzten Körperstelle Rezeptoren verloren gehen oder beschädigt werden. Dann kommen aus dieser Region weniger Signale im Gehirn an oder die Reizqualität ist durch die Verletzung schlechter. Beides dünnt die Repräsentation im Gehirn aus. Die Folge: Nach einer Verletzung nimmt die Qualität unserer Landkarten ab. Die Koordination der Bewegungen wird schlechter. Zum anderen liegt es an der besonderen Schutzfunktion, die das Gehirn hat. Es ist nicht nur eine Maschine zur Verarbeitung von Informationen, sondern auch ein Schadensabwehrsystem. Das Bewahren des Körpers vor Verletzung oder Schmerz ist seine oberste Priorität. Wir widmen uns diesem

> »Langsame Bewegungen fördern die Koordination. Umgekehrt gilt: Um eine Bewegung langsam ausführen zu können, muss man sie perfekt beherrschen.

Thema noch genauer, hier soll zunächst darauf hingewiesen werden, dass nicht nur Schäden oder Narben die Bewegungen beeinträchtigen. Denn das Gehirn trifft auch sofort Maßnahmen zur Vorsicht, wenn es eine Bewegung als gefährlich einstuft, etwa weil sie früher einmal zu einer Verletzung geführt hat.

Doch es gibt auch eine gute Nachricht: Die Landkarte lässt sich dank der Plastizität des Gehirns wieder in ihren ursprünglichen Zustand versetzen. Dies geschieht durch wiederholtes Üben des alten, bekannten Musters. Die Nerven wachsen nach und mit ihnen auch dazugehörige Rezeptoren, die Signale ins Gehirn schicken können. Aktive Muskelarbeit ist dabei am wichtigsten. Nur durch Impulse aus Rezeptoren in den Muskeln ist das Zentralnervensystem dazu in der Lage, Bewegungsmuster aufzubauen. Das ist auch einer der Gründe dafür, warum viele Menschen ihre Beweglichkeit durch klassisches Stretching nur sehr langsam verbessern: Beim Stretching sind die Muskeln nicht ausreichend aktiv, sodass im Gehirn und bei der Body Map nur wenige Signale ankommen. Daher besteht auch ein bedeutsamer Unterschied zwischen Mobility-Training und Stretching oder Dehnen. Mehr dazu ab Seite 46.

Sind die Muskeln also beteiligt, prägen sich lang anhaltende Muster ein. Nutzen wir unsere Muskeln aber nicht, kann sich daraus sogar eine sensomotorische Amnesie ergeben. Denn unbenutzte Landkarten löscht das Gehirn gemäß dem bereits erwähnten Prinzip »Use it or lose it« irgendwann aus. So verlieren die Muskeln ihr Gedächtnis und wissen bald nicht mehr, wie sie feuern sollen. Das macht sich schon bemerkbar, wenn Menschen, wie heute so häufig, sehr viel sitzen. Nach einem ganzen Tag auf dem Stuhl dauert es immer länger, nach dem Aufstehen die Gesäßmuskulatur zum Arbeiten zu bringen. Je häufiger wir sitzen, desto schwerer wird es für diese großen, wichtigen Muskeln, ihre Arbeit wieder aufzunehmen.

» Nur Bewegungen mit aktiver Muskelarbeit können beschädigte Body Maps im Gehirn wieder aufbauen.

Das Lernen von Bewegungen beginnt früh

Bevor sich Body Maps bilden, lernt ein Mensch Bewegungen, und zwar schon intuitiv und vor seiner Geburt. Das intuitive Lernen gilt für die meisten Bewegungen und für die ganze Lebensdauer: Als kleine Kinder probieren wir wieder und wieder aus, wie wir uns am Sessel hochziehen können. Wir springen von Mauern und klettern auf Bäume, wir balancieren auf Geländern und schwingen uns über Stangen, wir schauen anderen zu, die es schon können, und probieren es gleich selbst aus. Wenn es nicht gleich klappt, versuchen wir es am nächsten Tag noch einmal. Dabei ist keinem Kind bewusst, was für ein komplexer Prozess das Lernen einer Bewegung für das Zentralnervensystem ist. Ungeheuer viele Daten werden dabei im Gehirn gespeichert, und das Lernen vollzieht sich in verschiedenen Stufen. Die Basis bilden dabei taktile Reize sowie die Propriozeption. Erst auf der obersten Ebene gehört so etwas wie bewusstes Lernen oder Üben von Techniken wie im Sport dazu In jeder Form aber bedeutet das Lernen einer Bewegung, dass sich im sensorischen System und im Gehirn etwas verändert und an die neue Anforderung anpasst. Bei diesem Lernprozess gibt es drei Grundvorgänge:

1. Die Wahrnehmung wird empfindlicher, die Schwellen in den verschiedenen Sinnessystemen sinken: Reize mit sehr niedriger Intensität können wahrgenommen werden, die vorher nicht registriert wurden. Die Rezeptoren werden durch den häufigen Gebrauch für den Reiz empfindlicher und auch das Gehirn spezialisiert sich quasi auf die Wahrnehmung dieser Signale. Dabei handelt es sich um eine Grundfunktion des Gehirns: Es passt sich exakt an die Situation an, der es ausgesetzt wird.
2. Zwei oder mehrere Reize mit ähnlicher Intensität können besser unterschieden werden, die Differenzierung wird feiner.
3. Es entsteht ein besseres Bewegungsgefühl: Alle Sinneseindrücke werden über eine zentrale Relaisstation an das Großhirn weitergeleitet, den Thalamus. Dieser entscheidet als das »Tor zum Bewusstsein«, was gerade so wichtig ist, dass es bewusst wahrgenommen werden soll. Hier werden die Sinneseindrücke integriert und gefiltert. Erst durch die Aufnahme der Reize durch die Rezeptoren, die Filterfunktion des Thalamus und die Verarbeitung im sensorischen Kortex (Glossar, Seite 278) wird die Grundvoraussetzung für jede motorische Leistung geschaffen. Denn ohne adäquate sensorische Verarbeitungsprozesse kann keine Bewegungskontrolle erfolgen.

» Mobility-Übungen optimieren Bewegungen, korrigieren und ergänzen die vorhandenen Body Maps im Gehirn. Sie beziehen alle Ebenen des Bewegungslernens ein, beginnend bei der Propriozeption mit Stimulation der Rezeptoren in Gelenken und Muskeln.

Grundsätzlich wirkt sich jede Art von Training auf die Sinneswahrnehmungen und auf die Landkarten im Gehirn aus. Dabei programmieren neue Übungen schon vorhandene Landkarten um und das Gehirn reagiert ziemlich schnell: Schon Übungen, die etwa 45 bis 60 Sekunden dauern, führen zu neuen Verschaltungen. Damit diese eingeprägt werden, braucht man etwa 20 Stunden regelmäßiges Training mit der neuen Bewegung. Dauerhafte Veränderungen gibt es daher nur, wenn wir unsere Komfortzone verlassen und üben.

Erst das Gehirn, dann der Körper

Genau auf diese schnelle Reaktion des Gehirns zielt regelmäßiges Mobility-Training mit seinen vielen Übungsvarianten und Anregungen für das sensorische System ab. Alte, fehlerhafte Muster lösen sich auf und Abläufe werden optimiert. Mobility Drills können insbesondere Lücken in den Body Maps beseitigen, wenn sie gezielt Defizite und Störungen in der Bewegung angehen. Es handelt sich dabei nicht unbedingt um neue, exotische Übungen, doch werden sie auf bessere Art und Weise ausgeführt.

Konventionelles Training ist dagegen aus meiner Sicht oft zu einseitig: Um ein Problem zu beheben, setzen viele auf eine oder wenige Übungen, die sie ständig wiederholen lassen. Das aber stimuliert die bereits abgelegten Muster im Gehirn nicht. Rufen wir dauernd dasselbe Programm ab, denken wir immer nach demselben Schema und lösen wir jede Aufgabe auf dieselbe Weise, kommt es zu einer festen Verankerung eines einzigen - womöglich untauglichen - Musters. Das Resultat ist Schubladendenken oder Neurorigidität, wir werden unflexibel und es fällt uns immer schwerer, Neues zu lernen.

Beim Training geht die Anpassung im Gehirn der Veränderung im Körper immer voraus. Das Phänomen kennen beispielsweise Anfänger im Krafttraining: Von Muskelzuwachs ist in den ersten zwei bis drei Wochen nichts zu sehen. Doch im Gehirn und in den Nerven ist dabei schon längst etwas im Gange, nur nehmen wir es nicht wirklich wahr. Die ersten Anpassungen sind unsichtbar, sie vollziehen sich innerhalb des trainierten Muskels und zwischen den an einer Kraftübung beteiligten Muskeln, deren Koordination sich verbessert. Erst nach einigen Wochen werden die Erfolge dann auch äußerlich sichtbar - mit dickeren Muskeln und einer besseren Definition. Dieser Ablauf gilt für jedes Training: Vor der strukturellen Anpassung erfolgt immer erst die neurophysiologische Neuprogrammierung. Anders gesagt: Zuerst entwickelt sich die Software im Gehirn in Form von Verschaltungen zwischen den Nervenzellen. Wenn die neuen Verdrahtungen und Synapsen nach einigen Wochen eingespielt sind, funktionieren sie wie ein Datenhighway mit 60 Megabyte RAM pro Neuron. Danach folgt der Ausbau des Software- und Hardware-Netzes, also der Nerven und der Muskeln, parallel, was wiederum positiv auf das Gehirn zurückwirkt. Irgendwann können die Bewegungen dann automatisch ablaufen. Diese Anpassung der beiden Systeme - Zentralnervensystem und Bewegungsapparat - verläuft fein abgestimmt nach und nach. Denn der Körper liebt keine abrupten Veränderungen, sondern strebt immer nach einem physiologischen Gleichgewicht, von Medizinern »Homöostase« genannt. Sinnvolles Training berücksichtigt daher auch die Zeit, die Anpassungsprozesse brauchen. Mehr dazu gibt es in Teil 3, den Mobility Drills, ab Seite 105.

» Mobility Drills wirken sich zuerst auf die Body Maps im Gehirn aus. Erst danach ändert sich die Hardware, nämlich Muskeln, Sehnen und Bänder.

Das Gehirn sorgt sich um das Überleben

Neben neuen Bewegungen, die Menschen meist lebenslang lernen, gibt es auch sehr alte Programme, die im Gehirn gespeichert sind. Eines davon ist die Schutzfunktion, die das Zentralnervensystem ausübt, um Schaden abzuwehren. Diese Schutzfunktion bildet sogar das fundamentalste Muster, das im Gehirn gespeichert ist, und existiert bei allen Wirbeltieren. Der Zweck dieses Programms ist schlicht das Überleben und es gehört zu einem uralten biologischen Prinzip:

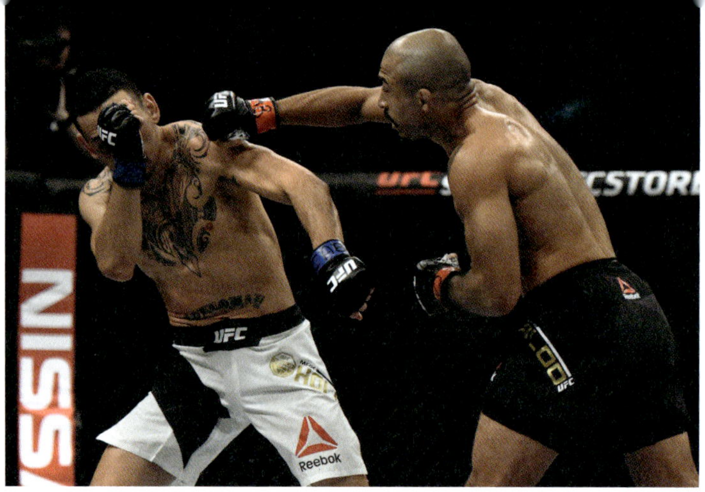

Der Schreckreflex beim linken Boxer ist eine starke, schnelle und unwillkürliche Reaktion.

Selbsterhaltung geht vor Arterhaltung. Der Schutz vor Gefahr und Verletzung hat daher immer oberste Priorität für das ZNS. Angst vor Verletzung und Bedrohung, auch nur die Ahnung davon oder ein Zeichen dafür in der Umgebung alarmieren daher blitzschnell das Gehirn. Wir erschrecken, werden wachsam, schauen uns um. Dieser instinktive Überlebenstrieb spielt auch im Training eine Rolle, wie wir gleich sehen werden.

Es gibt viele Formen der Schreckreaktion, die bei objektiv vorliegenden oder auch nur subjektiv empfundenen Bedrohungen auftreten. Eine davon ist die Präpulsinhibition, ein physiologisches Phänomen, bei dem der Körper blitzschnell eine Schutzhaltung einnimmt: Die Augen schließen sich, die Muskeln geraten unter Spannung, vor allem die beugenden Muskeln werden aktiv. Die Hände werden instinktiv vor das Gesicht gehoben, das Kinn geht nach unten, um die Kehle zu decken, mit dem Lidschluss wird die Nase gerümpft, um einen weiteren Schutz für die Augen zu bilden. Im Englischen heißt diese Reaktion »Flinch Response«, zu Deutsch: »Schreckreflex«.

Im Sport sehen wir diesen Reflex bei Kampfsportarten mit Vollkontakt wie etwa den Mixed Martial Arts: Schlägt ein Kämpfer auf seinen Gegner ein und drängt ihn in die Seile, wird dieser instinktiv den Kopf tief und die Arme hoch halten und dabei ein Knie anziehen, um die Bauchorgane zu schützen. Die erste Schutzreaktion ist meist unabhängig davon, ob man Träger des schwarzen Gürtels oder blutiger Anfänger ist. Im Körper folgt eine Kaskade von weiteren Reaktionen, die in den biologischen Kampf- oder Fluchtmodus (Glossar, Seite 277) übergehen. Der Körper bereitet sich also auf hohen Einsatz vor: Adrenalin wird freigesetzt, das Herz schlägt schneller (»bis zum Hals«), Arme und Beine werden stark durchblutet. Dauert die Bedrohung länger an, schüttet die Nebennierenrinde das Stresshormon Cortisol (Glossar, Seite 275) aus.

Abwehr von Gefahr hat in Gehirn und Zentralnervensystem oberste Priorität und ist ein uralter Mechanismus. Bei Anzeichen von Bedrohung schaltet das Gehirn sofort in den Überlebensmodus und bereitet den Körper auf Kampf, Flucht oder Schutzhaltung vor.

Die instinktive Reaktion auf Bedrohungen ist aber unabhängig davon, ob tatsächlich eine Gefahr vorliegt. Auch eine eingebildete oder gefürchtete Bedrohung kann den Schreckreflex auslösen. Zudem ist die Reaktion bei Menschen unterschiedlich stark, denn die Schreckschwelle ist individuell und von eigenen Erfahrungen sowie weiteren Faktoren abhängig. Daher ist es für jede Art von Training wichtig, die angeborenen Mechanismen der Schutzreaktion zu kennen, denn auch Bewegungen können für das Gehirn eine Bedrohung bedeuten. Als potenzielle Gefahr gedeutet werden zum Beispiel bestimmte Gelenkpositionen, die wir nicht oder nur wenig kontrollieren können. Auch das Hineintrainieren in den Schmerz kann die physiologische Schreckreaktion auslösen, ebenso wie eine zu hohe Muskelspannung: Wenn wir beim Krafttraining versuchen, ein Gewicht zu heben, das zu schwer ist, kann das dem Gehirn unheimlich werden. Die Muskeln haben sogar ihr eigenes Stressorgan, das Golgi-Sehnenorgan (GTO). Es wird bei gefühlter Überlastung aktiv und schützt vor Verletzungen, indem es einen Eigenreflex auslöst, der die Muskelspannung plötzlich hemmt und den Muskel entspannt. Der Reflex setzt in den Millisekunden ein, in denen der Sportler nicht mehr in der Lage ist, das schwere Gewicht zu bewegen. Dass ein Gewichtheber dann plötzlich die Last fallen lässt, liegt daher nicht etwa an der Verarmung an Energiereserven wie Kreatinphosphat oder Glykogen. Auch nicht daran, dass sich nach der Wiederholung zu viel Laktat im Muskel gebildet hat, sodass ein erneutes Heben nicht möglich ist. Tatsächlich folgt die plötzliche physische Ermüdung einer zentralen Ermüdung des Nervensystems. Auch diese gehört zu den Schutzmechanismen unseres ZNS: Bevor das neue Heben der Last zu einer zentralen Überforderung führen und der Sportler sich verletzen würde, reagiert das Zentralnervensystem und schaltet den Körper in einen Schutzmodus, in dem die maximale Leistungsfähigkeit reduziert wird. Athleten kennen diesen Mechanismus, wenn beim Krafttraining unvermittelt, als würde ein Schalter umgelegt, die Spannung wegbleibt. Diese körperliche Reaktion läuft unabhängig von der gesteuerten Bewegung ab.

Eine andere Schutzreaktion spielt sich in den Muskeln selbst ab: der Dehnreflex. Dieser geht von den Muskelspindeln aus, wenn diese zu stark oder zu schnell gedehnt werden. Die Muskelspindeln leiten den übermäßigen Dehnreiz blitzschnell zur Kontrolle ans Rückenmark weiter, wo Nervenzellen sofort reagieren und das Kommando zu einer Schutzkontraktion an den Muskel zurückschicken. Das bedeutet, dass sich Muskeln nach einer zu schnellen oder zu starken Dehnung automatisch stark zusammenziehen, ohne dass wir dies bewusst steuern. Die Folge ist ein Muskelhartspann, der schmerzhaft sein kann.

Dieser Dehnreflex ist auch wichtig für die Haltungskontrolle. Mit seiner Hilfe reagiert der Körper unwillkürlich und zügig auf Veränderungen der Haltung, etwa wenn wir stolpern oder schwanken und Gefahr laufen hinzufallen. Der Dehnreflex setzt dann ein und stabilisiert uns. Bei übermäßigem Stretching kann dieses Phänomen aber auch im Training ausgelöst werden. Das ist bei Mobility-Übungen jedoch sehr selten der Fall, was nicht nur an der anderen Technik liegt, sondern auch daran, dass Mobility-Training auf die Gelenke zielt.

Der Dehnreflex setzt aber nur bei einer starken Längenänderung im myofaszialen Gewebe ein, also im Muskel. Ändert sich die Muskellänge nicht signifikant, wird auch der Dehnreflex nicht ausgelöst. Wann er auftritt, ist von Mensch zu Mensch durchaus verschieden, jeder weist eine andere Toleranz gegenüber Dehnungen auf. Trotzdem kommt es gelegentlich vor, dass der Dehnreflex auch bei einer Mobility-Übung verfrüht anspringt und ein Gelenk einschränkt. Dies kann zum Beispiel die Folge einer Verletzung sein: Nach Verletzungen aktiviert das Rückenmark manchmal den Dehnreflex früher, als dies normalerweise der Fall wäre. Dann wirken auch kleinste Bewegungen als Auslöser für das schützende Zusammenziehen der Muskeln. Diese unerwünschte Spannung möchten Mobility-Trainer aber vermeiden.

Mit dem Zentralnervensystem trainieren

Eine Folge des Schutzreflexes ist auch, dass das Gehirn Bewegungen, die als Bedrohung wahrgenommen werden, schlecht abspeichert. Das ist logisch, denn das Gehirn will Bedrohungen vermeiden und sichert nur das, was sinnvoll erscheint – nicht das, was gefährlich wirkt. Es empfiehlt sich daher, beim Bewegungslernen darauf zu achten, dass das Zentralnervensystem die Aktion als positiv oder mindestens als neutral ansieht. In der Fachsprache heißen solche Bewegungen biopositiv (Glossar, Seite 275), es sind Abläufe, die das Gehirn nicht als bedrohlich bewertet und die es zu passenden Reaktionen anregt. Bionegativ (Glossar, Seite 275) sind Bewegungen, wenn sie vom Gehirn als Bedrohung gewertet werden oder einen Schutzreflex auslösen. Sie werden nicht oder schlecht abgespeichert. Trainer müssen daher vermeiden, dass im Körper ihrer Klienten eine Schreckreaktion eintritt oder ein Schutzreflex ausgelöst wird.

Es gibt aber einige Möglichkeiten, das Bedrohungsempfinden gerade bei ungewohnten Bewegungen zu reduzieren: Man kann zum Beispiel schwächere Reize vorschicken. Dann kommt es nicht zu einer plötzlichen Reizüberflutung und in der Folge zu einer Stressreaktion. Trainer nutzen diesen Effekt beim Aufwärmen: Mit vorbereitenden Bewegungen tasten sie sich an die eigentliche Übung heran und verhindern so eine Abwehrreaktion des ZNS. Auch beim Krafttraining ist die zweite Wiederholung immer besser als die erste, denn das Gehirn braucht eine Weile, um zu erkennen, dass die Bewegung keine Gefahr birgt.

Was wir als Aufwärmen bezeichnen, wirkt daher nicht nur durch eine erhöhte Durchblutung oder bessere Beweglichkeit der Sehnen und Bänder, sondern auch als Vorbereitung des Zentralnervensystems auf die neue Belastung. Im Übungskapitel sind deshalb einige kleine sensorische Aufwärmübungen zusammengestellt, die gezielt die Sinnessysteme und Rezeptoren vor dem Training aktivieren.

Um die maximale Leistungsfähigkeit zu erreichen, ist es daher absolut notwendig, dem Gehirn das Gefühl der Sicherheit zu geben. Wie es aussieht, wenn das gelingt, zeigen die Spitzensportler: Wenn sie sich bewegen, erscheint das Schwierigste leicht. Man könnte sagen, dass sie im Einklang mit ihrem Zentralnervensystem arbeiten, da offensichtlich alle Bewegungsabläufe perfekt abgestimmt sind. Beim Blick in eine durchschnittliche Trainingshalle sieht es aber selten so harmonisch und elegant aus. Denn häufig arbeiten Coaches und Klienten geradezu gegen das Gehirn und seine Schutzmechanismen, zum Beispiel durch:

- das Bewegen von Lasten mit ineffizienter Technik,
- das Bewegen von schweren Lasten, obwohl die Muskeln schon zittern,
- Training in den Schmerz hinein,
- eine ungünstige Stellung der Gelenke, meist eine starke Kompression,
- Bewegungen, die das Zentralnervensystem als Bedrohung einstuft.

So kann das Gehirn seine Landkarten nicht ausbauen. Bewegungen müssen positive, nicht bedrohliche Reize in das Gehirn schicken. In erster Linie bedeutet das, dass sie nicht schmerzhaft sein dürfen, denn Schmerz aktiviert sofort Schutzreflexe und führt zu Ausweichbewegungen. Dann können sich fehlerhafte Muster einprägen. Wie aber unterscheidet das Gehirn »bedrohlich« von »nicht bedrohlich«? Diese Frage stellt sich immer wieder im Training. Die Antwort führt zu den Signalgebern aus dem Körper, den Mechanorezeptoren, die vor allem an den Gelenken sitzen. Da Mobility die Gelenke und deren Beweglichkeit im Fokus hat, trainiert es neben Muskeln und Koordination immer auch die Rezeptoren - es ist auch ein sensomotorisches Training. Wird das Gelenk nun bei einer Übung bewegt, spielt der Umfang eine entscheidende Rolle: Die Gelenke senden nur dann eine optimale Rückmeldung ans Gehirn (sie senden immer eine Rückmeldung ans Gehirn, nur deutlich stärker am Ende der jeweiligen Bewegungsamplitude), wenn sie sich im größtmöglichen Bewegungsradius (»End Range of Motion«, EOM, Glossar, Seite 276) befinden. Bewegungen im kleinen oder mittleren Bewegungsumfang liefern weniger Informationen und führen nicht dazu, dass die Leistung steigt. Daher ist es notwendig, beim Mobilitätstraining im maximalen Bewegungsumfang zu trainieren, um eine optimale sensorische Rückmeldung an unser Gehirn zu senden.

» Das Zentralnervensystem braucht ebenso wie Muskeln und Bänder eine Vorbereitung. Aufwärmen ist daher auch eine Vorbereitung für die neuronalen Netzwerke und die Body Maps.

Doch genau hier liegt die fließende Grenze zur Bedrohung: Ein bestimmter Gelenkwinkel, gerade im äußersten Bewegungsumfang, kann vom Zentralnervensystem als Bedrohung wahrgenommen werden. Das Zeichen dafür, dass das der Fall ist, ist das Einsetzen des sogenannten »arthrokinetischen Reflexes« (AK, Glossar, Seite 275; Arthro = Gelenk, Kinetik = Bewegung). Er wurde 1956 von einer Gruppe von U.S.-amerikanischen Physiotherapeuten entdeckt. Sie fanden heraus, dass es bei diesem Reflex bei bestimmten Gelenkbewegungen durch feste neuronale Schaltkreise zu einer blitzschnellen Hemmung oder auch Aktivierung von Muskeln kommt, beides kann passieren. Auslöser sind die Rezeptoren

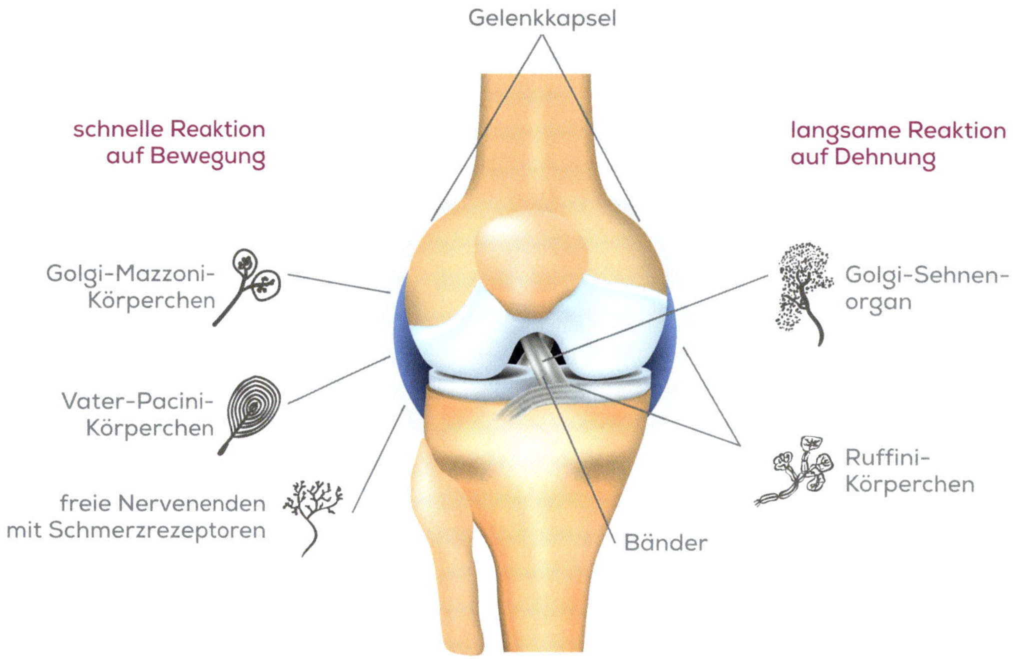

Egal ob passiv oder aktiv – je größer die Bewegungsamplitude, desto größer ist die Aktivierung der Rezeptoren, was in einer entsprechenden Informationsübertragung an das Gehirn resultiert.

in der Gelenkkapsel, nicht in den Muskeln, in der Regel durch Kompression des Gelenks. So etwas kann zum Beispiel bei tiefen Kniebeugen mit Lasten geschehen, wenn Hüften und Fußgelenke maximal gebeugt sind. Der AK setzt dann ein, obwohl der Sportler die Position bewusst ansteuert und keineswegs Schmerzen dabei haben muss. Trotzdem nimmt das Gehirn die Gelenkstellung als Bedrohung wahr. Welche Bewegungen oder Beugungswinkel den AK auslösen, ist dabei von Sportler zu Sportler durchaus unterschiedlich. Der Reflex schützt natürlich im Grunde vor Schäden, etwa durch Überdehnung oder Überlastung. Aber im Training kann er zu einer Blockade führen, wenn er unnötig einsetzt. Neue Bewegungen können nicht eingeübt und verankert werden. Im Wettkampf ist der AK erst recht fatal, denn dann kann es sein, dass im entscheidenden Augenblick die Kraft fehlt. Das ist nicht ungefährlich: Wenn die Muskeln wie von einem Kippschalter abgestellt werden, wird der Sportler von der plötzlichen Erschlaffung überrascht und kann sich verletzen. Im Training sollte gerade der AK also möglichst nicht ausgelöst werden, im Wettkampf schon gar nicht.

Deshalb ist das Mobility-Training immer mit dem ZNS verbunden. Als Trainer arbeite ich mit biopositiven Bewegungen und vermeide Auslöser für Schutzreflexe, etwa eine starke Kompression der Gelenke, starke Dehnungen, plötzliche Bewegungen und einen hohen Kraftaufwand. Das gilt auch und besonders für ein Training bei Schmerzen und nach Verletzungen. Mehr dazu gibt es in Teil 4 ab Seite 251. Im Folgenden möchte ich zunächst einige Prinzipien des Mobility-Konzepts vorstellen und zeigen, wie es sich von anderen Methoden unterscheidet.

Fallgeschichte

Eine alte Narbe am Knie macht Schulterprobleme

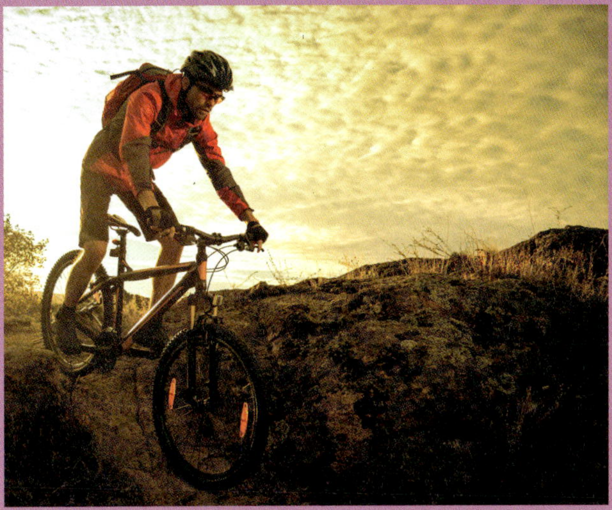

In einem meiner Mobility-Workshops hatte ich einen Teilnehmer, der starke Probleme mit der Innenrotation der Schulter hatte. Woher sie kamen, konnte er nicht sagen. Weder hatte er sich dort in letzter Zeit verletzt noch schmerzte die Schulter. Nur konnte er den Arm nicht nach innen drehen, die Schulter schien einfach blockiert zu sein. Passiv ließen sich Arm und Schulter aber bewegen und auch leicht nach innen und außen rotieren. Dann erzählte er mir von einem Fahrradunfall, den er vor über zehn Jahren hatte. Er war dabei auf die linke Seite gefallen, hatte sich aber nicht an der Schulter verletzt, sondern am linken Knie: Der Außenmeniskus war gerissen. Das Knie wurde operiert, danach hatte er weder im Alltag noch beim Sport Beschwerden. Nur fühle sich das Knie trotzdem nicht mehr optimal an, das spüre er, sagte er mir. Aber die Schulter bereite ihm mehr Sorgen.

Da die Schulter unauffällig war, untersuchte ich die Narbe an seinem linken Knie. Mir fiel auf, dass sie für eine kleine Meniskus-OP zu wulstig war. Daraus schloss ich, dass der Chirurg einfach nicht gut genäht hatte. Und hier, am vernarbten Knie, könnte die Ursache für sein Schulterproblem liegen, vermutete ich. Also behandelte ich die Narbe. Ich stimulierte sie mit etwas Querfriktion, einer manuellen Behandlung, bei der die Haut quer zur Verlaufsrichtung der Narbe verschoben wird. Zusätzlich arbeite ich in solchen Fällen mit anderen leichten Zugbewegungen in diverse Richtungen, um die Hautschichten und die Unterhautfaszie zu mobilisieren. Das Ziehen des Gewebes (»Pinchen«) kann ebenfalls helfen, seltener auch Druck. Mein Ziel war es, die verbliebenen Rezeptoren in der dicken Narbe zu stimulieren. Das sollte in dem vernarbten Gewebe einen biopositiven Reiz erzeugen. Natürlich lässt sich so eine alte Narbe nicht unmittelbar verändern, aber ich hoffte, dem Gehirn meines Klienten einen neuen Impuls geben zu können. Und tatsächlich konnte dieser schon nach etwa einer Minute Behandlung am Knie seine steife Schulter besser nach innen drehen – weitaus mehr, als er es vorher mit konventionellem Beweglichkeitstraining geschafft hatte. Der Effekt zeigte sich sofort, noch im Workshop, vor den anderen Teilnehmern.

Kapitel 2

Biomechanik und Mobility-Training

Was der gehirnbasierte Ansatz für das Mobility-Training bedeutet, haben Sie im Kapitel zur Neurophysiologie erfahren – kommen wir jetzt zum Körperbild, das vielen Sportlern im Training begegnet. Da es in der Bewegung um Motorisches geht, liegt es für Trainer oder Referenten oft nahe, mechanische Vorstellungen auf den Körper zu übertragen. Die Muskeln sind der Motor, alles andere ist Physik, und gern ist dann von Hebelkräften, Statik, tragenden Elementen oder Pfeilern die Rede. Schon das Wort »Wirbelsäule« ist ein Ausdruck dieser Vorstellung: Das Skelett erscheint als tragendes Gerüst wie die Mauern oder das Gebälk eines Hauses. Doch Menschen sind nicht gebaut wie Häuser, und sie sind auch keine Maschinen. Menschen sind biologische Systeme, deren Haltung von einem dynamischen Kräftespiel abhängt, und sie sind geradezu Bewegungswunder. Wir können die differenziertesten Bewegungen ausführen und sie sogar perfekt mit einem Partner abstimmen.

Dieses Wunder der menschlichen Bewegung beschäftigt Trainer und Athleten schon seit der Antike. In der modernen Sportwissenschaft ist es Gegenstand der klassischen Biomechanik. Sie befasst sich mit der Art und Weise, wie Bewegungen zustande kommen, und umfasst viele Methoden: Forscher messen Muskelaktivität mit Elektroden, erfassen den menschlichen Gang, filmen laufende Sportler oder Sprünge und analysieren die Aufnahmen mit Computermodellen. Bildgebende Verfahren durchleuchten den Sportlerkörper und mathematische Modelle werden angewandt, um Bewegung zu simulieren. Als Grundlagenwissenschaften gehören unter anderem Anatomie, Physik, Physiologie und Neurophysiologie dazu.

In den Köpfen zahlreicher Trainer und sogar vieler Orthopäden, Physiotherapeuten und Sportmediziner steckt aber das erwähnte ältere und primitivere Bild vom Körper. Danach ist das Skelett ein Gerüst aus Balken, das mit Stützmaterial verkleidet ist, einen Motor hat und nach den Gesetzen der Mechanik funktioniert. In modernen Trainingssystemen werden daher allzu oft Begriffe wie »Hebel«, »Drehmoment« oder »Lastarm« verwendet. Das hat jedoch wenig mit der modernen Sportwissenschaft zu tun. Dieses Denkschema hat natürlich einige Vorteile: Es ist intuitiv einleuchtend, verständlich, bildhaft und entspricht den Dingen, die wir jeden Tag sehen oder verwenden, darunter Häuser, Haushaltsgeräte, tragende Konstruktionen, Gerüste, Autos und Maschinen. Wir sind mechanische Dinge gewöhnt. Doch der entscheidende Nachteil ist, dass diese Vorstellung vom Körper als Gerüst oder Maschine für das biologische System Mensch viel zu kurz greift. Es kann nur einen Teil der Probleme erfassen, die bei Bewegungen auftreten können.

» Bewegung im biologischen System Mensch funktioniert nicht nur nach den Gesetzen der klassischen Mechanik, sondern vor allem auf der Basis der Neurophysiologie. Zentral ist die Steuerung durch das Zentralnervensystem.

Das mechanistische Bild vom Körper beeinflusst jedoch auch Physiotherapie und Sportmedizin, so entsteht eine Vorstellung von Reparatur, die zwar zu Gegenständen passt, aber nicht zu einem komplexen biologischen System. Grob gesagt denken viele so: Ist eine Struktur gestört, muss der Klient die betroffene Stelle nur ausreichend trainieren, um sie wiederherzustellen. Das klappt am besten mit gutem Muskel- oder Krafttraining, schließlich ist der Muskel der Motor, die Knochen sind die Hebel und es ist logisch, dass der Motor stark sein muss. Das Wissen um die Folgen der inzwischen weitgehend sitzenden, bewegungsarmen Lebensweise verstärkt diese Einstellung noch. Ohne Frage führt die Bewegungsarmut zu unzähligen Gesundheitsproblemen, und so hängen viele im Umkehrschluss der Überzeugung an, dass Bewegung und Muskelarbeit die Probleme beseitigen können. Strukturelle Defizite - Schmerzen, Verkürzungen, Verklebungen - sind aus diesem Körperbild heraus meistens mit strukturellen Dysfunktionen gleichzusetzen. Mit den Muskeln, Bändern und Knochen stimmt etwas nicht? Das lässt sich reparieren, und zwar genau an der betroffenen Stelle. Nach diesem Muster kann man einen Rundrücken mit dem Auftrainieren der oberen Rückenmuskulatur korrigieren, Schmerzen in der Lendenwirbelsäule mit Training an Geräten beseitigen und Probleme im Kniegelenk mit Krafttraining bekämpfen, das die Muskeln rund um das Knie stärkt. Natürlich ist Krafttraining ein probates Mittel, um strukturelle Dysfunktionen auszugleichen. Es bedeutet aber nicht, dass es immer als sinnvolle Strategie Verwendung finden sollte.

Was gegen die mechanistische Sicht vom Körper spricht, illustriert eine Studie, in der Orthopäden die Wurfarme von 30 Handballspielern im Kernspin untersucht haben. Praktisch alle Befunde zeigten bei den Handballern abnormale Gelenkstellungen oder Veränderungen im Wurfarm. Allerdings hatte nur ein Drittel von ihnen Schmerzen oder Beschwerden. Daraus schlossen die Forscher, dass ein anatomischer Befund oder ein Röntgenbild, das Fehlstellungen oder Abnormalitäten zeigt, nicht mit Schmerz oder Dysfunktion gleichgesetzt werden kann.

Interessant ist vor allem die Konsequenz dieser Einsicht: Hat ein Handballer irgendwann wirklich Beschwerden, darf der anatomische Befund nicht Diagnose und Therapie bestimmen, denn es ist sehr wahrscheinlich, dass die Probleme andere Ursachen haben. Schließlich hat vorher alles funktioniert, obwohl auf dem Röntgenbild ein abnormaler Befund zu sehen war. Die Studie warnt also ausdrücklich davor, anhand von anatomischen Abweichungen auf Ursachen für Störungen zu schließen. Auch bei Rückenschmerzen weiß man, dass die Mehrzahl der Menschen im Röntgen- oder Kernspinbild keine strukturelle Veränderung aufweist. Gleichzeitig führt eine strukturelle Veränderung nicht zwingend zu Rückenschmerzen. Viele Menschen haben Schäden an Bandscheiben oder Wirbelsäule, ohne dass sie davon etwas bemerken. Das ist der Grund, warum Rückenoperationen inzwischen in Verruf geraten sind. Sie nützen im

Es gibt keine eindeutige Zuordnung von anatomischen Besonderheiten zu Beschwerden. Schmerzen und Bewegungseinschränkungen haben oft nichts mit sichtbaren Veränderungen zu tun.

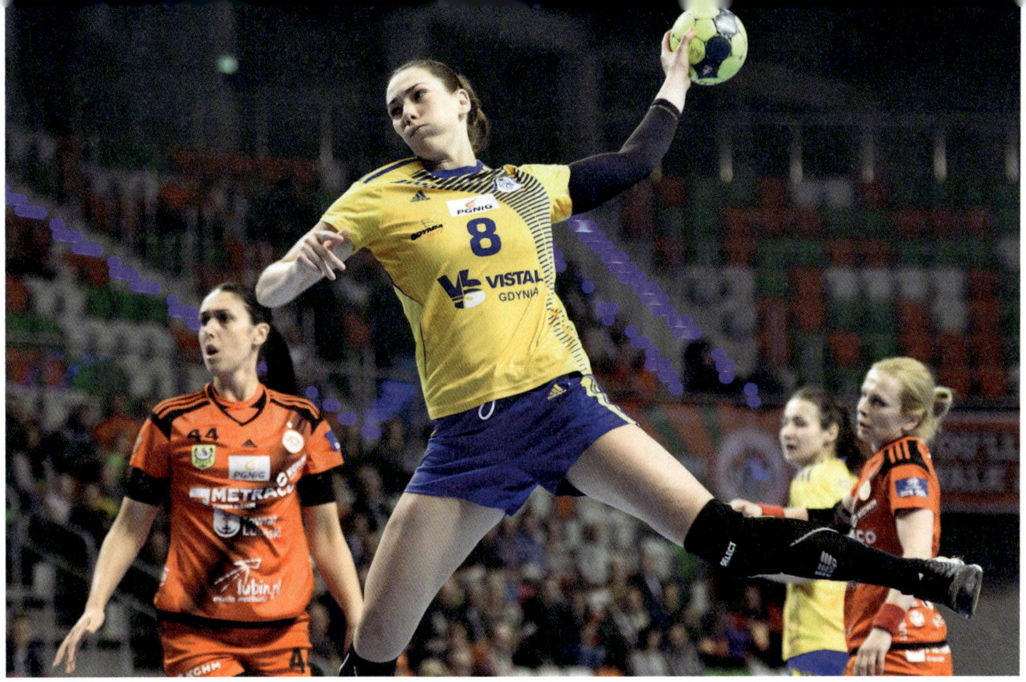

Intensives Training und hohe Belastung können den Wurfarm von Handballern anatomisch verändern.

Grunde selten, weil sie zwar unter Umständen einen auffälligen anatomischen Befund korrigieren, nur hat der mit den Beschwerden oft nichts zu tun. Tatsächlich kehren bei vielen Rückenschmerzpatienten die Schmerzen nach der Operation wieder zurück. Statt sich zu sehr auf die Struktur zu konzentrieren, sollte lieber die Bewegungsqualität in den Fokus rücken. Ist eine Bewegung effizient, ist sie meist auch unproblematisch, unabhängig davon, wie die Struktur aussieht.

Das Gehirn reagiert auf Störungen

Letztlich kommt es bei all den genannten Fällen nur auf die Funktion an. Sofern Bewegungen nicht schmerzhaft, fehlerhaft oder ineffizient sind, ist es unerheblich, wie die Struktur innen aussieht. Doch obwohl Wissenschaftler das längst klargestellt haben, ist die Praxis bei Diagnose und Behandlung oft noch von der überkommenen Vorstellung geprägt: auftrainieren, Struktur korrigieren, Symptom beseitigen.

Dabei gerät vor allem die Rolle des Gehirns und des Zentralnervensystems aus dem Blick. Denn wie bereits beschrieben, geschieht auch auf neurologischer Ebene bei Verletzungen und Dysfunktionen etwas. Das Gehirn muss reagieren, denn von der verletzten Stelle kommen weniger Reize in der Schaltzentrale an. Entsprechend fallen Bewegungen anders aus, Schonhaltungen müssen in den Ablauf eingeplant, Kraft muss umgelenkt werden. Das Gehirn reagiert also auf Verletzung oder Störung im Körper sofort mit Anpassung und Kompensation. Des Weiteren geht eine Bewegungsstörung oft gar nicht von einer bestimmten Körperstelle aus, sondern sie hat neu-

> Wichtig für Bewegungen ist immer das Miteinander von Struktur und Zentralnervensystem. Beide Systeme arbeiten nicht unabhängig voneinander.

rophysiologische Gründe, die Ursachen stecken also im ZNS. Ein Beispiel ist die fehlerhafte Ansteuerung durch eine vergangene Erkrankung, etwa bei einem Schlaganfall. Arme und Beine können völlig intakt sein, aber wenn die Bewegungszentren im Gehirn gestört sind, funktioniert die Steuerung der Extremitäten nicht mehr. Doch auch bei unscheinbaren Bewegungsstörungen wie einseitigen muskulären Dysfunktionen kann das Gehirn die Ursache sein und nicht die mechanische Struktur.

Genau hier setzt das Mobility-Training an: Wir konzentrieren uns bei allen Übungen, aber besonders bei Störungen und Verletzungen auf die Funktionsweise des Gehirns und die neurophysiologische Steuerung. Das bedeutet, dass wir uns auch bei Dysfunktionen damit beschäftigen, welche Ursachen im Gehirn oder ZNS vorliegen könnten. Dies gilt besonders, weil Verletzungen, starke muskuläre Dysbalancen oder eine eingeschränkte Beweglichkeit durch Entzündungen auf das ZNS zurückwirken. Wie wichtig die Funktion des Gehirns als Software für Bewegungen ist, zeigt sich daran, dass schon das Aktivieren bestimmter Hirnareale Bewegungen auslöst und Abläufe beeinflusst. So ist etwa der Frontallappen (Glossar, Seite 276) des Gehirns (Grafik, Seite 18) zuständig für die Ansteuerung der Muskeln. Durch bestimmte Augenbewegungen kann der Frontallappen aber ganz ohne Körpertraining stimuliert werden – und dadurch verbessert sich sofort die Beweglichkeit in Armen und Beinen. Das liegt daran, dass diese Augenbewegungen in demselben Bereich des Frontallappens gesteuert werden wie die Planung von Bewegungen. Deshalb wirken sich Augenbewegungen positiv auf die neuromuskuläre Ansteuerung der Skelettmuskulatur aus. In meinen Workshops nutze ich Augentraining deshalb als eine Art neurophysiologisches Warm-up: Es sind Blicksprünge, sogenannte »Sakkaden« (Glossar, Seite 278), also Blicke, die abwechselnd nach links und rechts ausgeführt werden. Sakkaden nach links werden vom rechten Frontallappen gesteuert, der auch Arme und Beine auf der linken Körperseite steuert, Sakkaden nach rechts werden vom linken Frontallappen erzeugt, der für die rechte Körperhälfte verantwortlich ist.

Im konventionellen Training ist es aber viel geläufiger, nur auf körperliche Übungen zu setzen, wenn es darum geht, die Muskeln zu kräftigen und reaktionsschneller zu machen. Ein Beispiel sind Niedersprünge zur Steigerung der Maximalkraft und Explosivität im Oberschenkel. Doch die aktuelle Forschung hat tatsächlich gezeigt, dass sich die neuromuskuläre Ansteuerung im Oberschenkel verbessern kann, wenn nur der Frontallappen stimuliert wird, zum Beispiel durch die erwähnten Augenbewegungen.

Hilft viel wirklich viel?

Bei Schmerzen zeigen sich die Schwächen des mechanistischen Trainingsansatzes deutlich. Auf Schmerzen folgen in der Regel muskuläre Ansteuerungsprobleme. Ein schmerzender Muskel ist immer schlechter koordiniert und funktioniert nicht normal. Aber auch ohne Beschwerden kann es passieren, dass ein Muskel nicht die erwünschte Kraft entfaltet. Es ist manchmal, als würde man mit einer angezogenen Handbremse fahren, der Muskel lässt sich einfach nicht aktivieren. Der klassische mechanistische Trainingsansatz sieht dann vor, dass der Muskel weitertrainiert wird, bis er irgendwann seine Aktivität erhöht. Das führt jedoch oft nicht zum Erfolg. Der Sportler übt und übt, aber am Muskel tut sich nichts und der Betroffene ist frustriert.

Mir fällt dazu ein Spruch ein, der im Internet kursiert und Albert Einstein zugeschrieben wird: »Die Definition von Wahnsinn ist es, immer dasselbe zu tun und ein anderes Ergebnis zu erwarten.« Woher dieser Spruch auch immer stammt, er trifft auf viele schablonenhafte Behandlungsversuche zu. Die Klienten, die zu mir kommen, haben oft etliche Stunden Physiotherapie oder spezielle Trainingseinheiten hinter sich. Aber erst der Mobility-Ansatz hilft ihnen, denn ich betrachte bei muskulärer Dysfunktion die Systematik der Nerven, des ZNS und der Ansteuerung im Ganzen, und zwar nicht nur an der gestörten Stelle, sondern auch an den umliegenden Gelenken. Denn häufig steckt hinter Muskelproblemen eine beeinträchtigte Gelenkfunktion anderer Bereiche. Hat ein Sportler zum Beispiel Schmerzen im Unterarm und kann den Schläger beim Tennis nicht mehr richtig führen, sollten nicht zwingend die Muskeln trainiert, sondern Handgelenk und Ellenbogen mobilisiert werden. Denn der betroffene Muskel, der Unterarmstrecker, sowie die den Muskel steuernden Nerven wie der Ellennerv (*Nervus ulnaris*) laufen über Handgelenk und Ellenbogen. Sind diese beiden Gelenke mobilisiert, kann sich das positiv auf den Muskel auswirken und er lässt sich wieder besser ansteuern. In der Folge verschwinden die Schmerzen und die Griffkraft steigt. Im Mobility-Training liegt der Fokus dabei ganz auf der Funktion: Wir betrachten nicht nur eine schmerzende Stelle oder eine schmerzende Struktur. Uns geht es um einen intakten Ablauf, eine Funktion in der Bewegung.

» Das Ziel beim Mobility-Training ist eine aktive Beweglichkeit durch bessere neuromuskuläre Ansteuerung. In der Ansteuerung liegen nämlich oft Ursachen für Störungen oder Schmerzen. Wird sie durch Mobility-Training verbessert, verschwindet auch das Problem.

Die vernetzten Gelenke und ihre Rolle bei Bewegungen

Jede Bewegung im Sport vollzieht sich unter der Führung des Großhirns in Zusammenarbeit mit dem Zentralnervensystem. Dazu gibt es verschiedene neuronale Pfade vom Gehirn in den Körper, über die Bewegungen gesteuert werden. Die zuständigen Gehirnregionen sowie die Rolle des Rückenmarks und der Spinalnerven habe ich auf den Seiten 16 bis 34 bereits skizziert. Wie solche neuronalen Netze Bewegung steuern, zeigt sich zum Beispiel bei wiederholten rhythmischen Bewegungen wie Gehen, Laufen oder Schwimmen. Sie beruhen auf einem Muster, das von einem langen Neuralstrang in der Wirbelsäule ausgeht. Der erste Impuls zum Gehen kommt aus dem Gehirn, genauer: dem Frontallappen. Die rhythmische, sich gleichmäßig wiederholende Beinbewegung wird danach aber nur noch aus dem Rückenmark gesteuert, unabhängig vom Großhirn. Sie läuft dann weitgehend automatisch ab. Dafür gibt es eigene neuronale Netzwerke, die nur für solche automatisierten Abläufe zuständig sind. Sie heißen »zentraler Mustergenerator«, abgekürzt ZMG, oder englisch *Central Pattern Generator* (CPG, Glossar, Seite 275). Typisch für solche automatisierten Muster ist, dass sie im Körper über die Diagonale verlaufen: Beim Gehen beugen wir abwechselnd die Hüfte, während auf der gegenüberliegenden Seite die Schulter gestreckt wird. Auf der anderen Seite ist dafür die Hüfte gestreckt, die diagonale Schulter nach vorn gezogen.

Auf diesen Pfaden sind auch die an der Bewegung beteiligten Gelenke neurologisch miteinander verbundenen, das ist das Prinzip der Gelenkmodulation (Glossar, Seite 276). Diese Gelenkmodulation funktioniert über die neuronalen Schaltkreise, die nicht von höheren Gehirnarealen aktiviert werden müssen, sondern nur vom Rückenmark aus erfolgen. Sie koppeln bestimmte Gelenke und Bewegungen miteinander, sodass sie beim rhythmischen Gehen oder Schwimmen automatisch zusammenarbeiten. Noch ist zu diesen Vernetzungen nicht alles bekannt oder sicher belegt, aber es könnte sein, dass eine solche Kombination von verschiedenen Gelenkbewegungen noch für viele andere Bewegungsmuster gilt. Daher können bestimmte Gelenke und Bewegungen andere Gelenke innerhalb desselben Schaltkreises beeinflussen. Es gibt dabei verschiedene Quervernetzungen, bei denen die Gelenke manchmal diagonal über

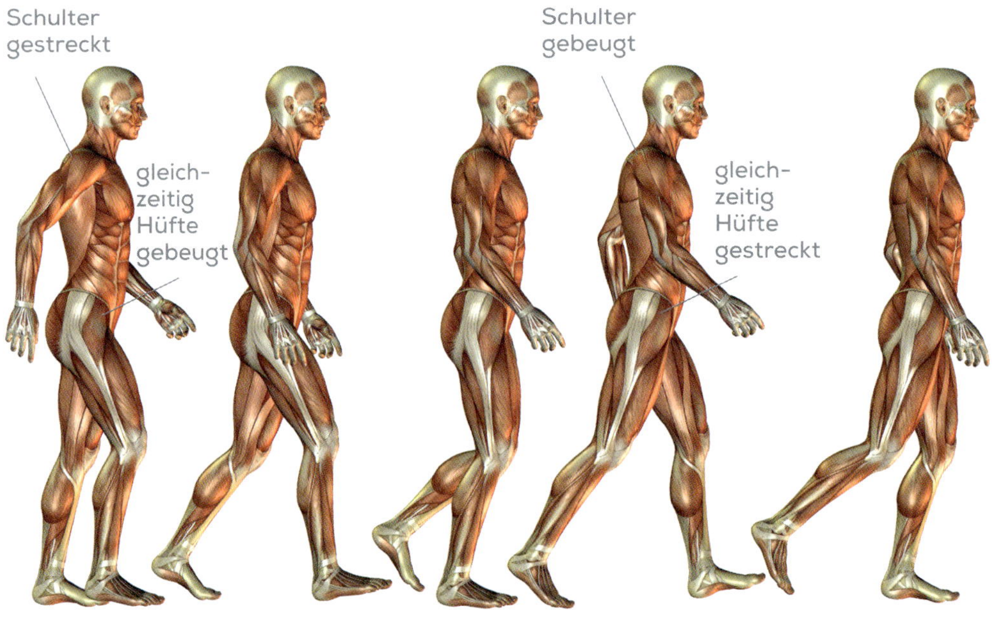

Der aufrechte Gang wird durch eine Gelenkbeugung auf der einen und eine Gelenkstreckung auf der anderen Seite in den Extremitäten geprägt. Diese Funktion wird vom Unterkörper zum Oberkörper gespiegelt.

den Körper, also über Kreuz, in einem Bewegungsmuster arbeiten oder aber lateral, auf derselben Seite. Unterschiedliche Bewegungen aktvieren dabei unterschiedliche neuronale Netzwerke. Auch das entspricht nicht dem verbreiteten mechanistischen Körperbild von Muskelketten oder Faszienbahnen, die miteinander verbunden sind und daher auch zusammenarbeiten. Das Paradigma von neuronalen Schaltkreisen hingegen besagt, dass Gelenke über Nervenbahnen und gemeinsame Steuerungszentren miteinander in Verbindung stehen. Sie reagieren dann gemeinsam auf Störung oder Aktivierung, auch wenn sie weit voneinander entfernt liegen und auf den ersten Blick nichts miteinander zu tun haben. Da sie aber innnerhalb desselben Netzwerks verschaltet sind, erreichen Nervenimpulse solche weit auseinanderliegende Stellen viel schneller, als jede mechanische Bahn es könnte. Beugt man zum Beispiel das Handgelenk nach innen, kann dadurch das Sprunggelenk derselben Körperseite in der Dorsalflexion, also der Streckung, beweglicher werden. Welche Schaltkreise wann wirksam sind, wissen Neurophysiologen: Der ZMG des Rückenmarks scheint beim Gehen und Laufen die Grundlage für alle Überkreuzbewegungen zu sein.

Kommen Klienten mit Bewegungseinschränkungen zu mir ins Mobility-Training, orientiere ich mich an dieser Verbindung von Gelenken. Ist etwa die rechte Hüfte steif, mobilisiere ich zunächst die rechte Schulter, also die auf derselben Seite. Das kann die Beweglichkeit der Hüfte schon verbessern. Die Aktivierung der rechten Schulter wirkt aber auch zurück auf das Kleinhirn (Glossar, Seite 277), es erhält Impulse - was sich wiederum positiv auf die ganze rechte Seite auswirkt. Das neu stimulierte Kleinhirn trägt dann zur Bewegungskorrektur bei, das ist wichtig für die Feinabstimmung der Bewegung auf der betroffenen Körperseite. Ist die Koordination auf einer Körperseite schlecht, kann dies immer ein Zeichen für eine Dysfunktion im Kleinhirn sein, die vom Neurologen untersucht werden sollte.

» Gelenke sind nach dem Prinzip der Gelenkmodulation über neuronale Netzwerke miteinander verbunden und arbeiten bei der Bewegung zusammen.

Der Versuch, Gelenke zu mobilisieren, die, ob diagonal oder auf derselben Seite, verschaltet sein könnten, lohnt sich immer, schließlich können wir nicht bei jeder Dysfunktion ins Gehirn blicken. Daher bietet es sich bei vielen Problemen an, alle infrage kommenden Gelenke des Bewegungsmusters zu mobilisieren. Es könnte sein, dass damit die Störung schon behoben werden kann. Die folgenden zwei Tabellen zur Gelenkmodulation zeigen, welche Gelenke miteinander in Verbindung stehen und welche Bewegungen sich gegenseitig beeinflussen. Interessanterweise wirken die Einflüsse und Reaktionen dabei scheinbar paradox: Rotiert man ein Gelenk nach innen, verbessert das zum Beispiel nicht die Innenrotation des mit ihm verbundenen Gelenks, sondern seine Außenrotation. Will man hingegen das Fußgelenk besser beugen können, sollte man in die Streckung hineintrainieren. In den Tabellen sehen Sie, welche Gelenke einander beeinflussen. Die Fachbegriffe werden Ihnen im Training oder in der

Physiotherapie öfter begegnen, genauere Erläuterungen dazu finden Sie im Glossar ab Seite 275.

Primäres Gelenk übt Einfluss aus	**Moduliertes Gelenk** reagiert
Handgelenk	Sprunggelenk
Ellenbogen	Kniegelenk
Schulter	Hüfte
Iliosakralgelenk	Halswirbelsäule
Finger	Zehen

Primäre Bewegung übt Einfluss aus	**Modulierte Bewegung** bessert sich durch primäre Bewegung
Flexion (Beugung)	Extension (Streckung)
Plantarflexion (Beugung des Fußes zur Fußsohle)	Dorsalflexion (Beugung des Fußes zum Schienbein)
Innenrotation (eingedrehtes Gelenk)	Außenrotation (ausgedrehtes Gelenk)
Pronation (Drehung einwärts)	Supination (Drehung auswärts)
Inversion (anziehen, nach innen drehen)	Eversion (anziehen, nach außen drehen)
Lateralflexion rechts (Seitwärtsneigung)	Lateralflexion links (Seitwärtsneigung)
Rotation rechts	Rotation links
Translation rechts/anterior (nach rechts/vorn schieben)	Translation links/posterior (nach links/hinten schieben)

Sowohl in meinen Workshops als auch bei der individuellen Behandlung kann ich mit der Gelenkmodulation vielen Klienten helfen, die bisher versucht haben, sich ihre Probleme in einem konventionellen mechanischen Paradigma zu erklären. Dann wollten sie zum Beispiel lange Faszienketten beeinflussen, die sich durch den Körper ziehen, oder sie haben Dehnübungen gemacht, die die betroffene Region geschmeidiger machen und verklebte Strukturen irgendwie lösen sollten. Aber ohne die neuronalen Schaltkreise und die Wirkungsweise des ZNS einzubeziehen, ist es aus meiner Sicht meistens unmöglich, Störungen zu beheben. Das gilt ganz besonders für chronische Schmerzen und Bewegungseinschränkungen.

> Der Mobility-Ansatz ist im Gegensatz zu einem mechanischen Körperbild eine ganzheitliche Sicht auf die Bewegung.

Fallgeschichte

Schmerzen in Hüfte und Schulter

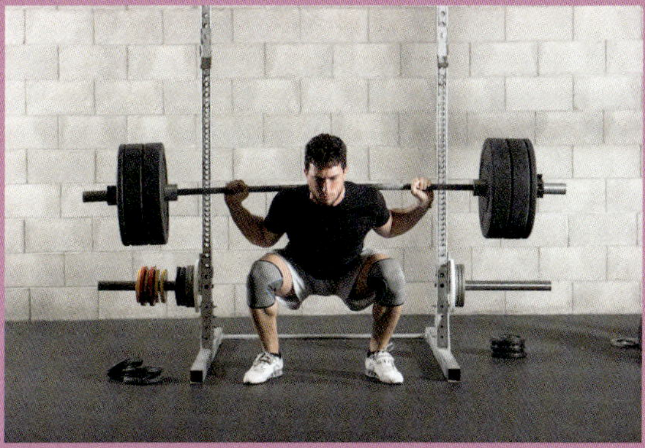

Ein Klient kam zur mir ins Personal Training und klagte über Schmerzen beim Beugen der rechten Hüfte. Ein Blick auf Becken und Oberschenkel konnte mir keine direkten Probleme aufzeigen, also ließ ich den Klienten einige Testübungen ausführen. Nur bei der Kniebeuge in der tiefen Position schmerzte die Hüfte deutlich. Ein Training mit hohen Lasten war so nicht möglich, doch mein Klient wollte gern Krafttraining machen.

Um zunächst die Hüfte zu mobilisieren, ließ ich meinen Klienten die Übung Hip Figure 8 ausführen: Er sollte also im aufrechten Stand mit dem Fuß eine liegende Acht auf den Boden malen. Das brachte jedoch keinen Erfolg, und so wandte ich mich nach dem Schema der Gelenkmodulation der gegenüberliegenden Schulter zu. Da die Schmerzen in der tiefen Beuge auftraten, passten Übungen zur Streckung der linken Schulter. Ich entschied mich für eine Shoulder Figure 8 mit Fokus auf die Innenrotation im Schultergelenk. Dabei wird der Arm nach vorn gestreckt, leicht angehoben, dann zeichnet der Trainierende eine imaginäre Acht in die Luft. Diese dreidimensionale Bewegung stimuliert das Gehirn im Gegensatz zu eindimensionalen oder einfach nur linearen Bewegungen deutlich mehr. Die Übung wird ungefähr 30 Sekunden durchgeführt.

Gleich nachdem der Klient diese Schulterübung absolviert hatte, ließ der Schmerz in der Hüfte spürbar nach. Als ich dazu noch Widerstandsbänder einsetzte, konnte der Klient ohne Schmerzen wieder in die tiefe Kniebeuge gehen. Lasten fügte ich nicht gleich hinzu, zuerst ließ ich ihn viele Wiederholungen in der Kniebeuge durchführen. Denn bei solchen Interventionen ist es sehr wichtig, eine solche Sitzung immer mit einem Erfolg zu beenden und nicht mit etwas aufzuhören, das keine Besserung gebracht hat. Schon nach einer Trainingseinheit konnte mein Klient dann mit leichten Gewichten anfangen und sich über die Woche deutlich steigern. Schmerzen in der tiefen Kniebeuge hatte er nicht mehr, doch in jedes Training stieg er jetzt mit der neuen Schulterübung ein. Die Lasten durfte er im Training langsam und vorsichtig erhöhen – so hatte er keine Beschwerden, trainierte wieder mit Gewichten und konnte sich konstant steigern.

Kapitel 3

Stretching und Mobility – die Unterschiede

Wenn von Mobility-Training die Rede ist, assoziieren viele damit Dehnen, Stretching und allgemein Beweglichkeit. Besonders das Stretching wird oft mit Mobility gleichgesetzt. Doch müssen beide Methoden sorgfältig voneinander unterschieden werden. Zwar haben sie das gemeinsame Ziel, den Bewegungsumfang eines oder mehrerer Gelenke zu vergrößern, doch verändert Stretching in erster Linie das myofasziale Gewebe – Bänder, Gelenkkapseln, Sehnen – mit passiver mechanischer Einwirkung. Dagegen aktiviert das Mobilitätstraining die dazugehörigen Muskeln und verbessert die Steuerung. Für Mobility gibt es daher in der englischen Literatur auch die Bezeichnung »Dynamic Joint Mobility Drills«, also Übungen für dynamische Gelenkbewegungen. Das trifft den Punkt sehr genau und es ist mir sehr wichtig, in diesem Buch und in meiner Arbeit die Unterschiede klar herauszustellen. Denn die Gleichsetzung von Stretching und Dehnen mit Mobility führt zu vielen Missverständnissen, die mir immer wieder in meinen Workshops begegnen und viele Klienten verwirren. Grundsätzlich nutzt das Mobility-Training dynamische und rhythmische Bewegungsabläufe, die die aktive Beweglichkeit erhöhen. Alle Übungen setzen also eine Bewegung mit Muskelspannung und Muskelimpulsen an das Gehirn voraus. Nur deshalb beziehen sie auch die Body Maps mit ein – anders als herkömmliche Dehnübungen. Das statische Halten einer Position, das wir mit Stretching oder Dehnen assoziieren, funktioniert und wirkt anders: Es erfolgt fast nur passiv oder mit reduzierter motorischer Kontrolle. Viel weniger Impulse gelangen so ins Gehirn und in die Body Maps. Die aktive Steuerung wird dadurch nicht verbessert, denn die Landkarten im Gehirn erhalten keine tieferen Spuren.

Statisches Stretching zum Aufwärmen ist in den letzten Jahren ohnehin in die Kritik geraten. Unter anderem zeigten Studien, dass es, anders als angenommen, einen Muskelkater nicht nur nicht verhindert, sondern sogar hervorrufen kann und daher die Leistung einschränkt. Interessant sind auch die Arbeiten von Klaus Wiemann und Andreas Klee, die nachgewiesen haben, dass nach dem statischen Dehnen Schnellkraft und Sprungkraft schlechter ausfallen. Dehnen fördert also keineswegs die Muskelaktivität.

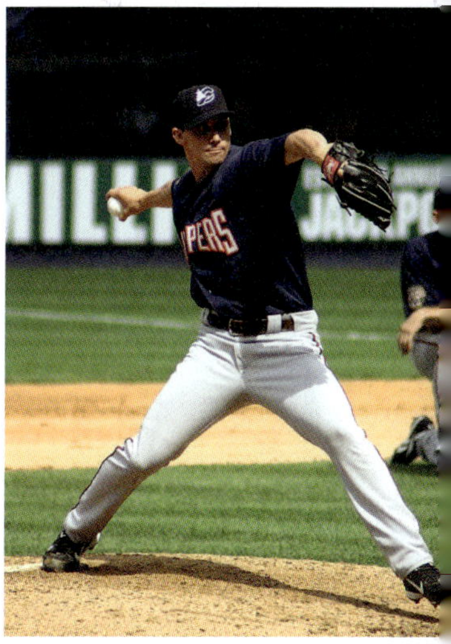

Der Pitcher muss beim Werfen seine Schulter stark nach außen rotieren. Passives Dehnen reicht dafür im Training nicht aus.

Auch aus einem anderen Grund ist Dehnen nicht als Aufwärmtraining geeignet: Das Aufwärmen vor dem Training soll in erster Linie die Durchblutung steigern, und das gelingt nur mit aktiver Muskelarbeit. Durch andauerndes Dehnen nimmt aber die natürliche und für die Leistung erforderliche Muskelsteifigkeit tatsächlich ab. Das erklärt nicht nur die in Studien gezeigte geringere Kraftleistung, sondern lässt auch das Verletzungsrisiko steigen. Doch ausgerechnet vor dem Training dehnen sich viele Sportler, weil sie hoffen, sich dadurch vor Verletzungen zu schützen – das Gegenteil ist der Fall. Intensive lange Dehnungen wirken sich nämlich auf das Bindegewebe, die Sehnen und die Muskelhüllen, aus. Die Kollagenfibrillen richten sich dann anders aus, und zwar in Zugrichtung. Der Muskel wird dadurch kurzfristig tatsächlich länger, was aber wiederum ein verschlechtertes Zusammenspiel zwischen den kontraktilen – also sich zusammenziehenden – Elementen der Muskulatur bewirkt. Bei kurzen Dehnungen dagegen wird in den elastischen Elementen sogar Energie gespeichert, die die Kraftleistung erhöhen. Nach intensivem, langem Stretching sind also die schlechtere Schnellkraftleistung sowie der häufig vorkommende Muskelkater erklärbar. Diese Effekte halten nach dem Dehnen noch etwas an und führen dazu, dass im Muskel weniger Bewegungsenergie gespeichert werden kann. Der Muskel ist in diesem Zustand auch schlechter vor Überdehnung geschützt, und das gilt scheinbar ebenfalls für andere Gewebe. Bei Eishockeyspielern hat sich herausgestellt, dass intensives Dehnen der inneren Oberschenkelmuskeln, der Adduktoren, vor dem Spiel das Risiko für Leistenbrüche erhöht. Stretching verhindert, ob vor oder nach dem Sport, keineswegs einen Muskelkater, wie man früher vermutet hat. Das haben Studien inzwischen gezeigt.

Die Erholung des Muskels nach dem Training wird durch Dehnen eher behindert als gefördert, weswegen man sich nach einem Krafttraining nicht dehnen sollte. Das gilt für alle Breiten- und Leistungssportler, eine gewisse Ausnahme stellen dabei allerdings ausgesprochene Bodybuilder dar, denen es um hohes Muskelvolumen geht: Sie wollen ihren Muskel tatsächlich stressen und die Miniverletzungen, die bei intensivem Training entstehen, durch Stretching noch verstärken. Das soll den Muskel zum Aufbau anregen. Für eine funktional betonte, auf Bewegungen bezogene Trainingsarbeit ist das aber kein guter Weg.

Ich gehe sogar noch weiter und behaupte, dass Stretching für die sportliche Leistungsfähigkeit selten relevant ist. Denn diese ist immer von einem gezielten Krafteinsatz geprägt, der aktive Beweglichkeit und optimale motorische Kontrolle erfordert. Ein Pitcher beim Baseball muss zum Beispiel seinen Oberarm stark nach außen drehen, um den Ball maximal beschleunigen zu können. Je größer die Außenrotation, desto höher die Beschleunigung. Die Beweglichkeit seiner Schulter ist dabei jedoch nicht passiv, sondern aktiv. Ein passiv hoher Bewegungsumfang, also »Gelenkigkeit« allein, würde dem Pitcher keine Wurfkontrolle bieten. Dies schaffen nur die Muskeln unter aktiver Kontrolle. Eine solche maximale Wurfkontrolle impliziert aber, dass der Sportler in allen Winkeln des Oberarms seine Muskulatur perfekt ansteuern kann. Wenn der Pitcher also seine Leistung steigern möchte, ist es zwingend notwendig, das Stretching vom Mobilitätstraining zu trennen. Stretching oder Dehnen würde den Oberarm zwar in gewissem Umfang gelenkiger machen, aber in der Bewegung bringt das nichts, wenn die Muskeln nicht aktiv und gezielt gesteuert werden können. Und genau das, die Fähigkeit zu aktiver Kontrolle, trainieren wir mit Mobility Drills.

> Mobility-Training und Dehnen oder Stretching müssen klar unterschieden werden. Bei Mobility geht es immer um aktive Beweglichkeit, gezielten Krafteinsatz und optimale motorische Kontrolle.

Wann Dehnen trotzdem sinnvoll ist

Auf keinen Fall möchte ich den klassischen Dehnübungen aber jeden Nutzen absprechen. Selbstverständlich ist Stretching im Rehabereich und im Gesundheitssport wichtig. Es wirkt entspannend und kann daher auch nach einer Anstrengung, einem Wettkampf oder einem intensiven Training als angenehm empfunden werden. Klar ist jedoch inzwischen, dass intensives Dehnen vor einem Wettkampf nur dann sinnvoll ist, wenn höchste Beweglichkeit zur Sportart gehört, etwa beim Turnen, beim Karate oder beim Hürdenlauf. Die Dehnübungen sollten dann aber unbedingt sportartspezifisch erfolgen, beim Hürdenlauf zum Beispiel gezielt für die Adduktoren.

Trainer und Sportler sollten sich jedoch gut überlegen, welche Dehnmethode die richtige und notwendige ist und wann gedehnt wird. Bodybuildern und Kraftsportlern zum Beispiel kann intensives Stretching guttun, weil sie oft wenig beweglich sind. Sie sollten aber weder direkt vor noch direkt nach dem Muskeltraining ihre Dehnübungen ausführen, es sei denn, sie benutzen diese, wie gerade geschildert, um den Muskel weiter unter Stress zu setzen. Leichte, passive Formen oder etwa Yoga bieten sich für sie auch weniger an als dynamisches, aktiv federndes Dehnen. Generell ist das dynamische Dehnen besser als das absolut statische Verharren in Extrempositionen. Ich empfehle Kraftsportlern bestimmte Stretches mit Last oder in einer bestimmten Technik, etwa der CRAC-Technik (Glossar, Seite 276). Mehr dazu finden Sie in Teil 2 (Seite 67/68).

In allen anderen Fällen ist statisches, starkes Dehnen vor und nach dem Sport nicht nur nicht sinnvoll, sondern sogar beeinträchtigend. In der Trainingswissenschaft ist das eigentlich längst bekannt, doch das Wissen sickert leider nur langsam durch und der Stretching-Mythos hält sich hartnäckig. Man kann immer noch selbst Profispieler im Volley- oder Basketball beobachten, wie sie vor dem Spiel eifrig ihre Waden- und Oberschenkelmuskeln dehnen, obwohl sie damit ihre Sprungkraft herabsetzen. Tatsächlich gibt es wirklich keine Argumente mehr für das Dehnen vor dem Training. Auch evolutionär betrachtet nicht - wir brauchen kein Stretching, um die Muskeln zu aktivieren. Man stelle sich vor, unsere Vorfahren hätten sich erst intensiv dehnen müssen, bevor sie vor einem Säbelzahntiger weggelaufen wären. Nein, der Mensch muss auch ohne Vorbereitung in der Lage sein, schnell auf Touren zu kommen. Leider lässt das Leben in der überzivilisierten Welt diese Fähigkeit schwinden. Dies hat jedoch weniger mit mangelnder Dehnfähigkeit als mit mangelnder Bewegung zu tun.

Wie wichtig ist Beweglichkeit im Mobility-Konzept?

Der gehirnbasierte Ansatz im Mobility-Konzept stellt die Fitness von Gehirn und Zentralnervensystem beim Abrufen der Leistung ins Zentrum: Ein gutes

Reaktionsvermögen, schnelle Reflexe und eine hohe Verarbeitungsgeschwindigkeit sind dafür ausschlaggebend. Verfügen wir außerdem über einen starken, gesunden Körper, sind wir rundum leistungsfähig, auch in überraschenden Situationen. Dazu gehört vor allem die aktive Gelenkbeweglichkeit, die »Dynamic Joint Mobility«, deren Vorteile ich in meinen Workshops zeige und auf die ich mit meinen Klienten systematisch hinarbeite. Sie unterscheidet sich vom Dehnen. Deshalb ist eine klare Trennung notwendig. Gleichzeitig gehört die Art der Beweglichkeit, die das Dehnen fördern möchte, durchaus zum Konzept von Mobilität, wie wir Mobility-Trainer sie verstehen. Wir nennen diese Gelenkigkeit aber Flexibilität und meinen damit die passive Beweglichkeit der nicht kontraktilen Strukturen, also der Bänder, Sehnen und Gelenke, im Gegensatz zur aktiven Beweglichkeit. Auf eine Formel gebracht, könnte man Mobilität daher so beschreiben:

Mobilität ist Flexibilität (passiv) plus motorische Kontrolle (aktiv) plus Kraft (aktiv)

Dehnübungen lässt sich aber auch etwas abgewinnen, was zu unserem gehirnbasierten Ansatz passt. Da wir bei der Beweglichkeit immer die Funktionsweise des ZNS im Blick haben, ist es nicht ganz uninteressant, sich anzusehen, was beim Dehnen mit den Rezeptoren geschieht, schließlich sind sie die Signalgeber für das Gehirn. Sie sitzen in Strukturen wie Faszien, Sehnen und Muskeln, und wenn dieses Gewebe gedehnt wird, werden die Rezeptoren ebenfalls erreicht. Daher kann man Dehnübungen und Stretching in einem gewissen Sinn durchaus als sensorische Stimulation begreifen. Das Dehnen setzt mechanische Reize durch Zug und Lageveränderung. So gelangen Impulse ins Gehirn, die den sensorischen Kortex und insbesondere das vegetative Nervensystem stimulieren. Das hat allerdings seine Grenzen: Dehnen oder Stretching erreicht nur bestimmte myofasziale Strukturen, vornehmlich die Muskelhüllen, und schickt daher lediglich eine begrenzte Art von Reizen ans Gehirn.

Mobility-Übungen aber sprechen mit den Gelenkbewegungen und der aktiven Muskelarbeit bis zu zehnmal mehr Rezeptoren an. Neben dem myofaszialen Gewebe reagieren auch die Rezeptoren, die nahe an den Gelenken und in Sehnen, Bändern und Kapseln liegen. Daher stimuliert Mobility-Training durch die Kombination von Flexibilität mit aktiver Muskelarbeit das Gehirn viel stärker als konventionelles Dehnen oder Stretching. Es verbessert nicht nur die Beweglichkeit im Sinne der Flexibilität, sondern vor allem die Bewegungssteuerung, -koordination und -kontrolle. Das Mobility-Training enthält durchaus bestimmte klassische Dehnübungen wie das kapsuläre Stretching oder das Banded Stretching, aber sie werden immer in einer dynamischen Form durchgeführt, also mit Muskelaktivität. Mehr zu diesen Übungsprinzipien finden Sie in Teil 2 ab Seite 64.

» Mobility-Übungen erreichen zehnmal mehr Rezeptoren als Stretching und stimulieren das Gehirn wesentlich mehr.

Bringt Dehnen Vorteile bei Verletzungen?

Passives Beweglichkeitstraining in Form von Dehnen und Stretching wird sehr oft mit dem Ziel durchgeführt, die Gelenke vor Verletzungen zu schützen oder sie auf ungewohnte Belastungen vorzubereiten. Doch wie wir gleich sehen werden, verfehlt das klassische Stretching auch dieses Ziel. Nehmen wir als Beispiel einen umgeknickten Knöchel beim Fußball. Diese Sprunggelenksverletzung kommt sehr häufig vor. In der englischen Premier League trifft sie rund 10 Prozent der Spieler pro Woche, die dann ausfallen – für die Vereine ein Gesamtschaden von rund 125 Millionen Euro pro Saison! Sollte es dann nicht das oberste Ziel sein, im Training den Bewegungsumfang des Sprunggelenks und die aktive Steuerung zu verbessern? Doch nur durch passives Beweglichkeitstraining lässt sich dies nicht erreichen. Denn Dehnübungen am Sprunggelenk erfolgen typischerweise außerhalb der motorischen Kontrolle. Diese Bewegungskontrolle, das Ansteuern der Muskeln, ist aber das oberste Ziel eines jeden Mobilitätstrainings.

Aktive und passive Beweglichkeit – spüren Sie den Unterschied?

Machen Sie dazu selbst den folgenden Test: Stellen Sie sich aufrecht hin und versuchen Sie, im Stand ein Bein gestreckt seitlich anzuheben (Abbildung A). Danach setzen Sie sich auf den Boden und grätschen die Beine so weit wie möglich (Abbildung B). Gibt es einen Unterschied zwischen dem Abspreizen im Stand und im Sitzen? Bei welcher Variante erreichen Sie den größeren Bewegungsumfang? Natürlich bei der passiven Übung auf dem Boden. Vielleicht hatten Sie im Stand sogar das Gefühl, das Bein würde sich beim Versuch, es höher zu heben, verkrampfen. Ein solcher Krampf ist typisch in dieser Situation und er ist nicht, wie meist vermutet, ein Zeichen von Kalzium- oder Magnesiummangel. Vielmehr ist er ein Anzeichen für mangelnde motorische Kontrolle: Wenn Sie Ihre Muskeln in einem Gelenkwinkel arbeiten lassen, den Sie nicht gewohnt sind, verkrampfen sie sich, da eine kontrollierte Bewegung ohne Training nicht reibungslos möglich ist. Und der Krampf kommt nicht in erster Linie von schwachen Muskeln, sondern weil die ungewohnte Bewegung nicht optimal gesteuert wird.

A

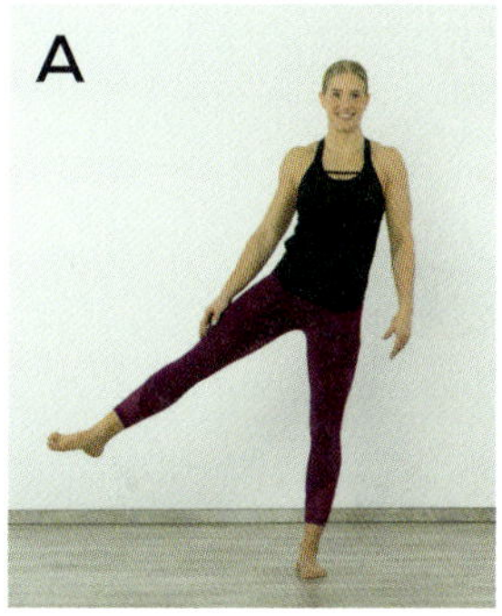

B

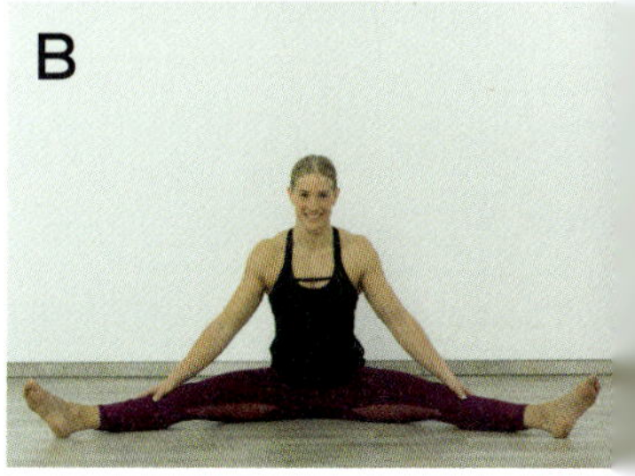

Wenn also eine aktive Bewegung schlechter gelingt als eine passive Dehnung, welche Art von Übung ist dann die richtige für die Beweglichkeit? Die Dehnübung auf dem Boden, die leicht ist und schnell sichtbare Erfolge bringt? Oder die Übung im Stand, bei der ein Krampf zumindest anfangs zu befürchten ist? Die Antwort leuchtet ein: Die leichtere Variante ist nicht die bessere. In der passiven Form zu dehnen ist nicht sinnvoll, denn dabei geht die muskuläre Arbeit gegen null. Die Muskeln kontrollieren keine Bewegung aktiv und sind nicht in der Lage, im vollen Umfang zu arbeiten. Sie gewinnen durch diese Übung auch nicht mehr Kraft hinzu, weil sie nicht beansprucht und zum Wachsen angeregt werden. Wenn es sich aber um Verletzungen handelt und um die Belastbarkeit von Bändern, Sehnen und Muskeln, ist exakt diese Kombination aus Kraft und Kontrolle entscheidend: Wer auf dem Spielfeld umknickt und den gewohnten Steuerungsbereich des Sprunggelenks verlässt, verletzt sich, wenn seine Fußmuskeln nicht darauf vorbereitet sind, in dieser besonderen Gelenkstellung schnell zu reagieren. Wie Studien belegen, treten Verletzungen meistens in einem Gelenkwinkel auf, der außerhalb der motorischen Kontrolle liegt.

Ein sinnvolles Training zum Schutz vor Verletzungen muss also die Bewegungskontrolle in gefährdeten Gelenken verbessern. Dazu muss der Sportler seine Muskeln und seine motorische Steuerungsfähigkeit in einem möglichst großen Bewegungsumfang aktiv arbeiten lassen und nicht nur passiv dehnen. Fachlich gesprochen bedeutet das für die Gelenke, dass sie im möglichst großen Bereich, dem Endbereich (EOM), mobilisiert werden. Mobility geht also einen Schritt weiter als Stretching: Mobility-Übungen sind die Schnittstelle zwischen Flexibilitäts- und Krafttraining. Wir wollen mit Mobility-Training die passive Bewegung einfangen und in eine aktive, nützliche Form bringen. Aber Achtung, keine wilden Experimente! Bevor Sie jetzt das gezielte Umknicken trainieren, lesen Sie erst die nächsten Seiten und machen Sie lieber gezielte Mobility-Übungen, wie sie in Teil 3 vorgestellt werden.

Auch Kraft ist wichtig

Die Übergänge vom Stretching zum Mobilitätstraining sind ebenso fließend wie die vom Mobilitätstraining zum Krafttraining. In Teil 3 zeige ich, welche Übungen in unserem Training – je nach Ziel und Problemlage des Sportlers – mehr als Dehnübung fungieren, eher die aktive Steuerung trainieren oder den Kraftzuwachs anregen. Damit die motorische Kontrolle aber immer greifen kann, brauchen wir Kraft, denn ohne Kraft ist keine Bewegung möglich. Das ist nicht ganz trivial, denn aus der Umwelt wirken ständig Kräfte auf uns ein, darunter die Schwerkraft. Um diesen Mächten widerstehen zu können, müssen wir natürlich selbst über Kraft verfügen. Je größer unser Kraftpotenzial, desto größer ist auch unsere Widerstandsfähigkeit gegenüber äußeren Einwirkungen.

» Mit motorischer Kontrolle in einem möglichst großen Bewegungsumfang macht Mobility-Training den Körper widerstandsfähig und schützt ihn vor Verletzungen.

Den wichtigen Themen Verletzung und Schmerz habe ich ein eigenes Kapitel gewidmet. Denn viele Menschen kommen zu mir, die nicht nur eine eingeschränkte Beweglichkeit verspüren – in der Regel gleich an mehreren Stellen –, sondern auch an alten Verletzungen und unter Schmerzen leiden. Wie sehr eine aktive Beweglichkeit mit optimaler Kontrolle in diesen Fällen helfen kann, erfahren Sie in Teil 4 ab Seite 251.

Hartnäckiges Stretching hilft nicht

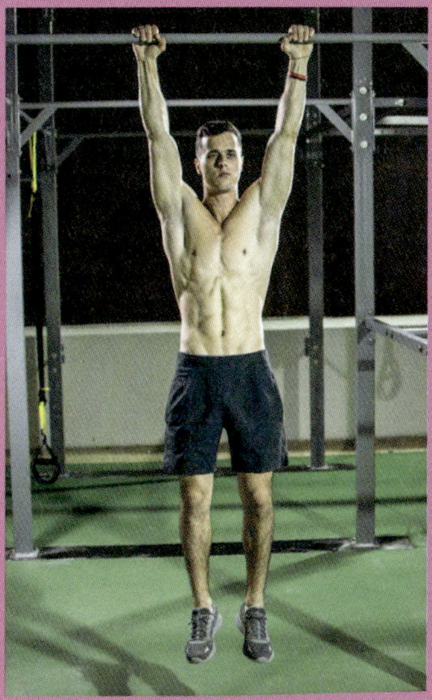

Andreas hatte schon seit Jahren ein Problem: Er kam bei gestreckten Knien nicht mit den Fingern auf den Boden. Selbst intensives Dehnen über Monate veränderte daran kaum etwas. Seine Beinbeuger auf der Rückseite der Oberschenkel schienen sich einfach nicht lösen zu wollen. Sie fühlten sich in der Vorwärtsbeuge nicht nur steif an, sondern schmerzten sogar. Es gab zwar keinen unmittelbaren Anlass dafür, an dieser Vorwärtsbeuge zu arbeiten, doch seine Unbeweglichkeit und das unangenehme, schmerzhafte Gefühl irritierten Andreas und ängstigten ihn auch ein wenig. Schließlich sollte der Körper bei leichtem Dehnen nicht sofort mit Schmerzen reagieren.

Zunächst einmal testeten wir bei ihm die Mobilität von Hüfte und Knie. Da der Beinbeuger über diese Gelenke zieht, ist es sinnvoll, hier die Beweglichkeit zu prüfen. In diesem individuellen Screening stellte ich fest, dass die Hüfte zwar in Ordnung schien, dass aber das Kreuzdarmbeingelenk (ISG) auf beiden Seiten unbeweglich und fest war. Obwohl der Beinbeuger nicht über dieses Gelenk zieht, entschied ich mich, bei Andreas eine Mobilisationsübung für das ISG auszuprobieren. Dazu bat ich ihn, sich mit den Händen an eine Klimmzugstange zu hängen und die Beine locker baumeln zu lassen. Dann musste Andreas versuchen, sein Becken behutsam von einer Seite zur anderen zu schieben. Es ist wichtig, dass der Sportler das selbst macht und nicht etwa vom Coach oder Therapeuten geschoben wird. Denn nur aktive, eigene Muskelarbeit vermittelt dem Gehirn die richtigen Signale. Im entspannten Hängen fördert der Zug am Becken zusammen mit der Muskelarbeit die Mobilisation des ISG. Das sanfte Wiegen ergänzt die neuromuskuläre Kontrolle während der Traktion. Bereits nach 30 Sekunden dieser ISG-Mobilisation im Hängen konnte Andreas den Boden mit seinen Fingerspitzen berühren. Der Schmerz im rückwärtigen Oberschenkel war zwar nicht sofort weg, aber doch deutlich geringer.

Mit seinem verbissenen Stretching hatte Andreas offensichtlich das Problem bisher nicht lösen können, weil es nicht die Ursache anging, sondern nur das Symptom. Tatsächlich sind Dysfunktionen der Muskulatur häufig nur Zeichen für Gelenk- und Mobilitätsprobleme. Ist das Gelenk blockiert oder irgendwie gestört, wirkt sich das sehr häufig auf die ansetzende Muskulatur aus. Das kann zu einer fehlerhaften Ansteuerung oder, wie hier, zu Schmerzen in der Dehnung führen. Andreas war überglücklich, dass wir innerhalb von weniger als einer Minute ein Problem gelöst hatten, das ihn seit langer Zeit belastete.

Kapitel 4

Mobility und funktionelles Training

Funktionelles Training hat die Fitnessszene in Europa im Jahr 2006 erobert. Der amerikanische Fitnesstrainer Mark Verstegen brachte damals die Fußballnationalmannschaft mit der neuen Methode in Form, extra angeheuert von deren damaligem Trainer Jürgen Klinsmann. Danach begeisterte das aus den USA importierte Trainingssystem Deutschlands Sportler. Dabei stammt diese neue Bewegungslehre schon aus den 1970er-Jahren, und die ersten Impulse dafür kamen aus Europa. Pioniere waren vornehmlich Physiotherapeuten, darunter die Schweizerin Susanne Klein-Vogelbach und der Amerikaner Gary Gray.

Kern des Konzepts ist die Orientierung an Alltagsbewegungen. Im Alltag sind menschliche Bewegungen nämlich immer komplex und beteiligen mehrere Gelenke: Man hebt beispielsweise etwas auf und bückt sich dabei. Analog dazu spricht im Sport eine Kniebeuge mit Hantel Knöchel, Knie, Hüfte, mehrere Wirbel und mit der Armaktion auch Schultern, Ellenbogen und Handgelenke an. Entsprechend beziehen Übungen im funktionellen Training stets mehrere Gelenke und Muskelgruppen ein. Es werden also nicht einzelne Muskeln trainiert wie beim Krafttraining, sondern immer ganze Bewegungen und Abläufe. Diese Übungen nutzen dazu das eigene Körpergewicht, aber auch viele Geräte wie Schlingen, Bälle, Sandsäcke, instabile Untergründe oder Stäbe, weil das den natürlichen Bedingungen in der Umwelt oder beim Sport nahekommt. Das funktionelle Training ist daher alltagsrelevant und sportartübergreifend und wird inzwischen breit eingesetzt. Einer seiner klaren Vorteile ist die Abwechslung für die Athleten. Denn die Übungen sind sehr vielfältig und lassen sich mit CrossFit® und anderen Methoden kombinieren. Es gibt zahllose Varianten, und weil das Ziel immer ein konkreter, komplexer Ablauf ist, steigern sich neben Kraft und Ausdauer auch Koordination, Geschicklichkeit und Harmonie der Bewegung.

Ein wesentlicher Bestandteil des Konzepts ist die Rumpfstabilität (Core-Training). Denn eine starke Bauch- und Rückenmuskulatur ist die Grundlage für mehrgelenkige Bewegungen. Kraft wird erst effizient auf die Extremitäten und die beteiligte Muskel- und Faszienkette übertragen, wenn die Rumpfmuskulatur als Medium stark genug ist.

Die Prinzipien Mobilität, Stabilität und Steuerung

Mobility-Training hat mit dem funktionellen Training einiges gemeinsam, darunter natürlich die Konzentration auf die ganzheitliche Bewegung mit den drei Prinzipien Mobilität, Stabilität und Steuerung. Während das funktionelle Training jedoch die Priorität auf Stabilität in Verbindung mit Beweglichkeit legt, auch im Sinne von Core Stability, konzentrieren wir uns beim Mobility-Training auf die neurophysiologische Komponenten: die Bewegungssteuerung, die Bedeutung der Rückmeldung von Bewegungen ins Gehirn und die Mecha-

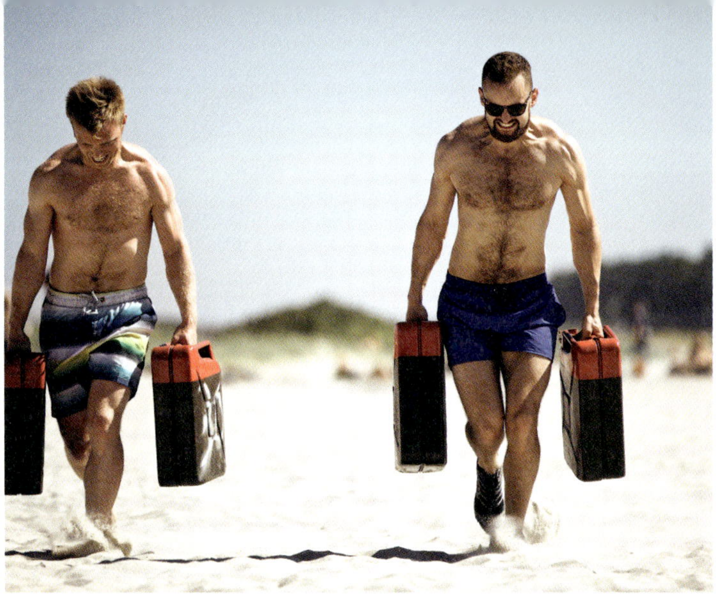

Core-Training sollte in erster Linie an den Alltag angepasst werden, wie in dieser »Loaded Carry«-Variante, bei der schwere Gewichte getragen werden.

nismen des Zentralnervensystems. Dem Ineinandergreifen von Stabilität und Mobilität gilt aber in beiden Systemen große Aufmerksamkeit. Diese Faktoren beeinflussen sich ohnehin direkt gegenseitig, sodass man nicht den einen vor den anderen stellen kann. Mit Kelly Starrett, dem Spezialisten für funktionelles Training und CrossFit®, gehe ich trotzdem durchaus konform, wenn er betont, dass ohne Stabilität, vor allem in der Rumpfmuskulatur, keine gute Mobilität aufgebaut werden kann. »Spine first«, lautet sein Credo – die Wirbelsäule und damit der gesamte Rumpf müssen als Erstes stabil sein. Gemeint ist damit keine absolute Kraft oder Muskelpower, sondern eher so etwas wie eine reaktive Stabilität. Das bedeutet, dass alle Bauch- und Rückenmuskeln effizient Kraft aus Beinen und Armen übertragen können und bei komplexen Bewegungen richtig ineinandergreifen, also gut angesteuert und einbezogen werden.

Diese Vorstellung von Core-Stabilität unterscheidet sich deutlich von der Kraft oder Stärke der einzelnen Muskeln, wie sie sich etwa in der Anzahl von Sit-ups oder in einem gut definierten Sixpack messen lässt. Nur die gerade beschriebene reaktive Stabilität wirkt sich positiv auf die Gelenkbeweglichkeit und die allgemeine Beweglichkeit aus. So führt die Aktivierung der Core-Muskulatur zum Beispiel dazu, dass die Hüfte besser beweglich ist. Um eine gute Beweglichkeit im Sinne unseres Mobility-Trainings aufzubauen, bedarf es also guter Stabilität. Fehlt es rund um die Wirbelsäule an muskulärer Sicherung, kann keine

Mobilität – Aktiver Bewegungsumfang, Range of Motion

↓

Stabilität – Passive Stabilität + aktive Stabilität = Widerstand gegen ungewollte Bewegung, reaktive Stabilität

↓

Bewegung – Zusammenspiel aus Mobilität und Stabilität

Erst das optimale Zusammenspiel von Mobilität und Stabilität schafft Bewegung.

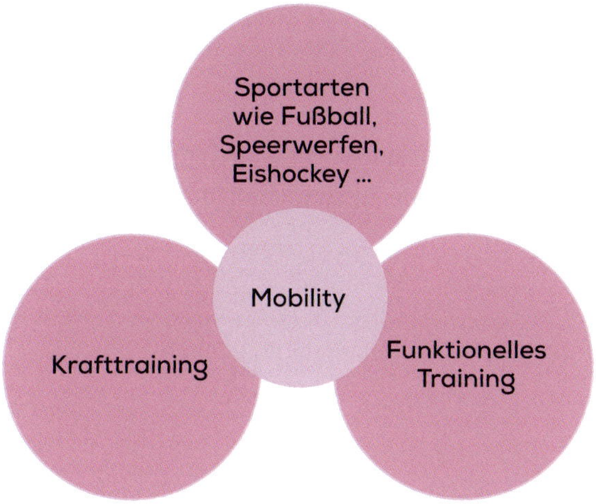

Mobility-Training verhält sich zu Krafttraining, Einzelsportarten und funktionellem Training wie ein Bindeglied: Optimale Beweglichkeit ist für alle Trainingsmethoden essenziell.

Mobilität aufgebaut werden. Vor dem Einstieg ins Mobility-Training sollte daher der Rücken stark genug sein. Dazu eignen sich als Basis gängige Core-Übungen, wie sie etwa von dem Wirbelsäulenexperten Stuart McGill vorgestellt werden. Mehr dazu erfahren Sie bei den Drills ab Seite 105. Wie sich die gezielte Aktivierung von Muskeln auf die Beweglichkeit auswirkt, können Sie mit dem Test auf den Seiten 58 und 59 ausprobieren.

Mobilisieren ist nicht Mobility

Neben einem starken Körperkern ist beim funktionellen Training auch Beweglichkeit wichtig, daher ist beim funktionellen Training häufig die Rede vom Mobilisieren. Doch was etwa der Superstar der Szene, Kelly Starrett, als Mobilisieren oder englisch »mobilisation« begreift, ist nicht das, was ich in meinem Training unter Mobility-Arbeit verstehe. Starrett meint nämlich das Lockern und wieder beweglich machen von versteiften Gelenken, verhärteten, verspannten Muskeln oder Faszien. Damit betritt er ein eigenes Feld, das in die Physiotherapie übergeht. Natürlich müssen Bewegungseinschränkungen erst behoben werden, damit man ohne Schmerzen trainieren kann. Dabei können Mobility-Übungen sehr wohl zur Lösung führen, mehr dazu in Teil 4, »Schmerzen und Verletzungen«, ab Seite 251. Doch das Beheben von Schmerzen und Einschränkungen ist nur ein Teil des Mobility-Konzepts. Mobility- oder Mobilitätstraining geht weit darüber hinaus und umfasst die bestmögliche Beweglichkeit unter gesunden Bedingungen.

> » Mobility ist die bestmögliche Beweglichkeit unter gesunden Bedingungen.

Mobility-Training optimiert Bewegungen und versetzt den Sportler damit in die Lage, seinen Erfolg zu steigern. Er gewinnt mehr Kraft, mehr Effizienz, mehr Leistung. Das Bewegen im maximal möglichen Umfang und mit aktiver, perfekter Kontrolle ist das Ziel unseres Trainings. Deshalb ist Mobility-Training nicht nur auf reine Beweglichkeit ausgerichtet, sondern auf die Leistung im Sport, die Performance.

Selbsttest Core-Stabilität

Ein wichtiger Hinweis vorab: Führen Sie den Test nicht mit den nachfolgend genannten Gewichten aus, wenn Sie damit noch keine Erfahrung haben. Geübte können mit dem Test sofort loslegen.

Vorbereitung

Nehmen Sie ein Gewicht (Kurzhantel, Kettlebell), das Ihre Rumpfmuskeln zu einer reaktiven Anspannung veranlasst. Das bedeutet, dass das Gewicht hoch genug sein muss. Für Frauen kann das eine Kettlebell von 8 Kilo sein, für Männer eine von 16 Kilo. Nehmen Sie aber nur ein Gewicht, das Sie stabil halten können, und probieren Sie vorher aus, ob Sie mit dem Gewicht zurechtkommen.

Ausführung

1. Nehmen Sie mit gestreckten Beinen eine Rückenlage ein und legen Sie die Arme seitlich ab. Das Gewicht, in diesem Test eine Kettlebell, ist rechts neben ihnen auf der Höhe Ihres Oberarms positioniert.
2. Heben Sie jetzt das linke Bein gestreckt etwa in einem Winkel von 90 Grad nach oben. Ihre Bauchmuskeln sollten nun reagieren. Lassen Sie diesem Geschehen seinen natürlichen Lauf, steuern Sie nichts und spannen Sie die Muskeln nicht bewusst an. Spüren Sie in sich hinein, wie sich das anfühlt.
3. Legen Sie das Bein wieder ab.
4. Aktivieren Sie nun Ihre Core-Muskeln. Drehen Sie sich zur Seite der Kettlebell, winkeln Sie die Beine um 90 Grad an und greifen Sie mit beiden Händen den Griff der Kettlebell. Halten Sie die Spannung im Core.
5. Drehen Sie sich mit der Kettlebell in den Händen wieder auf den Rücken, strecken Sie die Beine und drücken Sie die Kettlebell senkrecht nach oben, bis die Arme gestreckt sind. Den linken Arm legen Sie dann auf dem Boden ab, der rechte Arm bleibt gestreckt (Lockout-Position). Das Handgelenk ist gerade.
6. Mit dem Gewicht in der Hand lassen Sie den Arm in dieser Position und heben jetzt wieder das Bein wie in Schritt 2 an. Ihre aktive Beweglichkeit sollte sich nun verbessern: Entweder können Sie das Bein über einen 90-Grad-Winkel hinaus anheben oder es fühlt sich viel leichter an. Das sollten Sie innerlich deutlich wahrnehmen können, ohne bewusst etwas dafür zu tun.

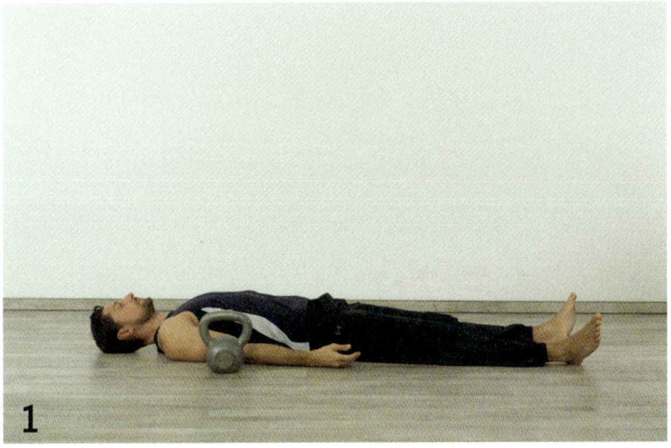

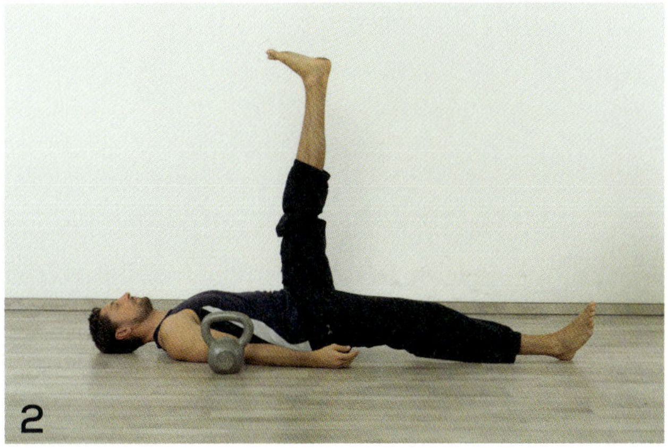

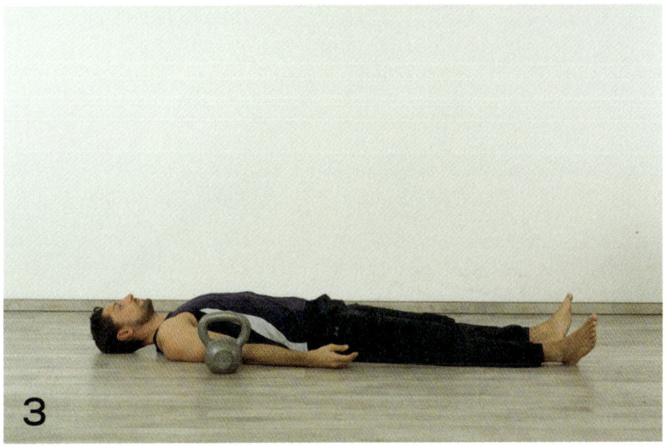

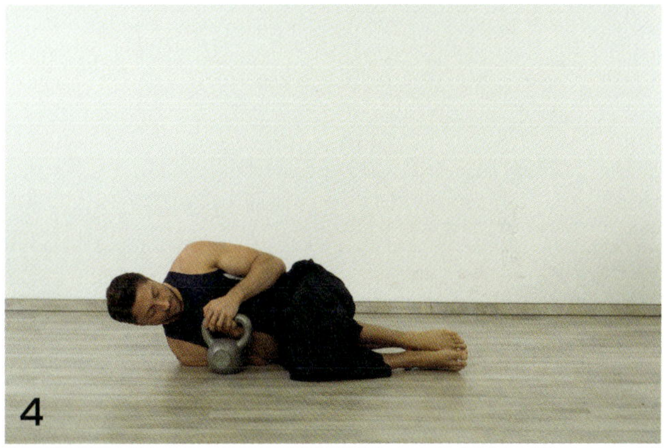

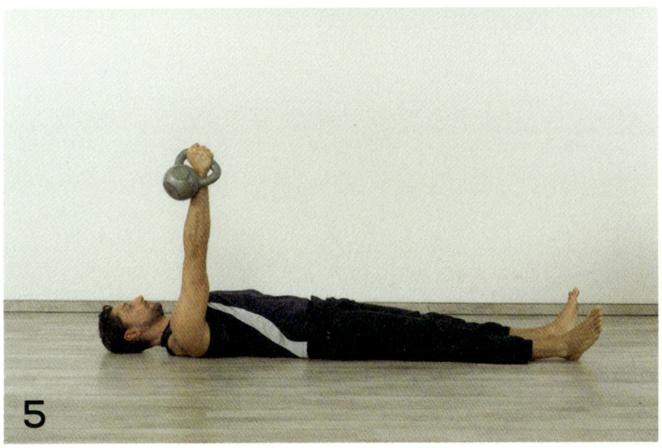

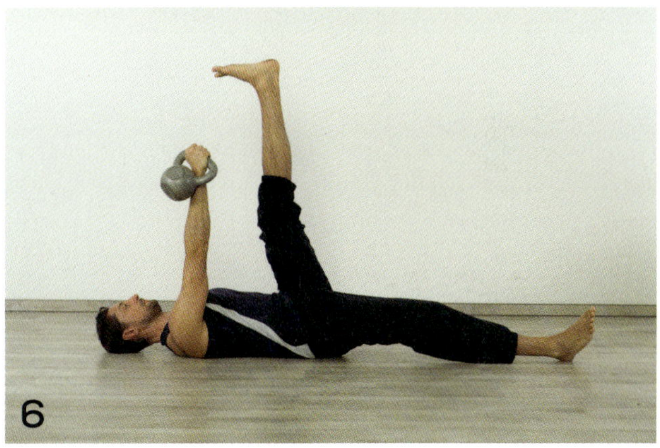

Dass das Bein in der Hüfte jetzt höher gehoben werden kann oder dass es sich leichter anfühlt, geht direkt auf die arbeitende Muskulatur im Rumpf zurück. Was genau den Effekt ausmacht, ist nicht bekannt. Trainingswissenschaftler vermuten jedoch, dass die höhere Core-Stabilität in dieser Position die Wirbelsäule schützt. Die muskuläre Sicherung und die reaktive Stabilität geben dem Gehirn das Zeichen dafür, dass der Körper »gesichert« ist. Als Reaktion ermöglicht das Gehirn eine höhere Beweglichkeit, da die Toleranz, den Schutzreflex auszulösen, herabgesetzt ist.

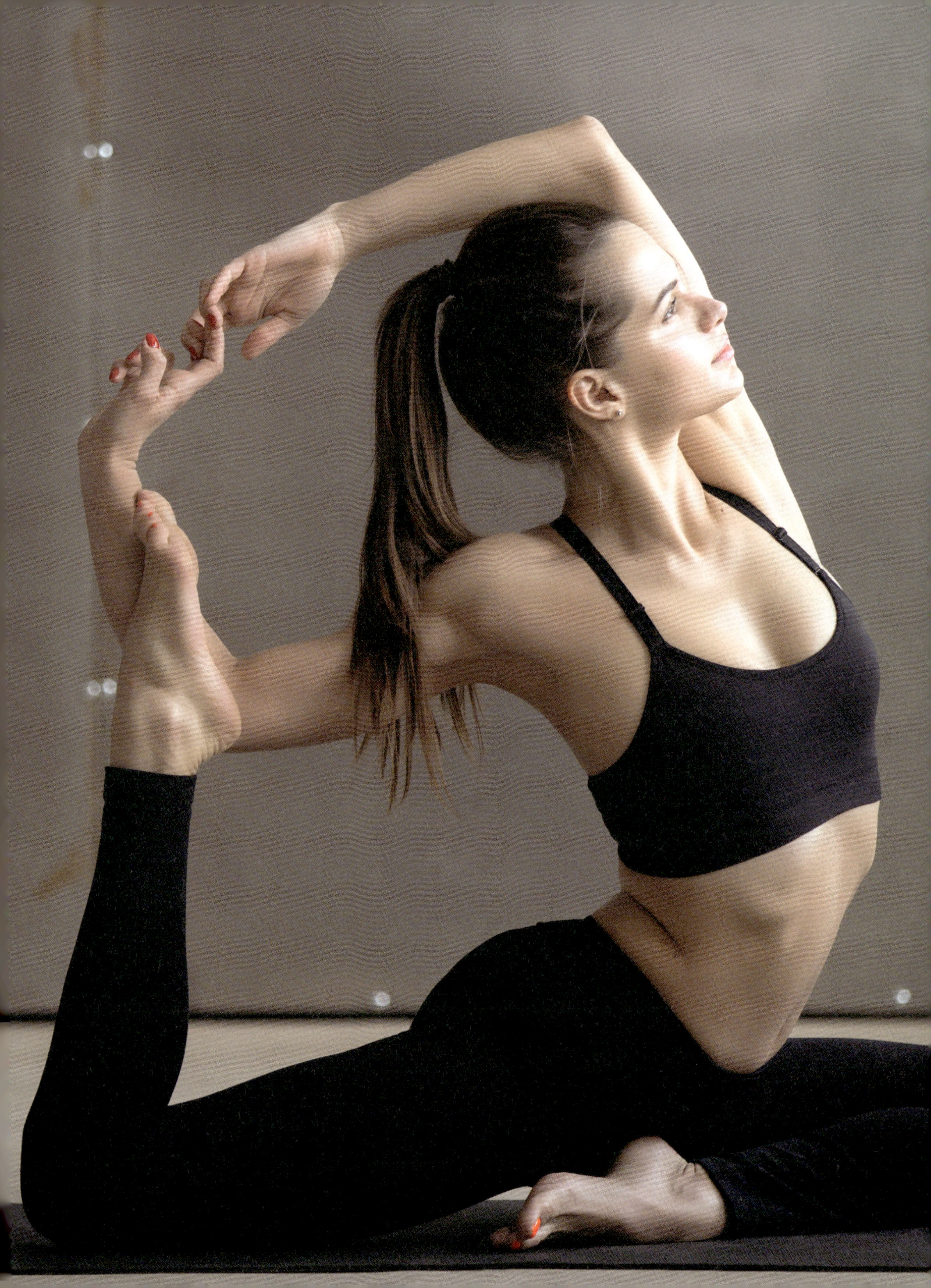

Teil 2

Prinzipien und Technik im Mobility-Training

Was Mobility-Training ausmacht

Die theoretischen Grundlagen sind gelegt, widmen wir uns jetzt dem Kern des Mobility-Trainings und seinen Prinzipien. Im Abschnitt zu Stretching, aber auch im ersten Teil zum Gehirn wurde schon klar, warum aktive Bewegungen für die Mobilität so wichtig sind: Muskelarbeit lässt viel mehr Signale im Gehirn ankommen und stimuliert bis zu zehnmal mehr Rezeptoren als passive Dehnübungen. Diese Signale sind aber essenziell, da nur sie die Body Maps im Gehirn vertiefen. Und ausschließlich auf diesem Weg erreichen wir unser Ziel: eine optimierte neuromuskuläre Steuerung, die unsere Leistung spürbar verbessert. Deshalb werden selbst Dehnübungen, die in unseren Programmen vorkommen, immer dynamisch durchgeführt, sodass die Muskeln arbeiten. Die beiden wichtigsten Prinzipien für das Training lauten daher:

> Mobility Drills sind immer aktive Bewegungen und sie vergrößern den kontrollierbaren Gelenkumfang.

Das bedeutet für die Sportler, dass sie zu jeder Zeit ihre Muskeln steuernd einsetzen können - in jeder Gelenkstellung, jedem Winkel und im größtmöglichen Umfang. Die individuelle Dehntoleranz und das, was man umgangssprachlich Gelenkigkeit nennt, spielen dabei nur eine geringere Rolle. Diese Gelenkigkeit liegt übrigens, anders als meist angenommen, nicht nur an der genetisch bedingten Beschaffenheit des Bindegewebes: Die persönliche Flexibilität wird vor allem vom Gehirn festgelegt. Es gibt zwar unterschiedliche Konstitutionstypen, also Menschen, die von Natur aus gelenkiger und geschmeidiger sind, und andere, die ein sehr festes Bindegewebe haben und deshalb größere Mühe mit Dehnübungen haben.

Doch das Zentralnervensystem hat den größten Einfluss auf den Bewegungsumfang der Gelenke, und das Gehirn ist es, das die Grenzen setzt. Bewegungseinschränkungen bestehen vor allem aus neurophysiologischen Barrieren, die durch mehrere Faktoren bedingt und von Sportler zu Sportler verschieden sind. Mobility-Übungen wirken sich aber immer positiv auf das Zentralnervensystem aus. Da es sie in vielen Varianten gibt, können sie spezifische Probleme beseitigen und individuell an die Bedürfnisse des Einzelnen angepasst werden. Sie können selbst hartnäckige Bewegungseinschränkungen beseitigen, wenn für den Einzelnen die passenden Drills ausgewählt werden. Das mache ich mit meinen Klienten oft im Personal Training, wenn sie mit speziellen Problemen kommen, zum Beispiel Leistungssportler, die eine bestimmte Grenze überwinden wollen. Ein individuell abgestimmtes Mobility-Programm erhöht dann gezielt die Leistungskraft dieser Athleten in ihrer Sportart. Selbst bei Kraftsportlern, die nicht an Gelenkbeweglichkeit interessiert sind, sondern dicke Muskeln aufbauen wollen, verbessert sich durch Mobility-Training die Ansteuerungsfähigkeit der Muskeln. Damit steigen auch ihre Kraftwerte sowie ihre allgemeine Leistungsfähigkeit. Auch Asymmetrien und Dysbalancen lassen sich so beseitigen, die in Krafttraining und Bodybuilding oft auftreten.

Das Mobility-Kontinuum

Mobility-Training vollzieht sich in verschiedenen Stufen, die aufeinander aufbauen. Diese Stufen stehen in einem Kontext anderer Übungsformen aus unterschiedlichen Trainingsmethoden. Das ganze Spektrum von Möglichkeiten nenne ich das »Mobility-Kontinuum« (Glossar, Seite 277). Es umfasst Abstufungen, bildet aber insgesamt eine Einheit mit fließenden Übergängen. So kann eine passive Dehnübung in einen Mobility Drill verwandelt werden, wenn man sie dynamisch ausführt, also Muskeln einsetzt. Arbeitet man bei derselben Übung mit Gewichten, erreicht man die höhere Mobility-Stufe der Loaded Mobility Drills.

Die einzelnen Stufen des Mobility-Trainings liegen dabei zwischen den beiden Polen des Kontinuums: dem klassischen passiven Stretching oder Dehnen und dem konventionellen Krafttraining mit Gewichten. Beide sind aber nicht Teil meines Programms und sie werden im Mobility-Training daher nicht ausgeübt. Passives Dehnen ist aus meiner Sicht, wie bereits erwähnt, ohnehin nicht relevant für den Leistungssport. Aber es gehört durchaus ins allgemeine Bewegungskontinuum und wird in anderen Methoden praktiziert, darunter im Yoga, in diversen Gymnastik- und speziellen Aufwärmformen für Turnen oder Ballett, außerdem im Rehasport und in der Physiotherapie.

Das konventionelle Krafttraining mit Gewichten am anderen Ende der Skala zielt nicht auf Beweglichkeit, sondern auf Muskelaufbau ab und ist auch nicht Teil des klassischen Mobility-Trainings. Allerdings kann es ein Krafttraining im Sinne des Mobility-Konzepts geben.

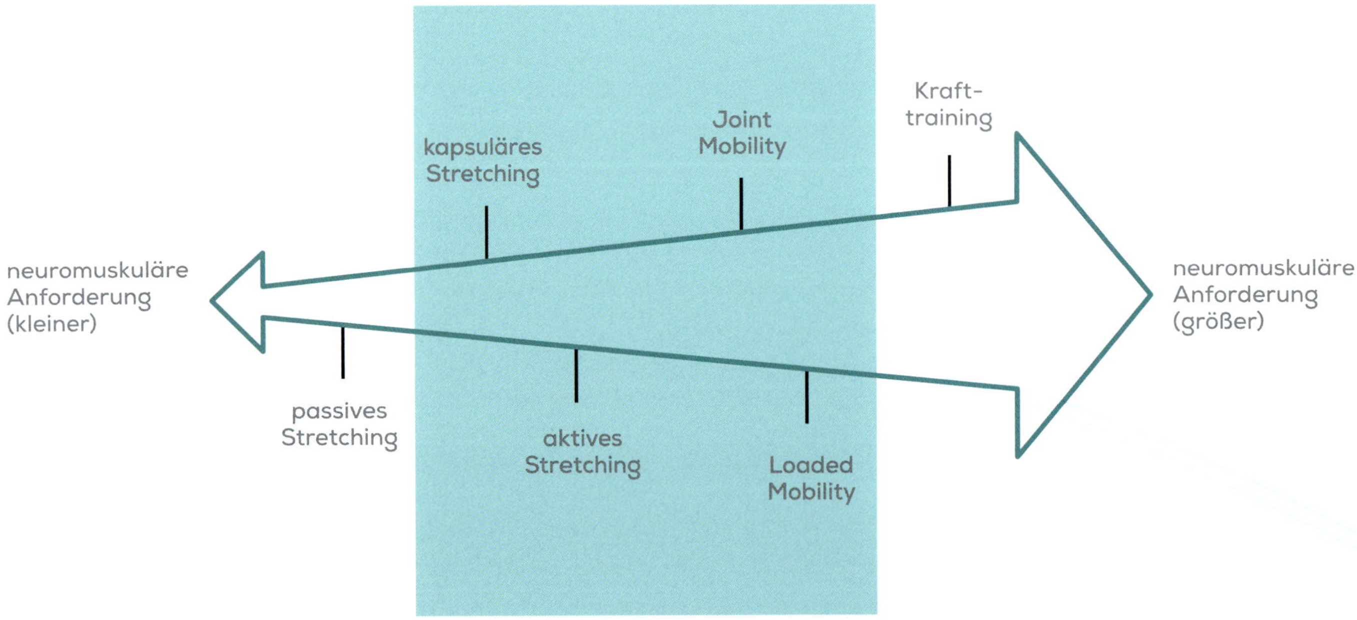

Mobility vollzieht sich in einem Kontinuum, alle Stufen gehen ineinander über. Doch die äußersten Pole gehören nicht zum Training.

Die vier Stufen des Mobility-Trainings

Alle Stufen des Mobility-Trainings unterscheiden sich nach Art und Intensität der Beanspruchung. Zudem wird die Belastung kontinuierlich gesteigert. Dabei arbeiten die Sportler zunächst nur mit dem eigenen Körpergewicht, später kommen Zugübungen oder Gewichte dazu Die richtige Reihenfolge der Mobility-Übungen ist dabei wichtig, damit Gewebe und Gelenke, aber auch das Zentralnervensystem nicht überfordert werden. Hier die vier Stufen im Überblick:

- **Stufe 1:** kapsuläres Stretching
- **Stufe 2:** aktives Stretching
- **Stufe 3:** Joint Mobility (Übungen mit dem eigenen Körpergewicht)
- **Stufe 4:** Loaded Mobility (Übungen mit Gewichten und Zugübungen)

Die Mobility Drills beginnen mit den kapsulären Stretches. Der Übergang von einer Stufe zur nächsten ist fließend und abhängig von der empfundenen Beanspruchung. Damit ist das subjektive Gefühl gemeint, wie jeder Trainierende mit der Belastung zurechtkommt. Die Belastung selbst ist eine objektive Größe, die sich am Gewicht (in Kilogramm) oder an der Anzahl der Wiederholungen messen lässt. Aber wie sie der Sportler empfindet und wie er oder sie in den Stufen voranschreitet, hängt von der jeweiligen Form und dem individuellen Empfinden ab. Ich selbst gehe daher nie stur nach Gewichten oder nach Trainingsplan vor.

Die Ebenen der Bewegung

Die Mobility-Übungen im Kontinuum unterscheiden sich danach, wie sich der Körper im Raum bewegt, ob nur in einer oder in mehreren Dimensionen. Grundsätzlich gibt es dabei drei verschiedene Bewegungsebenen, auf denen sich ein Sportler im Raum bewegen kann:

- **frontal:** nach oben und unten, zum Beispiel bei Übungen mit Überkopfbewegung der Arme oder bei der Kniebeuge
- **sagittal:** von vorn nach hinten verlaufend, zum Beispiel Schwingen der Arme
- **transversal:** quer durch alle drei Ebenen, zum Beispiel beim Drehen des Oberkörpers und bei Rotationsbewegungen

Je nach Trainingsstufe nutzen die Mobility-Übungen eine, zwei oder alle drei Ebenen. Eine einfache Übung im Sitzen verläuft zum Beispiel nur in einer oder in zwei Ebenen, nach oben/unten und seitlich nach links und rechts. Die dritte kommt bei einer freien Bewegung im Raum dazu. Diese Bewegungen umfassen alle drei räumlichen Dimensionen und bieten die höchsten Anforderungen an Gehirn und Koordination. Mobility Drills und Loaded Mobility Drills, die höheren Trainingsstufen, finden immer im freien Raum und in allen drei Bewegungsebenen statt.

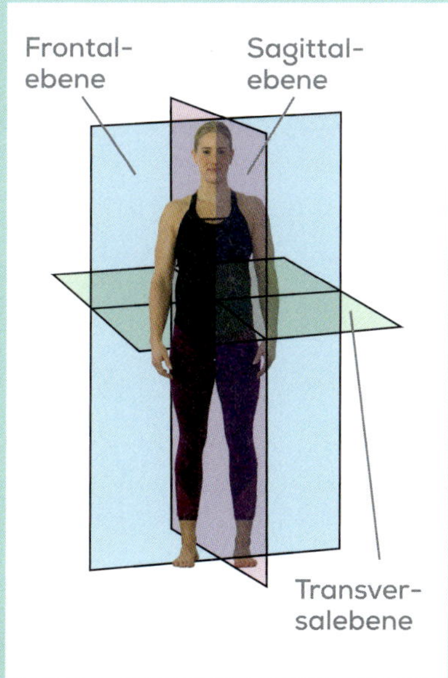

Sämtliche Mobility Drills finden in allen drei Bewegungsebenen statt: in der Frontal-, Sagittal- und Transversalebene.

Stufe 1: kapsuläres Stretching

Stretching mit Muskeleinsatz bildet die erste Stufe des Mobility-Trainings. Die Bezeichnung »kapsulär« stammt aus der Medizin und bezeichnet das Gelenk sowie die umgebenden Bänder, die anatomisch als »kapsuläres System« bezeichnet werden. Das kapsuläre Stretching zielt direkt auf die Gelenkkapsel ab, zum Beispiel an der Schulter oder der Hüfte. Eine Variante der kapsulären Stretches sind die Stretches mit Bändern (»Banded Stretches«). Hier wird mit Gummibändern Zug ausgeübt, um bei den Übungen am Gelenk einen Widerstand zu erzeugen, gegen den die Bewegung aktiv durchgeführt werden muss. Diese Traktion erfordert mehr Kontrolle und mehr Muskeleinsatz, das bedeutet aber nicht, dass die Übungen komplizierter oder schwieriger werden. Doch muss die Bewegung motorisch besser und mit mehr Kraft gesteuert werden, was das kapsuläre System sowie das Gehirn mit einer neuen Aufgabe konfrontiert. Die Arbeit mit den Bändern vollzieht sich am Ende der individuellen Bewegungsamplitude, also im größtmöglichen Bewegungsumfang. Die Gummibänder wirken dabei direkt und punktuell auf die trainierten Gelenke ein, dabei sollte die Traktionsbewegung im besten Fall in zwei verschiedene Richtungen geführt werden (zwei Kraftvektoren). Auf der einen Seite gibt es den Ankerpunkt des Bandes, dann die Zugrichtung (erster Kraftvektor) und bei Bedarf auch ein weiteres Band oder ein anderes Gerät, um einen zweiten Kraftvektor zu erzeugen. Der zweite Kraftvektor kann aber auch durch eine Gelenkbewegung unabhängig von der Zugrichtung des Bandes erzeugt werden.

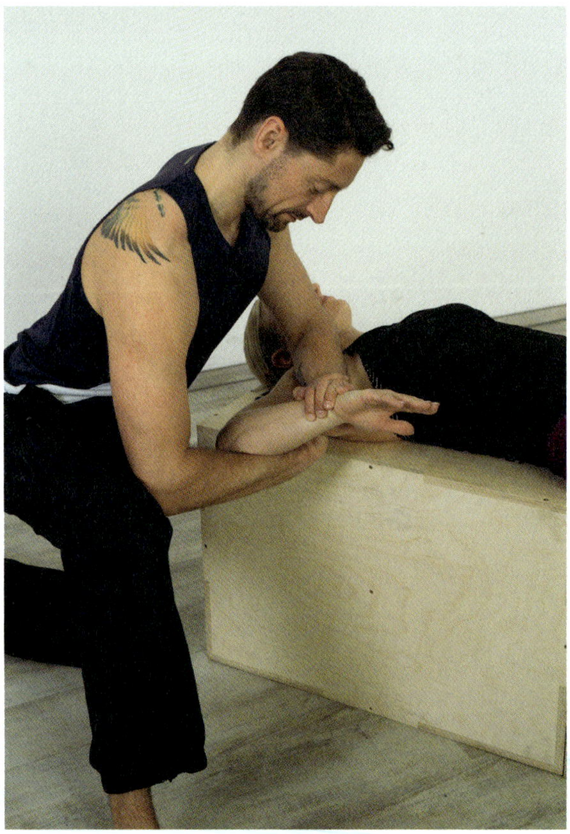

Beim Hands on Shoulder Stretch – Americana (Seite 147) wird der vordere Anteil der Schulterkapsel gedehnt.

Stufe 2: aktives Stretching mit der CRAC-Technik

In der zweiten Stufe, dem aktiven Stretching, wird mit dynamischen Stretchingübungen und nach der CRAC-Technik gearbeitet. CRAC steht für »**c**ontract - **r**elease - **a**ntagonist - **c**ontract« und bezieht sich auf den Spannungszustand der an der Bewegung beteiligten Muskeln. Muskeln arbeiten nämlich immer paarweise, im Spiel sind stets ein Agonist (Spieler) und ein Antagonist (Gegenspieler). Hebt man zum Beispiel den Unterarm mit einer Hantel an, ist der Bizeps kontrahiert und arbeitet als Agonist. Auf der Rückseite des Oberarms aber entspannt sich der Trizeps, der in diesem Fall der Antagonist ist. Soll der Unterarm wieder gesenkt werden, zieht sich der Trizeps als Agonist zusammen, der Bizeps ist jetzt der Antagonist und entspannt sich.

CRAC nutzt dieses Zusammenspiel sowie zwei der natürlichen Reflexe in den Muskeln. Diese sind in den Erläuterungen zum Gehirn bereits beschrieben (Seite 31/32). Zum einen handelt es sich um den Dehnreflex, ausgelöst von den Muskelspindeln, zum anderen um die Hemmung der Kontraktion, die vom Golgi-Sehnenorgan (Seite 32/33) ausgelöst wird. Bei CRAC wird vor einer Übung der Agonist zuerst aktiv gedehnt und dann kontrahiert. Das Gehirn erlaubt nach solchen aktiven Dehnungen mithilfe der Muskelreflexe, die damit gezielt getriggert werden, einen größeren Bewegungsumfang. Oft sind CRAC-Übungen auch Paarübungen, bei denen ein Trainingspartner hilft, in die richtige Dehnung oder Spannung zu kommen. Die CRAC-Technik kann aber auch allein durchgeführt werden.

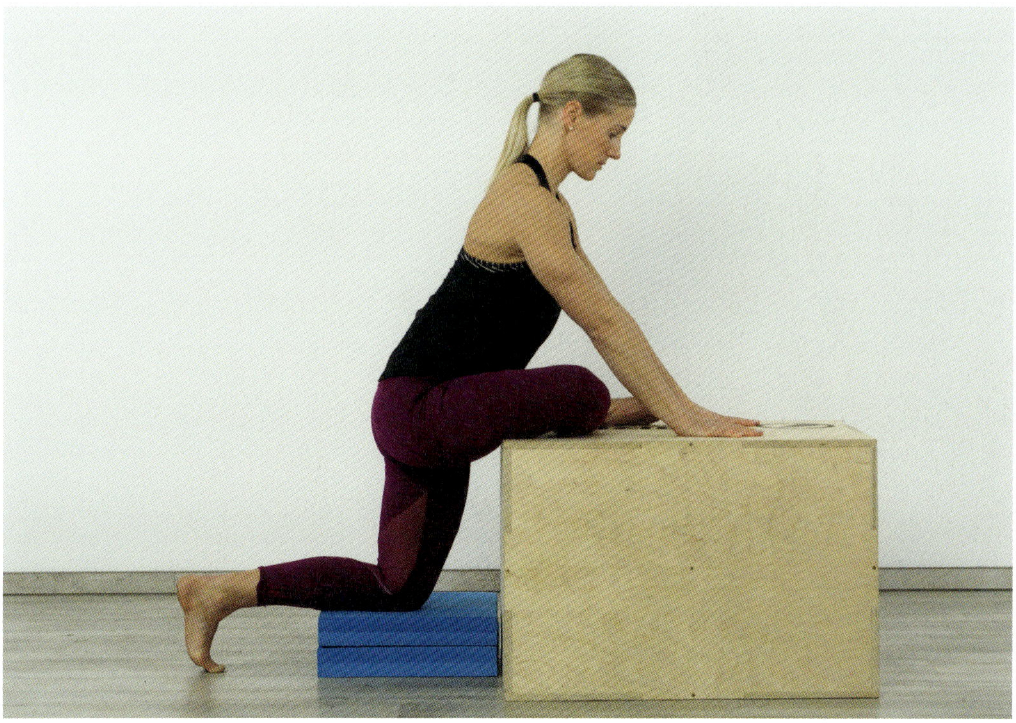

Ein verspannter Piriformis-Muskel führt zu einer Innenrotation der Hüfte und macht diese instabil. Der CRAC-Stretch Piriformis (Seite 212/213) aktiviert den Muskel wieder.

CRAC in vier Schritten

Die folgenden vier Schritte können mehrfach wiederholt werden. In Teil 3 ab Seite 105 nenne ich verschiedene Übungen, die mit dieser CRAC-Technik intensiviert und variiert werden können.

1. Der Muskel, der in der jeweiligen Übung als Agonist arbeitet, wird gedehnt, und zwar so weit, wie es der Bewegungsumfang zulässt. Es darf nicht schmerzen. Oft dehnt hier der Partner, indem er zum Beispiel das Bein des Übenden anhebt.
2. Dann folgt die erste Kontraktion. Der Agonist wird gegen einen Widerstand angespannt. Die aufgebaute Spannung wird wie in einer isometrischen Übung für etwa 6 Sekunden gehalten.
3. Danach wird der aktive Muskel im entspannten Zustand wieder gedehnt, ob vom Trainingspartner oder selbst. So gelangt man schon an die Grenze der ROM (Range of Motion – Bewegungsumfang, vergleiche EOM, Seite 33) und hält die Spannung für etwa 20 Sekunden.
4. Im letzten Schritt kommt der Antagonist des fokussierten Muskels an die Reihe. Er wird entweder passiv durch den Trainingspartner oder in passender Position gedehnt, wieder für 6 Sekunden. Danach folgt die Entspannung dieses Muskels, aber wieder eine Dehnung des Agonisten.

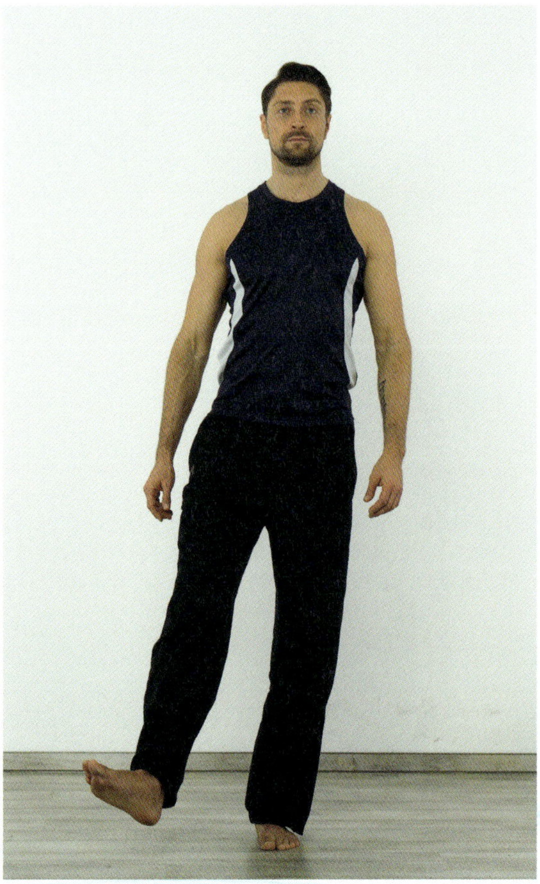

Mit der Übung Hip Figure 8 wird eine liegende Acht mit jeweils einem Bein nachgezeichnet. Diese Bewegung mobilisiert die Hüfte in alle Richtungen.

Stufe 3: Joint Mobility

Die Drills in dieser Stufe sind freie Bewegungen im Raum, also in allen drei Ebenen (Kasten, Seite 65). Das ist eine neue Anforderung, die die motorische Komplexität erhöht. Noch bildet das eigene Körpergewicht dabei die Last, ein einfaches Beispiel ist die Hip Figure 8 (Seite 164/165), die liegende Acht für die Hüfte: Der Sportler steht und zeichnet mit dem Fuß auf dem Boden eine Acht. Das mobilisiert das Hüftgelenk.

Auf dieser Stufe der Mobility-Drills wird mit vielen Varianten gearbeitet, um möglichst alle Gelenkwinkel zu erreichen. Diese Übungen erscheinen einfach, haben aber langfristig Einfluss auf die Struktur der Gelenke. Zwar verändert sich nicht die Stellung der Knochenteile zueinander. Aber auch hier, in diesen einfachen kleinen Bewegungen, passen sich Nerven und Body Maps (Seiten 25 bis 27) im Gehirn an, dadurch läuft die Koordination der Bewegung effizienter. In einem weiteren Schritt werden offensichtlich die Muskelspindeln weniger empfindlich und die Gelenkoberfläche vergrößert sich. Es gibt zum Hintergrund dieser beobachteten Veränderungen noch viele Theorien, etwa dass sich die Kapsel in ihrer Flüssigkeitsdurchlässigkeit und Viskoelastizität (Glossar, Seite 278) verändert und damit dehnbarer wird. Zwar ist keine dieser Annahmen bisher wissenschaftlich sicher belegt. Auch ist das, was im Gelenk als Reaktion auf die Mobility Drills im Einzelnen passiert, in einigen Punkten ungeklärt. Fest steht jedoch: Es tut sich was. Gelenke, Kapseln, Bänder, Sehnen und Muskeln reagieren auf die mechanischen Reize.

Stufe 4: Loaded Mobility

Bei den Übungen zu Loaded Mobility kommen Gewichte hinzu. Es sind dieselben Drills wie in der Stufe zuvor, aber mit Hanteln, Kettlebells oder Sandsäcken. Der mechanische Reiz, der auf die beteiligten Muskeln und Bänder einwirkt, ist damit wesentlich stärker. Das Ziel ist auf dieser Stufe die maximale und zugleich optimal kontrollierbare Bewegungsamplitude. Perfekt ausgeführte Loaded Mobility Drills zeigen, dass der Sportler in jedem Gelenkwinkel, auch im äußersten Umfang und in ungewohnten Positionen, seine Muskeln ansteuern und Kraft entwickeln kann. Im Vergleich zu konventionellem Training oder Krafttraining bietet Mobility dabei wesentlich mehr Bewegungsvarianten, die auch freie dreidimensionale Übungen im Raum enthalten. Diese schaffen nicht nur mehr Möglichkeiten, sondern bieten auch eine stärkere Stimulation für den motorischen Kortex (Glossar, Seite 277). Das Kleinhirn, das für die motorische Feinabstimmung verantwortlich ist, reagiert ebenfalls stärker auf komplexe, nicht lineare Bewegungen im Raum. Weil dreidimensionale Bewegungen anspruchsvoller sind als eindimensionale, erfordern sie auch mehr Konzentration und Aufmerksamkeit – das wiederum bedeutet erneut mehr Aktivität im Gehirn.

Die Loaded Mobility Drills im maximalen Bewegungsumfang verändern Bänder, Sehnen und den gesamten passiven Apparat auf lange Sicht am stärksten.

Das Hinzufügen von Gewichten im Endbereich der Bewegungsamplitude ist dabei optimal, um Bänder, Faszien und Sehnen zu kräftigen. Das verhindert vor allem Verletzungen. Denn die meisten Sportverletzungen treffen fasziales Gewebe in Form von Bänderrissen, Sehnenzerrungen oder Kapselrissen. Loaded Mobility Drills stärken speziell dieses weiße Gewebe und machen es widerstandsfähiger gegen äußere Einflüsse wie Tritte, Schläge oder Umknicken. Auch die Sensomotorik im Gelenk verbessert sich, und das erhöht wiederum die Gelenkstabilität. Da Kraft vom Muskel zum Knochen über die Sehne übertragen wird, sind starke Sehnen wichtig, wenn mit höherem Kraftaufwand gearbeitet wird.

Die Übungen der Loaded Mobility Drills bauen allerdings weder Maximalkraft noch Muskelmasse auf, wie es Krafttraining tut. Trotzdem wirken sie deutlich: Die Muskeln und Bänder werden stärker und der Sportler wird in Gelenkwinkeln kräftiger, in denen Kraftsportler gar nicht erst trainieren. In der Kombination mit der neurophysiologischen Wirkung der Drills werden Bewegungsprogramme verbessert, Reflexe optimiert und die Struktur gestärkt. Nach einem gründlichen Training mit Loaded Mobility Drills kann man sich sogar mit körperlich überlegenen Athleten messen. Ich zum Beispiel bin von Natur aus nicht mit riesigen Muskelpaketen bepackt und habe es schwerer als andere, Volumen aufzubauen. Doch ich kann in Gelenkwinkeln noch Kontrolle ausüben, in denen Größere und Stärkere keine volle Beweglichkeit und vor allem keinen Zugriff auf ihre Muskeln haben wie Sportler, die 30 oder 40 Kilo schwerer sind als ich. Denn Kraft ist winkelspezifisch: Ein Athlet mit dicken Armmuskeln kann diese in einem bestimmten Gelenkwinkel unter Umständen gar nicht ansteuern und daher seine große Kraft nicht einsetzen. Außerdem hat Kraft immer

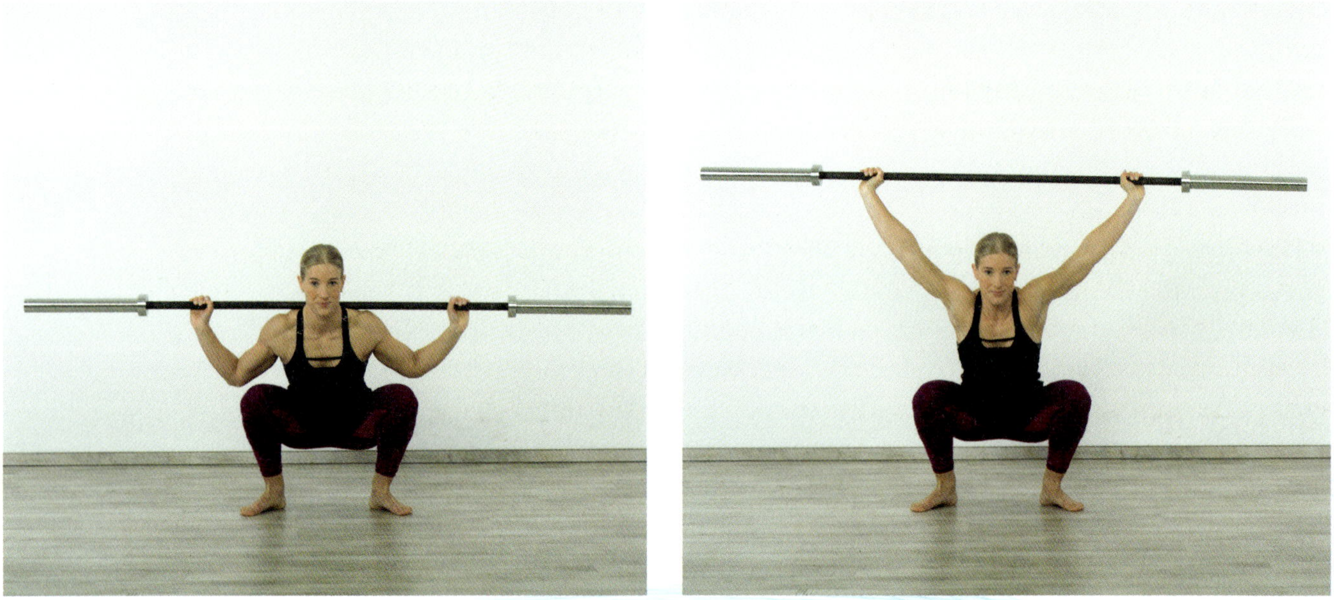

Der Press in Squat, bei dem aus dem tiefen Kniebeuge ein Gewicht über den Kopf gestemmt wird, ist eine typische Übung für einen Loaded Mobility Drill.

etwas mit Bewegungseffizienz zu tun und ich bin durch mein jahrelanges Mobility-Training effizienter als viele andere. So kann ich mit geringerem Kraftaufwand mehr Last bewegen.

Zuletzt noch ein Wort zum normalen Krafttraining: Hier ist das Ziel nicht die maximale Kontrolle oder ein optimaler Bewegungsumfang, sondern die höchste Kraftleistung. Viele wollen vor allem die deutliche und sichtbare Veränderung der Muskeln, es geht dann im weitesten Sinne um Bodybuilding. Doch bei intensivem Krafttraining kann die Bewegungsamplitude der Extremitäten sogar sinken. Kraftsportler, die durch einseitiges Wuchten von Gewichten in ihrer Beweglichkeit Defizite entwickeln, können mit Mobility-Übungen gegensteuern. So ist auch ein intelligentes Krafttraining im Sinne des Mobility-Konzepts möglich, mit dem sich ähnliche Ergebnisse erzielen lassen wie mit den Loaded Mobility Drills.

Bewegungsumfang und Belastung

Über die verschiedenen Übungsstufen hinaus gibt es noch einige allgemeinere Prinzipien des Mobility-Trainings, mit denen ich Sie hier vertraut machen möchte:

- das Prinzip der Spezifität,
- der maximale Bewegungsumfang (Full Range of Motion),
- die steigende Belastung (Graded Exposure).

Mobility-Training ist spezifisch

Das Prinzip der Spezifität (Glossar, Seite 278) gehört zu der Funktionsweise unseres Gehirns: Wir werden nur in den Dingen besser, die wir immer wieder tun. Wenn man häufig eine bestimmte Bewegung ausführt, verändert sich das Gehirn und die Bewegung wird als Teil des Bewegungsrepertoires gespeichert. Dann gehört sie zu einem Bewegungsmuster, das angelegt und abrufbar ist – und auch für andere Bewegungen nutzbar gemacht werden kann. Je spezifischer also der Drill, desto besser die Übertragung in neue oder andere Bewegungen. Den Hintergrund bilden wieder, Sie ahnen es, die Mechanismen des Gehirns. Wie spezialisiert das Gehirn seine Fähigkeiten anlegt, zeigt sich beim Gedächtnis: Ein guter Geiger kann sich sehr schnell die Noten neuer Geigenstücke merken. Doch das heißt nicht, dass er sich, wenn er nebenher ein wenig Klavier spielt, genauso gut Klaviernoten einprägen kann. Das Klavierstück muss er sich erarbeiten, die Geigennoten kann er sehr schnell im Ganzen erfassen.

Ebenso kann ein professioneller Tänzer nach bloßem Hinschauen schnell Choreografien nachtanzen – aber den Einkaufszettel merkt er sich längst nicht so gut. Auf Englisch heißt dieses Phänomen abgekürzt SAID, »Specific Adaptation to Imposed Demands«, also die spezifische Anpassung an einzelne Herausforderungen. Das Gehirn spezialisiert sich auf das, was wir häufig machen, und baut diese Fähigkeiten aus. Das bedeutet aber auch, dass sich unsere Talente nur dann entfalten, wenn wir sie gründlich trainieren. Daher sind die Mobility Drills spezifisch – abgestimmt auf einen bestimmten Bewegungsablauf, den der Sportler verbessern möchte, auf eine bestimmte Einschränkung, die er loswerden möchte, oder auf ein grundlegendes Bewegungsmuster, das wir im Alltag brauchen.

Andererseits gewöhnt sich das Gehirn aber sehr schnell an bereits bekannte Drills. Hier greift ein weiterer Mechanismus des Nervensystems: Energie sparen, wo immer es geht. So verharren wir mit gewohnten Übungen gern in einer Komfortzone, die wir nur ungern verlassen. Diese Komfortzone lässt aber die Neuroplastizität sinken, die die ich in Teil 1 auf Seite 23 beschrieben habe. Die Body Maps sollten besser immer wieder neu vertieft und fortgeschrieben werden. Variationen bei den Mobility Drills tragen diesem Prinzip Rechnung. Die Übungen haben daher viele kleine Abwandlungen und sprechen in diesen Variationen unterschiedliche Gelenkwinkel an, damit das Gehirn zu neuen Verknüpfungen angeregt wird.

Mobility-Training ist spezifisch und arbeitet auf konkrete Bewegungen und Abläufe hin oder beseitigt spezielle Beschränkungen.

Es muss auch variiert werden, wenn man den Transfer vom Mobility-Training zum Sport schaffen möchte. Ständig langsame Drills zu üben bringt zum Beispiel nichts, wenn die ausgeübte Sportart explosive Bewegungen erfordert wie beim Karate oder beim Fußball. Daher passen wir in den sportartspezifischen Übungen das Tempo und die Bewegungsamplitude an, um die Herausforderung so spezifisch wie möglich zu gestalten.

Training im maximalen Bewegungsumfang

Ein möglichst großer Bewegungsumfang ist das Ziel der Mobility-Arbeit. Im Krafttraining nennt man den maximalen Bewegungsumfang auch »End Range of Motion« (EOM) oder »Full Range of Motion« (FROM, Glossar, Seite 276). Mobility-Training ist immer FROM-Training, das heißt, es bewegt sich im höchstmöglichen Bewegungsumfang und stärkt dort die Kontrolle. Nur für wenige Ausnahmen gilt das nicht, wenn die Full Range of Motion zum Beispiel für den Sportler bionegativ ist, etwa aufgrund einer alten Verletzung. Dann wird in der individuellen Range of Motion (ROM) gearbeitet.

Allgemein gilt: Jedes FROM-Training fördert die Propriozeption, da in allen Winkeln und Gelenkstellungen trainiert wird. Und je größer das Bewegungsausmaß des Gelenks oder der Extremität, desto deutlicher ausgeprägt sind auch die Body Maps. FROM-Training mit Mobility Drills bringt dabei zunächst etwas für unspezifische Bewegungen. Währenddessen stärkt es aber die Bewegungskontrolle in jeder Position und jedem Winkel. Das ist, wie bereits erwähnt,

Das Sandoz-Chart

Welche Möglichkeiten es gibt, um den Gelenkwinkel zu beeinflussen, zeigt das sogenannte Sandoz-Chart. Es stammt aus der manuellen Therapie und wurde von dem amerikanischen Chiropraktiker John E. Sandoz entwickelt. Das Chart gleicht einem Fächer und stellt die Grenzen für Dehnung und Winkelvergrößerung dar. Es reicht von der neutralen Position bis zur pathologischen Schädigung, etwa bei einem Knochenbruch. Oben am Fächer stehen die Arten der Manipulation oder der Aktion, unten sind die Bewegungsarten im physiologischen Rahmen verzeichnet.

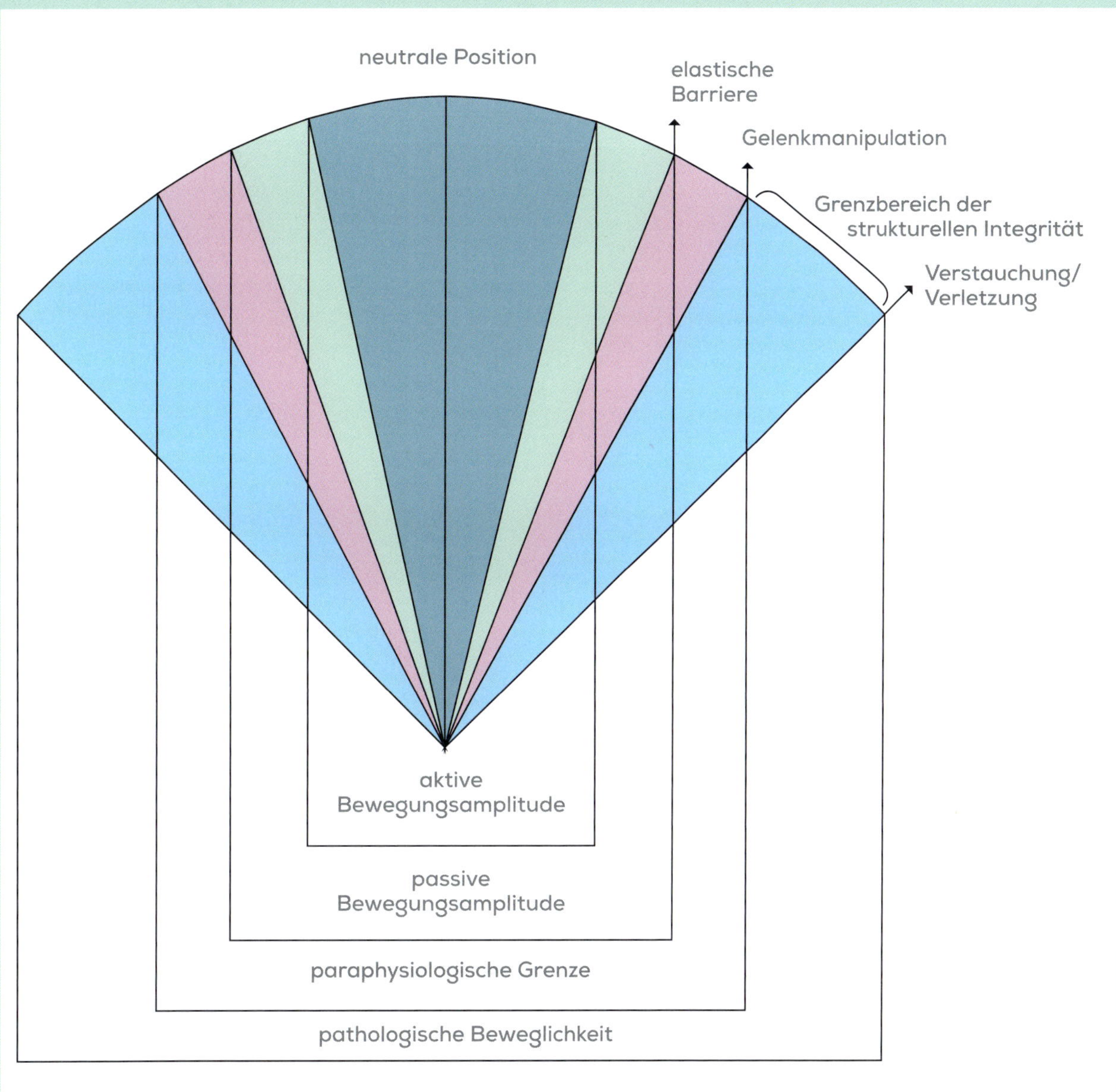

Der Fächer zeigt den Spielraum der aktiven und passiven Gelenkbeweglichkeit. Ins Pathologische geht es bei Brüchen oder Bänderrissen. Das streben wir natürlich nicht an.

- **Neutrale Position:** Der mittlere, weiße Bereich des Fächers oben ist die neutrale Position, bei der das Körpergewebe keiner Dehnung oder verstärkten Spannung ausgesetzt ist. Die neutrale Position, auch Neutralstellung genannt, ist im aktiven, normalen Bewegungsumfang enthalten.
- **Aktive Bewegungsamplitude:** Sie umfasst den Bewegungsumfang, den Menschen erreichen können, indem sie ihre Muskeln ansteuern und aktiv einsetzen.
- **Passive Bewegungsamplitude:** Diese Stufe der Beweglichkeit geht, zum Beispiel beim Stretching, über die Neutralstellung und die aktive Beweglichkeit hinaus. Bei dem Test auf Seite 51, bei dem das Bein im Stand zur Seite abgespreizt wurde, konnten Sie das selbst feststellen.
- **Paraphysiologische Grenze:** Der nächste weiter außen liegende Fächerteil entspricht der maximalen Veränderungsmöglichkeit. Diese paraphysiologische Grenze wird erreicht, wenn der Therapeut die Gelenke mit bestimmten arg enger Wortabstand geschützten Bereich hinaus, was das Gelenk an die Grenze seiner Belastbarkeit bringt. Hier ist das Risiko für Verletzungen hoch.
- **Pathologische Grenze:** Der äußerste Bereich des Fächers ist der pathologische Grenzbereich. Der passive Bewegungsapparat wird dann stark belastet. Das passiert normalerweise nicht willentlich in der Therapie, sondern vielmehr bei Stürzen oder Einwirkungen von außen. Eine muskuläre Kontrolle ist nicht mehr möglich. Dehnung in diesem Bereich führt meistens schon bei einem geringen Kraftaufwand zu Verletzungen im Gelenk, an Sehnen oder Bändern. Einen solchen Bewegungsbereich sollte man niemals erzwingen, auch nicht im therapeutischen Setting.

wichtig als Schutz gegen Verletzungen. Kommt der Sportler bei seinem gewohnten Ablauf in eine unbekannte oder ungünstige Position, kann er, wenn er Mobility Drills geübt hat, gegensteuern. FROM-Training vergrößert außerdem die Dehntoleranz und die neurophysiologische Grenze der aktiven Beweglichkeit. Dies ist besonders nützlich für Sportler, die Krafttraining machen. Denn Kraft ist ebenfalls winkelspezifisch: Wir können in einer Bewegung nur Kraft entwickeln, wenn unsere Muskeln in diesem bestimmten Gelenkwinkel ansteuerbar sind. Daher muss erst eine kontrollierte ROM vorliegen, bevor Kraft aufgebaut werden kann. Auch die aktive Bewegungskontrolle ist immer winkelspezifisch.

Das Mobility-Training nutzt den passiven und den aktiven Bereich sowie eine Kombination aus – vorsichtiger – Gelenkmanipulation und aktiver motorischer Kontrolle. Letztere ist immer die absolute Voraussetzung für die Manipulation oder Erweiterung des Umfangs. Es gibt auch Sportler, die hier unbedacht vorgehen und riskante Übungen wählen, um die ROM zu erhöhen. Ein Beispiel ist das Heben von Lasten von einer kleinen Erhöhung oder einem Podium aus, in Gewichtheberkreisen »Deficit Deadlift« genannt. Obwohl es beim Kreuzheben sinnvoll sein kann, die Bewegungsamplitude zu vergrößern, verlieren viele Sportler aber auf dem Podium die Kontrolle, die meisten überschätzen sich ohnehin dabei. Das macht den Deadlift gefährlich, was Trainer eigentlich genau wissen. Trotzdem kommt es immer wieder zu sehr unglücklichen Unfällen beim erhöhten Stand.

Die Belastung steigern – Graded Exposure

Graded Exposure (GE, Glossar, Seite 276) meint nichts anderes als eine stufenweise, progressive Steigerung beim Training oder auch in der Physiotherapie. Das Prinzip ist bekannt. Es kommt aus der Trainingswissenschaft und wird in allen Programmen angewendet. Das Ziel ist es, den Körper nach und nach an bestimmte Anforderungen zu gewöhnen und ihm Zeit für die Veränderung zu geben. Die Graded Exposure dient auch nach Verletzungen oder bei chronischen Schmerzen dazu, den Körper wiederherzustellen, belastbarer zu machen oder Schmerzen zu reduzieren. Durch die langsame Steigerung der Belastung passen sich die Strukturen des Körpers ebenso an wie das Gehirn: Es toleriert die neuen Bewegungen besser und kreiert effizientere Muster. Gleichzeitig greift aber auch das oben genannte Spezifitätsprinzip: Der Organismus und das Zentralnervensystem stellen sich genau auf die Stressoren ein, denen sie ausgesetzt sind. Was man übt, wird leichter, was man nicht übt, nicht. Dazu muss auch die Belastung passen, außerdem sind die Grenzen des Einzelnen relevant. Wie belastbar Menschen sind, ist sehr unterschiedlich, auch darauf muss die Steigerung der Last oder Intensität abgestimmt sein. Steigert man das Training zu schnell, riskiert man Verletzungen, Dysfunktionen und Dysbalancen. Und auch bei der Graded Exposure ist die Rolle des Gehirns und seiner angeborenen Schutzfunktion maßgeblich: Das Gehirn sieht eine steigende Belastung immer im Kontext der jeweiligen Bewegung. Es interpretiert sie dann entweder als harmlos oder als Bedrohung. Daher kommt es nicht auf die objektiv messbare Last an, zum Beispiel ein bestimmtes Maß an Gewichten, sondern auch darauf, wie das Gehirn die Steigerung im Vergleich zu vorher bewertet. Kommt sie plötzlich, signalisiert es vielleicht Gefahr, weil das Ungewohnte als bedrohlich erscheint.

Dass diese Belastungsgrenzen ebenso subjektiv sind wie die Bewertung durch das Gehirn, möchte ich in einem Bild erklären, das ich im Training gern verwende: das Bild vom Stresseimer (Glossar, Seite 278). Es geht dabei um das Ausmaß an Stress oder Belastung, das das Gehirn registriert und was unter Umständen seine Schutzfunktion hervorrufen kann. Dann haben wir es im Training mit den berühmten Blockaden zu tun – die Klienten klagen über Bewegungseinschränkungen, bringen sie aber nicht mit ihrem generellen Stresslevel in Verbindung. Stress aber beeinträchtigt Mobilität, und es geht dabei um den allgemeinen Stress im Leben, nicht nur um den Sport. Ein gewisses Maß an Stress ist natürlich normal. Jeder hat eine ganze Reihe von Aufgaben und Funktionen zu erfüllen – nicht wenige davon führen auf irgendeine Weise zu Stress. Das kann Zeitstress sein, mit dem Gefühl, dass wir der Uhr hinterherhetzen. Verschiedene Rollen als Mutter, Tochter, Schwester, Bruder gehören dazu, ebenso Beziehungsstress und Spannungen in der Familie, natürlich auch Ärger in der Arbeit, mit dem Chef oder den Kollegen, Streit mit den Nachbarn und alles, was im Alltag belastet - von kaputten Geräten bis hin zum schlampigen Kundendienst, der stundenlang auf sich warten lässt. Auch schlechte Ernährung, Schmerzen, Schlafstörungen, latente Entzündungen oder Augenprobleme und schlechtes Sehen zählen dazu, wenn die alte Brille nicht mehr passt.

All das geht in unseren Stresseimer ein. Er ist so etwas wie ein innerer Speicher, in dem negative Erfahrungen, Emotionen, sensorische Informationen und Verletzungen abgelegt werden. Grundsätzlich ist der Organismus darauf programmiert, den Stresseimer immer wieder zu leeren und ein Gleichgewicht zwischen Belastung und positiven Erfahrungen herzustellen. Doch es kann vorkommen, dass das Ausleeren nicht mehr gelingt. Dann ist die Balance zwischen Spannung und Entspannung gestört und der Stresseimer wird einfach zu voll. Das führt zu Symptomen wie Leistungsverlust, Schmerzen oder Bewegungsblockaden. Ein einzelnes Ereignis kann dabei nicht zwingend einem bestimmten Symptom zugeordnet werden, da unser Gehirn dazu neigt, Stressoren zu verknüpfen. So werden Schlafstörungen und Bewegungsprobleme selten miteinander verbunden, doch zu wenig Schlaf kann zu Schmerzen und Gelenkproblemen führen. Mehr zum Thema Schlaf, Stress und Schmerz gibt es in Teil 4 zu Verletzungen ab Seite 109.

Warum ich den Stresseimer hier erwähne, liegt daran, dass er im Training bei der schrittweisen Erhöhung der Belastung eine Rolle spielt. Ist der Eimer voll,

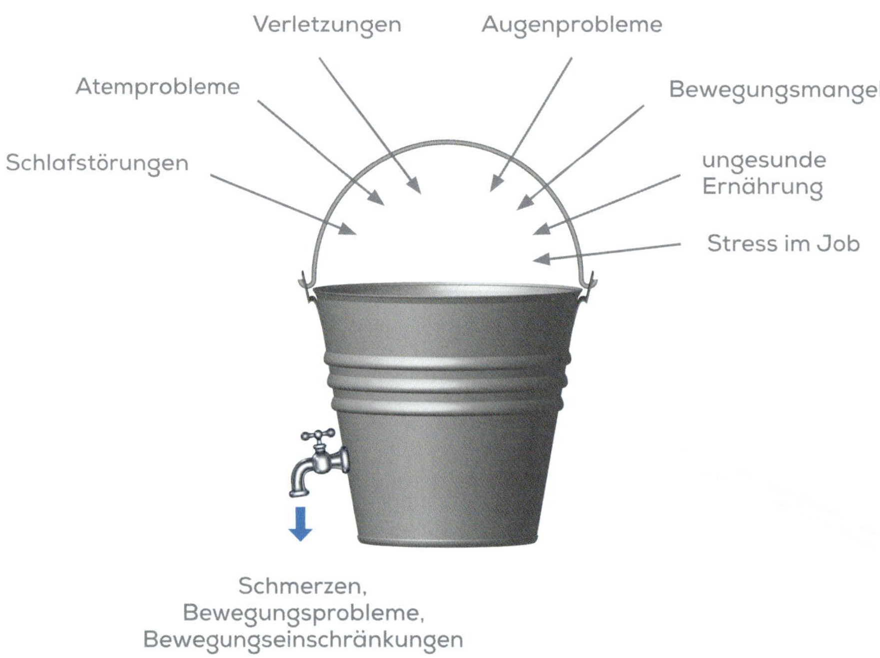

Der innere Stresseimer füllt sich im Alltag und bei der Arbeit auf und muss regelmäßig ausgeleert werden.

wird der Körper ein höheres Gewicht oder eine neue Trainingsstufe verweigern. Es kommt dann unter Umständen monatelang nicht zu Fortschritten. Die Sportler sind frustriert und erleiden vielleicht sogar Einbußen, weil sie nicht an Wettkämpfen teilnehmen können, eine Verletzung nicht überwinden oder schwierige neue Techniken nicht beherrschen lernen. Deshalb ist bei der Graded Exposure besonders darauf zu achten, wann Störungen, Schmerzen oder Blockaden auftreten, die durch das Training nicht erklärt werden können, wohl aber vielleicht mit dem inneren Stresslevel. Umgekehrt muss ein Trainer dafür sorgen, dass er einen Sportler mit steigender Belastung nicht zusätzlich überfordert.

Im Mobility-Training können wir aber auch einige Stressoren identifizieren und einen Weg zum Ausgleich finden, um den Weg für entspanntes Üben wieder frei zu machen. Dabei geht es weniger um echte Drills als um Bewegungen, Berührungen oder Behandlungen, die vom gestressten Gehirn als nützlich und biopositiv bewertet werden. Das kann zum Beispiel eine bestimmte Massage sein, Atemübungen können helfen, aber sogar Augenbewegungen und bestimmte Selbststimulationen. Die Geschichte von Anne, die ich Ihnen am Ende dieses Kapitels erzähle, zeigt, wie bei einem gefüllten Stresseimer eine Massage am Hals plötzlich Bewegungsblockaden und Schmerzen beseitigt hat. Wichtig ist es daher, bei Stress Bewegungen oder Aktionen zu finden, die den Eimer ausleeren, sodass unser Gehirn wieder Leistung bringen kann und bereit ist, Schmerzen zu reduzieren. Was dazu dient, ist individuell und je nach Art und Ausmaß der Stressoren sehr unterschiedlich. Vieles davon kann und muss ein Klient außerhalb des Trainings erledigen, sei es eine bessere Ernährung, eine andere Einstellung zur Arbeit oder ein klärendes Gespräch mit dem Partner. Ein guter Mobility-Trainer muss dabei aber fein abstimmen, wie er die Graded Exposure aufbaut und was er seinem Klienten, im Bewusstsein um dessen Stresseimer, gerade abverlangen kann.

Maximen für die Praxis

Die Prinzipien und Hintergrundmechanismen des Mobility-Systems lassen sich auch in kompakten Regeln zusammenfassen, als praktische Trainingsprinzipien. Sie gelten gleichermaßen für Trainer, die Mobility unterrichten, wie für Sportler, die in Mobility einsteigen.

1. Schmerz und Bedrohung vermeiden

Schmerz ist bionegativ und verhindert, dass das Gehirn die neuen Bewegungen abspeichert. Auch kann Schmerz zu einer negativen Anpassung führen: Das Gehirn lernt, die neue Bewegung mit dem Schmerz zu verbinden. Daher muss Schmerz beim Training immer vermieden werden. Im Training sollte weder für den Körper noch für das Gehirn übermäßiger Stress entstehen.

2. Aufmerksam trainieren

Alle sensorischen und motorischen Reize werden im Gehirn zusammengefasst. Sich auf die Bewegung zu konzentrieren führt dazu, dass neue Bewegungen besser im Gedächtnis gespeichert werden. Denn wenn wir uns auf das konzentrieren, was wir tun, ist das Gehirn aktiver und beteiligt mehr Areale. Außerdem fallen Bewegungsfehler stärker auf und Unstimmigkeiten werden leichter entlarvt. Bleiben Sie daher immer konzentriert und aufmerksam im Training.

3. Regelmäßig Neues ausprobieren

Neue Bewegungen fördern die Neuroplastizität im Gehirn. Variationen unterstützen auch das Lernen an sich, denn je mehr man darauf hintrainiert, neue Drills zu erlernen, desto besser wird man auch darin. Variationen sind daher der Schlüssel zu Erfolg und höherer Leistung. Variieren Sie daher viel im Training, unabhängig von Ihrem übergeordneten Ziel.

4. Langsam anfangen

Langsame Bewegungen fördern die Neuroplastizität und verbessern die motorischen Leistungen besonders gut. Anfänger führen neue Bewegungen, die sie schnell machen (müssen), häufig fehlerhaft aus. Bei langsamem Tempo ist das Vorgehen aber genauer und Fehler werden klarer erkennbar. Außerdem sind langsame Bewegungen sicherer, was Verletzungen angeht. Beginnen Sie daher langsam und erhöhen Sie erst nach und nach das Tempo.

5. Neugierig und verspielt trainieren

Die Drills sollten spielerisch ausgeführt werden. Wichtig ist es, neue Bewegungen auszuprobieren und sich nicht zu sehr in eine korrekte Ausführung zu verbeißen. Es ist immer gut zu erfahren, welche Grenzen der Körper hat und wie man mit ihnen umgehen kann. Versuchen Sie dabei herauszufinden, welche Bewegung Ihnen guttut und welche nicht. Seien Sie im Training neugierig und explorativ. Erkunden Sie Ihren Körper und achten Sie immer auf Feedback, das er Ihnen gibt.

Fallgeschichte

Wann es Zeit ist, den Stresseimer zu leeren

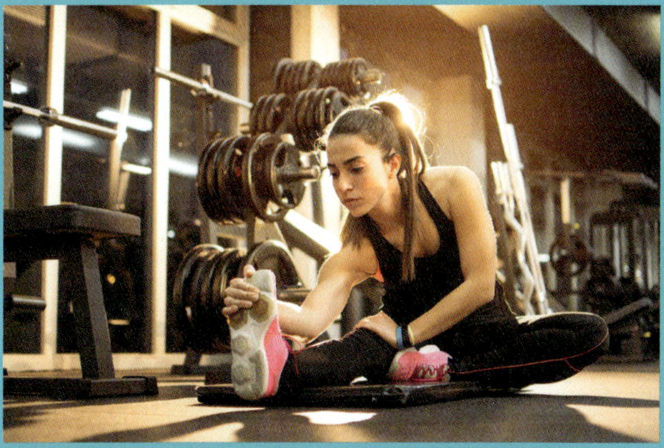

Anne arbeitete bis vor Kurzem noch 60 Stunden die Woche in einem Fitnessstudio. Als sie zu mir kam, war sie unzufrieden mit ihrer Kniebeuge und wollte sie verbessern. Damit war sie schon einmal bei mir, und wir hatten mit zielgerichtetem Training einiges verbessert. Bei ihrem erneuten Besuch erschien Anne mir zwar körperlich fitter, aber unglücklicher. Es stellte sich heraus, dass sie den Job gewechselt hatte und in einem neuen Studio angestellt war. Sie musste jetzt zwar weniger arbeiten, hatte aber wieder die früheren Probleme in der tiefen Kniebeuge. Ohne Schmerzen kam sie nicht mehr so tief, wie sie wollte. Einige neurologische Tests zeigten mir, dass ihr Stresslevel unheimlich hoch war. Sie hatte zwar ihre überhöhte Arbeitszeit gegenüber früher deutlich reduziert, doch die 60-Stunden-Woche schien noch an ihr zu nagen. Es stellte sich auch heraus, dass sie Schlafprobleme hatte. Sie schlief zwar bis zu zehn Stunden pro Nacht, doch der Schlaf an sich war nicht erholsam. Tatsächlich heißt eine lange Schlafdauer nicht unbedingt, dass man auch gut schläft. Im Gegenteil, jemand kann viel schlafen und sich danach nicht ausgeruht und sogar schlapp fühlen. Das ist ein deutliches Anzeichen für eine geringe Schlafqualität.

Zuerst entschied ich mich bei Annes Training für Atemübungen, um ihr Stresslevel zu reduzieren. Das brachte jedoch nicht viel. Obwohl die Atmung bei ihr problematisch war, waren diese Übungen im Personal Training ineffizient, weil sie zu lange dauerten. Daher beschloss ich, es mit einer Vagusstimulation zu versuchen: Ich massierte Annes Vagusnerv an der linken Halsseite ungefähr eine Minute lang und kombinierte das mit einer sanften manuellen Mobilisation der Halswirbelsäule. Beides wirkt sich aktivierend auf den Vagusnerv aus und stimuliert auch das parasympathische Nervensystem. Sofort gelang die Kniebeuge besser – und das zeigte mir, dass der Stress für die schlechte Kniebeuge verantwortlich war. Anne musste also ihr Stresslevel reduzieren, um körperlich leistungsfähiger zu werden. Dabei helfen Mobility Drills nur zum Teil. Es gilt auch, im Alltag einzugreifen: die Schlafprobleme in den Griff bekommen, die Ernährung überdenken und sich um eine Beseitigung der Stressursachen kümmern.

Die richtige Körperhaltung

Bevor Sie ins Mobility-Training einsteigen, wollen wir uns noch mit der Frage nach der richtigen Haltung beschäftigen. Denn eine gute Körperhaltung ist die Voraussetzung dafür, dass alle Drills korrekt und schmerzfrei ausgeführt werden können. Noch wichtiger ist eine gute Haltung natürlich im Alltag, denn sie schützt vor Schmerzen, Stress und Verschleiß.

Für Mobility Drills impliziert eine gute oder richtige Haltung im Stand normalerweise eine aufrechte Wirbelsäule, eine klare Symmetrie und die biomechanisch optimale Anordnung der Gelenke zueinander. Das bedeutet, dass die Wirbelsäule ihrer natürlichen S-Krümmung folgt und die Wirbel richtig zueinanderstehen, sodass die Bandscheiben nicht eingequetscht oder einseitig belastet werden. Weil fast alle Mobility Drills im Stehen beginnen, ist das auch automatisch die richtige Haltung für das Training. An sich ist die Körperhaltung aber weder ein statischer noch ein dauerhafter Zustand, sondern ein dynamisches Geschehen. Auch im aufrechten Stand ist der Körper in ständiger Bewegung und muss sich seiner Umgebung und dem Untergrund immer neu anpassen: Stehen ist nämlich ein komplizierter Balanceakt. Um das Gleichgewicht zu halten, schwankt der Körper dabei ständig minimal hin und her, vor und zurück. Das kann man nicht sehen, aber Forscher können die Muskelaktivität elektrisch messen. Solche Elektromyografien zeigen, dass die Bein- und Rumpfmuskeln beim Stehen unaufhörlich aktiv sind und die Minischwankungen ausgleichen. Auch beim Gehen muss das Gleichgewicht ständig kontrolliert werden.

Generell ist unsere Körperhaltung abhängig von individuellen Bedingungen: vom Boden, von der Neigung, ob wir sitzen oder stehen. Dazu kommen die persönliche Körpergeschichte, die sportliche Karriere, alte Unfälle und Verletzungen, auch Art und Dauer der täglichen Belastung wirken sich aus. Sitzt man überwiegend bei der Arbeit, trägt man schwere Lasten, muss man oft über den Kopf greifen oder sich bücken – das alles prägt die Körperhaltung. Auch das persönliche Stresslevel beeinflusst die Haltung. Hier ist die Formel einfach: Je höher das Stressniveau, desto mehr Probleme gibt es mit der Körperhaltung und der Beweglichkeit. Die Körperhaltung ist also das Ergebnis vieler Faktoren und kann sogar unsere Persönlichkeit widerspiegeln, denn auch psychische Zustände wirken sich auf die Haltung aus.

> Es gibt im Mobility-Training nicht die eine korrekte Haltung. Die optimale Haltung ist die, die für jeden einzelnen Sportler die richtige ist.

Umgekehrt hat die Haltung auch Einfluss auf Körper und Psyche. Bestimmte Positionen führen zum Beispiel dazu, dass Hormone und Botenstoffe ausgeschüttet werden. Sogenannte »Power-Posen« wie das Einnehmen einer aufrechten, offenen Körperhaltung fördern die Produktion des Aktivitätshormons Testosteron. Die Harvard-Forscherin Amy Cuddy, eine Psychologin, hat in Tests festgestellt, dass mit dem zusätzlichen Testosteron in diesen Power-Posen auch

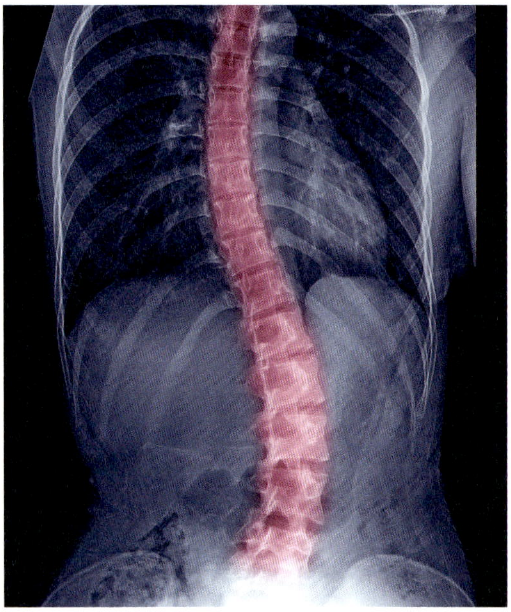

Eine verkrümmte Wirbelsäule fällt oft nur im Röntgenbild auf, weil Muskeln und Bänder die Krümmung kompensieren.

das Selbstwertgefühl und die Gelassenheit steigen, übrigens bei beiden Geschlechtern. Dagegen lassen geschlossene Positionen – zusammengesunkener Rücken, überkreuzte Arme – den Testosteronwert ebenso sinken wie das Selbstbewusstsein. Dafür nimmt das Stresshormon Cortisol zu, wie Cuddy in einer Studie mit Probanden, bei denen die Hormone in verschiedenen Posen gemessen wurden, zeigen konnte. Daher ist eine gute Haltung offensichtlich sehr wichtig, und das weit über die Vorbereitung auf irgendwelche Übungen hinaus.

Vor dem Einstieg ins Training sollte man auf jeden Fall prüfen, ob eine bestimmte Körperhaltung Schmerzen auslöst oder Bewegungen einschränkt. Sind wir schmerzfrei und in der Lage, willkürliche Bewegungen auszuführen, müssen wir uns um vermeintliche Asymmetrien oder Dysbalancen keine Sorgen machen. Selbst schwere angeborene Fehlstellungen wie eine Wirbelsäulenverkrümmung, medizinisch Skoliose, kann vom Körper und seinem Haltesystem kompensiert werden, sodass volle Leistung möglich ist. Das beweist die australische Schwimmerin Jessica Ashwood. Sie nahm 2012 und 2016 an den Olympischen Spielen teil und hält den australischen Rekord über 400 und 800 Meter – trotz einer hochgradigen Skoliose, die ihren Rücken schief aussehen und die Beine unterschiedlich lang wirken lässt.

Es klingt zwar paradox, aber eigentlich gibt es sowieso keine »normale« Haltung, die für alle gleich gut ist. Streng genommen ist nämlich die Haltung optimal, die Ihnen die wenigsten Beschwerden verursacht. Starten Sie daher mit dem neutralen Stand und sorgen Sie für eine lange Wirbelsäule. Bleiben Sie dabei, wenn Sie sich damit wohlfühlen. Wenn nicht, ist für Sie das gut, was Ihnen ohne Spannung einen lockeren Stand ermöglicht. In Teil 4, »Schmerzen und Verletzungen«, werden wir darauf noch näher eingehen.

Test für eine aufrechte Wirbelsäule

Mit dieser Übung finden Sie Ihren optimalen Stand: Stellen Sie sich aufrecht hin und ertasten Sie mit einer Hand die Muskeln Ihres unteren Rückens. Lehnen Sie sich mit geradem Oberkörper leicht vor und spüren Sie, ob sich die Spannung im unteren Rücken erhöht oder verringert. Lehnen Sie sich dann zurück und vergleichen Sie wieder. Finden Sie dann die Position, in der Ihr unterer Rücken die geringste Spannung aufweist. Dies ist Ihr optimaler Winkel für eine aufrechte Wirbelsäule.

Narben wirken auf die Haltung

Fast jeder von uns hat Narben und alte Verletzungen, ob vom Sport, aus der Kindheit oder von Unfällen. Sie können die Haltung beeinflussen und dazu natürlich die Beweglichkeit. Denn Narben unterbrechen auf verschiedene Weise die Kommunikation der betroffenen Region mit dem Zentralnervensystem sowie die Koordination über Muskeln und Faszien. Denn jedes Organ hat zusätzlich zu seinen Hauptfunktionen auch eine Verbindung zum zentralen und zum peripheren Nervensystem. Die Haut spielt dabei als eines der größten Organe eine bedeutende Rolle für das Nervensystem, denn über die Haut nehmen wir entscheidende Umweltinformationen auf. Außerdem ist die Haut das Organ, das am meisten der Außenwelt ausgesetzt ist. Narben beeinträchtigen zunächst schon die Integrität der Haut, denn meistens entstehen sie durch eine tiefe Gewebeverletzung, die in alle Richtungen geht. In der Regel sind auch das unter der Haut liegende Bindegewebe und das Unterhautfettgewebe betroffen. Dieses weiße Netz unter der Lederhaut, das sich quer durch den ganzen Körper zieht, ist bei Schmerzen und für unser Bewegungssystem wichtig.

Narben zeigen, dass bestimmte Hautareale sowohl in der Fläche als auch in der Tiefe zerstört waren und jetzt repariert sind. Das Ersatzgewebe ist stark kollagenhaltig und flickt zwar die Lücke, doch erfüllt es nicht mehr alle Funktionen, die die intakte Haut ursprünglich hatte. Dies betrifft zum Beispiel die Sensoren, die in dem Areal liegen: Je größer und tiefer die Narbe, desto stärker beeinflusst sie das sensorische System. Das kollagene Narbengewebe, das weniger elastisch ist als die gesunde Haut und keine Sensoren enthält, kann dann zu Bewegungsproblemen führen. Diese müssen nicht lokal erfolgen, doch können sie einen bionegativen Reiz an das Gehirn senden und Stress auslösen. Tiefe Narben, zum Beispiel von Schnitten bei einer Operation, schädigen das Gewebe nachhaltig und beeinträchtigen die Mobilität der betroffenen Körperstelle. Denn bei jeder Bewegung des Rumpfes oder der Extremitäten müssen die silbrigen Faszien, die die roten Faserbündel innerhalb des Muskels umhüllen, um den gesamten

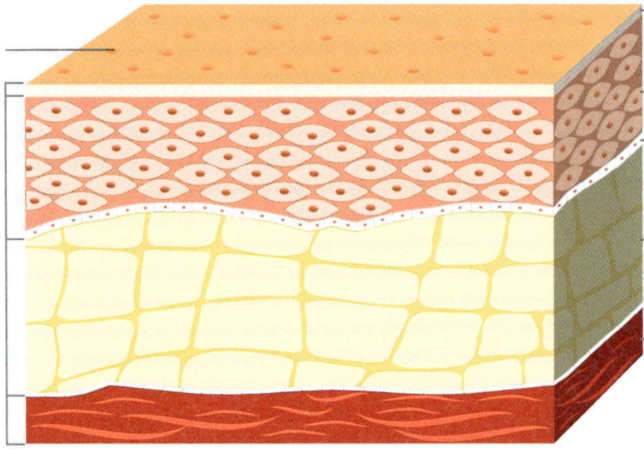

Narben von Operationsschnitten durchtrennen ganze Hautschichten und unterbrechen dort die Kommunikation zwischen Haut und Gehirn.

Muskel, um Knochen und Gelenke gleiten. Narben oder auch Triggerpunkte, also Verhärtungen, lassen diese Myofaszien nicht mehr richtig gleiten. Dann verfilzen sie und senden fehlerhafte Signale an das Gehirn. Bewegungen werden dadurch schlechter steuerbar, das führt zu mangelnder Stabilisierung in verschiedenen Körperbereichen.

Häufig ist das bei Frauen zu beobachten, die einen Kaiserschnitt hatten. Der Schnitt durchtrennt alle Bauchschichten und verletzt Muskeln, Faszien und Nerven. Er verheilt zwar, doch es bleibt eine tiefe Narbe. Die Ansteuerung der Muskelgruppen, die die Wirbelsäule und das Becken stabilisieren, etwa die quer verlaufende Bauchmuskulatur, wird dadurch geschwächt. Der Körper gleicht das durch erhöhte Muskelspannung in den Rückenstreckermuskeln und im Zwerchfell aus. Das macht den Rumpf vorerst zwar wieder stabil. Doch langfristig führt die Überspannung im Rücken und im Zwerchfell oft zu Spannungsschmerzen und fehlerhaften Atemmustern im Rücken. Physiotherapie oder Gymnastik soll dann helfen, zielt aber oft nur auf den Rücken ab, wo die Schmerzen empfunden werden. Eine Behandlung, die nur den Rücken oder die Verspannungen im Blick hat, kann das Problem der fehlerhaften Bewegungen nicht lösen und die Narbe gerät dann überhaupt nicht ins Blickfeld der Therapeuten. Narben sind aber wie Störfelder, sie erhöhen den systemischen Stresswert, weil das Gehirn aus der betroffenen Region immer Signale empfängt, die ihm sagen: Verbindung gestört!

Auf Seite 75 habe ich von einem inneren Stresslevel, dem Stresseimer, gesprochen. Narben füllen dieses Depot weiter auf. Das gilt auch für jede Operationsnarbe mit einem tiefen Schnitt, zum Beispiel auch für alte Blinddarmnarben. Vor allem tiefe und wulstige Narben sorgen häufig für Probleme, die nicht unmittelbar mit ihr in Verbindung gebracht werden. Mobility Drills können Bewegungen an vernarbten Stellen aber optimieren: Sie verbessern die muskuläre Ansteuerung in der betroffenen Körperregion, und das wirkt sich positiv auf die vernarbte Stelle aus. Narben können sich allerdings auch an entfernter liegenden Stellen bemerkbar machen, wie der Fall zeigt, den ich in in Teil 1 auf Seite 35 zur Neurophysiologie beschrieben habe. Dort habe ich die Geschichte eines Klienten erzählt, der eine Narbe am Knie hatte und – für ihn unerklärlich – Probleme mit der Schulter auf derselben Seite. Hier hat die Operationsnarbe über die Gelenkmodulation die Beweglichkeit der Schulter eingeschränkt, doch die manuelle Behandlung der Narbe schickte dem Gehirn Signale, die auch die Schulter wieder lösten. In Teil 4 zu Schmerzen und Verletzungen ab Seite 109 gibt es weitere Informationen zum Umgang mit Narben im Training.

Variation fördert die Kontrolle

Obwohl es nicht die eine richtige Haltung für alle gibt, neigen die meisten Trainingssysteme doch dazu, eine bestimmte Haltung und den einen korrekten Bewegungsablauf einzuüben. Strenge Technik soll dabei fehlerhafte Bewegungen und Verletzungen vermeiden. Das führt dazu, dass Sportler immer und immer wieder exakt dieselben Abläufe trainieren, die sich in Form von Bewegungsmustern ins Gehirn einbrennen. Einerseits ist das sicher sinnvoll, denn man braucht saubere Technik, wenn man in einer bestimmten Disziplin besonders gut werden möchte. Und nur technisch einwandfreie Bewegungsabläufe bieten Effizienz, minimieren das Verletzungsrisiko und schonen Knochen, Bänder und Gelenke. Das Ziel eines jeden Trainings ist es daher, diese optimalen Bewegungsabläufe einzuüben und möglichst immer auszuführen, ohne aus ihnen auszubrechen.

Doch genau das passiert im Vorfeld von Verletzungen: Sie geschehen meist in Positionen, in denen dem Sportler die motorische Kontrolle fehlt. Er verlässt das gewohnte Muster und kann plötzlich nicht mehr ausreichend steuern. Das kann verschiedene Ursachen haben wie Ermüdung, schwache Muskeln, einen Untergrund, der sich verändert, einen einfallsreichen Gegner. Schon im Training muss man sich daher auf Unvorhergesehenes vorbereiten.

Aus Fehlern lernen

Zum Glück geschieht das zum Teil schon ganz natürlich, und zwar immer dann, wenn wir neue Bewegungen lernen. Lernen vollzieht sich nämlich auch durch Fehler. Sie zeigen, dass bestimmte Dinge nicht funktionieren, und zwingen dazu, einen anderen Weg zum Ziel zu finden. Je häufiger ein Fehler auftritt, desto eher lernt man aus ihm. So erweitern Misserfolge automatisch das Bewegungsrepertoire und das Suchen nach Lösungen verstärkt dies noch. Variabilität in der Bewegung erreicht daher jeder, der übt, schon beim Lernen. In der Tat sind Personen

> Lernen fördert Variation: Wer einen komplexen Lernzyklus hinter sich hat, hat auch aus den Fehlern gelernt und ist in seinem Bewegungsverhalten flexibler. Das schützt vor Verletzungen.

mit einer effizienten, lange eingeübten Technik besser dazu in der Lage, auf Fehler im Bewegungsprofil zu reagieren, als Ungeübte.

Allerdings arbeiten Sportler im Training sozusagen unter Laborbedingungen – sie üben Abläufe, die sie mit nur kleinen Abweichungen oder Störungen durchführen. Verletzungen, wie sie auf dem Spielfeld oder im Wettkampf auftreten, sind dagegen in der Regel massive Einwirkungen – ein Gegner steht im Weg, ein Spielpartner reagiert zu spät, er beschleunigt extrem, um unbedingt noch den Ball zu erwischen. Große Abweichungen vom trainierten Ablauf sind gefährlich. Die Position, in der ein Unfall geschieht, ist fast immer eine, in der die motorische Kontrolle fehlt. Sie wurde zwar im Training so gut wie möglich eingeübt und beim Lernen mit Fehlern und Lösungsversuchen durchgespielt. Doch fehlt vor allem den Rezeptoren im Körper die Vorbereitung auf das, was auf der Bahn, dem Spielfeld oder im Wettkampf tatsächlich auf sie zukommt. Motorische Kontrolle ist aber vor allem abhängig von unseren sensorischen Systemen, also unseren Rezeptoren. Sie werden nur trainiert, wenn sie in den Übungen auch erreicht werden. Logischerweise geschieht das auch bei den ständig wiederholten Bewegungen des Techniktrainings. Aber da das immer dieselben Regionen und Abläufe betrifft, sind auch nur die Sensoren trainiert, die an die eingeschliffene Bewegung gekoppelt sind. Andere, umliegende oder benachbarte Rezeptoren erhalten dabei keine Reize. Von ihnen kommt daher auch kein Feedback ans Gehirn, das eine ganz ungewohnte Bewegungsvariante steuern könnte – so fehlt die neuromuskuläre Kontrolle und das Gelenk verletzt sich.

Obwohl es vielleicht paradox klingt, ist es daher sinnvoll, Bewegungsabläufe zu trainieren, in denen wir uns tendenziell verletzen könnten. Und genau das ist der Sinn vieler Varianten in den Mobility Drills: die Vorbereitung auf Gefahrensituationen. Wir bringen unsere Gelenke dafür in Winkel, die das sensorische System in ungewöhnlichen Positionen trainieren. Wichtig ist dabei immer das Zusammenspiel von Sensorik, Verarbeitung und Motorik. Oft sind dies sogar Stellungen, die vom Gehirn potenziell als Bedrohung wahrgenommen werden könnten. Aber wir nähern uns diesen nur an. Bionegative Bewegungen würden sonst, wie bereits beschrieben, im Training den Schutzmodus auslösen und die Leistung behindern.

Mobility-Training versetzt den Körper in ungewöhnliche Positionen, um die Sensoren zu stimulieren. Sie sind dann fit genug, um bei Gefahr die richtigen Signale zu senden.

Vielfältige Bewegung ist der Schlüssel zum Erfolg

Das Ausreizen der Bewegungsmöglichkeiten bedeutet allerdings nicht, dass wir Fehler in unsere zuvor sorgfältig gelernten Bewegungsmuster einbauen. Stattdessen stimulieren wir durch vielfältige Bewegungsabläufe die Sensoren in den verschiedensten, auch scheinbar unnötigen oder unsinnigen Positionen und nehmen vorübergehend Haltungen ein, die bei einem Wettkampf, Spiel oder Einsatz kritisch werden könnten. Das schließt im Training auch den Teil des

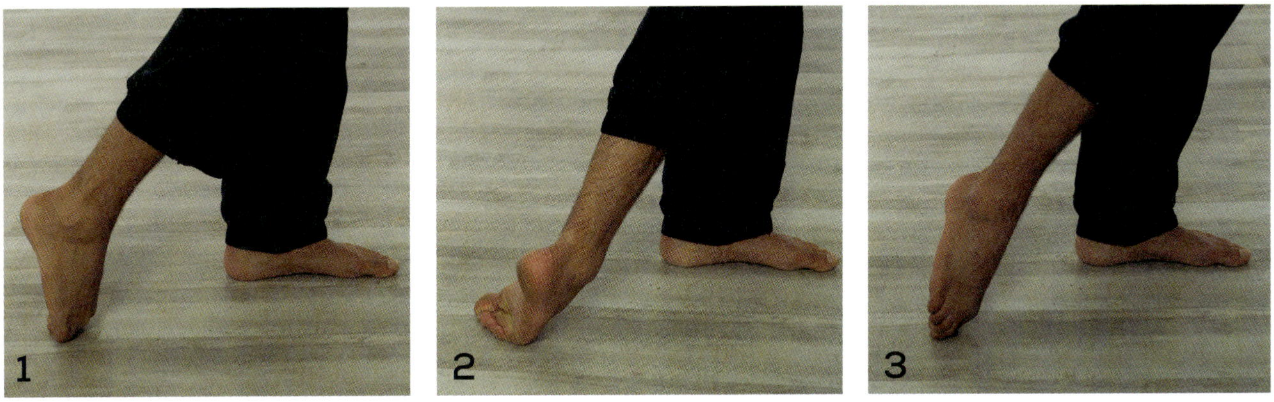

Der Foot Pull kann in drei unterschiedlichen Varianten ausgeführt werden, bei dem sich der Fuß jeweils auf dem Spann befindet: mittig (links), lateral (Mitte), medial (rechts).

sensorischen Systems ein, der sonst - bei korrekten Abläufen - wenig stimuliert würde. Auf lange Sicht verbessert das die motorische Fähigkeit, verstärkt aber nicht die Fehler.

Im Zusammenhang mit dem Stretching habe ich die häufig auftretende Außenbandzerrung am Knöchel von Fußballern schon erwähnt. Mit Mobility Drills können wir im Training bei den Spielern den äußeren, lateralen Anteil des Sprunggelenks mobilisieren und stärken, indem wir den Fuß in alle möglichen Winkel bringen. Das ist wohlgemerkt kein Dehnen, es handelt sich auch nicht um eine Reduktion der Gelenksteifigkeit oder eine entsprechende Einwirkung auf das Gewebe. Es geht nur darum, die beteiligten Muskeln, die das Gelenk bewegen und stabilisieren, zu stärken. Eine Übung, die sich gut dafür eignet, ist der Lateral Tilt, den Sie in Teil 3, den Mobility Drills, auf Seite 181 finden. Er kräftigt das Gelenk und verbessert die motorische Kontrolle. Wir führen diese Übung mit mehr Tempo und auch höherer Spannung durch, indem der Fuß mit mehr Körpergewicht belastet wird. In den Mobility Drills basic (ab Seite 178) gibt es weitere Übungen für das Sprunggelenk. Derart trainiert, reagieren die schützenden Muskeln rund um den Knöchel dann sehr schnell, wenn der Spieler umknickt oder ausrutscht. Die Übungen machen wir übrigens nicht auf dem Fußballplatz und wir führen sie ohne Schuhe aus. Die Drills sind auch losgelöst vom Laufen und Springen sowie von - fußballspezifischen - Schüssen und Tritten. Selbst wenn ein Fußballtrainer Mobility-Übungen auf dem Spielfeld und in voller Montur durchführen lassen würde, wären es immer spielunabhängige Bewegungen. Man kann sie zwar fußballspezifisch abwandeln, aber das wäre eine höhere Stufe des Trainings und sehr speziell, wie beschrieben.

» Mobility-Training nutzt das gesamte Spektrum menschlicher Bewegung, um maximale Variation und Stimulation zu erreichen.

Alle Mobility-Übungen werden als Konsequenz aus diesen Überlegungen in vielen Varianten durchgeführt: stehend, sitzend, liegend, gerade, gebeugt oder eingebaut in sportartspezifische Abläufe wie in der tiefen Hocke für Gewichtheber. In Teil 3 bei den Mobility Drills basic ab Seite 178 zeige ich Ihnen zum Beispiel die vielfältigen Varianten unterschiedlicher Fußpositionen, mit denen dieselbe Übung ausgeführt werden kann.

Generell sind Mobility Drills also unabhängig von einer speziellen Sportart und deren typischen Bewegungen. Die Drills können jedoch sportartspezifisch aufgebaut werden. Daher gibt es keine unmittelbare Übertragung auf spezielle Zielbewegungen. Stattdessen erweitern wir beim Mobility-Training das Repertoire des Athleten, was vielfältige Bewegung und motorische Steuerung angeht - und das wirkt sich positiv auf seine speziellen Techniken im Sport aus. Im Coaching für Leistungssportler oder für Klienten, die ein Personal Training wünschen, können aber auch Drills ausgewählt und kombiniert werden, die spezifisch auf die jeweilige Sportart ausgerichtet sind. Dann gilt: Je spezifischer der Drill an die Zielbewegung angepasst ist, desto besser und desto größer ist die Übertragung.

Impulse aus neuen Bewegungslehren

Erfolge in ungewöhnlichen Bewegungsradien und Gelenkwinkeln erzielt man nur, wenn man die üblichen Abläufe verlässt und ganz andere Richtungen einschlägt. Neue Impulse dafür geben innovative Bewegungslehrer wie Ido Portal. Der gebürtige Israeli beschäftigt sich mit den Möglichkeiten menschlicher Bewegung unabhängig von einzelnen Sportarten. Er propagiert dabei eine Art von reiner Bewegung, die nicht spezialisiert, sondern maximal variabel und vielfältig ist. Portal selbst ist ausgebildet in Capoeira und verschiedenen Kampfkünsten, außerdem hat er sich mit Akrobatik, Tanz, Yoga und anderen Methoden auseinandergesetzt. Das Konzentrieren auf einzelne, spezielle Bewegungsabläufe hält er für schädlich, sein Credo lautet: »Practise good, general movement« – »Übe dich in guten, vielfältigen Bewegungen.«

Das bedeutet nichts anderes, als dass Spitzensportler, die in einer bestimmten Disziplin besonders leistungsfähig sind, aus Portals Sicht einer Beschränkung unterliegen, weil sie ihr allgemeines Bewegungssystem unterfordern. Das führt seiner Ansicht nach zu Verschleiß und Verletzungen, wogegen eine vielfältige, variantenreiche und freie Bewegung den Organismus maximal stimuliert und fördert. Besonders im Leistungssport tritt aber gerade das ein, was Portal ablehnt – die absolute Spezialisierung: Eine Zielbewegung wird zur Perfektion getrieben. Denken Sie an Golf, Speerwerfen, Tennis, auf eine andere Weise auch Schwimmen oder Krafttraining an Geräten mit ihren monotonen Abläufen. Solche einseitigen Bewegungen, die nicht komplex sind, also nicht dreidimensional im Raum mit der Koordination mehrerer Extremitäten, hält Portal geradezu für schädlich.

Ido Portal gehört zu einer Reihe von neuen Bewegungslehrern, die ihre Konzepte an die Evolution anlehnen. Sie gehen von einer artgerechten Bewegung des Menschen aus, die wir ausüben sollten, um gesund zu bleiben. Angelehnt sind diese

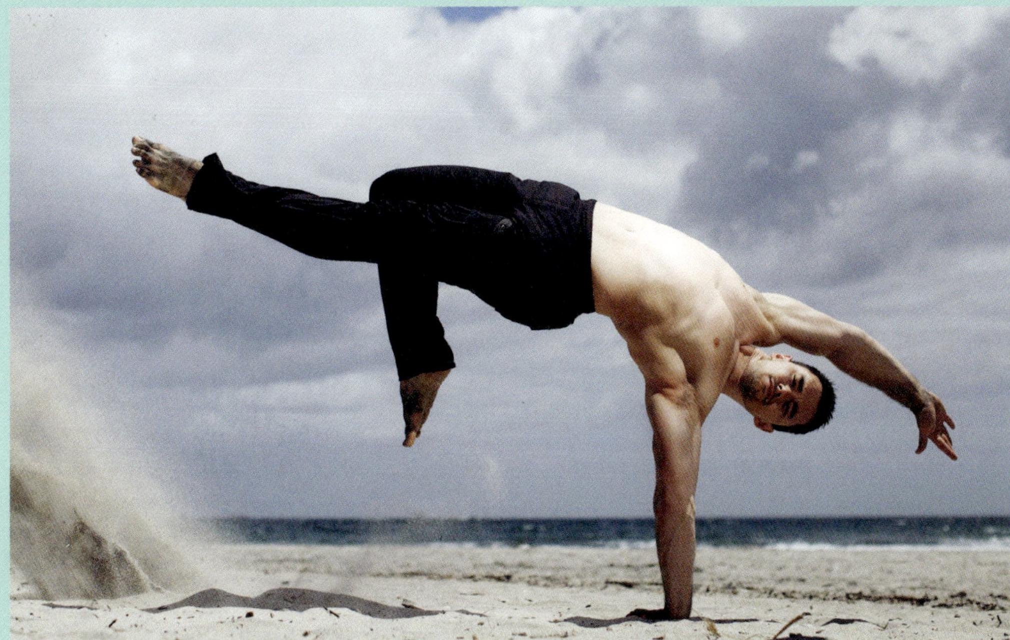

Capoeira – ursprünglich eine brasilianische Kampfkunst – zeichnet sich durch spektakuläre Bewegungen aus.

Methoden an das prähistorische Leben als Jäger und Sammler im Urwald, in der Prärie oder Savanne. In diesen Umgebungen müssen Menschen gehen, rennen, klettern, hangeln, krabbeln, schleichen, balancieren, tanzen, ringen, kämpfen, sich bücken, etwas stemmen, heben oder sich zwischen Hindernissen hindurchwinden, auf dem Bauch robben und sich rollen – alles das mit dem ganzen Körper. Rumpf, Hände, Arme, Beine und Füße sind in diesen Bewegungen aktiv und koordiniert. Portal betont dabei, dass die Entwicklung des menschlichen Gehirns parallel zu immer komplexeren Bewegungen verlief. Wer sich spezialisiert, sagt Ido Portal, unterfordert auch sein Gehirn. Gerade Kinder und Jugendliche sollten sich seiner Meinung nach daher nicht zu früh spezialisieren, indem sie in den Leistungssport gehen. Das führt zu mehr Verletzungen und eher zu inkonsistenten sportlichen Leistungen. Besser sind aus seiner Sicht viele verschiedene Bewegungsformen mit variablen Bewegungsmustern.

Speziell Portals Gedanken zu »Out of Alignment« integrieren wir ins Mobility-Training. »Out of Alignment« bedeutet, dass der Körper aus der geregelten Bewegung, aus dem einseitigen Ablauf heraustreten und seine Gelenke in allen nur denkbaren Winkeln belasten können muss. Portal springt in seinen Workshops zum Beispiel in die Luft und landet auf den Außenkanten der Füße, sodass er den Knöchel im Außenband (lateral) mit seinem vollen Gewicht plus Schwerkraft belastet. Das ist im ersten Moment kaum mitanzusehen. Aber Portal verletzt sich dabei nicht, weil seine Gelenke, Bänder und Muskeln in dieser extremen Stellung gut trainiert sind und der Belastung standhalten. Die vielen Varianten, die wir in die Mobility-Übungen einbauen, tragen genau diesem Movement-Prinzip Rechnung, besonders die freien Bewegungen im Raum.

Kapitel 3

Grundlegende Techniken und Geräte

Bevor wir zu den Übungen kommen, sollten Sie einige Techniken und Geräte kennenlernen, die wir im Mobility-Training nutzen - oder auch nicht nutzen. Sehr wichtig ist zum Beispiel die Atmung, bestimmte Atemtechniken unterstützen die Übungen. Was Geräte angeht, verzichten wir auf die beliebten Foam Rolls, die Schaumrollen, zum Behandeln der Muskeln, verwenden aber Bänder und weitere Tools.

Wie die Atmung die Muskelspannung beeinflusst

Zuerst möchte ich mich dem Atem widmen. Natürlich spielt die Atmung in Training und Sport immer eine zentrale Rolle. Das betrifft sowohl das Atemvolumen als auch die Atemtechnik. Oft sind beide sogar essenziell für Leistung und Erfolg, besonders beim Schwimmen, aber auch in Kampfsportarten oder beim Krafttraining an Geräten. Allerdings nutzen wir die Atmung beim Mobility-Training nicht nur bezogen auf Ausdauer oder Krafteinsatz. Wie immer interessiert uns auch hier das neurophysiologische Zusammenspiel mit dem Nervensystem und der Steuerung von Bewegung. Die Art und Weise, wie wir atmen, greift in dieses Verhältnis ein. Über den Atem können wir unsere Muskelspannung regulieren, weil er sich auf das autonome Nervensystem (ANS, Glossar, Seite 275) auswirkt. Genauer: Die Atmung beeinflusst das Verhältnis zwischen Sympathikus (Glossar, Seite 278) und Parasympathikus (Glossar, Seite 277). Diese beiden Nervenschaltkreise gehören zum autonomen Nervensystem, auch »vegetatives Nervensystem« (VNS) genannt. Es ist Teil des peripheren Nervensystems, das Sie in Teil 1 (Seite 19) schon kennengelernt haben, und regelt unabhängig vom Großhirn viele Körperfunktionen wie Herzschlag, Verdauung, Stoffwechsel, Puls, Muskeltonus oder Atmung. Gesteuert wird das vegetative Nervensystem teils im Hirnstamm, teils vom Rückenmark aus. Dabei arbeiten zwei autonome Schaltkreise auf unterschiedliche Weise und ergänzen sich: Der Sympathikus ist verantwortlich für Aktivierung und Leistung, der Parasympathikus für Erholung und Entspannung. Daher erhöht der Sympathikus die Spannung in den Muskeln, der Parasympathikus setzt sie herab.

Das vegetative Nervensystem lässt sich nicht direkt und willentlich steuern. Es kann aber indirekt beeinflusst werden, zum Beispiel durch autogenes Training, Meditation oder durch die Atmung. Für das Mobility-Training wird es dann wichtig, wenn ein zu hoher Muskeltonus die Beweglichkeit einschränkt, was bei vielen Menschen der Fall ist. Dann ist das Gleichgewicht im vegetativen Nervensystem in Richtung des Sympathikus verschoben, Mediziner nennen solche Menschen Sympathikotoniker. Sie stehen ständig unter einem leicht erhöhten Niveau der Reaktionsbereitschaft und haben es schwer, sich zu entspannen. Das Gegenteil davon sind die Vagotoniker. Sie brauchen starke Reize, um den Sympathikus überhaupt zu aktivieren und genügend Spannung und Energie aufzubauen. Die Ursachen für die Ausprägung des einen oder ande-

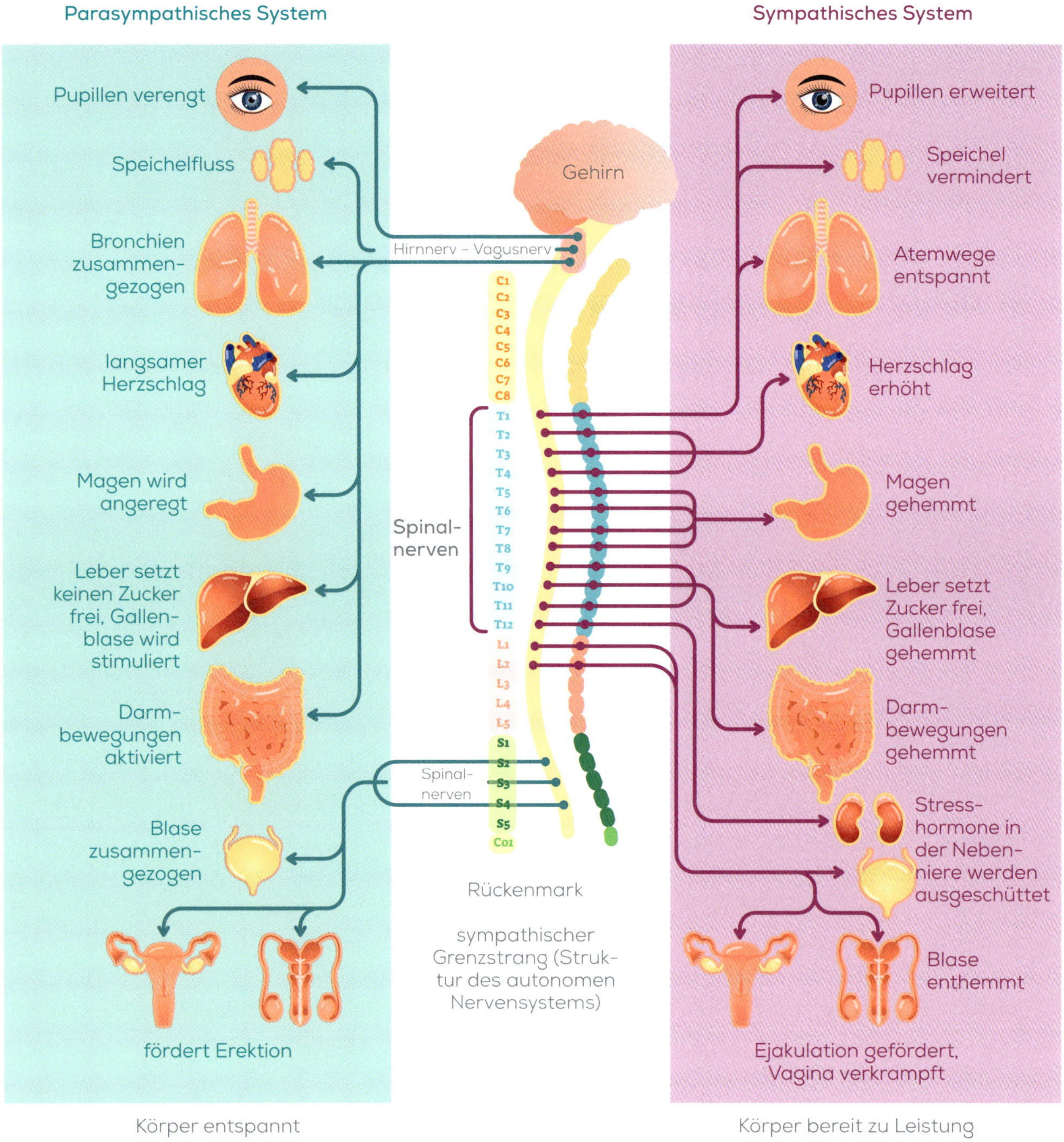

Parasympathikus und Sympathikus sind Gegenspieler, die unterschiedliche Vorgänge im Körper beeinflussen oder hervorrufen.

ren Typus liegen teils in der natürlichen Konstitution, teils im Trainingszustand und in anderen Faktoren. Beide Varianten sind in der Bevölkerung relativ häufig.

Ein hoher Muskeltonus ist für das Mobility-Training auf jeden Fall ungünstig. Daher gilt es, bei entsprechenden Klienten den Muskeltonus zu senken – natürlich nicht mit dem Ziel, jede Muskelspannung zu verlieren. Das könnte die Gelenke sogar nachhaltig schädigen. Stattdessen versuchen wir beim Mobility-Training, die richtige Muskelspannung zu finden, die ausreicht, aber nicht einschränkt. Dabei kann die Atmung helfen: Langsames Atmen, besonders langsames Ausatmen, kann die Sympathikusaktivität reduzieren. Dadurch bekommt sein Gegenpol, der Parasympathikus, mehr Spielraum und regelt Tonus und Blutdruck herunter. Das Ziel im Training ist es dabei nicht, etwa bei erschlafften Muskeln einen riesigen Bewegungsradius zu erreichen und das Gewebe zu überdehnen. Vielmehr geht es darum, innerhalb des kontrollierbaren Umfangs zu bleiben, ohne dass ein erhöhter Muskeltonus die Range of Motion einschränkt.

Das Erregungsniveau senken – auch im Alltag

Langsames Ausatmen stimuliert also den Parasympathikus und wirkt sich beruhigend auf das Nervensystem aus. Es ist sinnvoll, die langsame Atmung mit langsam ausgeführten Übungen zu koppeln (»Slow Motion Speed«). Damit erzielt man einen noch stärkeren positiven Effekt. Dies ist besonders für gestresste Menschen gut, aber auch für Schmerzpatienten, deren Gelenkbeweglichkeit häufig eingeschränkt ist, weil der chronische Schmerz zu einem dauerhaft erhöhten Muskeltonus führt. Unabhängig vom Training funktioniert der Stressabbau durch langsames Atmen aber auch im Alltag sehr gut - ein kleiner Tipp für den unvermeidlichen Ärger im Büro.

Es gibt auch eine Körperregion, die wir im Training ansprechen können, um den Parasympathikus zu stimulieren: Teile der parasympathischen Steuerung liegen in der Steißbeingegend und im Bereich der Halswirbelsäule (HWS). Deshalb fördern Übungen für die Halswirbelsäule und das Kreuzbein, das sogenannte Iliosakralgelenk, die Parasympathikusaktivität und wirken leicht beruhigend und entspannend. Ich spreche bei solchen Einwirkungen gern von einer Tonusregulation. Stark angespannte Muskeln werden sich in der Spannung nach unten regulieren und lockern. Ein hoher Muskeltonus an sich ist zwar nicht immer schlimm. Nur geht ein hoher Tonus meist mit einer schlechten Ansteuerung einher oder kann ein Anzeichen dafür sein. Auf jeden Fall sollte ein Muskel immer in der Lage sein, schnell von Anspannung zur Entspannung zu wechseln. Das macht Leistungsfähigkeit aus. Kann der Muskel das nicht, sollte man versuchen, den Tonus zu regulieren.

Auf der anderen Seite gibt es auch gute Übungen im Bereich der Brustwirbelsäule (BWS), die einen überaktiven Sympathikus regulieren. In diesem Abschnitt des Rückenmarks sitzt ein Teil der Steuerungszentrale für den Sympathikus. Hier mobilisiere ich mit Beweglichkeitsübungen, aber auch manuell, und vermindere so die Aktivität des Sympathikus. Eine besonders hohe Anspannung lässt sich mit Loaded Mobility Drills, also Übungen mit Gewicht, lösen. Das gilt gerade für Personen, die nicht so leicht reagieren und einen starken Stimulus brauchen, bis sich ihr überaktiver Sympathikus wieder beruhigt. Übungen dazu finden Sie in Teil 3 bei den Mobility Drills.

Wird der Sympathikus aber sinnvoll angeregt, kann man auch Muskeln ansprechen, die sonst nicht in die Bewegung einbezogen werden. Umgangssprachlich redet man dabei von schlafenden Muskeln. Das sind Teile von Muskelgruppen, die bei eintöniger Belastung, Unterforderung oder falschem, eingefahrenem Training nicht mehr aktiviert werden, sodass eine Bewegung nur noch von einem Teil der erreichbaren Muskulatur ausgeführt wird. Zu solchen schlafenden Muskeln ein Beispiel: Ich hatte in einem Workshop einen Teilnehmer, der bei einem Fußballverein der Bundesliga als Athletiktrainer arbeitet. Er integrierte unsere Mobility-Übungen in sein Programm und ließ bei seinen Spielern nach dem Training die Aktivität der Muskeln elektrisch messen. Ergebnis: Nach den neu eingebauten Mobility Drills war die Aktivität der betroffenen Muskeln signifikant erhöht. Die Erklärung liegt in der Abstimmung zwischen zentralem und vegetativem Nervensystem: Nach den Übungen zur Sympathikusaktivierung bezieht das Gehirn beim nächsten kontrollieren Ansteuern in der Regel mehr Muskelfasern innerhalb eines Muskels ein. Dieser Vorgang lässt sich nicht bewusst auslösen, sondern nur durch physiologische Stimulation in Gang setzen.

Atemübung: Den Parasympathikus aktivieren und sich entspannen

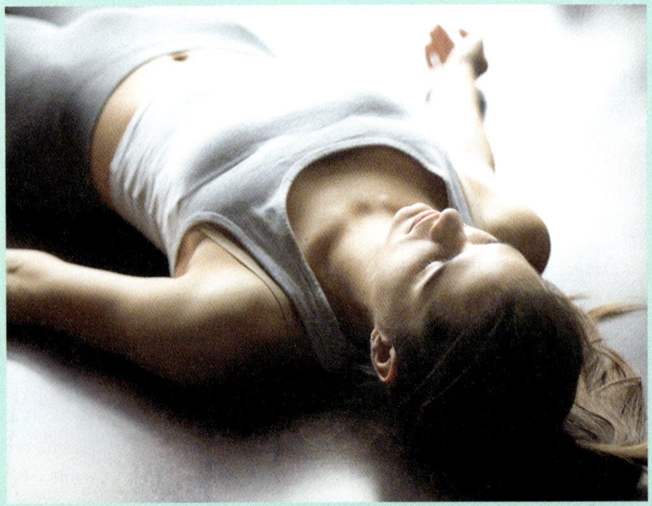

Wer meditiert, nutzt Atemtechniken, die den Parasympathikus aktivieren und den Herzschlag beruhigen.

Sie können ausprobieren, wie es sich anfühlt, wenn Ihre Atmung auf den Parasympathikus einwirkt. Nehmen Sie eine bequeme Sitzposition ein oder legen Sie sich auf den Rücken. Lassen Sie die Arme locker. Werden Sie sich Ihrer Atmung und seines Rhythmus bewusst: Wie schnell oder langsam fließt der Atem? Durch Mund oder Nase? Dann schließen Sie die Augen und atmen etwa zwei Sekunden durch die Nase ein, nicht zu tief, dann in etwa vier Sekunden aus, und zwar ohne Druck. Finden Sie einen kontrollierten Rhythmus und atmen Sie mehrmals auf diese Weise. Beim Ausatmen sollte sich jetzt das Gefühl der Entspannung einstellen. Setzen Sie sich dabei nicht selbst unter Stress. Warten Sie ab, bis Sie den Effekt spüren. Nach einigen Wiederholungen sollte beim langsamen Ausatmen der Herzschlag kurz absinken, ein Anzeichen für den aktivierten Parasympathikus.

Spannungskontrolle und Tempo

Auf den richtigen Grad der Muskelspannung kommt es also an: Zu hoher Muskeltonus behindert die Beweglichkeit, aber damit wir uns bewegen oder auch nur stehen oder sitzen können, brauchen wir immer ein Mindestmaß an Spannung. Die Muskeln stehen daher, wenn wir wach sind, ständig unter einer gewissen Grundspannung. Diese hängt unter anderem vom Trainingszustand und dem Konstitutionstyp ab, außerdem vom bereits erwähnten Gleichgewicht zwischen Sympathikus und Parasympathikus (Seite 91). Doch natürlich geht es in Sport und Training vor allem um die bewusst gesteuerte Muskelspannung - die, die wir selbst bestimmen. Wir können uns anstrengen und alles geben oder mit reduzierter Kraft zupacken. Je besser wir nun unsere Muskelspannung im kontrollierbaren Bereich auch wirklich steuern können, desto effizienter und schonender können wir arbeiten. Die Muskelspannung muss also so kontrollierbar sein, dass der Sportler den Muskel entspannen kann, wenn er will.

» Für das Mobility-Training bedeutet Spannungskontrolle, dass wir jederzeit dazu in der Lage sind, die Muskelspannung zu senken. Ein gut funktionierender Muskel muss schnell zwischen Anspannung und Entspannung wechseln können.

Außerdem muss es möglich sein, die Spannung bei Bedarf zu erhöhen und sie aufrechtzuerhalten. Wenn wir mit hohen Lasten arbeiten, werden unsere Bewegungen zum Beispiel langsamer. Ein Athlet, der an einer Maschine ein hohes Gewicht bewegt, wird das automatisch langsam tun. Dies bedeutet jedoch nicht, dass man sich langsam bewegen muss, um stark zu werden. Es besagt nur, dass hohe Spannung und langsames Tempo automatisch zusammen auftreten und beide möglichst kontrolliert werden sollen. Die hohe Spannung, die der Sportler braucht, muss er bei seiner Übung über eine gewisse Zeit aufrechterhalten können, nämlich so lange, bis er das Gewicht gestemmt hat.

Die Spannung erhöht sich jedoch nicht nur abhängig von dem Gewicht, das der Sportler zum Beispiel beim Krafttraining bewegt. Sie hängt auch davon ab, wie viel willkürliche Muskelspannung der Einzelne aufbringen kann, wie stark er also seine Muskelfasern anspannen kann. Diese Art der Kraft nennt man »Maximum Voluntary Contraction« (MVC). Durch Training erhöht sich die bewegungsspezifische Maximum Voluntary Contraction. Und je größer unser Bewegungsrepertoire, desto größer ist unsere Fähigkeit, die MVC auch bei unbekannten Bewegungen hoch zu halten, also mit maximaler Muskelkraft zu agieren. Je ausgeprägter unsere Spannungskontrolle ist, desto ausgeglichener ist unser System im Hinblick auf Kraft und Entspannungsfähigkeit. Allerdings muss Spannungskontrolle erlernt werden, Anfänger haben ein geringes Maß an Maximum Voluntary Contraction.

Spannungskontrolle ist aber nicht nur nötig, um ein schweres Gewicht zu stemmen. Gute Muskelspannung stabilisiert auch die Gelenke. Außerdem schaffen wir dadurch einen besseren Transfer zur Zielbewegung. Das ist zum Beispiel gut bei Fuß-Drills für Fußballer zu sehen. Die Übungen führen dazu, dass mehr Muskelfasern rekrutiert werden und dass der Sportler nach einer gewissen Trainingszeit die Spannung länger aufrechterhalten und erhöhen kann. Im Notfall, also auf dem Spielfeld, wird die unwillkürliche, schnelle Reaktion im Knöchel helfen, wenn er umknickt. Dann reagieren seine zahlreichen aktivierten Muskelfasern und können das Gelenk stützen. Fehlt die muskuläre Spannung, wird auch die reaktive Stabilität des Gelenks auf dem Feld fehlen.

Tatsächlich ist die bewusste, willkürliche Spannung immer wichtig, aber sie muss von der unwillkürlichen Reaktion ergänzt werden, wie sie spontan in der Aktion auftritt. Willkürliche und unwillkürliche Bewegungen oder Muskelkontraktionen verlaufen über zwei separate motorische Bahnen. Sie müssen daher auch in verschiedenen Trainingsstrategien berücksichtigt werden. Dabei achten wir darauf, nicht stetig in einem hohen Spannungsfeld zu arbeiten. Die Fähigkeit, die Spannung zu kontrollieren und zu wechseln, bleibt elementar.

Beweglich oder steif – eine subjektive Einschätzung

Beim Mobility-Training steht grundsätzlich die Beweglichkeit im Zentrum. Doch welchen Bewegungsumfang brauchen wir wirklich? Dazu möchte ich einiges anmerken, denn es geht im Mobility-Training nicht darum, um jeden Preis die Range of Motion zu erhöhen oder die Beweglichkeit zu steigern, bis man stundenlang im Lotussitz verharren kann. Wer wie beweglich sein muss oder will, ist sehr unterschiedlich. Leistungssportler trainieren meistens nur auf das Maß an Beweglichkeit hin, das sie für ihre Bedürfnisse brauchen. Mehr ist für sie ineffizient.

Anders ist es beim Dehnen, dem klassischen Flexibilitätstraining. Hier geht es oft darum, die individuelle Beweglichkeit zu steigern, und zwar des Effekts oder spektakulärer Yogaposen wegen. Freizeitsportler streben wiederum eher nach einer undifferenzierten Form der Beweglichkeit. Denn viele Menschen fühlen sich einfach steif, unabhängig davon, wie ihre – messbare – Beweglichkeit wirklich ist. Dieses Gefühl steigt oft mit dem Alter, wobei in der Regel ab dem 40. Lebensjahr, bei vielen schon ab dem 30. Lebensjahr, die Beweglichkeit tatsächlich nachlässt.

Vom objektiven, also messbaren, Standpunkt aus ist es allerdings schwierig, die individuelle Beweglichkeit einzuordnen. Normen sind da nicht sinnvoll, etwa derart: Wer sich mit gestreckten Beinen bückt und die Handflächen oder mindestens die Fingerspitzen nicht auf den Boden bringen kann, ist zu steif. Tatsächlich gibt es keine Richtlinie, an die man sich halten kann. Fühlt man sich unbeweglich, stellt dies meist eine subjektive Empfindung dar und keine feststellbare Dysfunktion. Das Gefühl geht also nicht zwingend mit einer reduzierten Bewegungsamplitude einher, die ein Physiotherapeut oder Trainer feststellen könnte. Selbst Akrobaten, Turner und Tänzer fühlen sich dann und wann steif oder eingeschränkt, obwohl sie weiter in den Spagat kommen und alle ihre gewohnten Moves durchführen können. Ein generalisiertes Gefühl von Steifheit kann aber eine Fehlfunktion der Interozeption (Glossar, Seite 276) sein: Die Sensoren geben dann falsche Signale ans Gehirn. Das Phänomen ist nicht selten und wird auch im Kontext der Fibromyalgie diskutiert, einer Krankheit mit wandernden, unspezifischen Weichteilschmerzen.

Es ist auch nicht überraschend, dass das subjektive Steifheitsgefühl mit Erkrankungen, Muskelkater und akuten oder chronischen Schmerzen einhergeht. Stress verstärkt die Symptome noch, das kennen sehr viele Menschen aus ihrem Alltag. Dass man sich steif, starr, unbeweglich fühlt, kann auch mit einer Entzündung zusammenhängen, sei sie lokal in einem Gelenk oder systemisch, also im ganzen Körper. Auch das vegetative Nervensystem spielt eine Rolle: Ist der Sympathikus überaktiv, führt der erhöhte Tonus verbunden mit der mangelnden Fähigkeit, den Muskel zu entspannen, zu einem Gefühl der Steifheit. Daher ist die Wahrnehmung der Steifigkeit auch abhängig vom Gleichgewicht des autonomen Nervensystems. Ich kläre meine Klienten daher anfangs immer darüber auf, dass ein Gefühl von Bewegungsunfähigkeit und Steifheit subjektiv und abhängig von psychischen Faktoren sowie der eigenen Empfindung ist. Bestimmte langsame Drills, kombiniert mit Atemübungen, helfen, den Zustand nach und nach zu verbessern. Sehr gut sind dafür die bereits angesprochenen Übungen, die die Brustwirbelsäule mobilisieren, die Sie in Teil 3 noch kennenlernen werden.

Es gibt aber auch Menschen, die unter einer sogenannten systemischen Immobilität leiden, einer Bewegungsunfähigkeit, die den ganzen Körper betrifft. Sämtliche Gelenke haben dann eine reduzierte Amplitude. Häufig kommt ein falsches Atemmuster dazu, etwa mangelnde Bauchatmung und verstärktes Atmen in den Schlüsselbeinbereich und die obere Brust. Das Zwerchfell, der kräftige Muskel im Oberbauch, funktioniert dann nicht optimal, was auf die Rumpfmuskeln wirkt und Haltung ebenso wie Beweglichkeit beeinträchtigt. Dies kann sogar zu einem chronisch erhöhten Blutdruck führen. Eine andere Folge ist, dass die Nerven im Gehirn zu wenig Sauerstoff bekommen. Auch ein erhöhter Ruhepuls und schlechte Herzfrequenzvariabilität tauchen bei diesem Syndrom auf. Eine Ursache dafür ist übermäßiger Stress, der sich innerlich aufstaut – Sie erinnern sich an den Stresseimer (Seite 75/76), der sich immer weiter füllt? Manchmal haben Menschen mit dieser systemischen Immobilität auch Schmerzen, häufig sind sie aber schmerzfrei und einfach nur unbeweglich. Mobility-Training kann gerade diesen Betroffenen helfen, weil es auf die

» Mobilitätstraining, aber auch jede Art von Dehnmethode, sollte, sich grundsätzlich nach dem Empfinden der Trainierenden richten. Das Gleichgewicht zwischen Sympathikus und Parasympathikus steht dabei im Fokus.

stressbedingten Reaktionen des zentralen Nervensystems eingeht und mit sanften Übungen sowohl die Beweglichkeit wieder erhöhen als auch das Stresslevel reduzieren kann.

Faszienrollen sind nicht Teil des Mobility-Trainings

Foam Rolls, Faszienrollen oder Schaumrollen werden regelmäßig mit Mobility-Training assoziiert, gerade wenn es darum geht, das Steifheitsgefühl zu vermindern. Ich bin da allerdings anderer Ansicht. Die Faszien, auf die das Rollen angeblich wirken soll, sind zu stark, um tatsächlich in einem Release nachzugeben. Eine mechanische Veränderung ist durch das Ausrollen schlicht unmöglich. Das Rollen drückt nur das Gewebe zusammen, diese Kompression regt die Bindegewebszellen, die für Gewebewachstum verantwortlich sind, nicht wirklich an. Was auf diese Zellen – Fibroblasten genannt – aber wirkt, ist ein Zug durch die Muskeln. Er ist rein mechanisch wesentlich stärker als das Ausrollen. Der Zug regt die Fibroblasten in den Faszien zum Wachsen an, und nur dies sorgt für einen Neuaufbau von Bindegewebssubstanz. Auch ein schon 2003 veröffentlichter Grundsatzartikel von Dr. Robert Schleip, Deutschlands bekanntestem Faszienforscher, belegt, dass die fasziale Struktur zu stark ist, um sich durch äußere Einwirkungen wie das Rollen unmittelbar plastisch zu verändern.

Auch gibt es inzwischen eine ganze Reihe von wissenschaftlichen Studien, die zeigen, dass das Rollen, was die Beweglichkeit angeht, nicht die Erwartungen erfüllt, die daran geknüpft wurden. Es verhindert keinen Muskelkater oder Muskelschmerzen (in der Fachsprache DOMS, »Delayed Onset of Muscle Soreness«) und erhöht, wenn überhaupt, die Beweglichkeit nur kurzzeitig. Auch die Leistung der Muskeln – Schnellkraft, Maximalkraft – kann durch das Rollen nicht verbessert werden. Immerhin verschlechtert sich die Muskelkraft aber nicht, im Gegensatz zum statischen Stretching.

Übung: Stimulieren der Plantarfaszie

Setzen Sie sich mit gestreckten Beinen auf den Boden und beugen Sie sich nach vorn. Merken Sie sich, wie weit Ihre Fingerspitzen in Richtung Fußspitzen kommen. Dann nehmen Sie einen Tennisball oder einen Triggerball und rollen jeweils eine Minute beide Fußsohlen aus. Anschließend wiederholen Sie den Test mit den Fuß- und den Fingerspitzen. Ist der Abstand gleich oder erreichen Sie die Fußspitzen jetzt besser?

Das Rollen fördert die Beweglichkeit an einer bestimmten Stelle aber nur kurz - bis zu zehn Minuten lang. Studien konnten für eine längere Dauer, nämlich für 30 oder 60 Minuten, keine Wirkung belegen. Andere wiesen sogar überhaupt keinen Effekt des Ausrollens auf die Beweglichkeit nach oder ergaben, dass das Rollen für die Gelenkmobilität so wenig effizient ist wie statisches Stretching.

Was das Ausrollen bewirken kann

Das heißt aber nicht, dass Behandlungen mit Schaumrollen gar keinen Effekt haben. Wahrscheinlich wirken sie sich auf eine bestimmte Weise positiv auf die Muskulatur aus. Der Druck von außen stimuliert die im Muskel liegenden Nervenenden und die Nervenenden in den Faszien - und Muskeln reagieren immer positiv auf Stimulation. Tatsächlich erfolgt daher bei häufigem Ausrollen eine Anpassung des Muskelgewebes, nicht der Faszien. Auch das Ausrollen der Fußsohle mit einem Ball wirkt, und zwar positiv und stimulierend, vor allem auf eine entfernter liegende Muskelgruppe: die Hamstrings, also die Muskeln an der Oberschenkelrückseite. Das demonstriere ich gern in meinen Mobility-Basic-Workshops. Die Teilnehmer rollen die Fußsohlen aus und machen davor und danach einen Sit-and-reach-Test. Dieser Test misst, wie beweglich die Muskeln des unteren Rückens und die Beinbeugemuskeln sind, und wird im Sitzen mit gestreckten Beinen durchgeführt. Die Sportler müssen sich dann nach vorn beugen und sich den Abstand zwischen ihren Fingern und ihren Zehen merken. Dann rollen sie ihre Fußsohlen mit Bällen aus - danach verringert sich der Abstand zwischen Fingern und Zehen messbar um bis zu 15 Prozent. Der Hintergrund dafür ist, dass in der Fußsohle und der Plantarfaszie, der großen Fußfaszie, sehr viele Mechanorezeptoren liegen. Sie werden durch das Ausrollen angeregt und senden Signale aus, die auch im Oberschenkel wirken und das Gewebe dort auf bevorstehende Aufgaben vorbereiten. Die Tatsache, dass die Lockerung im Oberschenkel gleich nach dem Ausrollen spürbar ist, beweist, dass es sich um ein neurophysiologisches Phänomen der schnellen Reizweiterleitung handelt.

Die verbreitete Vorstellung, dass sich das Ausrollen über eine rein mechanische Verbindung und die sogenannte rückwärtige Faszienkette auf die Beweglichkeit auswirkt, halte ich für falsch. Dafür gibt es zu viele Belege für Gelenkmodulation durch neuronale Schaltkreise, wie sie in Teil 1 zur Biomechanik ab Seite 41 beschrieben wurden. Um eine solche Vermittlung durch Rezeptoren in weiter entfernt liegende Regionen handelt es sich meiner Meinung nach auch hier. Die Studienlage sagt klar, dass andere Methoden zur Verbesserung der Beweglichkeit wie die CRAC-Technik (Seite 67/68) dem Ausrollen deutlich überlegen sind. Das Foam Rolling wird auch häufig mit dem Ziel betrieben, den Wasser- und Stoffaustausch im Fasziengewebe zu fördern. Dies scheint tatsächlich zu funktionieren, dafür gibt es Belege. Allerdings kann man dasselbe auch mit regulärem Stretching erreichen, ganz ohne Ausrollen.

» Mobility Drills trainieren durch die Aktivierung der Muskeln die Faszien mit.

Für viele Sportler fühlt sich das Rollen aber angenehm und entspannend an, vermutlich über Effekte, die über das vegetative Nervensystem vermittelt werden, zu dem die Faszien eine Verbindung haben. Zum Entspannen und nach sportlicher Anstrengung kann man es daher gut einsetzen. Wer allerdings einen echten Trainingseffekt erzielen will, erreicht mit Faszienrollen nichts.

Triggerbälle und Rollen können aber wie bei der Übung im Kasten auf Seite 98 auf indirekte Weise wirken. Vor allem bei Anfängern, die ein schlechtes Körpergefühl haben, aber auch bei Schmerzpatienten hilft es, mit Triggerbällen oder anderen Geräten einen Reiz zu setzen und brachliegende Bahnen wieder zu aktivieren. Auf diese Weise verbessern solche Accessoires die Propriozeption. Da dies die Motorik fördern kann, werden solche Techniken oft im Rehabereich angewendet.

Die Art des Reizes bei solchen Anwendungen – hier: taktil, mechanisch, von außen – und auch die Intensität spielen dabei eine gewisse Rolle. Ob die Bälle oder Rollen mit Noppen versehen sind oder etwa vibrieren, legt fest, welche Rezeptoren erreicht werden, welcher Art der Stimulus ist und wie hoch die Intensität ist. Harte Rollen oder starke Vibrationen von Geräten setzen intensive Reize, andere wirken dagegen sanfter.

Wie die jeweilige Person darauf reagiert, ist individuell verschieden und hängt wieder davon ab, wie ihr Gehirn das Geschehen interpretiert. Daher können kleine Reize an der falschen Stelle auch zu einem negativen Ergebnis führen, besonders bei Schmerzpatienten oder solchen mit alten Verletzungen. Grundsätzlich benötigen oder verkraften Menschen unterschiedlich starke Reize, manche stärkere, andere nur schwache. Welcher Typ man ist, hängt unter anderem von der individuellen Erfahrung, der Persönlichkeit, Schmerzen oder betriebenen Sportarten ab, natürlich auch von einer Krankheitsgeschichte und akuten oder chronischen Verletzungen.

Sensorik geht vor Motorik. Mobility-Training setzt daher bei den Rezeptoren und der Propriozeption an.

Gummibänder oder Powerbands haben Sie auf Seite 66 kennengelernt. In Teil 3 bei den Mobility Drills finden Sie ebenfalls Übungen mit Bändern. Diese Bänder gibt es in unterschiedlichen Breiten und Stärken, wobei ich bei meinen Klienten und generell tendenziell die dünneren, leichten benutze. Je nach Hersteller hat jede Stärke eine andere Farbe.

Der Nutzen manueller Techniken

Im Mobility-Training setze ich grundsätzlich verschiedene manuelle Techniken ein. Viele von ihnen stammen aus der Physiotherapie und sind besonders bei Schmerzen und alten Verletzungen sinnvoll. Aber auch bei gesunden Sportlern mobilisieren sie das Gewebe und wirken mechanisch und neurologisch so, dass die Struktur in einer bestimmten Körperregion reagiert. Ich arbeite dazu unter anderem mit der sogenannten Maitland-Methode. Der Physiotherapeut Geoffrey Douglas Maitland (1924–2010) lebte und arbeitete in Australien, wo er ein klinisches System zur Befunderhebung entwickelte. Dabei teilte er Gelenkbewegungen in Grade oder Bewegungsabschnitte und deren schwingende Ausführung ein. Nach einer genauen Anamnese, in der der Patient seine subjektive Erfahrung oder Empfindung schildert, erfolgt eine objektive Untersuchung mit Testbewegungen. Dabei versucht der Therapeut, die zuvor vom Patienten beschriebenen Symptome auszulösen. Aus den Reaktionen kann er ein individuelles Behandlungskonzept erstellen, dessen Ziel der volle Bewegungsumfang und Schmerzfreiheit sind. Sehr wichtig ist dabei die permanente Kontrolle der angewandten Techniken, dazu gibt es eine genaue Analyse aller Symptome, Beschwerden und Reaktionen des Patienten während des Verlaufs der Behandlung. Mehr zu den konkreten Anwendungen in Teil 4, »Schmerzen und Verletzungen«, ab 109.

Manuelle Techniken können beim Mobility-Training auch verwendet werden, um den Athleten bei der Durchführung der Übung zu helfen. Wer Probleme hat, bestimmte Bewegungen sauber auszuführen, kann sich von einem Partner beim korrekten Ablauf helfen lassen. Viele Übungen werden zu zweit oder zu dritt absolviert, wobei die Partner abwechselnd die Bewegung der anderen als Coach anleiten und mit Griffen, Stützen, Führen, Stoppen oder Halten manuell helfen. Werden die Bewegungen besser, reduziert man die Hilfe, bis der Übende die Bewegung selbstständig korrekt ausführen kann. Bei der CRAC-Technik (Seite 67/68) kann der Übungspartner oder Trainer zusätzlichen Widerstand bieten, oder der Partner dehnt den Muskel, um den es gerade geht, und hilft bei der Durchführung der Bewegung nach der isometrischen Kontraktion (Seite 68, Schritte 3 und 4 der CRAC-Technik).

Gezielt gesetzter Druck und Zug vom Partner oder Therapeuten kann dabei die Range of Motion erweitern. In erster Linie sollte jedoch der Übende selbst aktiv arbeiten und nicht dem Therapeuten oder Partner die Arbeit überlassen. Das Zusammenspiel von Aktivität und passiver Manipulation ist dabei immens wichtig und sollte immer im Fokus stehen.

Spezielle Techniken für die Gelenkkapsel

Banded Stretches und kapsuläre Stretches haben Sie schon im Zusammenhang mit den Stufen des Mobility-Trainings kennengelernt (Seite 66). Das kapsuläre Stretching kann auch mit manueller Technik zusammen mit einem Partner oder einem Coach durchgeführt werden. Manuelle Gelenkmobilisation ist sinnvoll, wenn Verletzungen, Operationen oder entzündliche Erkrankungen die bindegewebige Hülle um das Gelenk stören und zu Bewegungseinschränkungen führen.

Mit Mobilisationstechniken für die Kapsel kann zumindest teilweise die Funktion des Gelenks wiederhergestellt werden. Dazu eignet sich Zug sehr gut, in der Fachsprache »Traktion« genannt. Dabei wird eine Gelenkoberfläche gegenüber der anderen Gelenkhälfte gedehnt und so entlastet. Der Zug kann dabei mit den Händen oder - unter anderem - mit Gummibändern erfolgen. Die kurze Entlastung eignet sich gut bei schmerzenden Gelenken und lokalen Entzündungen sowie bei Bewegungseinschränkungen. Sie wirkt sich direkt auf die Gelenkkapsel aus und erleichtert die Bewegung nach der Behandlung. Wie dieses kapsuläre Stretching im Gelenk das Gewebe tatsächlich verändert, ist allerdings wissenschaftlich noch unklar. Gelenkkapseln haben eine hohe Zugfestigkeit und die Einwirkungen, die im Training vorgenommen werden können, sind möglicherweise nicht stark genug. Dennoch zeigen Erfahrungsberichte, dass Patienten und Klienten nach solchen Anwendungen weniger Schmerzen hatten und beweglicher waren. Eine mögliche Erklärung dafür ist die Reaktion der Zellen im Gelenk auf den Zug. Mechanische Reize aktivieren Rezeptoren in der Gelenkkapsel. Das führt zu einer Signalkaskade, die schließlich die Bindegewebszellen anregt, Protein herzustellen und das Gewebe zu erneuern. Dieser Um- und Aufbau des Gewebes verändert langfristig die Gelenkkapsel. Auch die Knochenzellen reagieren übrigens auf Zug, Druck und Gewichtsbelastung mit Wachstum. Die genauen Mechanismen dieser Prozesse sind ebenfalls noch nicht geklärt, weshalb auch die Krankheit Osteoporose, der Knochenschwund, bisher nicht heilbar ist.

Technisch gesehen gilt es bei diesen Anwendungen, die Muskulatur zu umgehen, sonst erreichen wir die tief liegende Kapsel nicht. Es muss also an der Muskulatur vorbei gedehnt werden. Zu schaffen ist dies nur bei entspannter Muskulatur. Dafür muss sich das betreffende Gelenk in der Endstellung befinden und die umgebenden Muskeln dürfen nicht aktiv sein. Sie sollen auch nicht gedehnt werden, sondern völlig passiv bleiben. Kapsuläre Stretches führe ich daher manuell durch, also mit einem Partner, Coach oder Therapeuten, sodass die Klienten wirklich in eine ganz passive Position geraten. Sie können aber auch ohne Partner durchgeführt werden, zum Beispiel an der Schulter oder an der Hüfte. Solche Übungen sind zum Beispiel der Hands on Shoulder Stretch - Kimura (Seite 148) für die Schulterkapsel oder der Anterior Hip Capsule Stretch (Seite 232/233) für die Hüftkapsel.

Neuroflossing für Nerven und Muskeln

Neuroflossing mobilisiert Nerven des peripheren Nervensystems. Es ist eine teils gymnastische, teils manuelle Technik, die die Nerven in ihren Nervenscheiden gleiten lässt und im Gewebe beweglich macht. Das verbessert die Funktion der betroffenen Extremität, zum Beispiel an Armen und Beinen. Mobilitätsdefizite, auch ohne konkrete Beschwerden, lassen sich dadurch reduzieren und der aktive Bewegungsradius wird vergrößert. Angewendet wird Neuroflossing in der Regel an Spinalnerven, die Bewegungsimpulse weiterleiten. Bei den Ausführungen zum Gehirn haben Sie diese Nerven bereits kennengelernt (Seite 19). Es geht dabei nicht darum, sie in irgendeiner Art zu dehnen, also zu verlängern, oder ihre Struktur zu verändern. Sie sollen aber im umliegenden Gewebe in Bewegung geraten und besser gleiten. Gerade bei Entzündungen und Verklebungen kann Neuroflossing helfen, den Nerv zu regenerieren.

Drei wichtige Nerven sind die oberen Spinalnerven *Nervus ulnaris, Nervus medianus* und *Nervus radialis.* Alle drei gehören zu einem Nervengeflecht, das den Schultergürtel und die Arme versorgt, dem sogenannten *Plexus brachialis*, und alle drei gehen von den Halswirbeln aus. Neuroflossing dieser drei Nerven bietet sich zum Beispiel bei folgenden Problemen an:

- Schmerzen in Hand und Handgelenk, Karpaltunnelsyndrom: *Nervus medianus*
- Golferellenbogen: *Nervus ulnaris*, vor allem bei Ausstrahlung der Schmerzen in den kleinen Finger hinein
- Schwacher Daumen: *Nervus medianus*

Was allgemein unter Flossing verstanden wird, bezieht sich aber nicht auf die Nerven, sondern auf die Muskeln. Die Technik stammt aus der Physiotherapie und dem funktionellen Training. Athleten umwickeln dazu an Armen oder Beinen für kurze Zeit Gewebe oder Gelenke mit Gummibändern. Das unterbricht die Blutzufuhr und den Abtransport der Lymphe. Zudem wirkt ein starker Druck von außen auf alle Strukturen der Stelle – Haut, Bindegewebe, Muskeln, Faszien und Sehnen. In diesem Zustand bewegt der Sportler selbst oder ein Therapeut die geflosste Extremität. In dem hohen Blutstau lösen sich Verklebungen, Verfilzungen und unphysiologische Cross Links bis in die tiefsten Schichten. Nach dem Abnehmen des Flossing-Bands durchströmt das Blut die Stelle anfangs wieder stärker, Anwender reden hierbei von »Durchspülen«. Das erleichtert den Abtransport von alten Zellen und Lymphe. Kelly Starrett, der Functional-Training-Spezialist, hat das Flossing, von ihm »Vodoo Flossing« genannt, sehr bekannt gemacht und hält es sogar für eine der besten Methoden überhaupt, um Entzündungen, Schmerzen und Schwellungen in Gewebe und Gelenken zu beseitigen.

Wer sich mit dem Thema Neuroflossing intensiver auseinandersetzen möchte, findet einschlägige Literatur dazu oder kann einen Workshop dazu besuchen, denn es gehört etwas Erfahrung dazu, es anzuwenden, und man muss einige Vorsichtsmaßnahmen beachten. Ich rate daher dazu, Flossing-Techniken anfangs nur unter Aufsicht eines erfahrenen Trainers auszuprobieren.

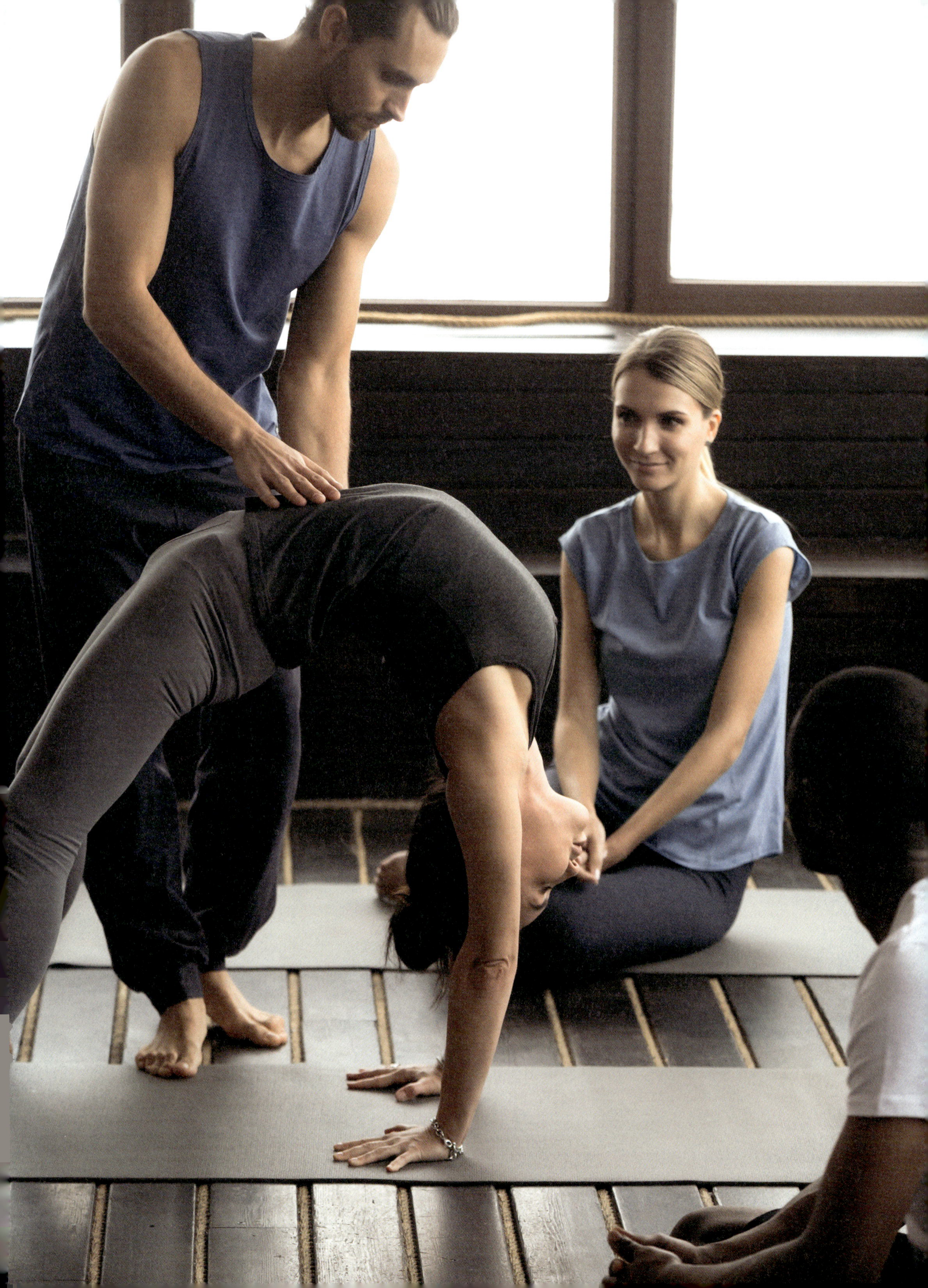

Teil 3

Mobility Drills – die Übungen

Kapitel 1

Klarer Fokus – präzise Ausführung

Kommen wir nun zum Kern des Buches – den Mobility-Drills. Ich habe über 100 Übungen zusammengestellt, die alle Körperpartien ansprechen und in verschiedenen Intensitätsgraden ausgeübt werden. Dabei sind einige Körperregionen besonders wichtig, wie Sie in den vorigen Abschnitten schon erfahren haben, nämlich Hände, Füße und der Kopf. Für diese gibt es eigene Übungsreihen, außerdem ein Programm für die Hüften, die Knie, Drills speziell für den optimalen Squat sowie Stretches.

Zuvor möchte ich Ihnen aber einige Hinweise zum Aufbau Ihres persönlichen Trainingsprogrammes geben. Wie Sie sicher, verletzungs- und schmerzfrei trainieren, ist Teil davon, bitte beachten Sie die Ratschläge dazu besonders, sie stehen im Kasten »Sicherheit geht vor!« auf Seite 108. Einen ganz allgemeinen Tipp möchte ich Ihnen am Anfang geben: Ein wacher, achtsamer, klarer Geist ist entscheidend für Ihren Trainingserfolg. Konzentrieren Sie sich immer gut darauf, wie Sie die Bewegung ausführen. Um das Wie geht es dabei tatsächlich, denn die Qualität der Bewegung – also eine saubere, korrekte Ausführung – hat immer Vorrang vor der Anzahl der Wiederholungen oder der Leistung. Dafür ist es wichtig, dass Sie die Übungen exakt nach den Anleitungen ausführen: Alle Übungen sind mit Fotos zu den einzelnen Phasen der Bewegung versehen und im Text erklärt. Prägen Sie sich diese bebilderten Schritt-für-Schritt-Abfolgen gut ein, um die Übung richtig nachzuvollziehen.

Das hört sich vielleicht nach einem starren Regelkorsett und zu wenig Freiheit an. Doch tatsächlich ist es beim Mobility-Training extrem wichtig, dass die Übungen korrekt ausgeführt werden – nur dann kommen im Gehirn die richtigen Signale an. Hier unterscheidet sich das Mobility-Training durchaus von anderen Trainingsmethoden, wie man am Vergleich von eher muskelzentrierten und mehr bewegungszentrierten Ansätzen erkennen kann: Wenn Sie muskelzentriert arbeiten, etwa beim Krafttraining, richten Sie Ihre Aufmerksamkeit nach innen, auf Ihr Körpergefühl, also die Innenwahrnehmung oder Interozeption (Glossar, Seite 276). Sie achten dann vor allem darauf, was Sie bei der Übung spüren, wie sich der Muskel anfühlt und was in Ihrem Körper vor sich geht. Ein solcher nach innen gerichteter Blick kann zwar das eigene Körpergefühl fördern und häufig praktiziert man ihn nicht nur im Krafttraining, sondern auch beim Yoga, bei Feldenkrais- oder bei Faszienübungen, doch das ist nur eine Dimension des Trainingserlebens. Die andere Dimension ist der bewegungszentrierte Ansatz, Schwerpunkt ist dabei die Außenwahrnehmung oder Exterozeption (Glossar, Seite 276). Das bedeutet in Bezug auf Bewegungen, dass der Sportler in den Raum hineinarbeitet und seine Aufmerksamkeit nach außen in Richtung Ziel der Bewegung lenkt. Die Konzentration auf die Außenwahrnehmung wirkt sich generell positiv auf das Erlernen von Bewegungen und auf die Bewegungskontrolle aus, sie verbessert die Beweglichkeit und die Bewegungsamplitude – und das wollen wir beim Mobility-Training erreichen: Bei meinem

» Konzentrieren Sie sich bei allen Übungen auf Ihre Wahrnehmung der Bewegung im Raum und lenken Sie Ihre Aufmerksamkeit nach außen auf das Ziel der Bewegung.

Trainingsprogramm geht es um die dreidimensionale Bewegung, die Beweglichkeit und den optimalen Bewegungsumfang.

Tempo und Stufen der Geschwindigkeit

Beim Tempo gibt es im Mobility-Training vier verschiedene Stufen:

1. **Superlangsames Tempo oder Zeitlupentempo:** Das superlangsame Tempo ist eine Bewegung in Zeitlupe. Drills dauern hier meist 10 bis 30 Sekunden. Solche besonders langsam ausgeführten Bewegungen machen Fehler in der Ausführung besser sichtbar. Auch lokale Schwachstellen sind in der verlangsamten Bewegung eindeutiger erkennbar, etwa Muskelzucken in bestimmten Winkeln oder eine unsaubere Gelenkführung in der Bewegung. Mit Übungen, die in superlangsamem Tempo ausgeführt werden, lassen sich daher Koordination und Motorik leichter korrigieren.
2. **Langsames Tempo:** Das langsame Tempo ist die Geschwindigkeit, in der die meisten Menschen intuitiv arbeiten, wenn sie sich besonders auf eine Bewegung konzentrieren. Solche Übungen dauern meist circa 5 bis 10 Sekunden pro Drill.
3. **Standardtempo:** Dieses Tempo ist die Geschwindigkeit, die die meisten Menschen intuitiv wählen. Wiederholungen in diesem Tempo dauern etwa 1 bis 2 Sekunden, je nach Gelenk und Komplexität des Drills.

Sicherheit geht vor!

Wie bei jedem anderen Training geht auch beim Mobility-Training die Sicherheit immer vor. Generell gilt: Trainieren Sie nie in einen Schmerz hinein. Beenden Sie die Übung, sobald Sie Schmerzen verspüren. Man kann dabei Schmerzen, die durch die Anstrengung oder eine ungewohnte Übung verursacht werden – also einen biopositiven Reiz auslösen –, von Schmerzen, die von Verletzungen herrühren oder Gefahr signalisieren, unterscheiden. Wenn Sie beim Training Ihre Komfortzone verlassen, ist es normal, einen leichten Schmerz zu empfinden. Sie sollten diesen als eine Art »Wohlweh« betrachten: Er ähnelt dem Wohlweh, das durch lang gehaltene Dehnpositionen oder eine Massage von verkaterten Muskeln ausgelöst wird. Anfänger sollten sich langsam herantasten und infolgedessen die Übungsintensität nur moderat steigern, um den unterschiedlichen Schmerz zu erspüren. Je besser das eigene Körpergefühl, desto eher lässt sich ein bionegativer Schmerz von einem biopositiven Schmerz unterscheiden. Führen Sie nur die Übungen aus, auf die Sie positiv reagieren. Nutzen Sie die Neuroassessments (Seiten 110 bis 112), um zu bestimmen, ob Ihnen eine Übung guttut. Ihr Gehirn wird Ihnen immer das direkte Feedback geben, ob etwas funktioniert und wie gut es funktioniert.

4. **Athletisches Tempo:** Das athletische Tempo ist die maximale Geschwindigkeit im jeweiligen Drill. Eine Übung dauert bei diesem schnellen Durchgang in der Regel höchstens 1 Sekunde. Solche schnellen Ausführungen eignen sich vor allem, wenn man die Drills im Hinblick auf bestimmte Sportarten ausübt und den Transfer zum Beispiel zu Bewegungen im Tennis, Speerwerfen oder Karate möchte. Je explosiver die Gelenkbewegung im Sport, desto explosiver sollten auch die Drills ausgeführt werden. Da wir uns spezifisch den gesetzten Reizen anpassen, trainiert der Athlet in dem Tempo, das die Sportart erfordert. Die Übenden sollten also in der Lage sein, Drills genauso explosiv auszuführen wie spezielle Gelenkbewegungen ihrer Sportart.

Wie geht es los? Mobility Drills zum Aufwärmen

Alle Mobility Drills eignen sich grundsätzlich zum Aufwärmen, bevor Sie Ihr gewohntes Trainingsprogramm absolvieren. Sie können auch mit jeder anderen Trainingsmethode kombiniert werden. Falls Sie zum Beispiel dreimal in der Woche in einem Studio mit Gewichten arbeiten, können Sie jeweils zu Trainingsbeginn Ihre Auswahl von Mobility Drills ergänzen. Ein eigenes Aufwärmen vor den Mobility-Übungen ist nicht nötig. Machen Sie grundsätzlich immer nur die Übungen, die Ihnen guttun. Sie sollten bei der Übungsausführung keine Probleme haben und keine Schmerzen spüren. Starten Sie daher lieber passiv und steigern Sie sich langsam. Nutzen Sie zum Beispiel die Übung Eye Circle (Seite 120) als kleines Warm-up, bevor Sie mit den Drills beginnen. Das Einstimmen der Augen eignet sich hervorragend als Start ins Training, es weckt Ihr Zentralnervensystem auf und stimmt den Körper auf die Belastung ein. Folgende Übungen können danach als Warm-up folgen, beachten Sie dabei die Reihenfolge:

- Wrist Figure 8 (Seite 152/153)
- Obere Halswirbelsäule – Streckung und Beugung (Seite 130)
- Foot Pull (Seite 178)
- Hip Figure 8 (Seite 164/165)
- Elbow Circle (Seite 140/141)
- Segmentale Brustwirbelsäulenmobilisation im Sitzen (Seite 136/137)
- Closed Chain Knee Circle (Seite 172/173)
- Lying Shoulder Circle (Seite 196/197)

Mit diesen Übungen wärmen Sie die wichtigsten Gelenke Ihres Körpers auf. Prüfen Sie nach jeder Übung anhand der Neuroassessment-Bewegungstests (Seiten 110 bis 112), ob Ihnen der Drill guttut. Führen Sie jede Übung für etwa 45 Sekunden in dem von Ihnen präferierten Tempo aus. Sie sollten dabei je Übung auf mindestens 10 Wiederholungen kommen.

Die Neuroassessments

Biopositive Drills wirken unmittelbar auf das Zentralnervensystem und verbessern Kraft sowie Mobilität direkt während einer Bewegung. Um die Verbesserung wahrzunehmen, lassen sich sogenannte Neuroassessments nutzen. Dabei handelt es sich um Bewegungstests, die aufzeigen, inwiefern ein Reiz Auswirkungen auf den Körper hat. Sie werden vor und nach dem eigentlichen Training durchgeführt und machen durch die Qualität ihrer Ausführung den Status des Körpers vor und nach dem Training vergleichbar. Neuroassessment-Übungen können entsprechend auch vor und nach dem Mobility-Training durchgeführt werden, um zu prüfen, inwieweit die Mobility-Übungen den Körper beeinflusst haben. Jeder Mobility Drill ist ein gesetzter Reiz, auf den das Zentralnervensystem augenblicklich positiv, neutral oder negativ reagiert.

Das Ziel der biopositiven Drills aus unserem Trainingsprogramm ist es, wie der Name schon sagt, positiv auf das Zentralnervensystem einzuwirken. Dies zeigt sich meist in einer verbesserten Mobilität, nicht nur im trainierten Gelenk, sondern im besten Fall systemisch. Dies bedeutet, dass die Mobility Drills nicht nur partiell biopositiv wirken, sondern sich positiv auf den ganzen Körper auswirken können. So können Drills für die Halswirbelsäule dafür sorgen, dass sich die Rotationsfähigkeit in der Schulter verbessert. Negative Auswirkungen wären wiederum eine reduzierte Mobilität, weniger Kraft oder Schmerzen. Beides lässt sich durch Neuroassessments überprüfen.

Wirkt ein Drill biopositiv, sprich, die Ausführung einer Neuroassessment-Übung verbessert sich, sollten Sie diese Übung besonders häufig trainieren, um eine schnelle Anpassung zu erzeugen. Um dies zu erreichen, machen Sie die Übung möglichst täglich. Je häufiger Sie so gezielt trainieren, desto schneller lernt das Gehirn.

Als Neuroassessments eignen sich die im Folgenden vorgestellten Bewegungen Vorwärtsbeuge, Schulterrotation und Ganzkörperdrehung. Vor jedem Mobility-Training können Sie mit einer der drei Übungen Ihre aktuelle Mobilität prüfen. Ich empfehle Ihnen, das Neuroassessment an der Stelle am Körper auszuführen, an der tendenziell die stärksten Einschränkungen vorliegen. Können Sie also die Vorwärtsbeuge nur schlecht ausführen, sollten Sie diese als Neuroassessment heranziehen. Danach führen Sie einen Mobility Drill nach Wahl aus – dieser muss mit der Vorwärtsbeuge nichts zu tun haben. Im Anschluss ans Training nutzen Sie dasselbe Neuroassessment, also die Vorwärtsbeuge, erneut, um zu überprüfen, inwieweit der Mobility Drill biopositiv gewirkt hat – im vorliegenden Fall, ob Sie sich weiter nach unten lehnen können. Hat sich Ihre Vorwärtsbeuge verbessert, war der Drill biopositiv. Gibt es keine Veränderung, war der Drill neutral. War die Bewegung schlechter ausführbar, spricht man von einem bionegativen Reiz. Daraus ergibt sich also die Reihenfolge der Ausführung:

Neuroassessment → Mobility Drill → Neuroassessment (Test → Drill → Retest)

Vorwärtsbeuge

Trainingsziel: Bei der Vorwärtsbeuge versuchen Sie, mit Ihren Fingern so weit wie möglich Richtung Boden zu gelangen.

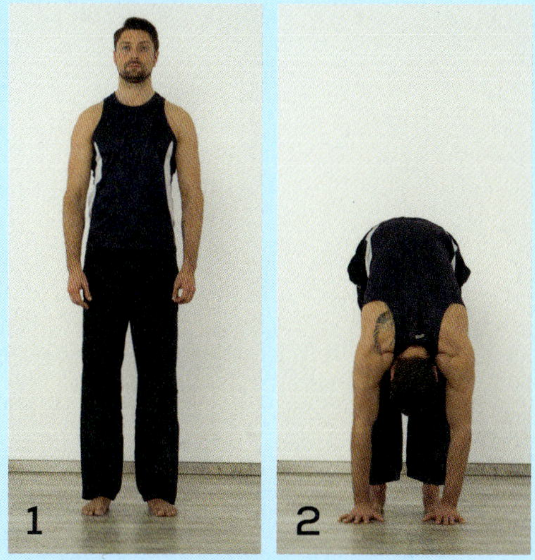

1. Nehmen Sie den neutralen Stand ein (Seite 117). Stellen Sie sich dafür aufrecht mit hüftbreit geöffneten Füßen auf einen ebenen Untergrund. Ihr Blick ist nach vorn gerichtet.
2. Beugen Sie sich nun mit einer langen Wirbelsäule nach unten, halten Sie dabei Ihre Knie gestreckt und versuchen Sie, mit Ihren Fingern so tief wie möglich zu kommen. Merken Sie sich, wie tief Sie kommen. Führen Sie die Bewegung ein paarmal aus, bis Sie eine Art Richtwert für Ihre aktuelle Beweglichkeit haben.

Schulterrotation

Trainingsziel: Prüfen Sie hier das Ausmaß Ihrer Schulterinnen- und außenrotation.

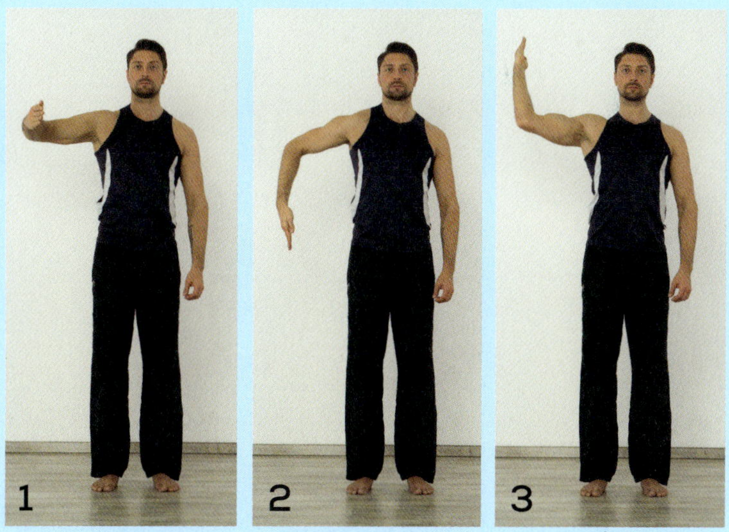

1. Nehmen Sie den neutralen Stand ein (Seite 117). Führen Sie den rechten Arm zur Seite bis auf Schulterhöhe nach oben und halten Sie Ihren Arm im rechten Winkel gebeugt, sodass Ihre Hand nach vorn zeigt.
2. Drehen Sie nun Ihren Arm aus dem Schultergelenk heraus nach innen. Vermeiden Sie eine Ausweichbewegung der Schulter nach vorn. Auch der Oberkörper bleibt aufrecht und bewegt sich nicht. Halten Sie Ihren Blick konstant nach vorn gerichtet.
3. Rotieren Sie nun Ihren Arm nach außen und prüfen Sie Ihre Beweglichkeit in diese Richtung. Nutzen Sie dafür am besten einen Spiegel oder konzentrieren Sie sich auf das Gefühl der Beweglichkeit.

Ganzkörperdrehung

Trainingsziel: Mit der Ganzkörperdrehung prüfen Sie die Rotationsfähigkeit in der Brustwirbelsäule.

1. Starten Sie im engen Stand, stehen Sie dafür aufrecht und mit geschlossenen Füßen. Ihr Blick ist nach vorn gerichtet. Heben Sie die Arme mit gestreckten Ellenbogen nach vorn auf Schulterhöhe an und legen Sie Ihre Handflächen aneinander.
2. Führen Sie nun aus dem Rumpf heraus eine Rechtsdrehung aus. Achten Sie dabei darauf, dass Sie Ihre Knie gestreckt halten und die Bewegung nur aus dem Oberkörper und der Hüfte heraus erfolgt. Wippen Sie nicht, halten Sie beide Fußsohlen fest auf dem Boden, aber versteifen Sie sich während der Rotation auch nicht.
3. Drehen Sie sich nun in die andere Richtung und vergleichen Sie beide Rotationsrichtungen miteinander. In welche Richtung konnten Sie sich weiter aufdrehen und wie fühlen sich beide Seiten im Vergleich an?

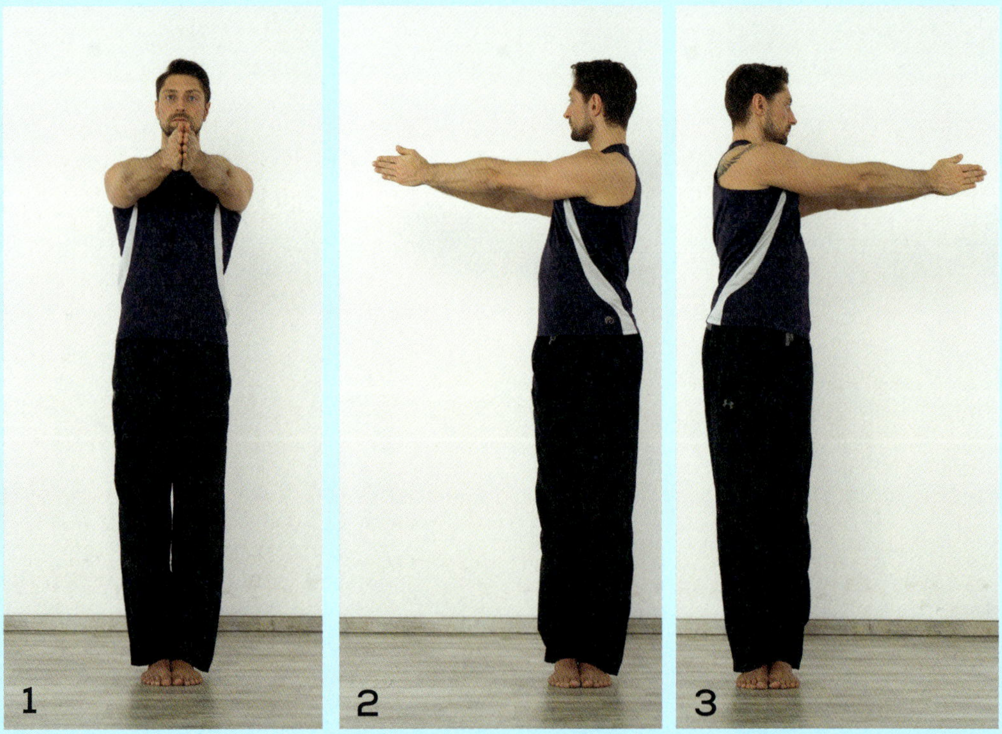

Wie trainieren? Von basic bis advanced

Die Reihenfolge, in der Sie Mobility-Übungen ausführen, ist frei, Sie können sie Ihrem Trainingsstand und Ihren Interessen entsprechend kombinieren. Optimal ist es aber, in jeder Sitzung mit einigen Stretches zu beginnen. Die Stretches bilden die erste Gruppe der Übungen (Seite 116 bis 127). Im Anschluss folgen die Übungsgruppen in den Stufen basic (Seite 128 bis 183), intermediate (Seite 184 bis 219) und advanced (Seite 220 bis 249). Beginnen Sie immer mit den Basic-Übungen und wählen Sie die Übungen, die Ihnen leichtfallen. Starten Sie generell eher mit Übungen, die kleine Gelenken wie die Hände beanspruchen, und arbeiten Sie sich dann hin zu großen Gelenken wie den Hüften oder den Knien. Konzentrieren Sie sich auf die Gelenke, mit denen Sie Probleme haben beziehungsweise in denen Sie eine Verbesserung erreichen wollen. Wenn Sie gut zurechtkommen, gehen Sie über zu den Übungen der Stufe Intermediate. Wenn Sie dieses Level beherrschen, können Sie sich an die fortgeschrittenen Advanced-Übungen heranwagen.

Egal, auf welchem Level Sie trainieren, beachten Sie immer die Sicherheitshinweise im Kasten auf Seite 108. Tasten Sie sich langsam an die Übungen heran und überfordern Sie sich zu Beginn nicht. Wählen Sie Drills aus, die Sie fordern, aber nicht überfordern. Versuchen Sie dennoch, so schnell wie möglich in die Progression zu gehen. Sprich, wenn Sie mit bestimmten Übungen gut zurechtkommen, Sie in der Lage sind, diese technisch sauber auszuführen, und Ihnen die Ausführung leichtfällt, suchen Sie nach neuen Herausforderungen. Das Gehirn möchte aktiviert und trainiert werden, um seiner Hauptaufgabe, uns zu schützen, optimal nachkommen zu können. So veranlasst es etwa eine schnelle Ausweichbewegung in einem Gefahrenmoment. Wird das Gehirn nicht gefordert, verkümmern seine Fähigkeiten, es werden ungeübte Bewegungsmuster nicht akkurat ausgeführt. Daher ist es sinnvoll, im Training aus der Komfortzone herauszutreten. Aber Achtung, der Grat zwischen Forderung und Überforderung ist schmal, wenn man seinen eigenen Körper noch nicht genügend kennt. Machen Sie im Zweifel langsam.

Fortschritte werden Sie durch konsequentes Trainieren erzielen: Sie sollten nach acht bis zehn Trainingseinheiten in der Lage sein, neue und komplexere Bewegungen auszuführen. Dies hängt jedoch auch von Ihrer Ausgangslage, Ihrem Fitnessniveau und etwaigen früheren Verletzungen ab. Wenn Sie mit einer Übung nicht weiterkommen, zwingen Sie sich nicht. Suchen Sie eine andere Übung, die Ihnen einen besseren Fortschritt gewährt.

Wie oft trainieren? Die Frequenz

Das Prinzip ist recht simpel: Führen Sie die Mobility-Übungen regelmäßig durch. Sie wissen es ja schon: Nach dem »Use it or lose it«-Prinzip etablieren sich nur Bewegungsmuster, die häufig wiederholt werden. Wenn Sie Übungen also wiederholt trainieren, verbessern Sie die in Ihrem Gehirn gespeicherten Bewegungsabläufe und somit Ihre Mobilität. Je größer der Nutzen der von Ihnen ausgewählten Drills für Ihre Sportart oder für das Defizit, das Sie überwinden möchten, ist, desto häufiger sollten Sie die Drills trainieren.

Trainieren Sie siebenmal die Woche, um Bewegungsmuster optimal anzupassen. Nehmen Sie sich dafür über den Tag verteilt täglich 10 Minuten Zeit und führen Sie mindestens drei bis fünf verschiedene Drills mit jeweils etwa 20 bis 25 Wiederholungen aus. Sie können die Übungen einfach zwischendurch einschieben und benötigen kein großes Equipment. Stundenlanges Trainieren an wenigen Terminen in der Woche ist weniger effizient – üben Sie lieber täglich immer wieder ein paar Minuten zwischendurch. Nutzen Sie Wartezeiten an der Bushaltestelle oder Ihre Büropause, um die eine oder andere Übung auszuführen. Besonders bei chronischen Schmerzen haben sich häufig durchgeführte Einheiten mit geringer Intensität als effektiv erwiesen.

Es ist zudem besser, sich bei jedem Durchgang auf wenige Übungen zu fokussieren, statt möglichst viele verschiedene Übungen durchzuführen. Konzentrieren Sie sich pro Einheit auf Drills, die für bestimmte Körperbereiche oder Anforderungen in Ihrer primär ausgeführten Sportart geeignet sind und die Ihnen guttun. In der nächsten Session wechseln Sie zu Übungen für andere Körperbereiche und Bewegungen.

Wie lange trainieren? Das Volumen

Im Prinzip reichen schon 30 Sekunden Training aus, um einen neurophysiologischen Effekt zu erzielen: Das Gehirn sendet schnell eine Rückmeldung, ob und inwieweit eine Bewegung als biopositiver Reiz wahrgenommen wird. Doch um die Neuroplastizität zu fördern, empfehle ich eine Übungsabfolge mit einer Dauer von 60 bis 90 Sekunden. Wie schnell Muskeln und Bänder sich danach an das Training anpassen, also verändern, ist von Mensch zu Mensch unterschiedlich. Führen Sie Ihre ausgewählten Mobility Drills mindestens vier Wochen lang regelmäßig aus. Das Gehirn benötigt etwa 20 Stunden Trainingszeit, um sich anzupassen und neue Bewegungsmuster abzuspeichern.

Insofern Sie ohne Gewichte, Bänder oder sonstige Tools und bei geringer Intensität trainieren, sollten Sie jede Übung für mindestens 90 Sekunden ausführen. Bei höherer Intensität dürfen es auch 60 Sekunden sein. Wie im Krafttraining korreliert beim Mobility-Training eine niedrige Intensität mit einer hohen Dauer und umgekehrt eine hohe Intensität mit einer niedrigeren Dauer. Das bedeutet: Drills ohne zusätzliche externe Lasten werden häufiger wiederholt als Drills, die mit Bändern oder Gewichten ausgeführt werden. Die Gesamtdauer des Trainingsprogramms ist vom eigenen Ziel und den persönlichen Fähigkeiten abhängig.

Wie viele Wiederholungen?

Wählen Sie pro zu trainierendem Gelenk ein bis zwei Übungen aus und absolvieren Sie jeweils 20 bis 25 Wiederholungen im Standardtempo – je nach persönlichem Ziel auch in anderen Tempi. Standardtempo (Seite 108) bedeutet, dass Sie die vorgegebene Wiederholungszahl einer Übung in etwa 1 Minute absolvieren. Ein Trainingssatz von 20 bis 25 Wiederholungen ist zur neuronalen Aktivierung völlig ausreichend. Wechseln Sie nach vier Wochen zu anderen Übungen. Routine unterfordert das Gehirn, und das beeinträchtigt die Neuroplastizität negativ.

Wie stark? Die Intensität

Grundsätzlich sollten Mobility-Übungen nicht bis zur vollen Erschöpfung trainiert werden. Es gibt zwar bestimmte Methoden beim Krafttraining, die Sportler bis an die absolute Grenze gehen lassen, doch ist das im Mobility-Training nicht das primäre Ziel. Die Mobility Drills sollen in erster Linie einen neurophysiologischen Effekt erzeugen und zu einer strukturellen Anpassung führen.

Athleten, die weniger Kraftsporterfahrung haben, sollten sich auf die Übungen ohne Geräte konzentrieren. Kraftsportorientierte Athleten, die es ohnehin gewohnt sind, mit schweren Lasten zu trainieren, können die Übungen, sobald sie diese sicher beherrschen, mit Gewichten ausführen. Nach dem Prinzip der Spezifität können die Drills und Gewichte auch an bestimmte Anforderungen angepasst werden: Wird auf eine konkrete Sportart oder Bewegung hintrainiert, sollte in demselben Tempo und mit derselben Last wie in der Zielsportart trainiert werden.

Doch denken Sie daran: Unabhängig von der Intensität hat beim Mobility-Training Qualität grundsätzlich Vorrang vor Quantität. Führen Sie die Bewegungen immer sauber aus und achten Sie währenddessen auf Ihr Körper- und Bewegungsgefühl. Wird Ihnen die Übung zu anstrengend, sodass die Bewegungsqualität unter der Anstrengung leidet und Sie die Übung nicht mehr korrekt ausführen können, reduzieren Sie das Gewicht oder machen Sie eine Pause.

Kapitel 2

Stretches

Neutraler Stand

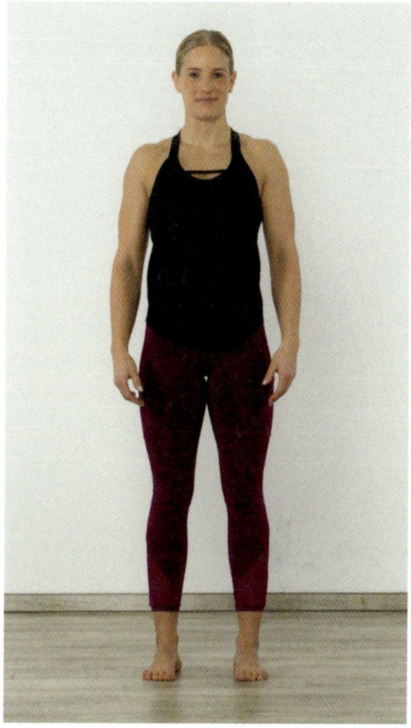

Trainingsziel: Der neutrale Stand ist die Ausgangsposition vieler Übungen und eine Art grundlegende Basisposition. Ziel des neutralen Stands ist eine optimale Ausrichtung der Gelenke, um die Bandscheiben zu entlasten, die Gelenke zu entkomprimieren und eine aufrechte Position mit so wenig Spannung im Körper wie möglich zu finden.

Stellen Sie sich auf einen ebenen Untergrund, Ihre Füße sind hüftbreit geöffnet und leicht nach außen rotiert. Ihre Die Knie sind beinahe gestreckt, erzeugen Sie jedoch keine übermäßige Spannung in der Oberschenkelvorderseite. Ihre Wirbelsäule ist lang, das Brustbein aufrecht. Ihr Kopf ist leicht angehoben und Ihr Blick geht nach vorn. Ziehen Sie Ihr Kinn leicht ein, um eine Rundung im oberen Rücken zu vermeiden. Lassen Sie Ihre Schultern entspannt hängen, die Finger locker und die Hände leicht geöffnet. Das Becken befindet sich ebenfalls in einer neutralen Position: Stellen Sie sich vor, Ihr Becken sei eine Wasserschale und Sie wollten vermeiden, dass weder vorn noch hinten Wasser aus der Schale ausläuft.

Test für eine aufrechte Wirbelsäule im neutralen Stand

Auf Seite 83 haben Sie den folgenden Test schon einmal kurz kennengelernt. Führen Sie Ihn nun noch einmal etwas genauer durch. Ob Sie mehr oder weniger im Lot sind, können Sie am unteren Rücken ertasten:

- Nehmen Sie den neutralen Stand ein, legen Sie eine Hand auf Ihren unteren Rücken und versuchen Sie, dort die Spannung zu spüren. Lehnen Sie sich leicht nach vorn und prüfen Sie, wie Ihr unterer Rücken darauf reagiert. Normalerweise spannt er sich nun an. Lehnen Sie sich wieder zurück, bis sich die Spannung im unteren Rücken auflöst und Sie zurück ins Lot beziehungsweise in den neutralen Stand kommen.
- Schieben Sie als Nächstes den Kopf nach vorn. Auch jetzt könnten Sie eine Anspannung im unteren Rücken spüren, da eine ungünstige Kopfposition diese verursachen kann. Ziehen Sie Ihren Kopf wieder zurück, indem Sie Ihr Kinn einziehen, und prüfen Sie erneut, wann die Spannung im unteren Rücken nachlässt.

Die Position mit der geringsten Spannung ist ein Indikator für den neutralen Stand.

Test des arthrokinetischen Reflexes

Wichtig! Bitte beachten Sie bei der Ausführung von Muskeltests: Um Verletzungen zu vermeiden, beginnt immer der Trainierende den Test, indem er den zu testenden Muskel anspannt. Der Trainingspartner arbeitet nie ruckartig, da sonst die Verletzungsgefahr zu groß ist.

Trainingsziel: Der folgende Test des arthrokinetischen Reflexes (Seite 33) zeigt, dass je nach Kopfposition die Kraft in verschiedenen Muskeln herabgesetzt werden kann, hier speziell im Trizeps.

1. Nehmen Sie den neutralen Stand ein. Halten Sie Ihren rechten Arm gestreckt auf Schulterhöhe vor dem Körper. Ihr Trainingspartner steht rechts neben Ihnen.
2. Ihr Trainingspartner greift nun mit seiner rechten Hand von oben Ihr Handgelenk. Mit seinem linken Arm umfasst er Ihren Unterarm, sodass dieser in seiner Armbeuge liegt. Seine linke Hand legt er auf das eigene rechte Handgelenk. Dadurch wird ein fester Griff erzeugt. Halten Sie aus dieser Position heraus Ihren Arm gegen den Widerstand des Partners gestreckt, während Ihr Partner versucht, Ihren Arm zu beugen. Der Partner sollte ein Gefühl für die Kraftentwicklung des Trainierenden haben.
3. Nun wird derselbe Muskelfunktionstest in einer gestreckten Halswirbelsäulenposition ausgeführt. Legen Sie hierfür Ihren Kopf in den Nacken und bauen Sie Spannung im Armstrecker auf, indem Sie den ganzen Arm angespannt halten. Ihr Partner versucht wieder, Ihren Arm zu beugen, und vergleicht die Kraftleistung mit der Kraftleistung der vorherigen Position mit neutral ausgerichteter Halswirbelsäule.
4. Häufig ist der Trainierende in gestreckter Halswirbelsäulenposition deutlich schwächer, was aufgrund des Kraftverlusts, wie im Foto ersichtlich, zu einer Armbeugung führt.
5. Führen Sie diesen Test nun auch mit gebeugter Halswirbelsäule durch. Legen Sie dafür Ihr Kinn auf das Brustbein und schauen Sie Richtung Boden. Auch hier wird diese Position wieder mit der Variante in neutraler Halswirbelsäulenposition verglichen – sie führt bei den meisten Menschen zu einer Armbeugung durch den Trainingspartner.

Hinweis: Bei einer gerade beziehungsweise neutral ausgerichteten Halswirbelsäule kann die Kraft aufrechterhalten werden. Wird die Halswirbelsäule gestreckt oder gebeugt, geht aufgrund der Reflexauslösung die Kraft teilweise verloren – der Arm kann nicht mehr in der ursprünglichen Position gehalten werden. Daher sollte auch beim Training auf eine optimale Ausrichtung der Halswirbelsäule geachtet werden.

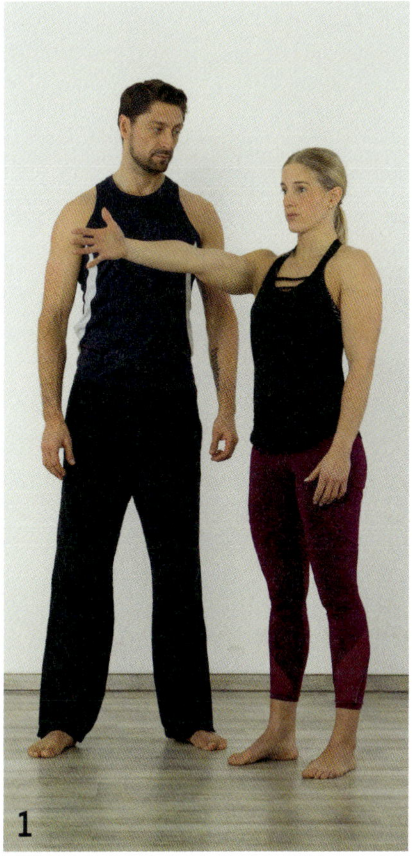

1

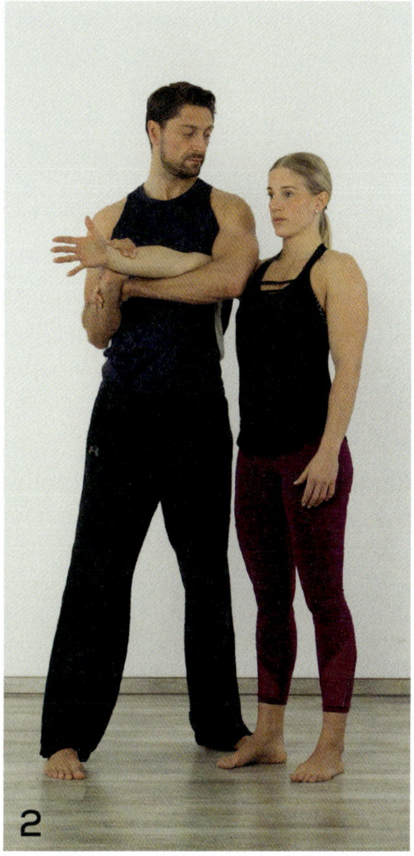

2

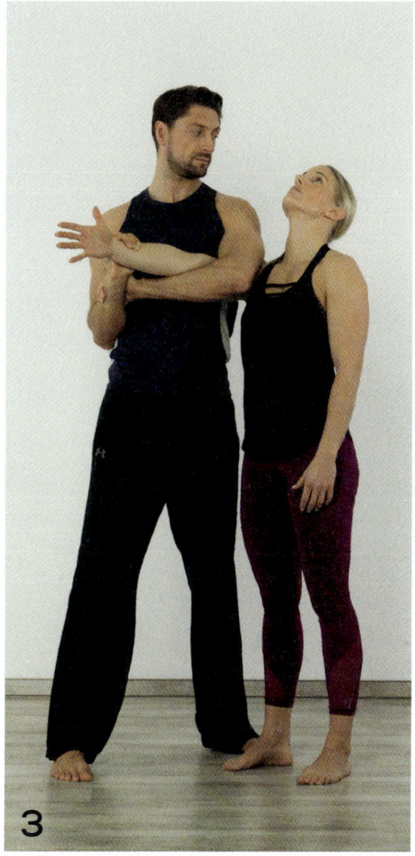

3

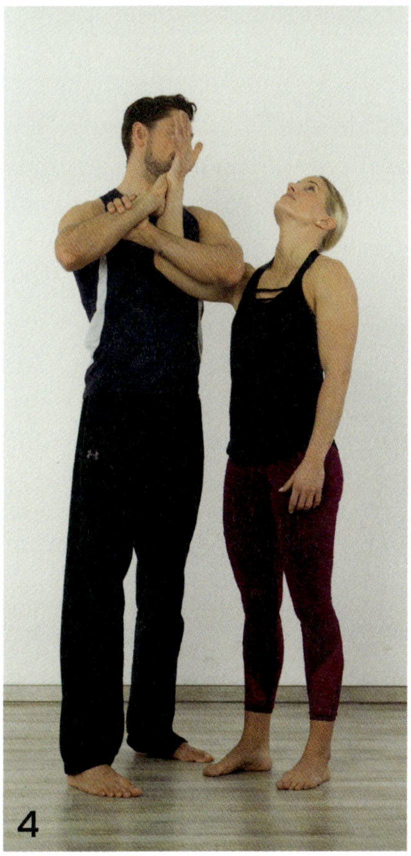

4

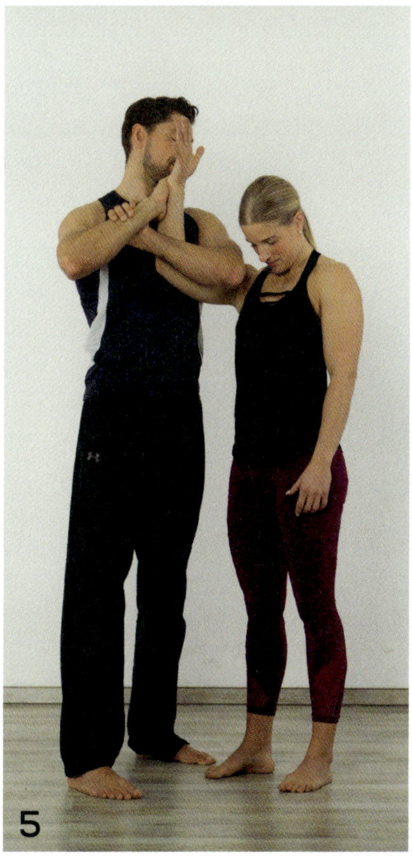

5

Vision Drill – Blickstabilisierung

Trainingsziel: Unsere Augen werden von sechs Muskeln gesteuert, die es zu trainieren gilt. Durch häufiges Starren auf Bildschirme und einseitige Bewegungen können die ungenutzten Augenmuskeln verkümmern. Dies wiederum kann sich nicht nur negativ auf unser Sehvermögen, sondern auch auf die Leistungsfähigkeit unseres gesamten Körpers auswirken. Die Blickstabilisierung deckt die fünf Hauptblickrichtungen ab: zentral, oben, unten, rechte Seite und linke Seite, und aktiviert jeweils unterschiedliche Augenmuskeln.

1. Nehmen Sie den aufrechten Stand ein und halten Sie den Kopf entspannt. Blicken Sie geradeaus nach vorn und fixieren Sie einen Punkt oder ein Objekt vor sich. Dies ist die erste Blickrichtung.
2. Schauen Sie nun nach oben. Halten Sie den Blick für etwa 15 bis 30 Sekunden und achten Sie darauf, ob Sie ein Schwächegefühl in den Augen empfinden, Müdigkeit, ob Sie oft blinzeln müssen oder Ihre Augen tränen.
3. Bewegen Sie nun Ihre Augen nach rechts und fokussieren Sie einen festen Punkt in Sichtweite.
4. Als Nächstes blicken Sie nach unten.
5. Zum Abschluss schauen Sie nach links. Halten Sie jede der Positionen für 15 bis 30 Sekunden. Wiederholen Sie diese Übung etwa 2- bis 4-mal.

Hinweis: Ihr Kopf darf während der gesamten Übungsausführung nicht bewegt werden. Wenn Sie schnell ermüden, plötzlich häufig blinzeln und Ihre Augen tränen, deutet das auf eine schnelle neuronale Ermüdung der Augen hin. Dies spricht für ein schwaches visuelles System. In diesem Fall sollten Sie Ihre Augen trainieren.

Vision Drill – Eye Circle

Kombinieren Sie alle Richtungen der Blickstabilisierung zu einer zirkulierenden Augenbewegung. Halten Sie einen Kugelschreiber in der Hand und verfolgen Sie den Stift mit Ihrem Blick, während Sie mit dem Arm einen großen Kreis vor Ihrem Körper ziehen. Achten Sie dabei darauf, dass Sie dem Stift nur mit den Augen folgen, Kopf und Rumpf bleiben stabil und bewegen sich nicht mit. Führen Sie den Zirkel für je 30 bis 45 Sekunden in beide Richtungen aus.

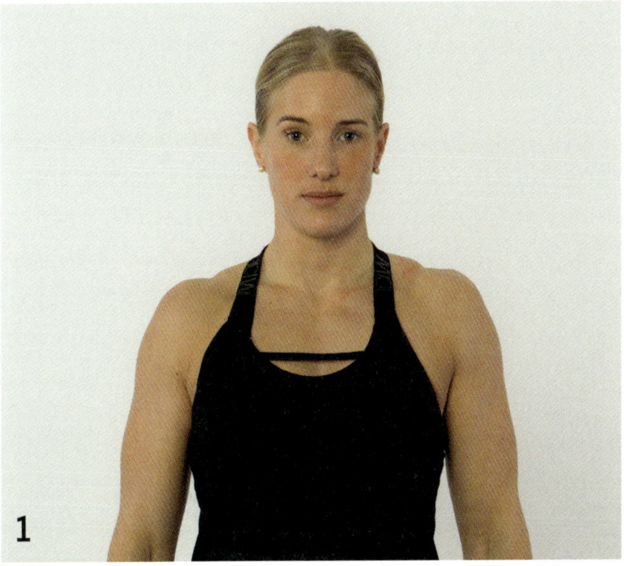
1

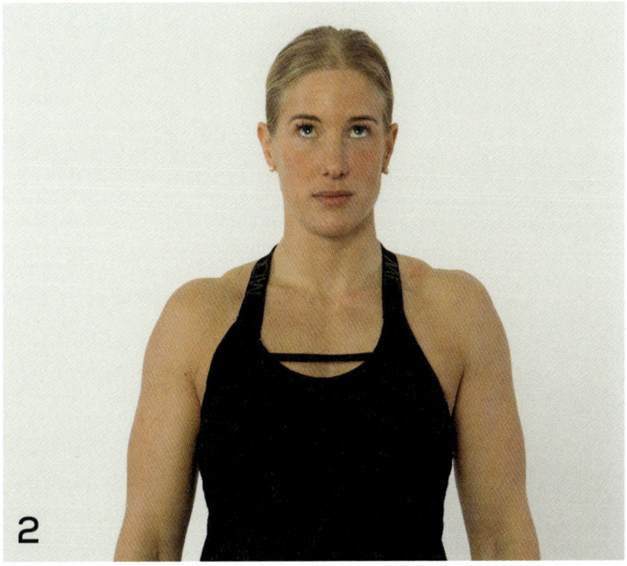
2

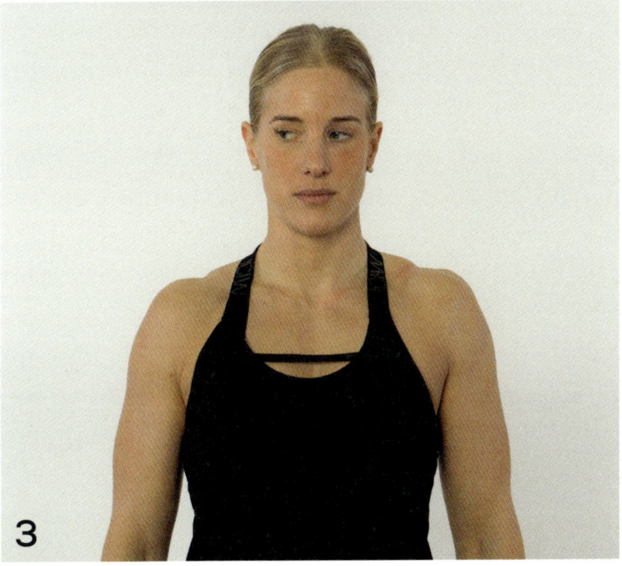
3

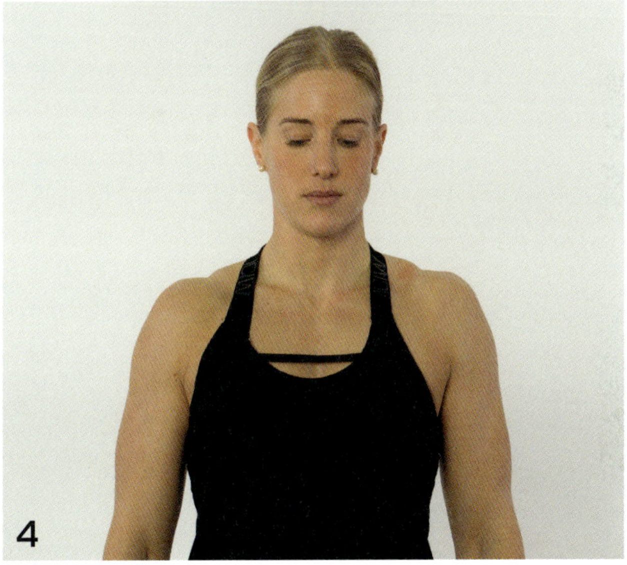
4

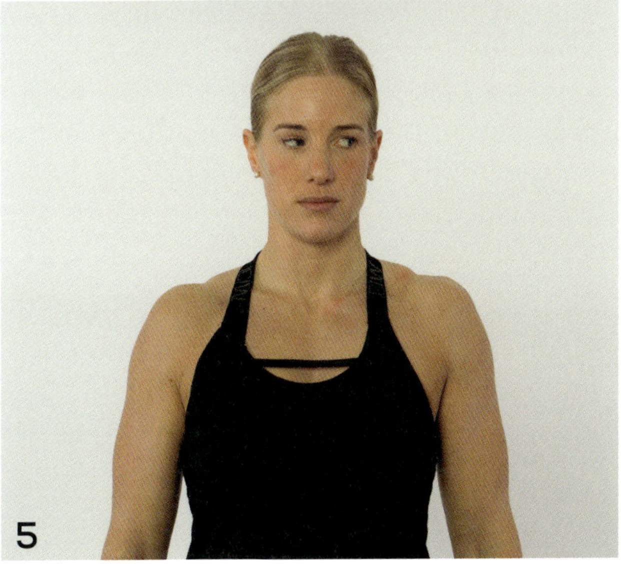
5

Hip Stretch Iliopsoas

Trainingsziel: Schmerzen, Verspannungen oder Dysfunktionen im Hüftbeuger sind häufig die Folge einer mangelnden Stabilität im unteren Rücken, einer Immobilität in der Hüfte oder einer schlechten Atemmechanik. Stretching kann dann für mehr Beweglichkeit sorgen oder Schmerzen lindern. Um den Hüftbeuger optimal zu dehnen und isoliert anzusprechen, sollte der Beinstrecker ausgeschaltet werden. Dies wird in der vorliegenden Übung erreicht, indem das abgelegte Bein in einem 90-Grad-Winkel gebeugt wird.

1. Nehmen Sie den halben Kniestand ein, indem Sie auf Ihrem rechten Knie knien und den rechten Fuß mit dem Spann flach auf dem Boden ablegen. Ihr linkes Bein ist im rechten Winkel vor Ihnen aufgestellt. Spannen Sie nun Ihre Gesäßmuskulatur in der linken Gesäßhälfte maximal an und halten Sie diese Spannung während der gesamten Übungsausführung aufrecht. Möglicherweise bemerken Sie bereits nach der Aktivierung der Gesäßmuskulatur eine Dehnung im Hüftbeuger.
2. Strecken Sie nun den rechten Arm nach oben, als ob Sie versuchen würden, die Decke zu berühren. Der Arm ist dabei tendenziell nach innen rotiert. Lehnen Sie sich dann aus der Lendenwirbelsäule heraus leicht nach links. Achten Sie darauf, dass die Hüfte weiterhin stabil und waagerecht fixiert bleibt. Nachdem Sie sich zur Seite gelehnt haben, rotieren Sie den Oberkörper leicht nach vorn und links, weg von dem zu dehnenden Hüftbeuger im rechten Bein. An dieser Stelle haben Sie die beste Position zum Dehnen des Hüftbeugers erreicht. Führen Sie die Dehnung für etwa 30 bis 60 Sekunden aus und wiederholen Sie die Übung im Anschluss mit dem linken Bein.

Hinweise: Prüfen Sie, welche Oberkörperposition Ihnen den stärksten Dehnreiz verschafft. Es macht Sinn, den Oberkörper einige Male wieder aufzurichten und dann erneut zur Seite zu beugen oder zu rotieren, um aus der Dehnung herauszukommen beziehungsweise den Dehnreiz zu ändern. Spielen Sie außerdem mit dem Grad der Anspannung der Gesäßmuskulatur. Betrachten Sie diese Dehnübung als eine dynamische Übung, bei der Sie stets leicht in Bewegung bleiben.

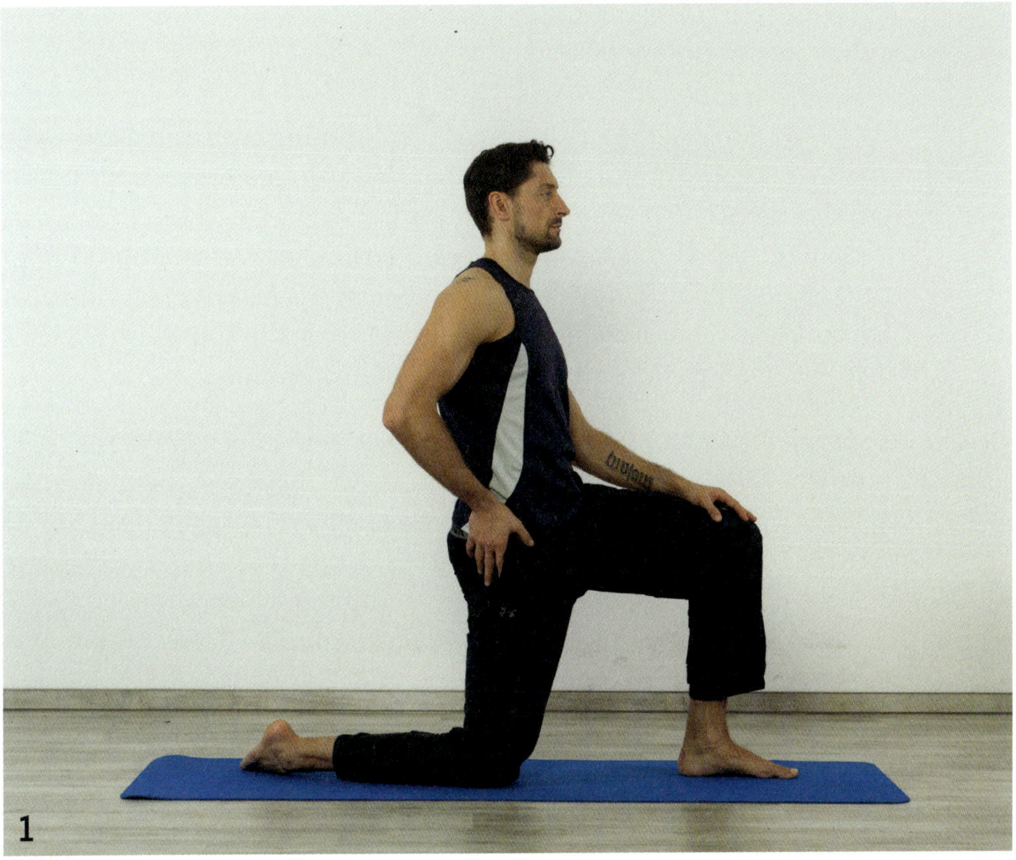

1

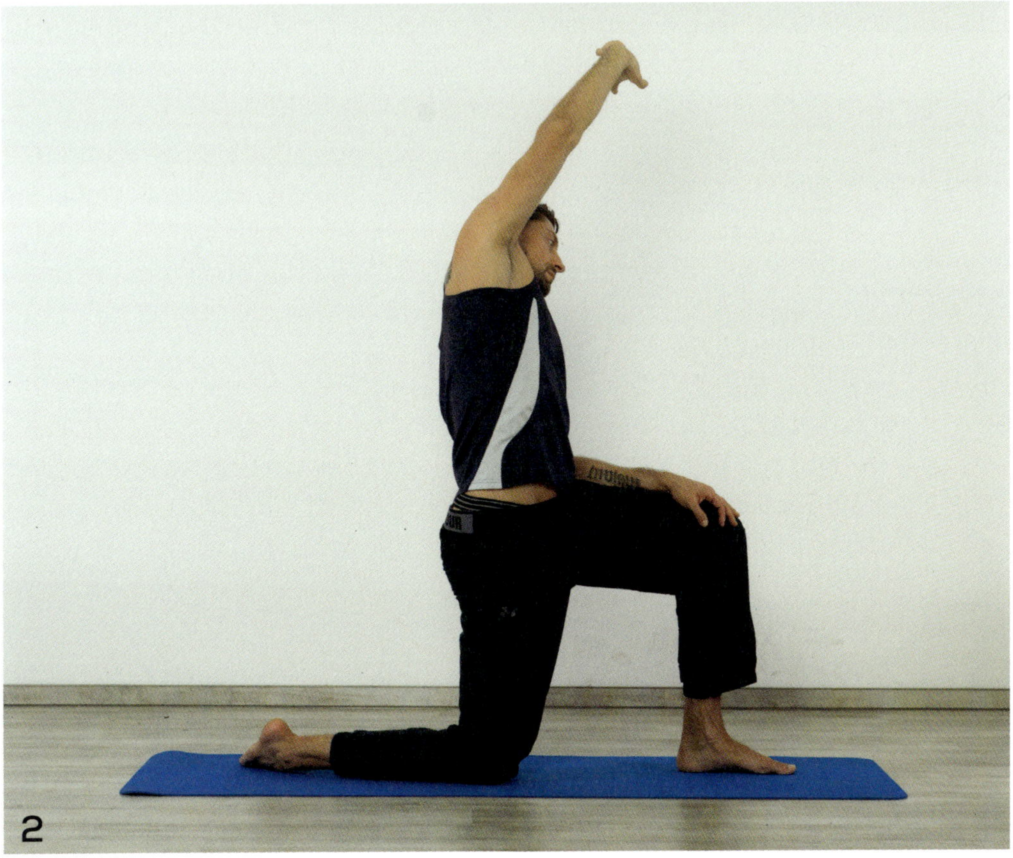

2

Hamstring Release Lying

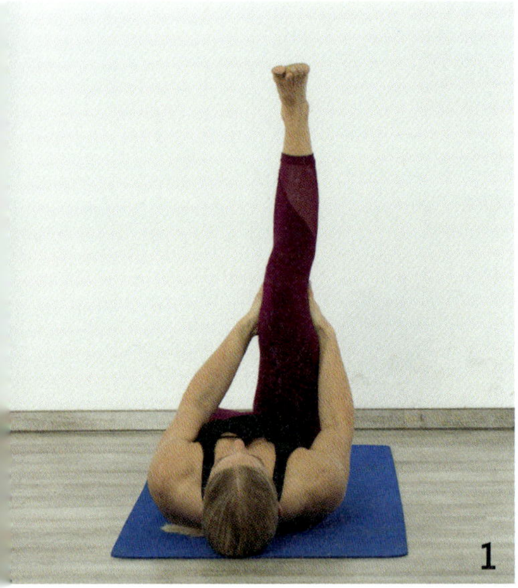

1

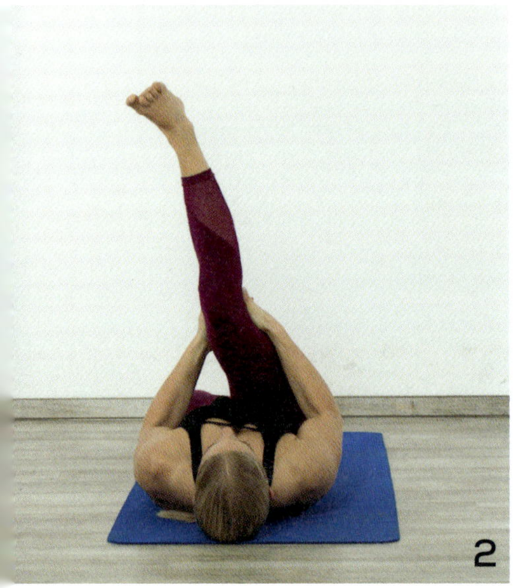

2

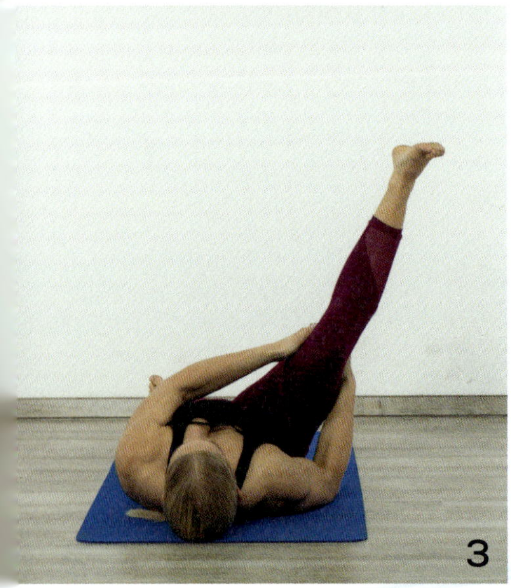

3

Trainingsziel: Ziel dieser Übung ist die Dehnung des Beinbeugers. Der Beinbeuger wird meist nur in einem Winkel gedehnt. Da er jedoch aus drei Köpfen beziehungsweise Muskelsträngen besteht, muss aus verschiedenen Hüftpositionen heraus gearbeitet werden, um ihn optimal zu stretchen. Eine der Hauptaufgaben des Beinbeugers ist es, die Hüfte dreidimensional zu stabilisieren, deshalb sollte der Muskel dementsprechend dreidimensional gedehnt werden.

1. Legen Sie sich in Rückenlage auf den Boden. Strecken Sie das rechte Bein Richtung Decke, das linke Bein bleibt ausgestreckt auf dem Boden abgelegt. Ziehen Sie nun das rechte Bein angewinkelt Richtung Oberkörper. Umfassen Sie dafür das Bein mit den Händen, die rechte Hand liegt an der Sehne des Musculus biceps femoris, auch Zweiköpfiger Oberschenkelmuskel genannt. Bei dieser langen, festen Sehne handelt es sich um den an der Außenseite des hinteren Oberschenkels gelegenen Muskelstrang der Hamstrings. Nun sollten Sie bereits die erste Dehnung spüren.
2. Rotieren Sie das leicht gebeugte Bein dann leicht nach innen und ziehen Sie es näher an sich heran sowie nach links. Hierbei ist es wichtig, dass Sie Ihr Bein nicht vollständig strecken, da sonst statt des Beinbeugers der Kniekehlenmuskel gedehnt wird. Halten Sie diese Position für etwa 15 Sekunden.
3. Führen Sie das leicht gebeugte Bein wieder an die Brust heran und spreizen Sie es im Anschluss leicht nach rechts außen ab, wobei Sie es etwas aus der Hüfte herausrotieren. Sie sollten spüren, dass sich das Dehnungsgefühl nun verlagert. Halten Sie auch diese Position für etwa 15 Sekunden und wiederholen Sie die Übung dann mit dem linken Bein.

Hinweise: Bei der Dehnung des Beins mit gestrecktem Knie dehnen Sie verstärkt den Kniekehlenmuskel und den Ansatz des Beinbeugers nahe der Kniekehle. Da in dieser Position auch der Ischiasnerv gereizt werden könnte, was häufig fälschlicherweise als Dehnreiz wahrgenommen wird, achten Sie darauf, dass Sie keine Ausstrahlung in die Wade oder in den Fuß spüren. Bei der Dehnung mit leicht gebeugtem Knie dehnen Sie verstärkt den Ursprung des Beinbeugers nahe dem Gesäß. Für eine optimale Dehnung des Beinbeugers sollten Sie die Übung mit gebeugtem und gestrecktem Knie im Wechsel durchführen. Dadurch dehnen Sie den Muskel vollständig.

Hamstring Release Standing

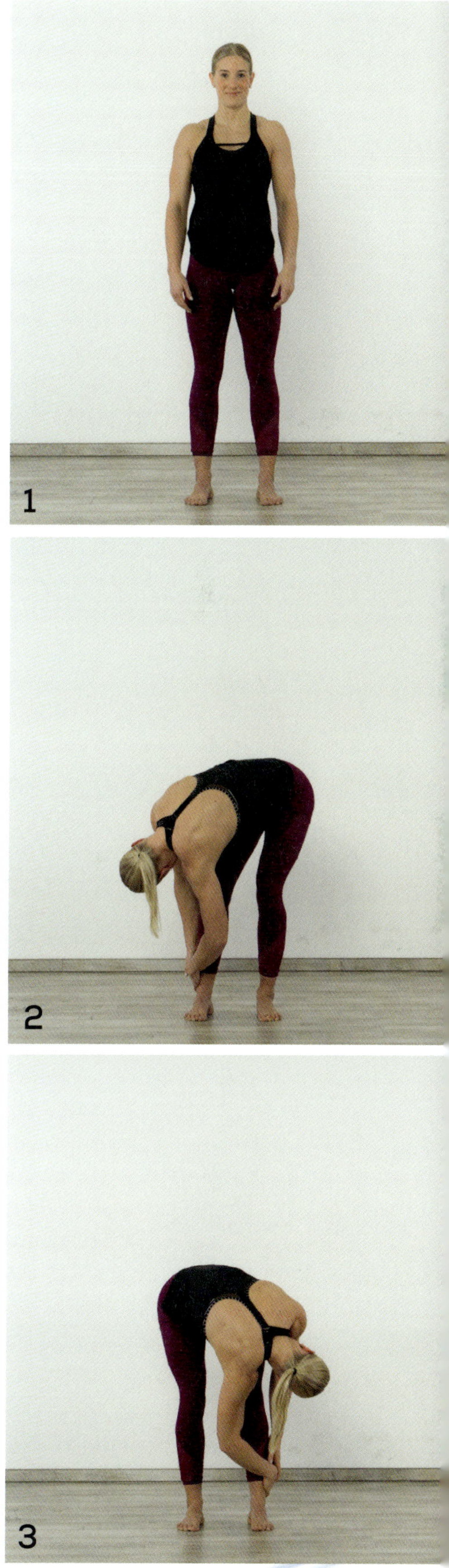

Trainingsziel: Bei dieser Übung dehnen Sie den Beinbeuger dreidimensional aus dem Stand heraus. Hierbei kann sich die Hüfte etwas freier bewegen als in der liegenden Variante, die Füße bleiben jedoch auf dem Boden fixiert.

1. Nehmen Sie den neutralen Stand ein.
2. Beugen Sie sich nun aus dem Stand zum rechten Bein hinab und legen Sie Ihre Hände von außen auf Ihre Wade. Halten Sie beim Herabbeugen das zu dehnende rechte Bein gestreckt und das linke leicht gebeugt. Ziel dieser Übung ist es, den Oberkörper so weit wie möglich zu beugen und zu rotieren. Je besser Ihnen dies gelingt, desto flexibler wird der Beinbeuger Ihres rechten Beins. Bleiben Sie in den Knien so locker wie nötig, um die gewünschte Beweglichkeit im Oberkörper zu erreichen. Wichtig ist, dass diese Bewegung weich und ohne starke muskuläre Restriktionen abläuft. Ist das Spannungsgefühl in der Rückseite zu groß, beugen Sie die Knie noch etwas weiter. Arbeiten Sie sich dynamisch für 45 bis 60 Sekunden in diese Position hinein.
3. Richten Sie sich wieder in den neutralen Stand auf und führen Sie die Bewegung nun auf der linken Seite aus.

Hinweis: Grundsätzlich ist zu empfehlen, die Übung zuerst auf der beweglicheren Körperseite auszuführen und sie gegebenenfalls auf der Seite, auf der Einschränkungen vorliegen, anfangs nicht auszuführen. Als Test, inwieweit diese Übung die Beweglichkeit der hinteren Kette verbessert, eignet sich die Vorwärtsbeuge (Seite 111) als Neuroassessment-Übung. Führen Sie sie vor (Pretest) und nach (Retest) dem Hamstring Release Standing aus, um die Effektivität dieser Übung für Sie zu prüfen.

Hamstring Release on Box

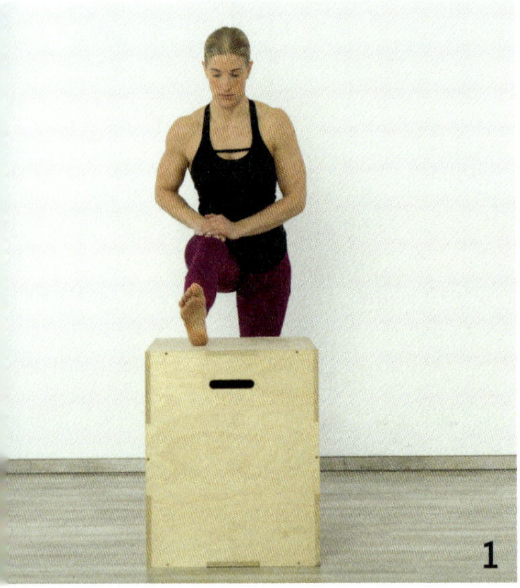

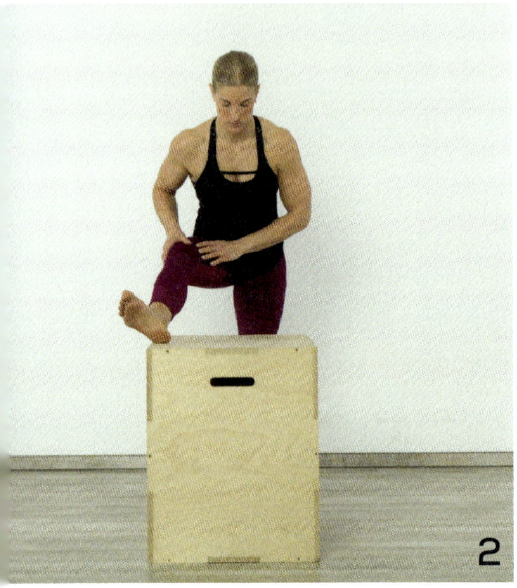

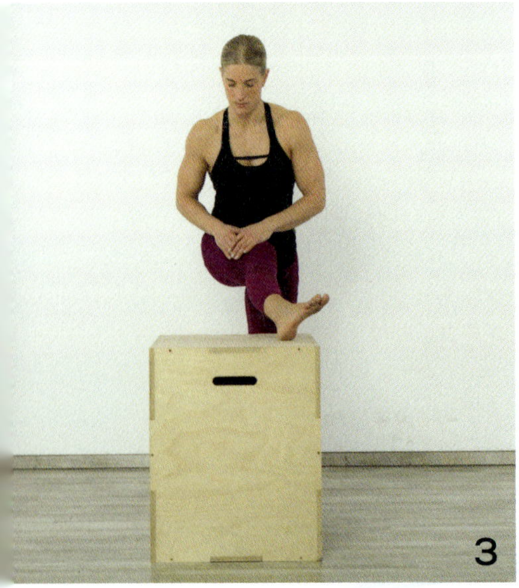

Trainingsziel: Auch diese Übung stellt eine Variante des Hamstring Release (Seite 125) dar, mit dem Ziel, den Beinbeuger zu dehnen. Hierbei wird das zu dehnende Bein auf einer kniehohen Box abgelegt. Sind Sie sehr beweglich, können Sie das Bein auch höher ablegen. Beginnen Sie grundsätzlich jedoch lieber tiefer und konzentrieren Sie sich auf eine technisch saubere Ausführung.

1. Stellen Sie sich mit etwa 50 Zentimeter Abstand im neutralen Stand vor eine Box oder einen Stuhl. Legen Sie Ihren rechten Fuß mit der Ferse darauf ab. Halten Sie Ihren Rücken gestreckt und neigen Sie ihn gegebenenfalls aus der Hüfte heraus etwas nach vorn, nachdem das Bein in die gewünschte Position gebracht wurde. Sie sollten die Dehnung in der Oberschenkelrückseite nun deutlich wahrnehmen. In der neutralen Position dehnen Sie alle Köpfe des Beinbeugers etwa gleichermaßen. Halten Sie die Position für 30 bis 60 Sekunden.
2. Rotieren Sie das Bein nun leicht nach außen, um die äußeren Anteile des Beinbeugers zu dehnen. Achten Sie dabei darauf, Ihr Becken nicht zu verdrehen, sondern ausschließlich aus der Hüfte heraus zu arbeiten. Beugen Sie sich auch hier mit gestrecktem Rücken nach vorn, bis Sie einen deutlichen Dehnreiz spüren.
3. Nun drehen Sie Ihr Bein für die Dehnung der inneren Anteile des Beinbeugers leicht nach innen ein. Beugen Sie sich mit dem Oberkörper wieder nach vorn und vergleichen Sie den Dehnreiz mit dem der anderen Positionen. Für eine ausgewogene Dehnung des Beinbeugers sollten Sie alle drei Variationen ausführen. Wiederholen Sie die Übung anschließend mit dem linken Bein.

Seated Posterior Shoulder Stretch

Trainingsziel: Diese Übung kombiniert die Hüftmobilisation mit der Mobilisation der Brustwirbelsäule und der Schulter, mit Fokus auf der Schulterinnenrotation.

Setzen Sie sich mit aufrechtem Rücken auf den Boden und stellen Sie Ihre Füße nah beieinander vor sich auf. Lassen Sie Ihr rechtes Knie zur rechten Seite kippen, so weit wie möglich Richtung Boden. Schieben Sie Ihren linken Oberarm nah an die Innenseite Ihres linken Knies heran, rotieren Sie Ihren Arm aus der Schulter heraus nach innen und führen Sie Ihren Arm über außen um Ihr Knie herum nach hinten. Halten Sie dabei den Oberkörper weiterhin aufrecht. Rotieren Sie ihn dann leicht nach rechts und drehen Sie Ihren Kopf ebenfalls nach rechts. Drehen Sie auch Ihre linke Schulter nach innen ein, greifen Sie mit der rechten Hand hinter dem Rücken die Finger Ihrer linken Hand. Üben Sie mit dem linken Arm Druck gegen Ihr linkes Bein aus, um den Griff fest zu schließen. Stellen Sie sich dabei vor, dass Sie Ihr Bein weiter nach außen schieben. Halten Sie diese Position für 15 bis 30 Sekunden und wiederholen Sie die Übung im Anschluss auf der anderen Seite.

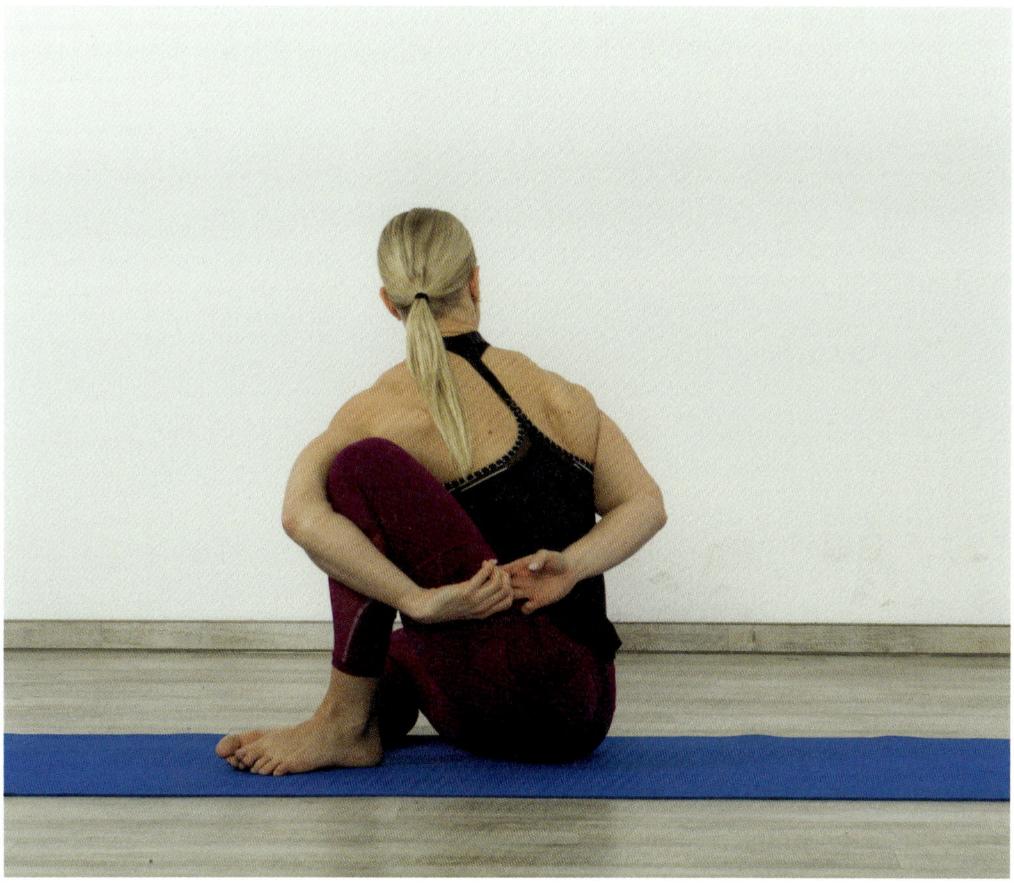

Kapitel 3

Mobility Drills basic

Neutralstellung Halswirbelsäule

Trainingsziel: Die Neutralstellung stabilisiert die Halswirbelsäule optimal, was zu weniger Stress und besserer muskulärer Kontrolle in der Halswirbelsäule führt.

Nehmen Sie den neutralen Stand ein. Blicken Sie nach vorn, ziehen Sie Ihr Kinn leicht Richtung Halswirbelsäule ein und stellen Sie sich vor, dass Ihr Kopf in Richtung Decke zieht. Sie spüren in dieser Position eventuell einen leichten Zug in der Nackenmuskulatur. Achten Sie darauf, Ihr Kinn trotzdem nicht zu heben oder zu senken, sondern eingezogen zu halten. Üben Sie die Neutralstellung der Halswirbelsäule mehrmals jeweils für ein paar Sekunden. Denken Sie daran, dass dies grundsätzlich die Basisposition Ihrer Halswirbelsäule sein sollte.

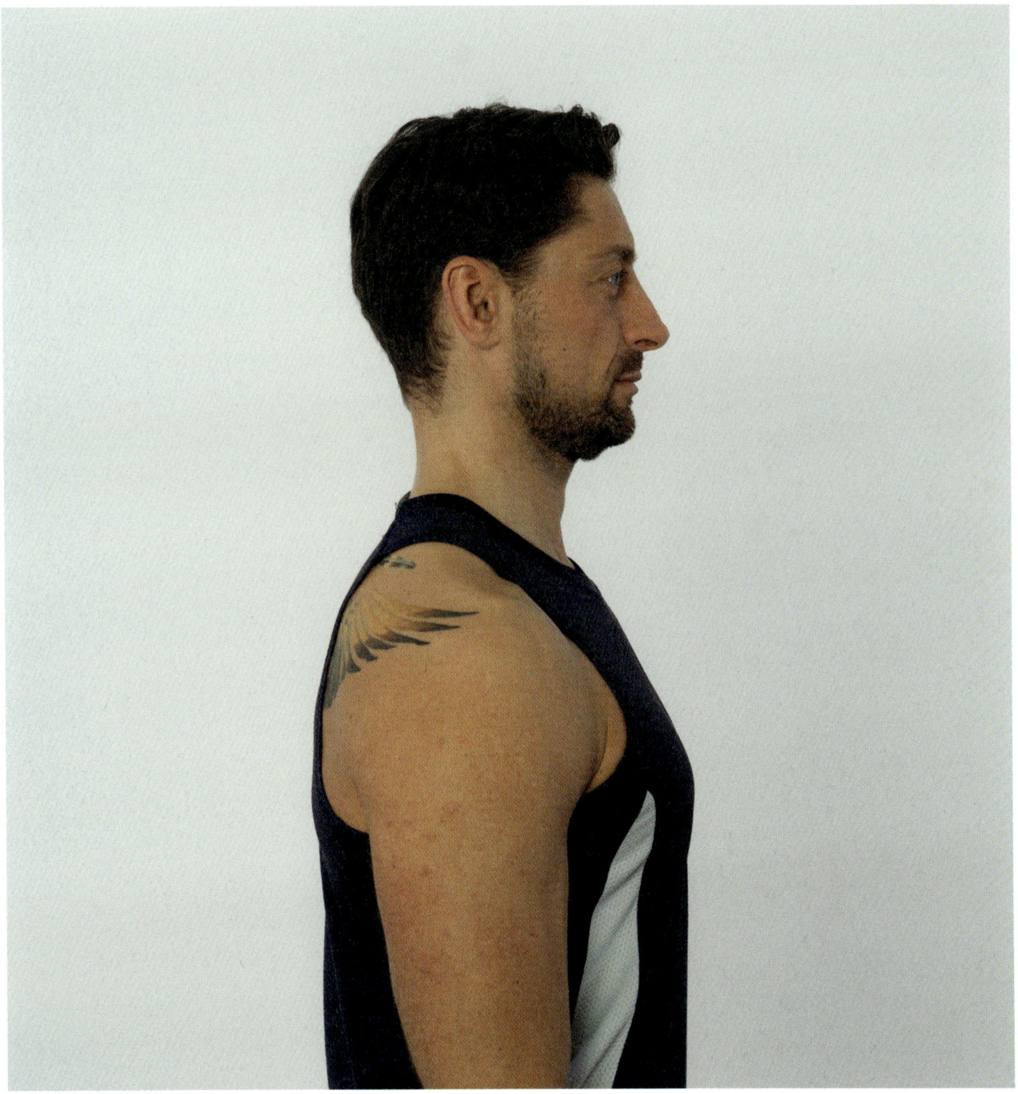

Obere Halswirbelsäule – Streckung und Beugung

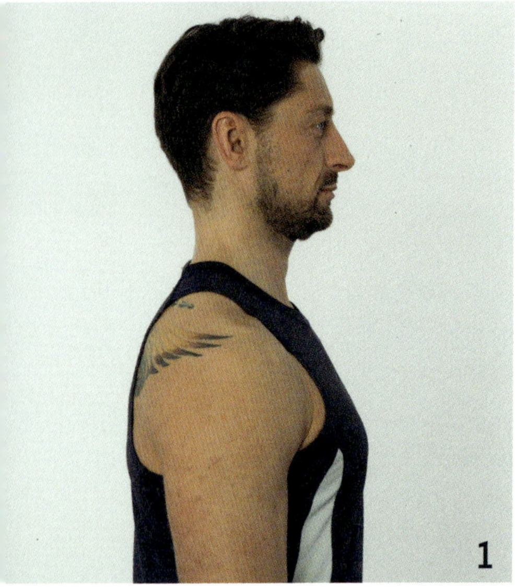

1

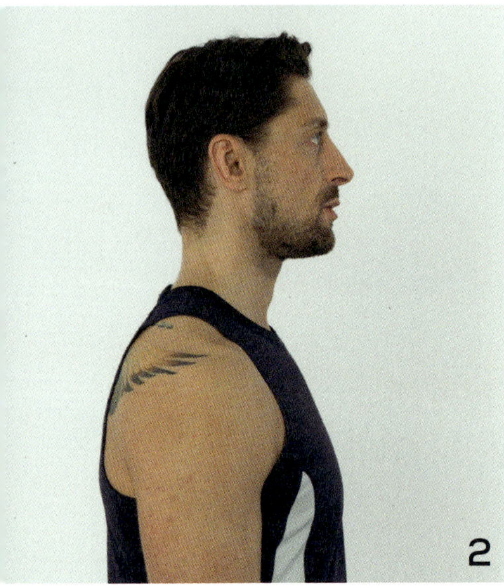

2

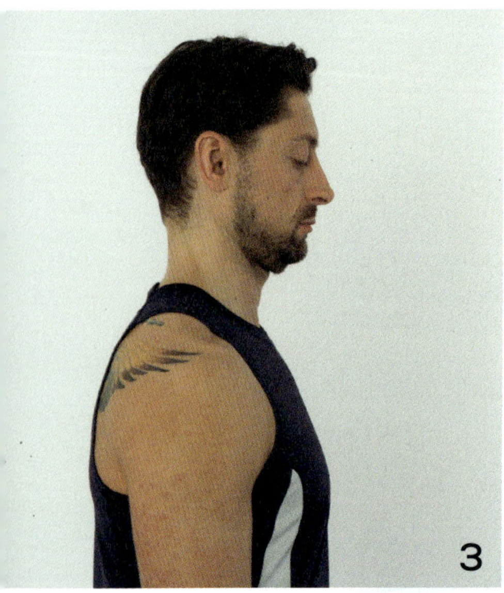

3

Trainingsziel: Diese Übung, bei der die obere Halswirbelsäule gestreckt und gebeugt wird, ist eine der Basisübungen für die Mobilisation der beiden oberen Halswirbelgelenke (C1 bis C2). Generell sollte der obere Teil der Halswirbelsäule primär mobilisiert, der untere Teil primär stabilisiert, also gekräftigt, werden. Darüber hinaus wirkt diese Übung entspannend auf das Nervensystem, indem der Parasympathikus angeregt wird.

1. Nehmen Sie den neutralen Stand ein. Blicken Sie nach vorn und ziehen Sie Ihr Kinn leicht Richtung Halswirbelsäule, so als wollten Sie ein Doppelkinn machen. Sie sollten einen leichten Zug im oberen Nacken spüren. Dadurch stabilisieren Sie bereits Ihre Halswirbelsäule. Arbeiten Sie während der ganzen Ausführung der Übung aus dieser zentrierten Position heraus und mit eingezogenem Kinn.
2. Nun strecken Sie Ihre obere Halswirbelsäule und heben Sie dadurch Ihr Kinn leicht nach oben an. Achten Sie dabei darauf, dass Sie wirklich nur aus den oberen Halswirbeln heraus arbeiten. Der untere Teil der Halswirbelsäule bleibt unbeweglich. Der Blick folgt Ihrer Bewegung nach oben.
3. Im Anschluss beugen Sie Ihre obere Halswirbelsäule und senken Ihren Kopf leicht nach vorn. Auch hier folgt der Blick wieder Ihrer Bewegung. Strecken und beugen Sie die Halswirbelsäule etwa 20-mal im Wechsel.

Obere Halswirbelsäule – Seitdrehung

Trainingsziel: Diese Übung dient der Mobilisation der oberen Halswirbel in die seitliche Richtung.

1. Nehmen Sie den neutralen Stand ein. Blicken Sie nach vorn und ziehen Sie Ihr Kinn leicht Richtung Halswirbelsäule. Halten Sie dadurch Ihre Halswirbelsäule in einer zentrierten Position. Stellen Sie sich vor, dass eine Achse von Ihrer Nasenspitze zu Ihrer Schädelbasis verläuft. Um diese Achse herum bewegen Sie Ihren Kopf nun nach rechts und schieben Ihr Kinn in die entgegengesetzte Richtung, also nach links. Sollten Sie Probleme mit der Ausführung haben, stellen Sie sich vor einen Spiegel oder legen Sie einen Finger an Ihre Nasenspitze und stellen Sie sich vor, dass Ihr Kopf um Ihren Finger herum als Erweiterung der Achse rotiert. Wichtig ist, dass Sie bei der Bewegungsausführung keine vollständige Lateralflexion durchführen, also den Kopf nicht zur Seite neigen, sondern konstant an die Bewegung um die imaginäre Achse denken.
2. Bewegen Sie Ihren Kopf nun nach links und Ihr Kinn nach rechts. Fahren Sie so für 10 bis 15 Wiederholungen fort.

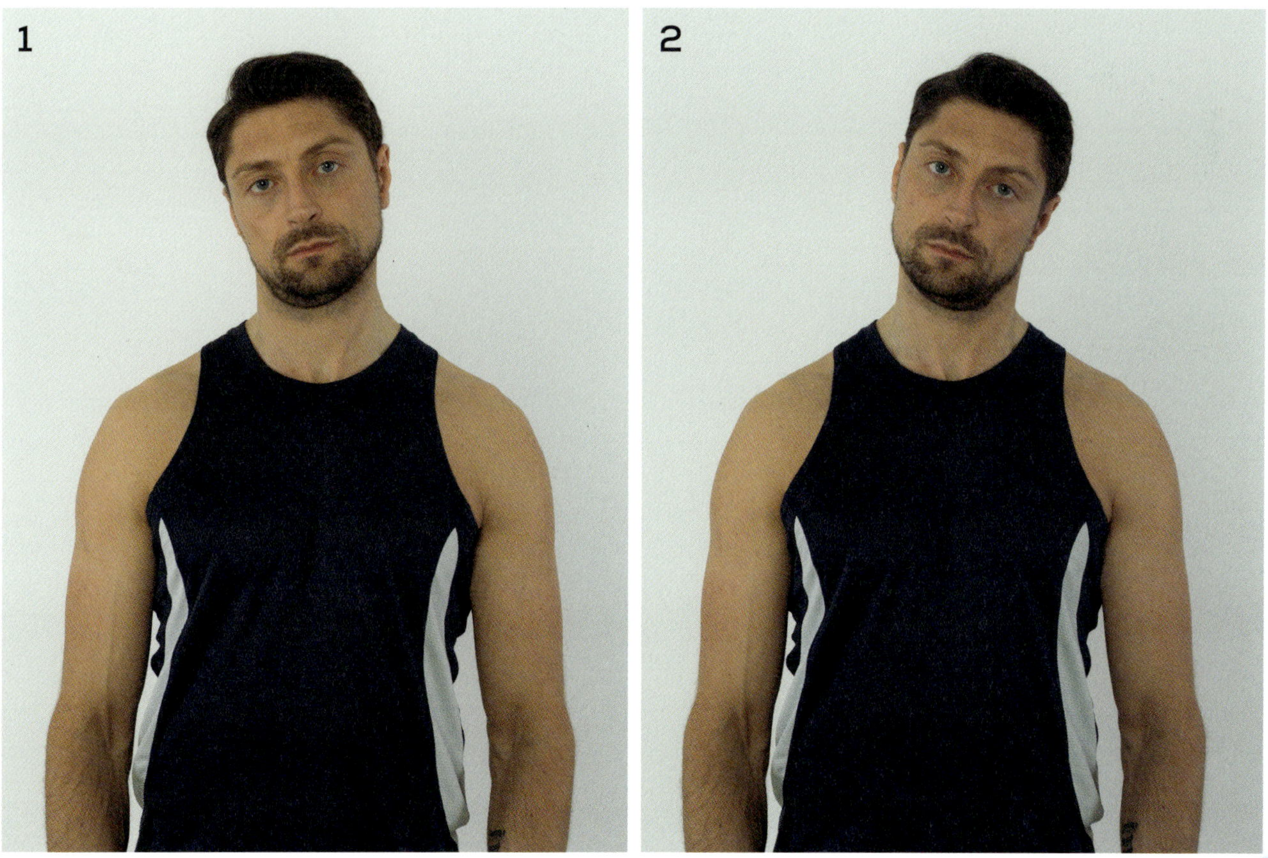

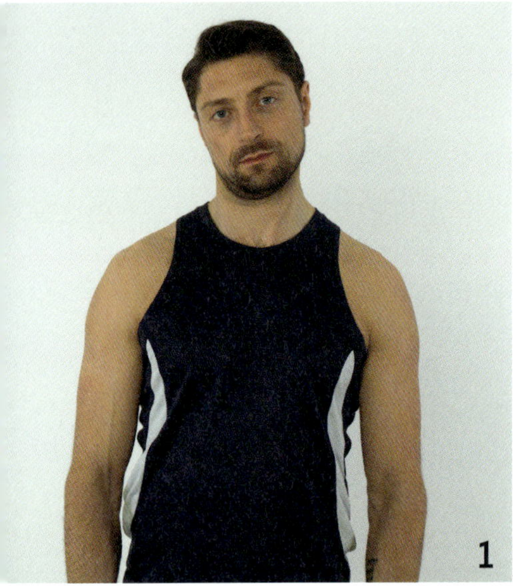

1

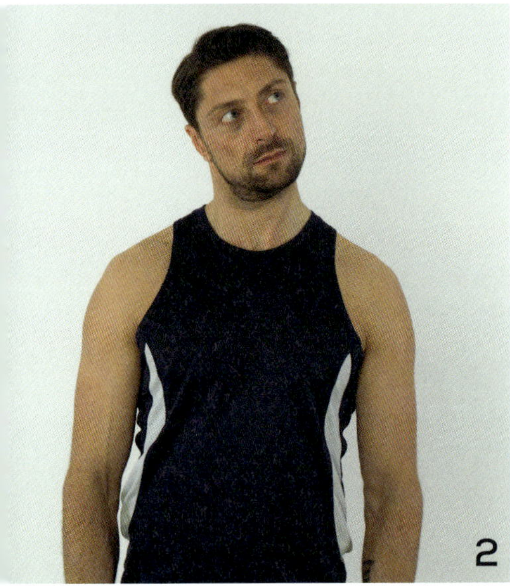

2

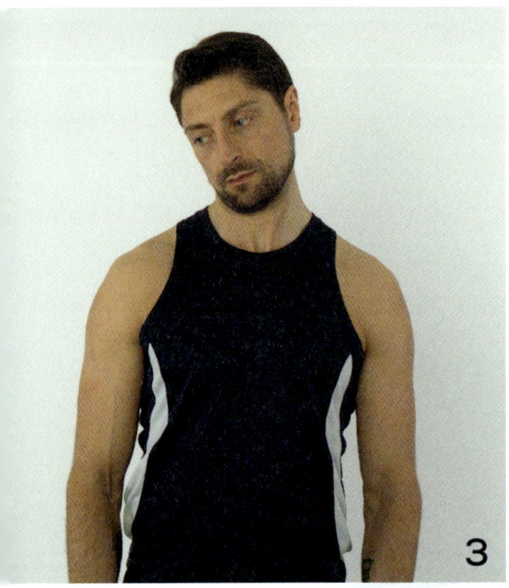

3

Obere Halswirbelsäule – Drehung in Seitstellung

Trainingsziel: Bei dieser Übung handelt es sich um die fortgeschrittene Variante der Übung »Obere Halswirbelsäule – Seitdrehung« (Seite 131) mit dem Ziel, die oberen Halswirbel ebenfalls in die seitliche Richtung zu mobilisieren.

1. Nehmen Sie den neutralen Stand ein. Blicken Sie nach vorn und ziehen Sie Ihr Kinn leicht Richtung Halswirbelsäule. Halten Sie dadurch Ihre Halswirbelsäule in einer zentrierten Position. Legen Sie Ihren Kopf nun wie in der Übung »Obere Halswirbelsäule – Seitdrehung« (Seite 131) beschrieben nach rechts. Stellen Sie sich vor, dass eine Achse von Ihrer Nasenspitze zu Ihrer Schädelbasis verläuft. Um diese Achse herum bewegen Sie Ihren Kopf.
2. Drehen Sie nun aus dieser Position den Kopf nach links oben. Auch hierbei sollte die Bewegung primär aus der oberen Halswirbelsäule erfolgen. Der Blick folgt der Bewegung des Kopfes.
3. Anschließend drehen Sie den Kopf nach links unten, der Blick folgt. Wiederholen Sie diese Bewegung für 10 bis 15 Wiederholungen. Dann richten Sie den Kopf wieder auf in die Ausgangsposition, legen ihn nach links und wiederholen die Übung auf dieser Seite.

Obere Halswirbelsäule – Vorwärtsführung und Rückführung in Beugestellung

Trainingsziel: Diese Übung verbessert vor allem die Beweglichkeit der Halswirbel untereinander.

1. Nehmen Sie den neutralen Stand ein. Blicken Sie nach vorn und ziehen Sie Ihr Kinn leicht Richtung Halswirbelsäule. Senken Sie Ihren Kopf und bringen Sie Ihre obere Halswirbelsäule leicht in eine Flexion, wie Sie es bereits zuvor in der Übung »Obere Halswirbelsäule - Streckung und Beugung« (Seite 130) gemacht haben. Schieben Sie in dieser leicht abwärts gerichteten Kopfposition nun Ihr Kinn leicht nach vorn.
2. Ziehen Sie anschließend Ihr Kinn zurück. Stellen Sie sich dabei vor, dass sich Ihr Kinn auf einer Art Sprungschanze bewegt. Halten Sie die Bewegung klein, sie erfolgt nur aus der oberen Halswirbelsäule heraus. Fahren Sie für 10 bis 15 Wiederholungen fort und achten Sie beim Zurückziehen Ihres Kinns darauf, dass Sie es so weit zurückziehen, bis Sie in der oberen Halswirbelsäule wieder einen Zug spüren. Dieser gibt Ihnen unmittelbar Feedback, ob Ihr Nacken optimal ausgerichtet ist.

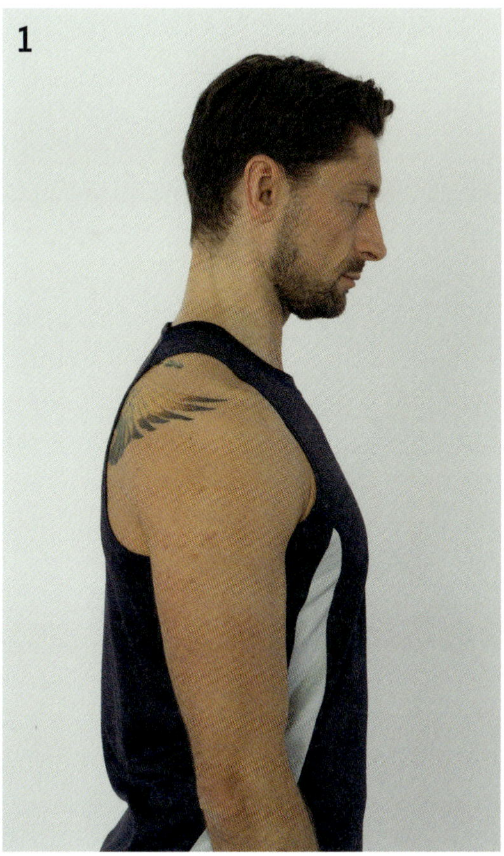

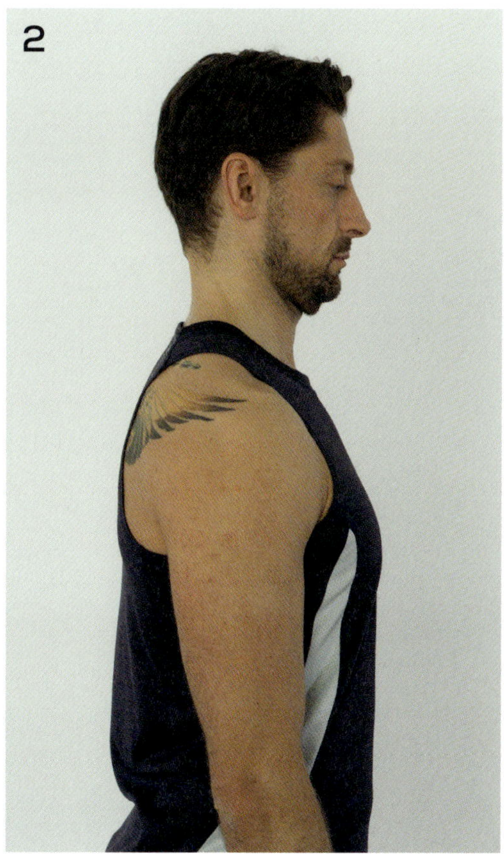

Segmentale Lendenwirbelsäulenmobilisation

Trainingsziel: Um die Mobilität der einzelnen Segmente der Wirbelsäule zu prüfen beziehungsweise gezielt zu adressieren, sollten die Bereiche getrennt voneinander betrachtet werden. Möglich ist das mit dieser Übung, bei der die Brustwirbelsäule fixiert wird und Sie sich somit auf die Streckung und Beugung Ihrer Lendenwirbelsäule konzentrieren können.

1. Begeben Sie sich in einen Vierfüßlerstand, legen Sie Ihre Unterarme am Boden ab und verschränken Sie Ihre Finger. Ihre Knie befinden sich direkt unter Ihrer Hüfte, Ihre Ellenbogen direkt unter Ihren Schultern. Setzen Sie sich nun nach hinten auf Ihre aufgestellten Füße ab.
2. Klappen Sie nun Ihre Handflächen nach oben auf und formen Sie damit eine Art Kopfkissen. Legen Sie Ihre Stirn vor Ihren Händen auf dem Boden ab und rollen Sie den Scheitel Ihres Kopfes in Ihre Hände in das imaginäre Kopfkissen hinein. Der Nacken und die Brustwirbelsäule sollten dabei gebeugt sein. Führen Sie diese Übungen nur aus, wenn Ihre Halswirbelsäule verletzungsfrei ist, da in dieser Position etwas Druck auf Ihren Kopf ausgeübt wird. Das meiste Gewicht sollte jedoch auf Ihren Unterarmen und nicht auf dem Kopf ruhen. Halten Sie die Beugung in Nacken und der Brustwirbelsäule während der ganzen Übungsausführung, konzentrieren Sie sich ausschließlich auf die Streckung und Beugung in der Lendenwirbelsäule und führen Sie die folgende Bewegung aus dem Becken heraus aus.
3. Kippen Sie nun Ihr Becken, indem Sie es Richtung Boden neigen. Versuchen Sie, einen Wirbel nach dem anderen zu strecken. Führen Sie daraus resultierend eine Extension in der Lendenwirbelsäule durch. Die Brustwirbelsäule und die Schultern bleiben in ihrer fixierten Position.
4. Nach der maximalen Streckung führen Sie eine Beugung aus. Beginnen Sie wieder mit dem Becken, indem Sie es Richtung Decke aufrichten und gleichzeitig den Bauchnabel Richtung Wirbelsäule ziehen. Wechseln Sie anschließend für 10 bis 15 Wiederholungen zwischen Extension und Flexion. Konzentrieren Sie sich währenddessen darauf, den unteren Rücken langsam zu mobilisieren, und verbessern Sie dadurch die bewusste Ansteuerung Ihres unteren Rückens.

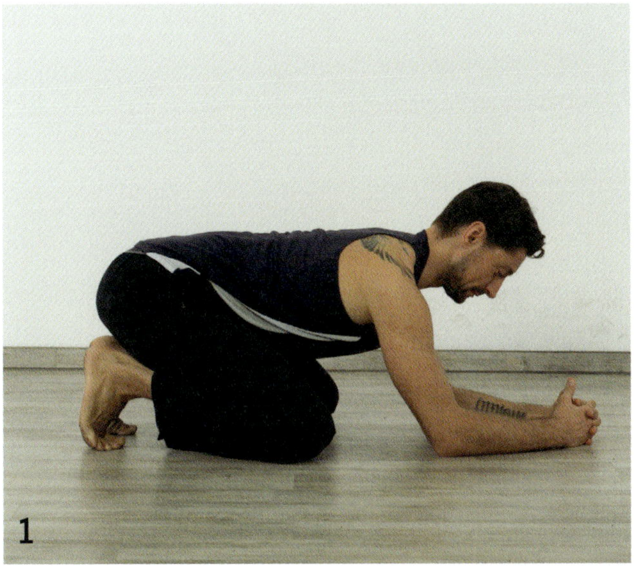
1

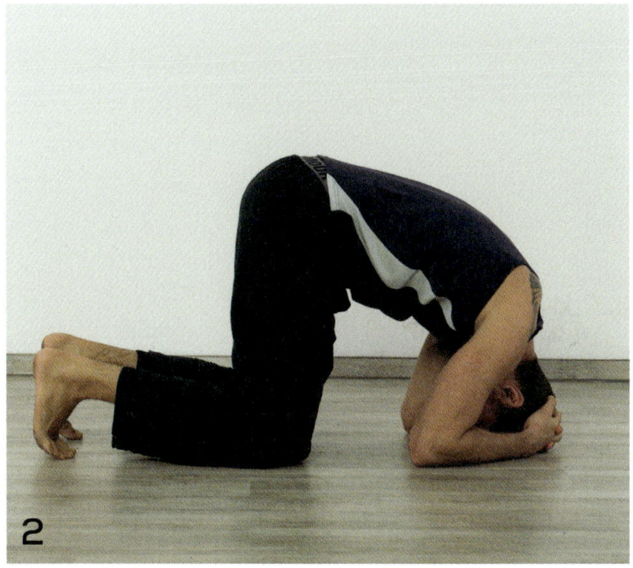
2

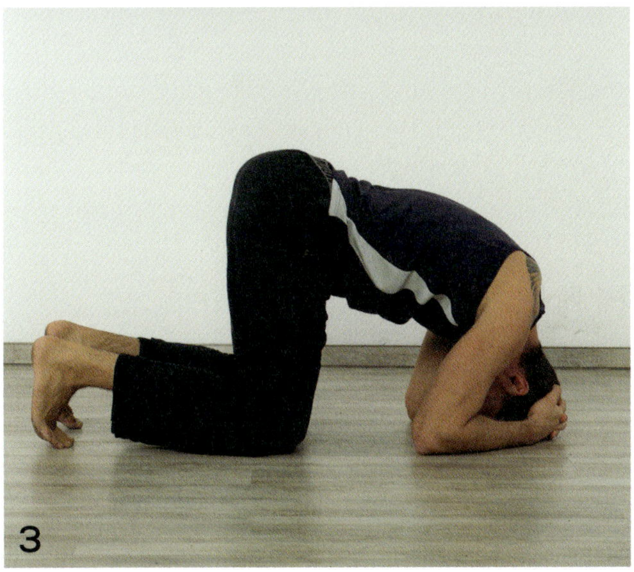
3

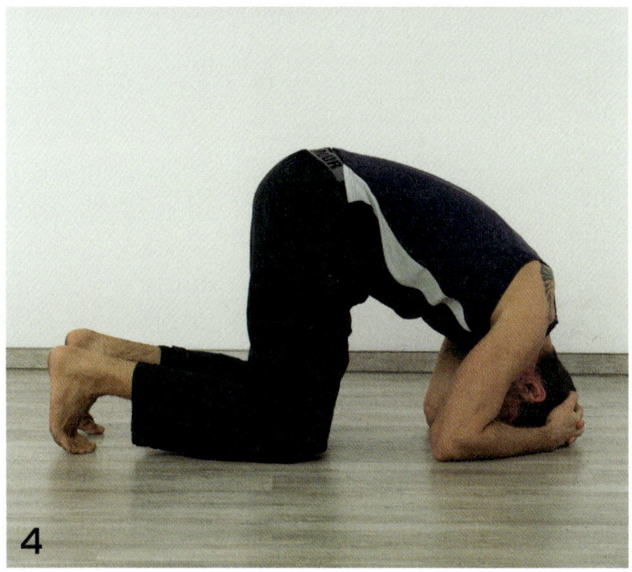
4

Segmentale Brustwirbelsäulenmobilisation im Fersensitz

Trainingsziel: Ziel dieser Übung ist es, die Brustwirbelsäule als separates Wirbelsäulensegment isoliert zu mobilisieren. Durch die sitzende Position wird das Becken fixiert, sodass dies leichter fällt. Halswirbel- und Lendenwirbelsäule werden nicht bewegt. Diese Übung wirkt reduzierend auf den Sympathikustonus und eignet sich vor allem zur Stressreduktion.

1. Setzen Sie sich auf den Boden und winkeln Sie beide Beine nach hinten neben den Oberschenkeln an. Legen Sie Ihre Füße mit dem Fußrücken auf dem Boden ab. Ihre Hände ruhen auf Ihren Knien. Sitzen Sie mit aufgerichtetem Rücken, der Blick geht nach vorn. Strecken Sie nun Ihr Brustbein Richtung Decke und machen Sie sich groß. Arbeiten Sie dabei jedoch nicht aus den Schultern heraus, sondern ausschließlich aus der Brustwirbelsäule.
2. Beugen Sie nun Ihre Brustwirbelsäule und schieben Sie Ihr Brustbein nach innen. Sie können dabei versuchen, Ihre Rippen leicht einzuziehen. Lassen Sie Schultern und Kopf locker und entspannt. Konzentrieren Sie sich auf den Abstand zwischen Ihrem Kinn und Brustbein, der während der gesamten Übungsausführung gleich bleibt. Um eine Bewegung in der Halswirbelsäule zu vermeiden, können Sie als Unterstützung einen kleinen Ball zwischen Kinn und Brustbein einklemmen. Führen Sie die Bewegung etwa 10- bis 15-mal aus.

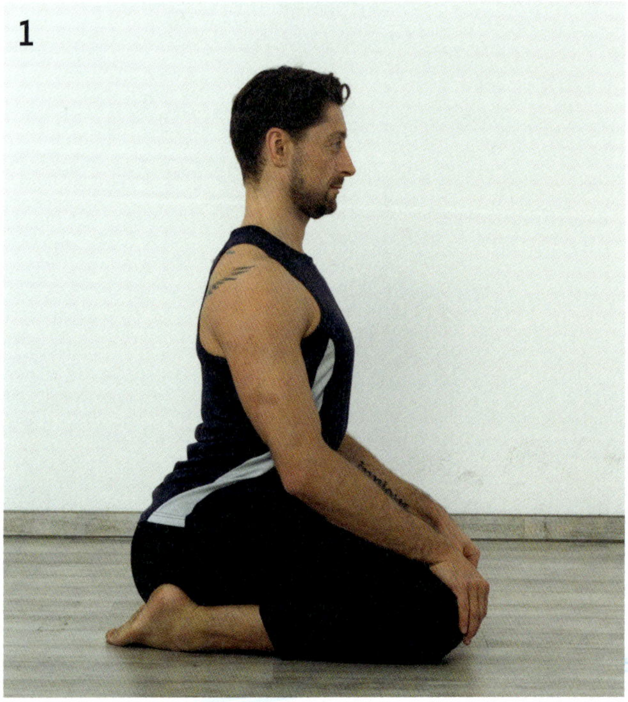

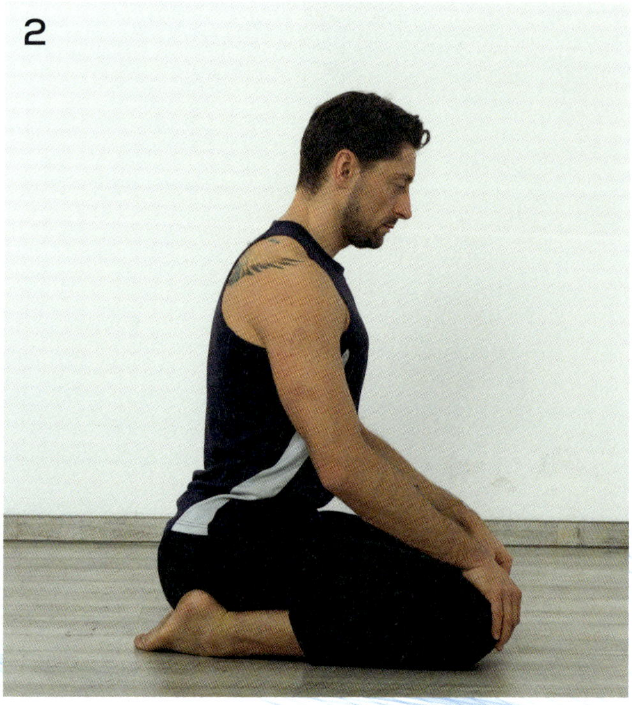

Segmentale Brustwirbelsäulenmobilisation im Sitzen

Trainingsziel: Diese Übung ist eine Alternative zur Brustwirbelsäulenmobilisation im Fersensitz. Vor allem bei Knie- und Fußbeschwerden ist die sitzende Variante deutlich angenehmer. Die meisten Trainierenden müssen sich hier jedoch bewusst darauf konzentrieren, das Becken nicht zu sehr mitzubewegen, da es idealerweise unbewegt gehalten werden sollte.

1. Setzen Sie sich mit aufrechter Wirbelsäule auf eine Box oder einen Stuhl. Halten Sie den Blick nach vorn gerichtet und die Halswirbelsäule in einer neutralen Position. Ihre Hände ruhen auf Ihren Oberschenkeln. Entspannen Sie Ihre Schultern.
2. Schieben Sie nun ihr Brustbein Richtung Decke, lassen Sie dabei Ihre Schultern entspannt und achten Sie auf einen gleichbleibenden Abstand zwischen Brust und Kinn. Die Bewegung erfolgt nur aus der Brustwirbelsäule heraus, die Halswirbelsäule und das Becken bleiben während der Übung fixiert.
3. Nach der Streckung ziehen Sie Ihre Rippen ein und beugen die Brustwirbelsäule. Die Schultern bleiben entspannt. Halten Sie die Lendenwirbelsäule stabil, um die segmentale Bewegung weiterhin ausschließlich aus der Brustwirbelsäule heraus auszuführen. Führen Sie diese Bewegung etwa 10- bis 15-mal aus.

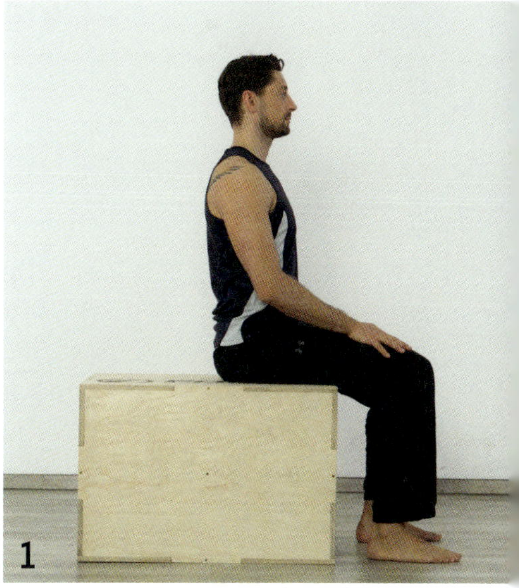

1

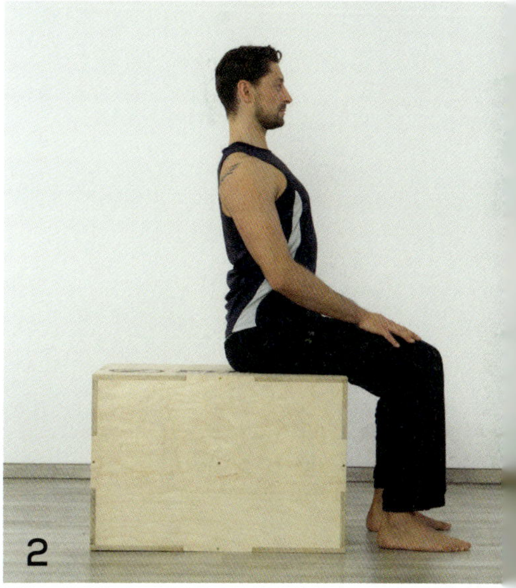

2

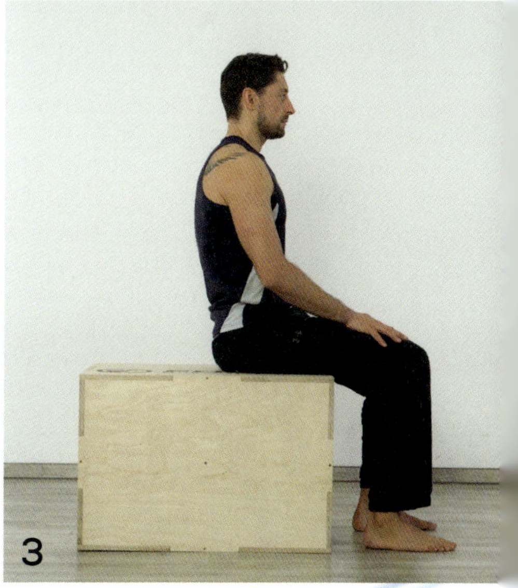

3

Thoracic Circle

Trainingsziel: Diese Übung mobilisiert Ihre Brustwirbelsäule dreidimensional und kann mögliche Blockaden lösen. Sie hilft zudem bei Defiziten in der Überkopfbeweglichkeit, da durch eine beweglichere Brustwirbelsäule die Schulterblätter gleitfähiger werden und somit das Anheben der Arme über den Kopf vereinfacht wird. Weil auch die Atemmechanik stark von der Mobilität der Brustwirbelsäule abhängig ist, kann sich eine Mobilisation der Brustwirbelsäule außerdem positiv auf die Atmung auswirken.

1. Nehmen Sie den neutralen Stand ein.
2. Schieben Sie Ihr Brustbein nach vorn, indem Sie Ihre Brustwirbelsäule strecken. Halten Sie dabei Lenden- und Halswirbelsäule stabil.
3. Schieben Sie nun Ihre Brustwirbelsäule nach rechts. Halten Sie dabei Ihren Schultergürtel möglichst parallel zum Boden.
4. Bleiben Sie mit Ihrem Brustkorb rechts und ziehen Sie Ihre Brustwirbelsäule ein. Es ergibt sich eine leichte Rundung im Rücken.
5. Schieben Sie nun Ihre leicht gebeugte Brustwirbelsäule nach links.
6. Schieben Sie auf der linken Seite Ihr Brustbein wieder nach vorn und strecken Sie sich dadurch in der Brustwirbelsäule.
7. Kommen Sie mit dem Brustkorb zurück in die Mitte und lassen Sie dabei Ihr Brustbein angehoben. Führen Sie alle Schritte zuerst nacheinander aus und fügen Sie sie dann zu einer fließenden Bewegung zusammen. Führen Sie diese pro Richtung jeweils etwa 10- bis 15-mal aus.

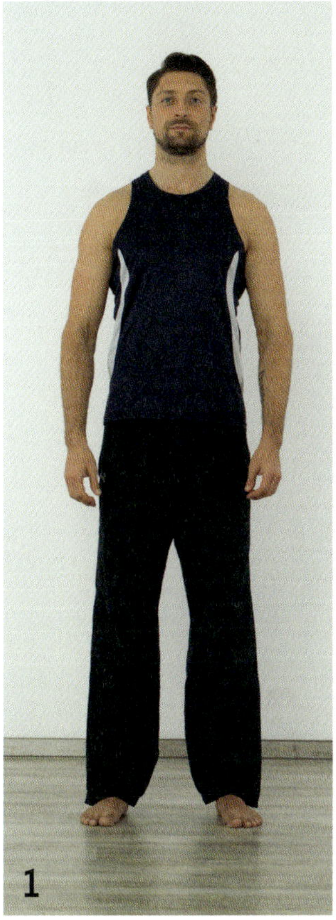
1

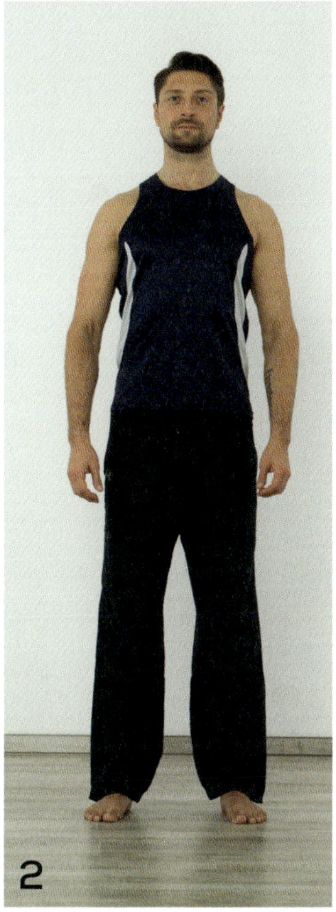
2

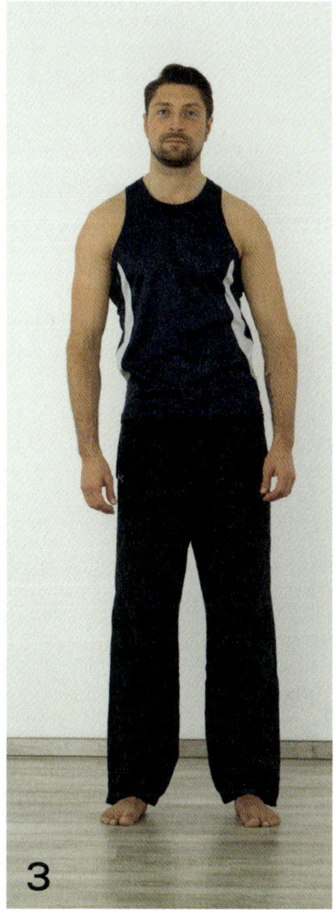
3

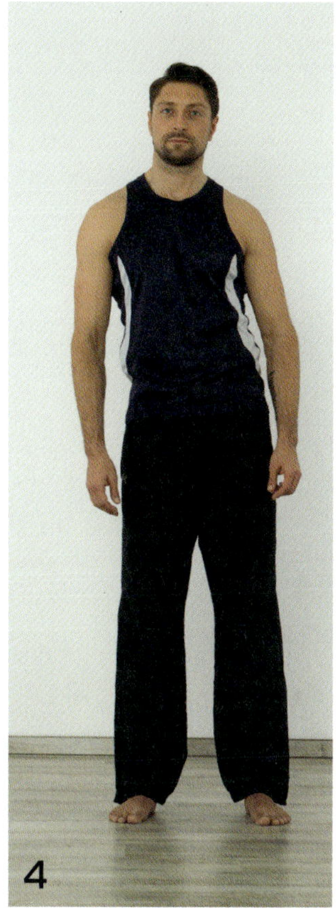
4

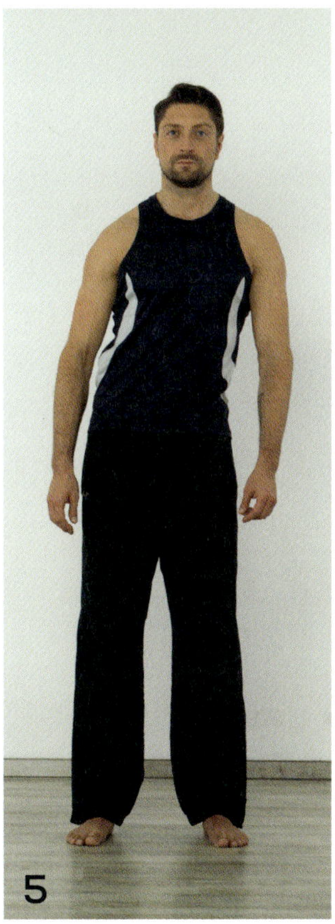
5

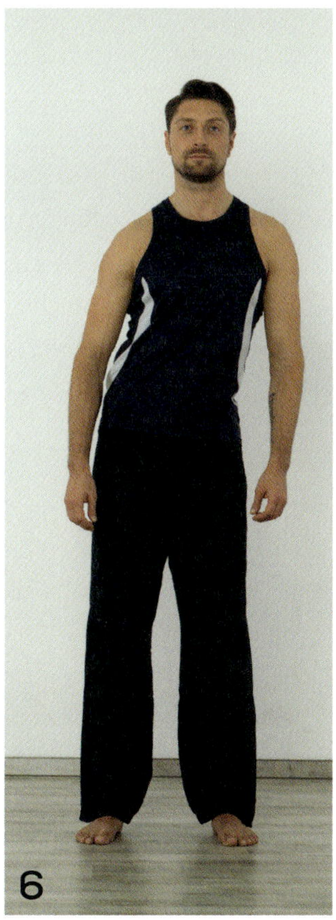
6

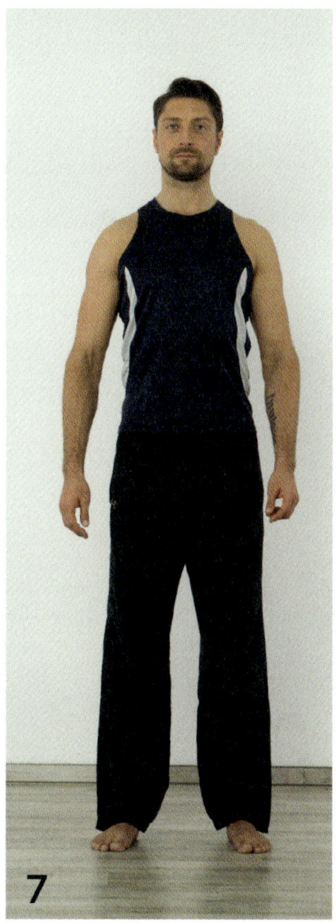
7

Closed Chain Elbow Circle

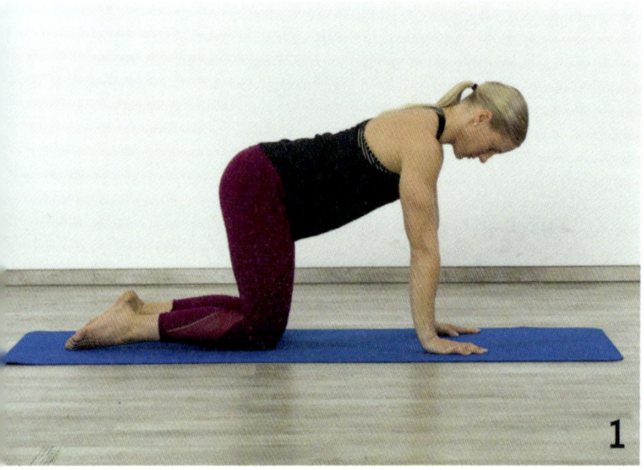

1

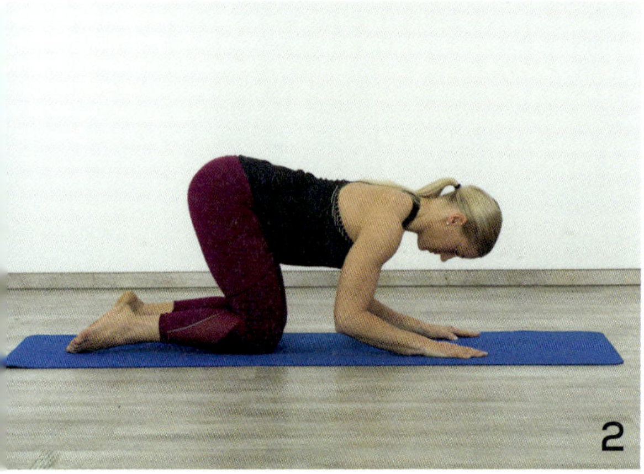

2

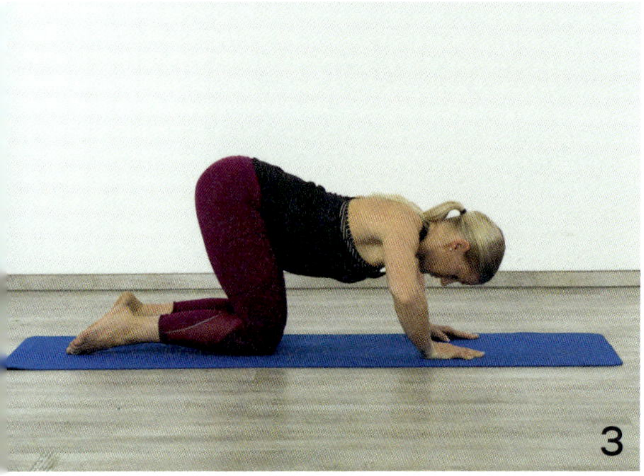

3

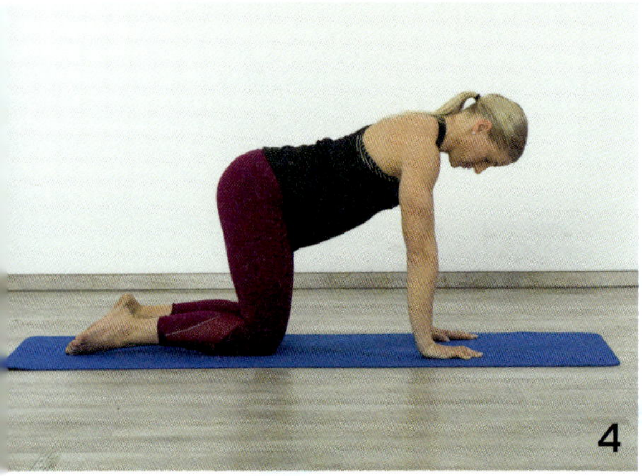

4

Trainingsziel: Mit dieser Übung werden die Ellenbogen mobilisiert, während die Hände fixiert bleiben. Vor allem die Elle und Speiche werden handgelenksnah mobilisiert. Daher eignet sich diese Übung sehr gut zur Behandlung von Beschwerden im Bereich der Handwurzel, die von Einschränkungen der Elle und/oder Speiche herrühren.

1. Begeben Sie sich in den Vierfüßlerstand. Ihre Knie befinden sich unter Ihrer Hüfte, Ihre Hände unter den Schultern.
2. Beugen Sie nun beide Arme nah am Körper, sodass Ihre Ellenbogen Richtung Knie zeigen und knapp über dem Boden stehen.
3. Rotieren Sie Ihre Ellenbogen dann nach außen, während die Position Ihrer Handflächen unverändert bleibt.
4. Bringen Sie Ihre Arme wieder in die Streckung und wiederholen Sie die Übung sowohl in dieser Ausführung als auch in die umgekehrte Richtung, indem Sie die Ellenbogen über außen nach hinten führen. Führen Sie etwa 10 bis 15 Wiederholungen aus.

Variante: Der Closed Chain Elbow Circle eignet sich gut als Vorbereitungsübung für alle Krabbelbewegungen (Crawling). Sie können die Übung auch mit unterschiedlichen Handpositionen durchführen, indem Sie Ihre Hände eher hüftbreit voneinander entfernt aufsetzen. Eine hüftbreite Stellung erfordert mehr Mobilität im Handgelenk, die schulterbreite Durchführung ist deutlich einfacher.

Open Chain Elbow Circle

Trainingsziel: Mit dieser Übung wird das Strecken, Beugen und Umwenden des Ellenbogengelenks trainiert. Vor allem bei Bewegungseinschränkungen zwischen Elle und Speiche ist diese Übung sinnvoll. Liegen Defizite im Handgelenk vor, sollte die Variante Closed Chain Elbow Circle (Seite 140) gewählt werden.

1. Nehmen Sie den neutralen Stand ein, heben Sie Ihren rechten Arm auf Schulterhöhe an und strecken Sie Ihren Ellenbogen. Halten Sie dabei Ihr Handgelenk etwa in einem 90-Grad-Winkel gebeugt, sodass Ihre Handfläche nach vorn zeigt.
2. Beugen Sie Ihren Arm nun im Ellenbogen und führen Sie Ihren Daumen Richtung linke Achselhöhle. Dabei führt die Schulter eine leichte Innenrotation aus. Der Oberarm bleibt weiterhin auf Schulterhöhe nach vorn ausgerichtet.
3. Aus dieser Position rotieren Sie ihren Oberarm nach außen, sodass Ihre Handfläche nach oben zeigt. Strecken Sie den Arm abschließend wieder aus in die Ausgangsposition und wiederholen Sie die Übung sowohl in dieser Ausführung als auch in die entgegengesetzte Richtung sowie anschließend mit dem linken Arm. Führen Sie die Bewegung jeweils etwa 10- bis 15-mal aus.

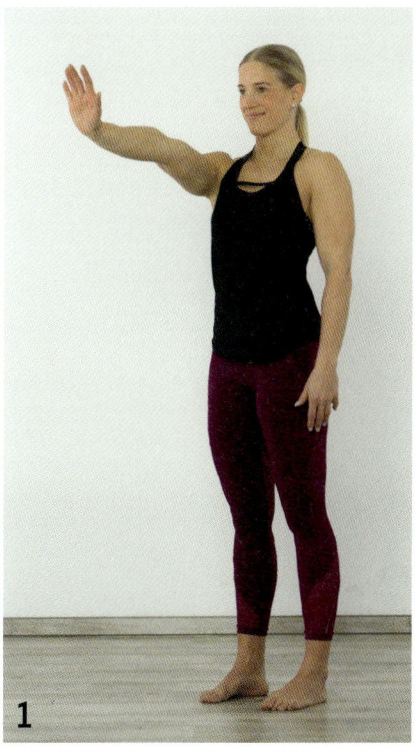
1

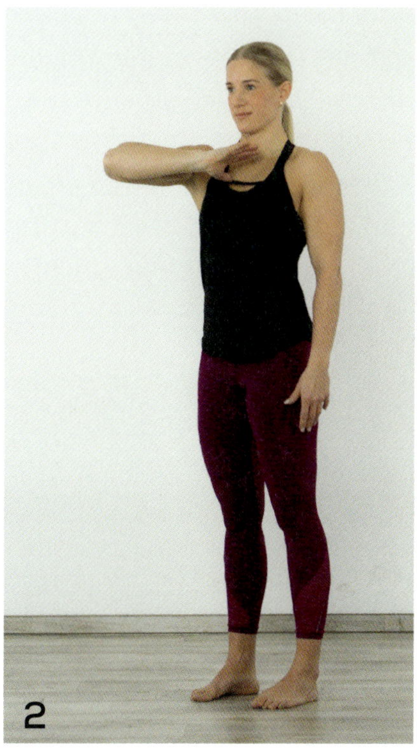
2

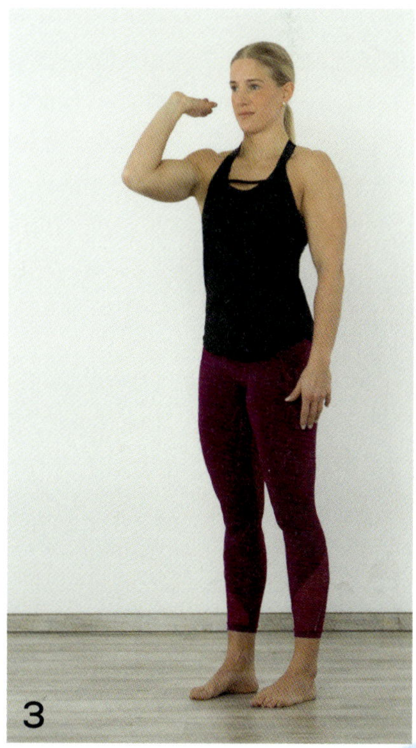
3

Tea Cup

Trainingsziel: Die Übung Tea Cup mobilisiert alle Anteile Ihres Schultergürtels, speziell das Schultergelenk. Außerdem wird das Handgelenk ein- und auswärtsgedreht, was sich positiv auf die Mobilität im Handgelenk und im Ellenbogengelenk auswirkt. Vor allem sogenannte Golfer- oder Tennisellenbogen verursachen Schmerzen im Ellenbogen, die unter anderem auf eine mangelnde Rotationsfähigkeit zwischen Elle und Speiche zurückzuführen sind.

1. Nehmen Sie den neutralen Stand ein. Halten Sie den linken Arm im Ellenbogen im 90-Grad-Winkel gebeugt, die Handfläche zeigt nach oben. Führen Sie bei dieser Übung den Arm immer so nah wie möglich am Körper, aber behalten Sie dabei einen langen Arm, sprich, arbeiten Sie in den Raum hinein, indem Sie den Arm konstant aus der Schulter herausziehen. Achten Sie auf einen aufrechten Stand und halten Sie den Kopf während der kompletten Übungsausführung neutral. Ein häufiger Fehler ist das Ausweichen mit dem Kopf beziehungsweise Beugen des Nackens nach vorn.
2. Ziehen Sie dann den Ellenbogen zurück und rotieren Sie den Arm nach innen hinter Ihren Rücken. Ihre Handfläche zeigt weiterhin nach oben.
3. Rotieren Sie den Arm weiter nach innen, während Sie ihn vom Körper weg nach links abspreizen und den Arm strecken.
4. Beugen Sie den Ellenbogen wieder und führen Sie den Unterarm quer vor dem Körper nach oben und bringen Sie so Ihre Hand nah an das Kinn.
5. Führen Sie Ihre Hand über Ihren Kopf, als ob Sie sich mit dem Handrücken übers Haar streichen würden, und weiter am Nacken entlang.
6. Senken Sie Ihren Ellenbogen ab, zurück an die Seite Ihres Körpers, und halten Sie Ihre Hand in einer »Kellnerposition«.
7. Rotieren Sie Ihren Unterarm zurück in die Ausgangsposition. Legen Sie abwechselnd den Fokus auf die Bewegung im Handgelenk oder im Schultergelenk. Wiederholen Sie die Übung anschließend mit dem rechten Arm. Führen Sie pro Arm etwa 10 bis 15 Wiederholungen aus.

Variante: Eine erschwerte Variante ist es, die Übung mit beiden Armen gleichzeitig durchzuführen.

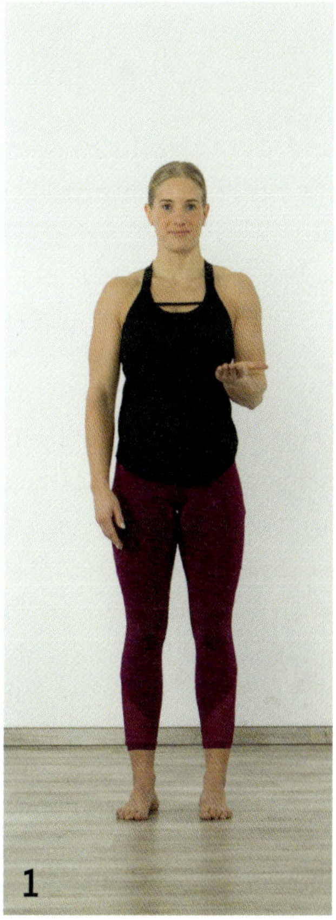
1

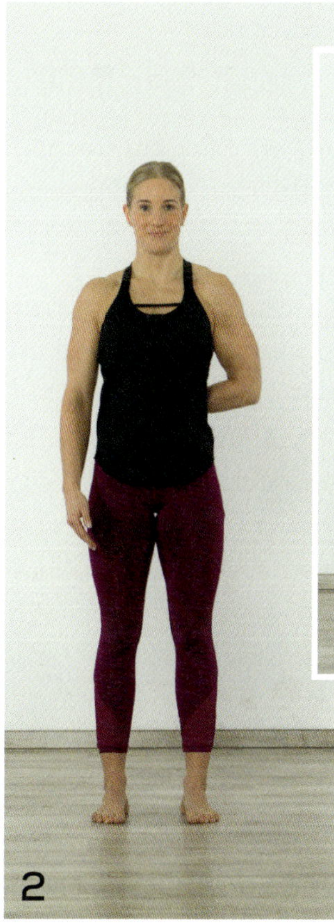
2

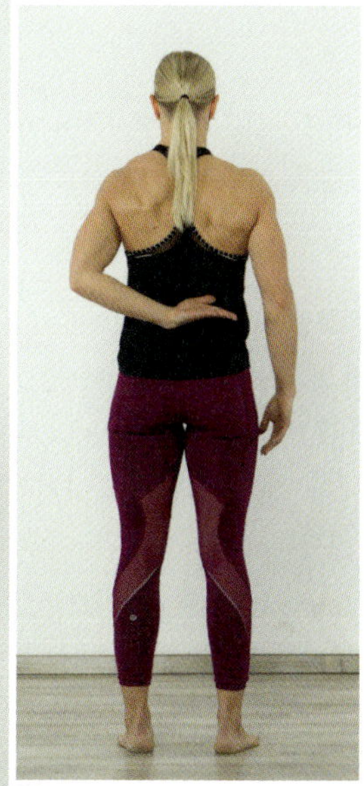

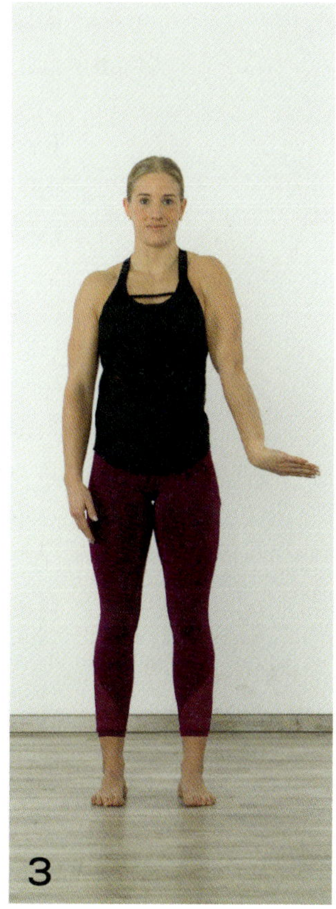
3

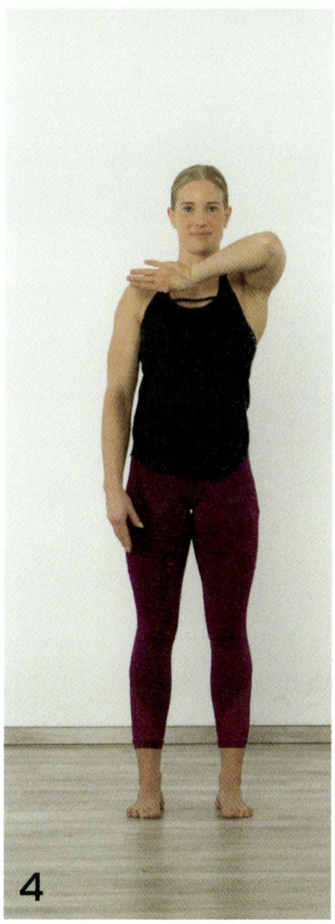
4

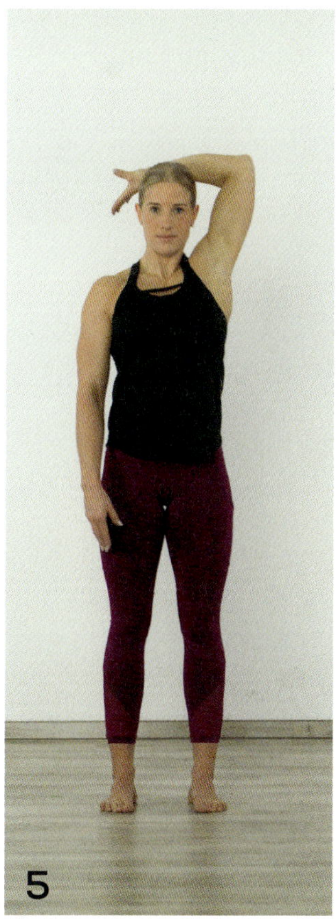
5

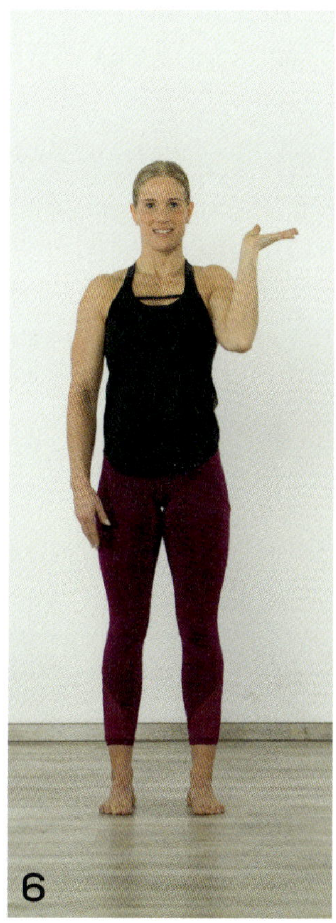
6

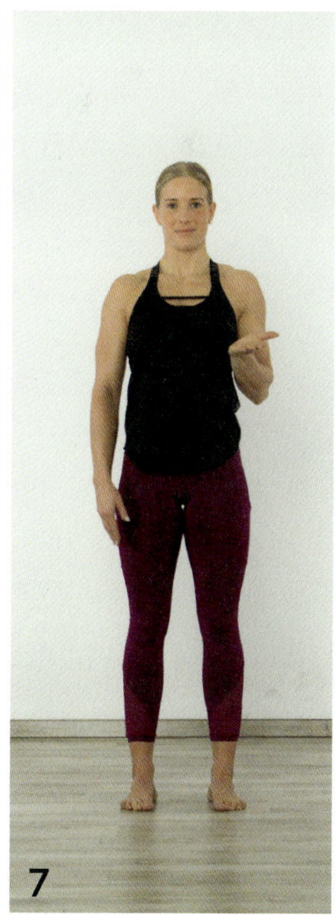
7

Scapula Circle

Trainingsziel: Bei dieser Übung soll das Schulterblatt möglichst optimal über der Brustwirbelsäule gleiten. Ziel ist eine verbesserte dreidimensionale Bewegung des Schulterblatts.

1. Nehmen Sie den neutralen Stand ein. Heben Sie den rechten Arm mit gestrecktem Ellenbogen auf Schulterhöhe an. Lassen Sie Ihre Hand möglichst entspannt. Arbeiten Sie ausschließlich aus der Schulter und beugen Sie während der Bewegung Ihren Ellenbogen nicht.
2. Schieben Sie Ihren Arm aus der Schulter heraus weit nach vorn. Achten Sie dabei darauf, im Oberkörper stabil zu bleiben und diesen mit der rechten Seite nicht einzudrehen.
3. Heben Sie nun die Schulter maximal an. Achten Sie dabei darauf, Ihren Kopf nicht in Richtung des Armes zu kippen. Der Kopf bleibt gerade und der Blick nach vorn ausgerichtet.
4. Ziehen Sie Ihren Arm wie eine Schublade wieder ein, indem Sie Ihre Schulterblätter stark zusammenziehen. Senken Sie dann Ihr Schulterblatt tief ab, so weit wie möglich weg von Ihrem Ohr, ohne die Spannung im oberen Rücken zu verlieren. Führen Sie die Bewegung in beide Richtungen aus und wiederholen Sie die Übung anschließend mit dem linken Arm. Führen Sie pro Arm etwa 10 bis 15 Wiederholungen aus.

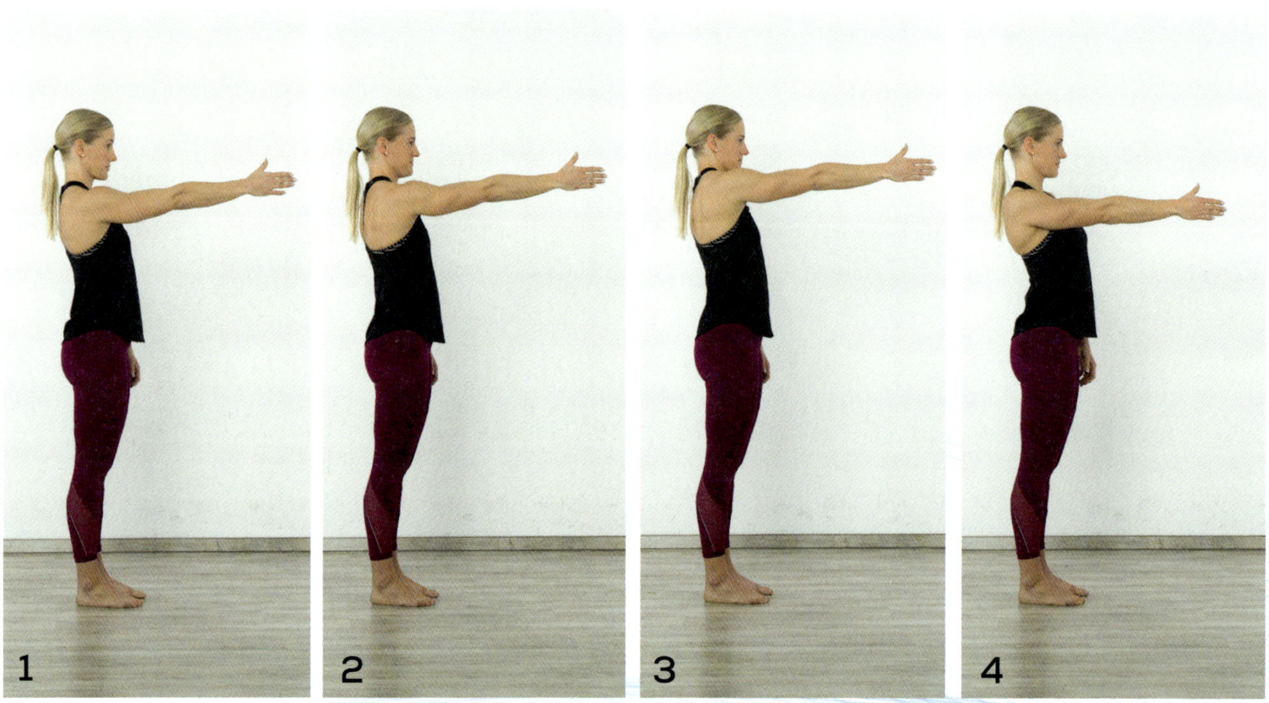

Standing Shoulder Rotation

Trainingsziel: Diese Übung trainiert die Mobilität vor allem im Schultergelenk und im Schulterblatt-Brustgelenk, einer funktionellen Verbindung zwischen Schulterblatt und Brustkorb.

1. Nehmen Sie frei im Raum oder mit der rechten Schulter neben einer Wand einen neutralen Stand ein.
2. Heben Sie den rechten Arm Richtung Decke an, sodass Ihr Schultergelenk maximal nach oben geöffnet ist.
3. Nach dieser maximalen Flexion im Schultergelenk beginnen Sie mit einer Innenrotation in der Schulter. Dies vergrößert Ihre Bewegungsamplitude in der Schulter und bringt Ihren Arm weiter nach hinten. Gleichzeitig sind Sie gezwungen, den Arm eingedreht nach hinten wegzustrecken (dafür ist die Wand als Korrekturmöglichkeit nützlich). Führen Sie die Innenrotation so weit wie möglich durch und halten Sie den Arm so nah am Körper wie möglich. Im besten Fall berühren Sie die Wand nicht und nutzen diese als natürliches Hindernis. Vermeiden Sie währenddessen eine Rotation im Oberkörper. Bleiben Sie stets gerade und aufrecht. Senken Sie den Arm schließlich wieder ab und wiederholen Sie die Übung mit dem linken Arm. Führen Sie pro Arm etwa 10 bis 15 Wiederholungen aus.

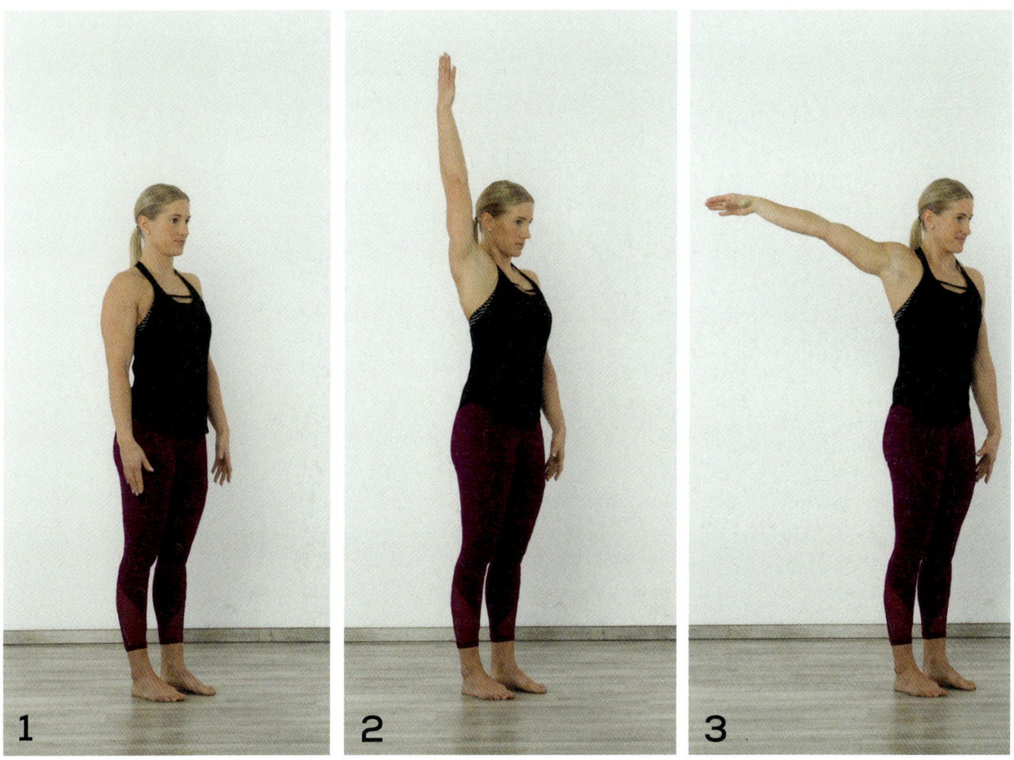

Elbow Circle Side

Trainingsziel: Nutzen Sie diese Übung, um die Beweglichkeit zwischen Elle und Speiche und in der Schulter zu verbessern.

1. Nehmen Sie den neutralen Stand ein. Strecken Sie einen Arm auf Schulterhöhe zur Seite aus, bilden Sie dabei mit der Hand eine lockere Faust.
2. Beugen Sie nun den Arm und führen Sie dabei Ihre Faust nach vorn Richtung Achselhöhle.
3. Rotieren Sie Ihren Arm dann nach oben auf und strecken Sie Ihren Arm abschließend, bis Sie ihn wieder in der Ausgangssituation halten. Wiederholen Sie die Übung anschließend mit dem linken Arm. Führen Sie pro Arm etwa 10 bis 15 Wiederholungen aus.

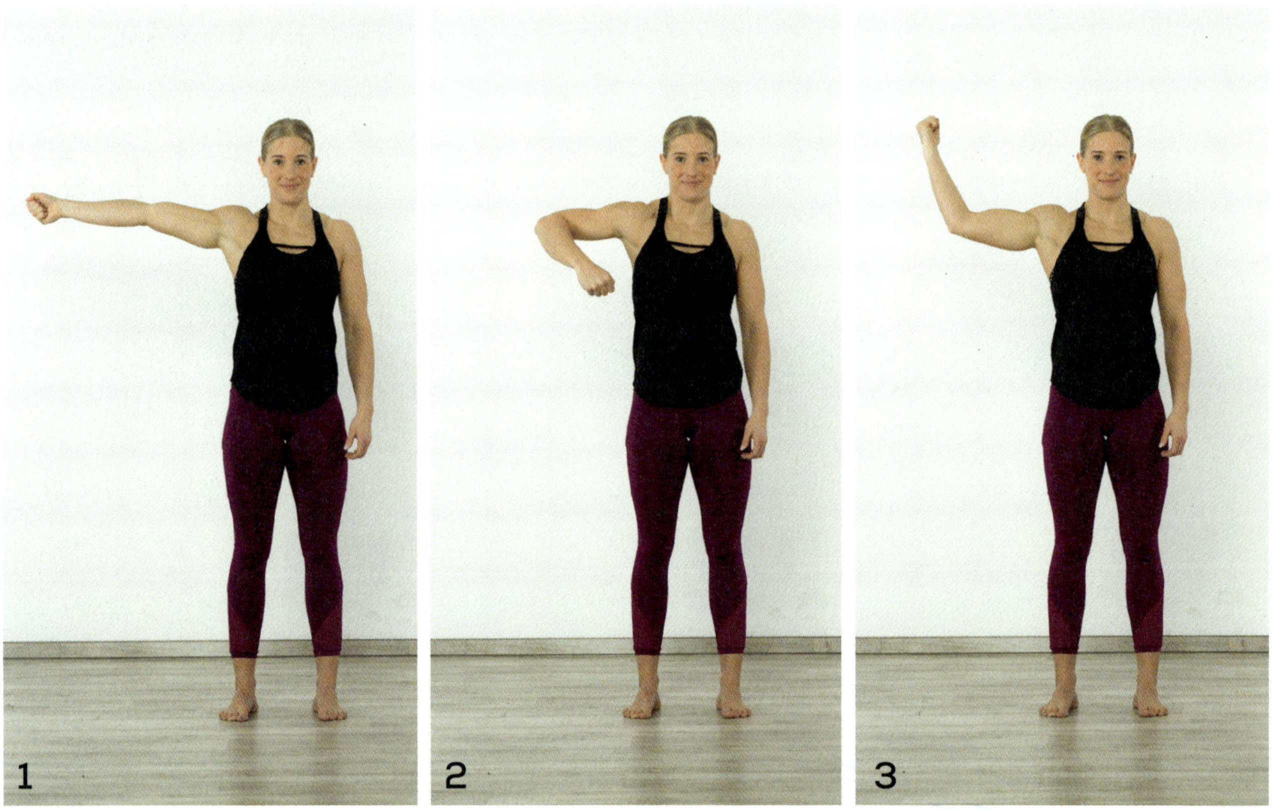

Hands on Shoulder Stretch – Americana

Trainingsziel: Der Americana-Stretch ist eine Hands-on-Technik zum Stretchen des hinteren Anteils der Schulterkapsel.

1. Legen Sie sich rücklings auf eine Bank oder einen Kasten. Ihr Trainingspartner kniet links neben Ihrem Kopf und greift Ihren linken Arm in einer 90-Grad-Außenrotation. Dabei hält er Ihr Handgelenk mit seiner linken Hand, seine rechte Hand ruht auf Ihrem Oberarm.
2. Ihr Trainingspartner zieht nun Ihren linken Arm leicht nach außen, um mehr Platz im Schultergelenk zu erzeugen. Dies reduziert die muskuläre Spannung im Bereich Ihres Schultergelenks.
3. Dann legt Ihr Trainingspartner seinen rechten Ellenbogen sanft auf Ihre vordere Schulter und fixiert diese, sodass die Schulter nicht Richtung Brustkorb ausweichen kann. Die rechte Hand legt er auf Ihren Unterarm, nah ans Handgelenk. Seine linke Hand führt er unter Ihrer Armbeuge hindurch und greift von oben sein eigenes rechtes Handgelenk. Seinen linken Ellenbogen stützt er durch sein vorderes aufgestelltes Bein, sodass seine beiden Arme nicht frei in der Luft hängen, sondern immer einen Stützpunkt aufweisen. Dies reduziert ungewollte Bewegungen in Ihrer Schulter.
4. Der Stretch erfolgt, indem Ihr Partner den Griff beibehält und sich leicht nach vorn lehnt. Dadurch rotiert Ihre Schulter stärker nach innen und es kommt zum Stretch auf die vordere Schulterkapsel. Um Verletzungen zu vermeiden, darf niemals ruckartig, sondern immer nur kontrolliert und langsam gestretcht werden. Wiederholen Sie die Übung anschließend auf der anderen Körperseite. Halten Sie den Stretch für jeweils etwa 30 Sekunden.

Hinweis: Der Stretch sollte mit der CRAC-Technik (Seite 67/68) kombiniert werden. Im ersten Schritt hält der Partner den Arm in der maximalen Innenrotation. Versuchen Sie nun, den Arm aus dem Schultergelenk heraus gegen den Widerstand des Partners nach außen zu drehen. Hierbei handelt es sich um eine rein statische Übung ohne sichtbare Bewegung. Nach 30 Sekunden entspannen Sie den Arm wieder, den Ihr Trainingspartner nun in eine noch stärkere Innenrotation führt. Unterstützen Sie die Innenrotation, indem Sie ebenfalls versuchen, im Arm stärker in die Innenrotation zu gehen. Wiederholen Sie die Anspannung von Agonist und Antagonist 3-mal und halten Sie Agonist und Antagonist jeweils 30 Sekunden moderat angespannt.

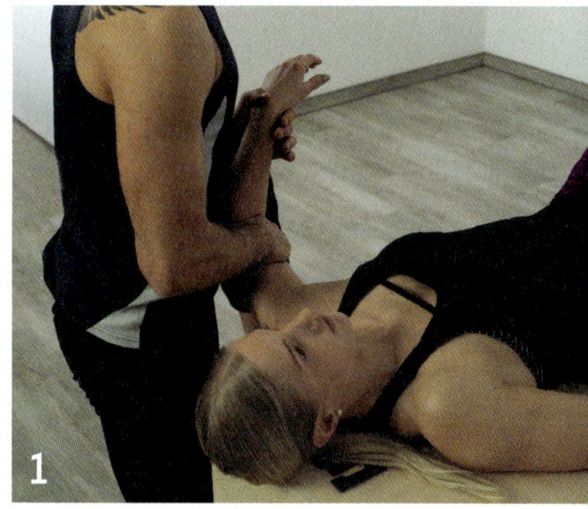
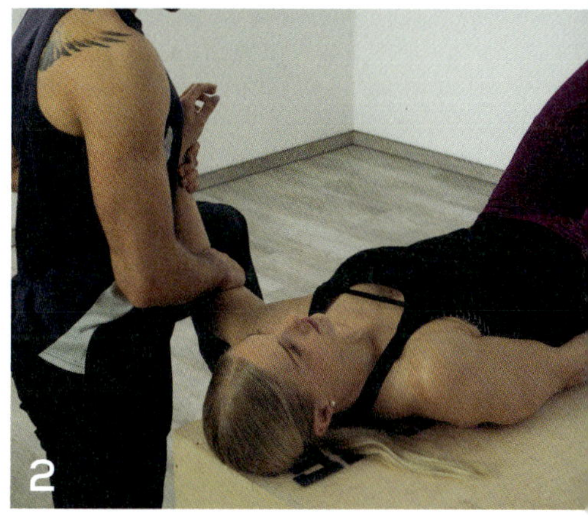
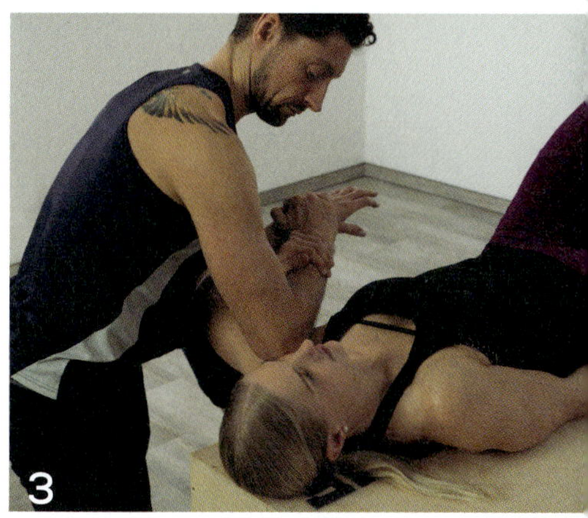
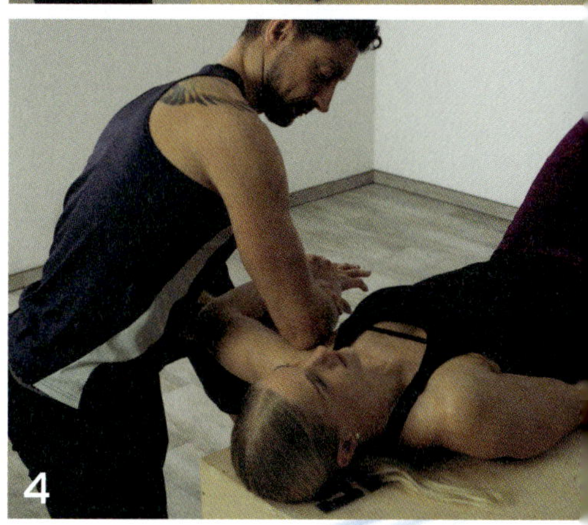

Hands on Shoulder Stretch – Kimura

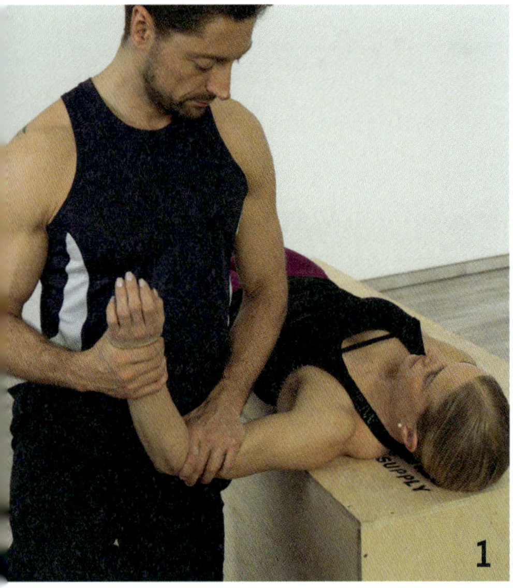

1

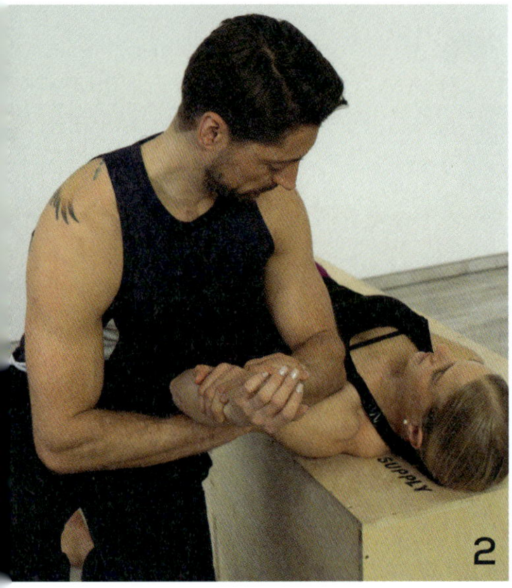

2

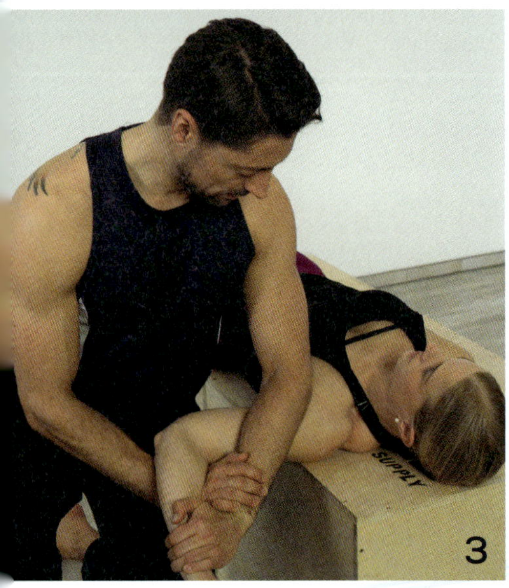

3

Trainingsziel: Der Kimura-Stretch fördert die Beweglichkeit in der vorderen Schulterkapsel. Optimal aktiv beweglich ist die Schulter, wenn sie um 180 Grad nach außen oder nach innen rotiert werden kann.

1. Legen Sie sich auf eine Bank oder einen Kasten, Ihr Trainingspartner kniet links neben Ihrem Oberkörper und greift Ihren linken Arm in einer 90-Grad-Außenrotation. Er umgreift Ihr Handgelenk mit seiner rechten Hand und legt seine linke Hand um Ihren Oberarm.
2. Nun rotiert Ihr Trainingspartner Ihren Arm leicht nach außen und legt seinen linken Ellenbogen auf Ihre vordere Schulter, um diese zu fixieren. Mit der linken Hand greift er Ihren Unterarm nah am Handgelenk. Seine rechte Hand führt er zwischen Ihrem Arm und seiner eigenen linken Hand hindurch und legt sie auf seinem Unterarmrücken ab. Seinen rechten Ellenbogen stützt er auf seinem eigenen Oberschenkel ab. Daraus ergibt sich eine optimale Hebelsituation.
3. Die Hebelbewegung erfolgt nun, indem sich Ihr Trainingspartner leicht nach vorn lehnt beziehungsweise seinen rechten Ellenbogen anhebt. Dadurch wird Ihre Schulter verstärkt nach außen rotiert, wodurch es zum Stretch auf die hintere Schulterkapsel kommt. Wiederholen Sie die Übung anschließend auf der anderen Körperseite. Halten Sie den Stretch für jeweils etwa 30 Sekunden.

Scapula Push Up

Trainingsziel: Diese Übung fördert die Aktivierung des Sägemuskels im Bereich der Achselhöhle und verbessert die Protraktion und die Abduktion Ihrer Schulter, also das Nach-vorn-Ziehen der Schulter und das Seitheben des Armes aus der Schulter heraus. Sie fördert zudem die Gleitfähigkeit des Schulterblatts, sodass sich dieses besser auf dem Brustkorb bewegen lässt.

1. Nehmen Sie den Vierfüßlerstand ein. Positionieren Sie Ihre Knie direkt unter Ihrer Hüfte und Ihre Hände direkt unterhalb Ihrer Schultern und drehen Sie diese leicht nach außen auf. Drücken Sie Ihre Fingerkuppen in den Boden und erzeugen Sie dadurch eine Bogenspannung in Ihren Handflächen.
2. Schieben Sie Ihre Arme nun kräftig in den Boden, als würden Sie die Erde wegdrücken, sodass sich Ihr Brustbein vom Boden entfernt und der Abstand zwischen Ihren Schulterblättern weiter wird. Halten Sie dabei Ihre Arme gestreckt.
3. Lassen Sie Ihren Oberkörper anschließend in die Schultergelenke sinken und ziehen Sie Ihre Schulterblätter zusammen, sodass sich Ihr Brustbein dem Boden nähert. Wiederholen Sie diese Übung etwa 10- bis 15-mal.

Variante: Schwieriger wird die Übung, wenn Sie sie in der Liegestützposition ausführen. Statt im Vierfüßlerstand sind Ihre Beine nach hinten gestreckt und die Knie angehoben, Ihr ganzer Körper bildet von den Schultern bis zu den Fersen eine Linie.

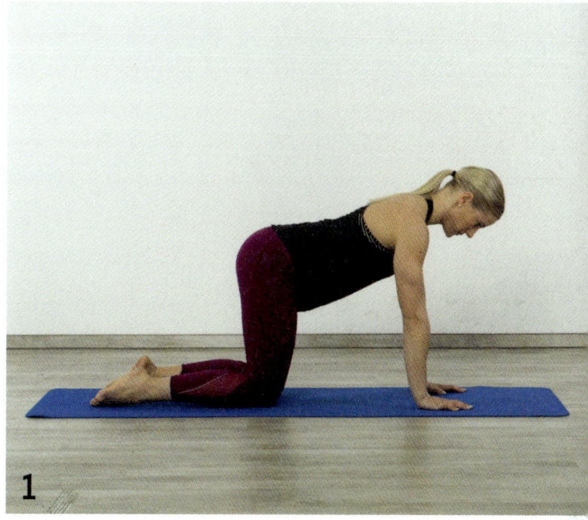
1

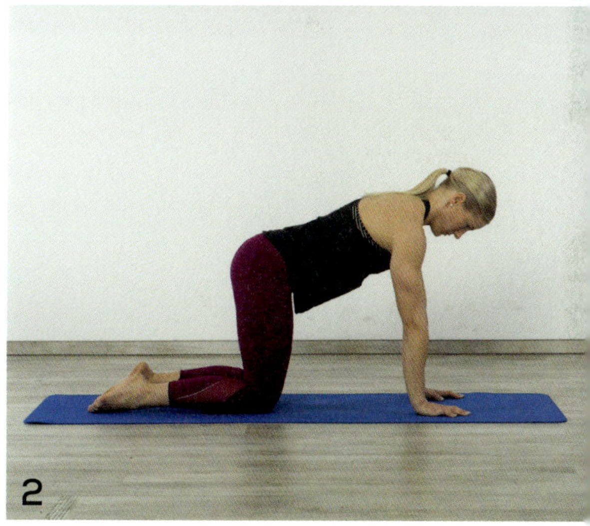
2

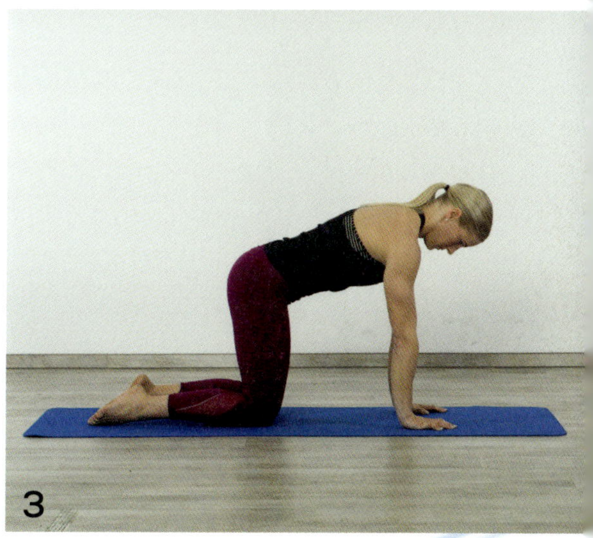
3

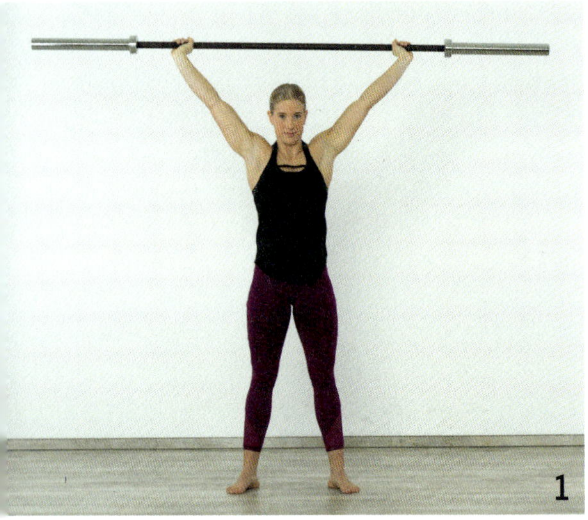

1

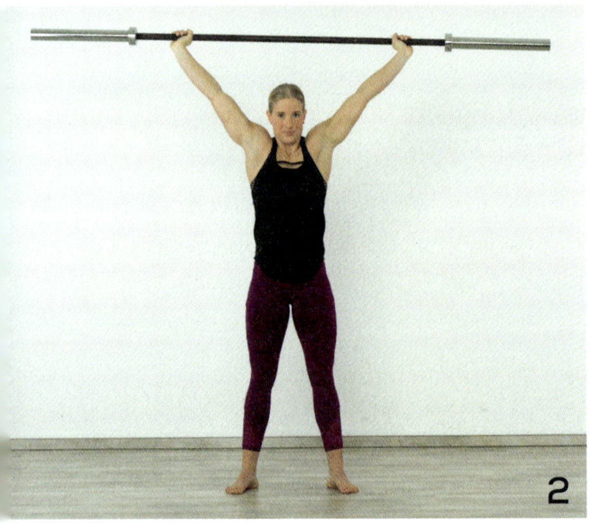

2

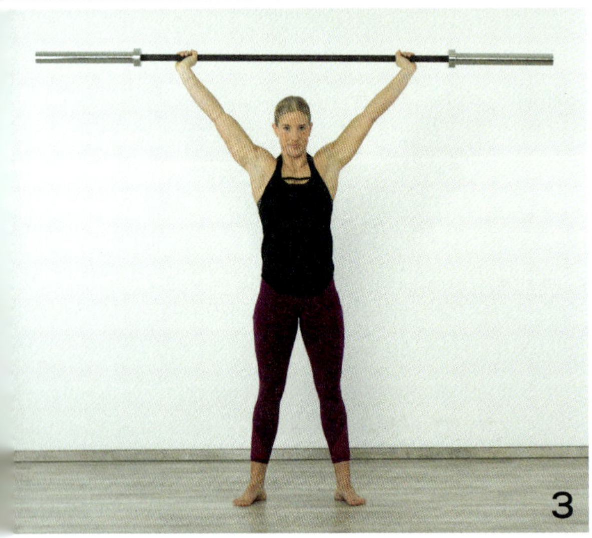

3

Overhead Shrug

Trainingsziel: Der Overhead Shrug mobilisiert und kräftigt die Schulter. Der klassische Shrug wird als Kraftübung im Bodybuilding verwendet, um den oberen Nackenmuskel zu trainieren. Dabei halten Sie das Gewicht mit hängenden Armen vor dem Körper und ziehen dann Ihre Schultern hoch. Bei dieser Ausführung kann es jedoch zu einer Dysbalance zwischen dem oberen und dem unteren Nackenmuskel kommen, die sich negativ auf die Schultermechanik auswirken und zu Schulterproblemen führen kann. Im Gegensatz dazu wirkt sich der Overhead Shrug positiv auf die Aktivität des unteren Nackenmuskels aus, da dieser in der Überkopfposition stabilisierend auf die Schulter und vor allem das Schulterblatt einwirkt. Zudem wird der Schulterblattheber ausgeschaltet, sodass er nicht verspannt und folglich Nackenschmerzen vermieden werden. Gleichzeitig werden die Aufwärtsrotation und die Abduktion, also das Abspreizen, des Schulterblatts verbessert.

1. Nehmen Sie den neutralen Stand ein. Greifen Sie eine Langhantelstange mit einem Gewicht, die Sie über dem Kopf stabil halten können. Ihr Griff ist breiter als schulterweit. Drücken Sie die Langhantel nun aus den Schultern heraus senkrecht nach oben in die gestreckte Ellenbogenposition. Halten Sie in dieser Ausgangsposition Ihre Schultern möglichst tief.
2. Schieben Sie dann beide Schultern gleichmäßig nach oben und halten Sie die maximale Kontraktion für etwa 2 Sekunden.
3. Senken Sie anschließend die Schulterblätter wieder ab und wiederholen Sie die Bewegung etwa 10- bis 15-mal.

Overhead Squat mit Powerband

Trainingsziel: Diese Übung verbessert die Beweglichkeit der Brustwirbelsäule und der Schulter und fördert zudem die reaktive Stabilität der Gelenke in der Squat-Position.

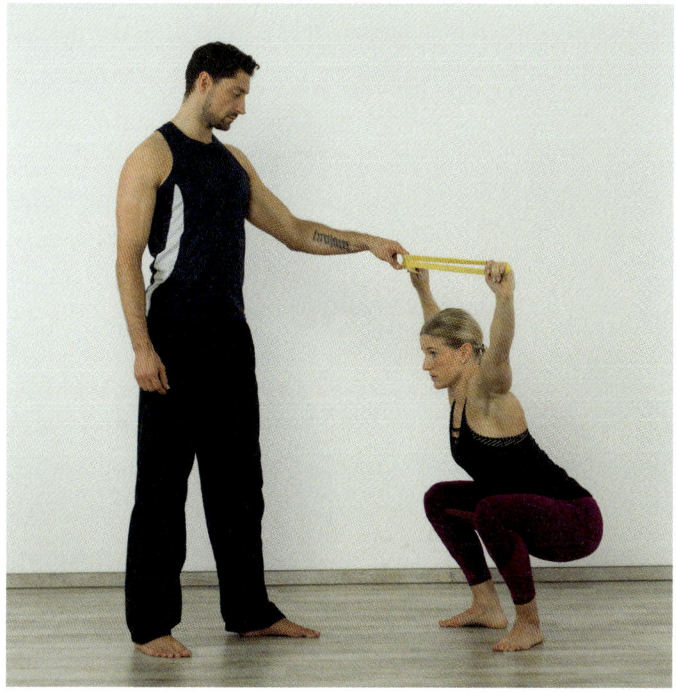

Nehmen Sie den neutralen Stand ein. Greifen Sie ein Powerband im breiten Griff und senken Sie sich in die tiefe Kniebeuge ab. Halten Sie dabei das Band gespannt über Kopf. Ihr Trainingspartner stellt sich nun vor Sie und greift das Band locker mittig. Er übt dabei einen leichten Zug zu sich aus, sodass Sie gegenhalten müssen, indem Sie Ihre Schulterblätter zusammenziehen. Achten Sie dabei darauf, dass Sie nur aus dem oberen Rücken heraus arbeiten und sich nicht nach hinten lehnen. Halten Sie die Spannung für etwa 30 bis 45 Sekunden statisch.

Reactive Neuromusculuar Training (RNT)

Um die Brustwirbelsäule in die Überkopfmobilität miteinzubeziehen, eignet sich das Reactive Neuromuscular Training (RNT). Durch die Verwendung einer externen Last beziehungsweise eines externen Stimulus kann sich der Körper reaktiv an die Belastung anpassen und seine optimale Position finden. Im vorliegenden Fall sind dies das Powerband plus der externe Zug durch den Trainingspartner. Auf diese Weise lassen sich Bewegungsfehler relativ schnell korrigieren, da der Trainierende durch den externen Reiz lernt, die für die Bewegung notwendige Muskulatur anzuspannen.

Wrist Figure 8

Trainingsziel: Die Handgelenke sind bei vielen Bewegungen das schwächste Glied in der Kette. Ein Training der Griffkraft und der Mobilität reduziert Schmerzen oder Probleme. Durch die dreidimensionale Bewegung bei der Übung Wrist Figure 8 werden alle Gelenke der Hand beansprucht und durch die Rotation auch die Ellenbogen gefordert, was zum Beispiel bei Beschwerden wie dem Golfer- oder Tennisellenbogen hilft. Auch Erkrankungen wie das Karpaltunnelsyndrom können durch diese Übung gelindert werden.

1. Nehmen Sie den neutralen Stand ein und halten Sie Ihren rechten Arm im rechten Winkel gebeugt neben Ihrem Körper. Ihr Handgelenk ist dabei gestreckt, sodass Ihre Finger nach oben zeigen. Stellen Sie sich nun vor, dass Sie mit ihrem Mittelfinger in einer zirkulierenden Bewegung eine möglichst große Acht oder Möbiusschleife in die Luft malen.
2. Beugen Sie Ihr Handgelenk, die Finger zeigen nach unten. Stellen Sie sich vor Sie, Sie würden versuchen, mit Ihren Fingerkuppen Ihren Unterarm zu berühren.
3. Drehen Sie nun Ihr gebeugtes Handgelenk nach innen ein.
4. Strecken Sie es dann nach vorn aus, sodass Ihre Finger nach unten zeigen.
5. Drehen Sie Ihr Handgelenk anschließend über außen zurück in die Handgelenkstreckung, sodass Ihre Finger wieder nach oben zeigen.
6. Beugen Sie nun wieder Ihre Hand und beginnen Sie den Zirkel von vorn. Führen Sie 10 bis 15 Zirkel aus und wiederholen Sie die Übung im Anschluss mit der linken Hand.

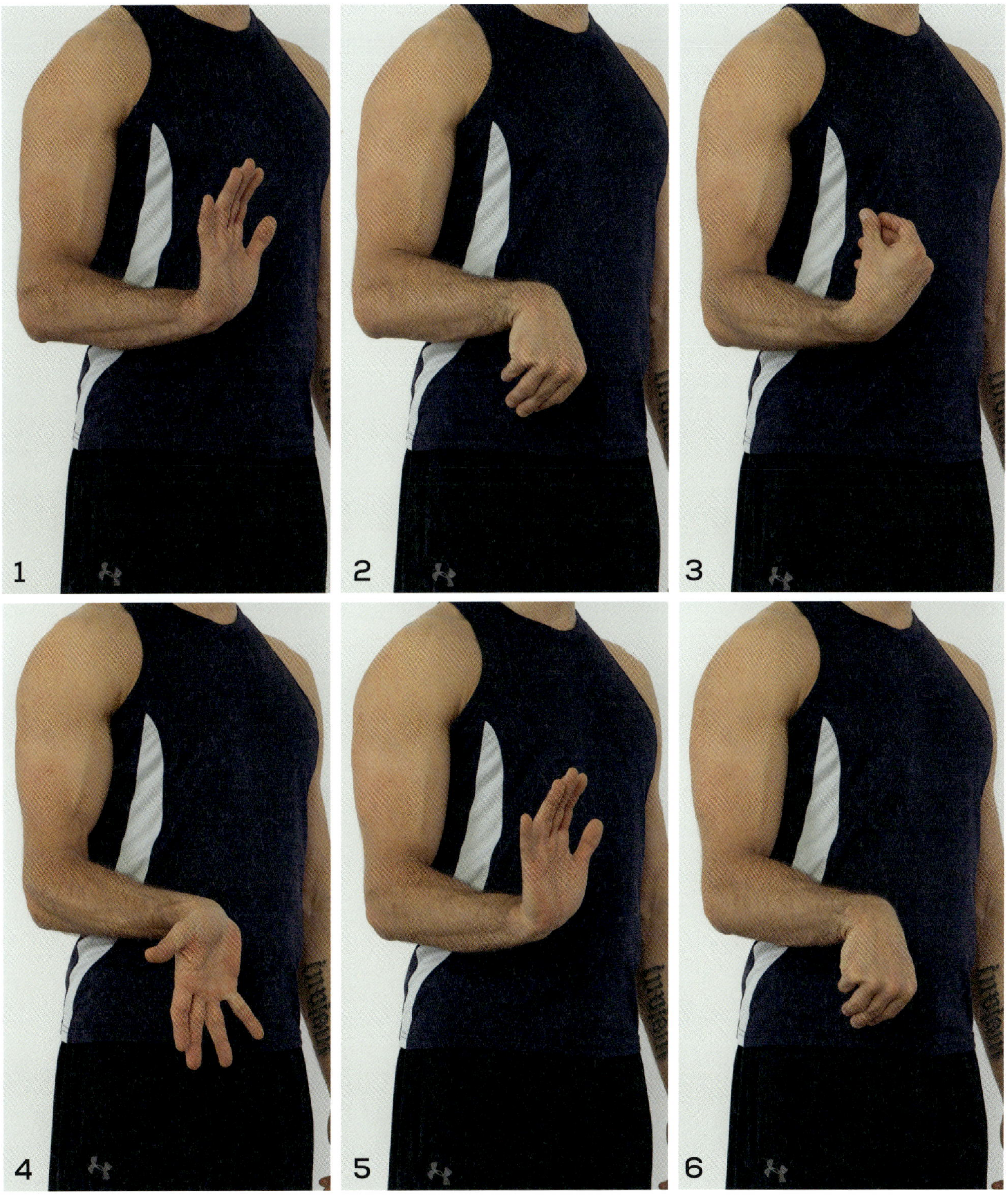
1
2
3
4
5
6

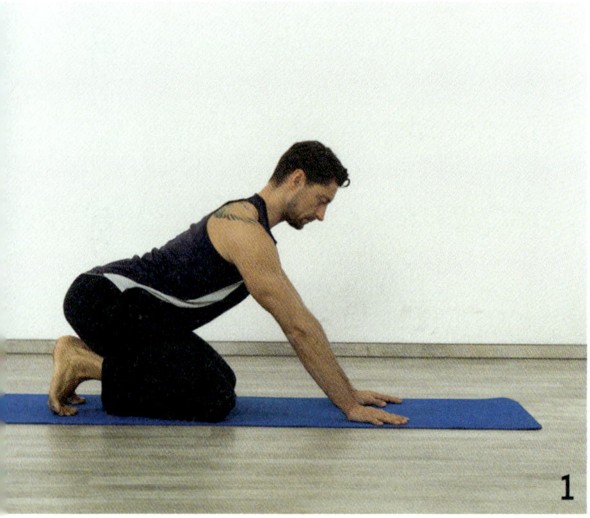

1

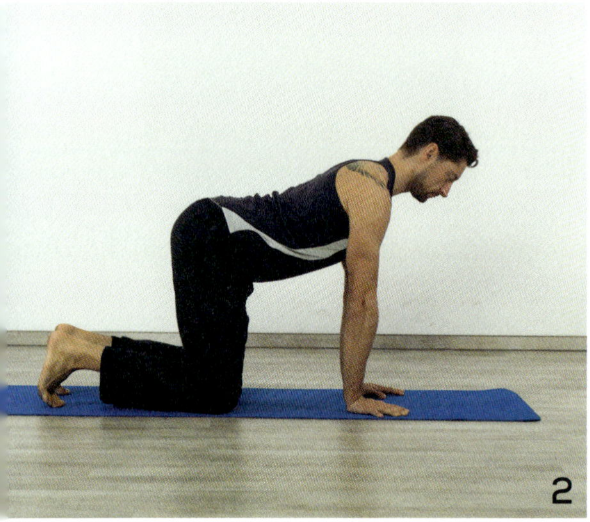

2

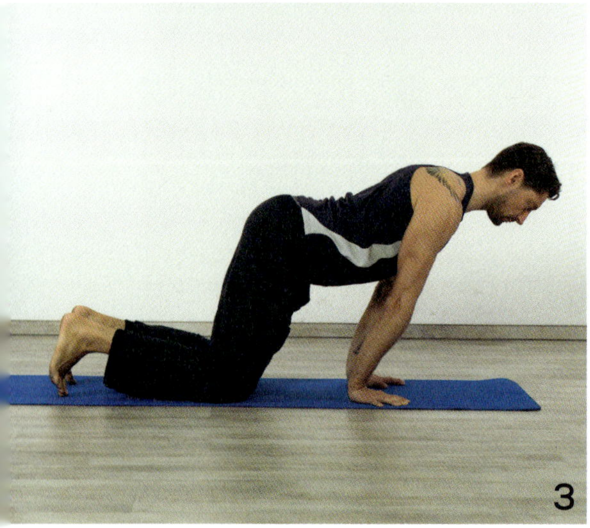

3

Wrist Prep – Straight Arm Strength

Trainingsziel: Diese Übung provoziert die Streckung im Handgelenk bei gleichzeitig gestrecktem Ellenbogen. Trainiert wird dadurch die Mobilität in den Handgelenken. Gleichzeitig fördert diese Übung auch hervorragend Ihre Rumpfstabilität.

1. Setzen Sie sich in den Fersensitz, stellen Sie Ihre Füße auf und stützen Sie sich mit den Händen vorn auf dem Boden ab. Rotieren Sie Ihre Hände dabei leicht nach außen und spreizen Sie Ihre Finger. Halten Sie Ihren Rücken gestreckt und den Blick schräg nach vorn gerichtet.
2. Richten Sie sich nun auf in einen Vierfüßlerstand.
3. Lehnen Sie sich in einer flüssigen Bewegung so weit wie möglich nach vorn, ohne Ihre Hüfte abzusenken oder Ihre Arme zu beugen. Drücken Sie dabei Ihre Fingerkuppen kräftig in den Boden und halten Sie eine Bogenspannung in den Handinnenflächen. Stellen Sie sich ein Gewölbe vor, welches Sie mit Ihrer Handfläche erzeugen. Dadurch reduzieren Sie Stress in Ihren Handgelenken. Schieben Sie Ihre Arme kräftig in den Boden und hängen Sie im oberen Rücken nicht durch, sacken Sie vor allem zwischen den Schulterblättern nicht ein. Ihre Schultern bleiben vorgeschoben, wodurch Sie Ihren Sägemuskel, der wichtig ist für die Fixierung des Schulterblatts am Brustkorb, aktiv halten. Führen Sie etwa 10 bis 15 Wiederholungen aus.

Wrist Drop

Trainingsziel: Ziel der Übung Wrist Drop ist die Dehnung des Armstreckers am Oberarm, um dadurch die Mobilität im Handgelenk zu verbessern, vor allem beim Beugen der Unterarme. Bei Entzündungen im Ellenbogen kann der Unterarmstrecker stark verspannt sein. Den Armstrecker zu dehnen, kann dann schmerzlindern wirken.

1. Nehmen Sie den Vierfüßlerstand ein und bilden Sie Fäuste mit Ihren Händen. Drücken Sie Ihre Fingerknöchel in den Boden.
2. Beugen Sie nun Ihr linkes Handgelenk und legen Sie Ihre Finger und Ihren Handrücken kontrolliert flach auf dem Boden ab. Ihre Ellenbogenbeuge sollte dabei nach vorn zeigen, Ihre Schulter ist leicht nach außen rotiert. Ziehen Sie Ihr linkes Schulterblatt Richtung Hüfte. Je weiter Sie sich nach vorn lehnen, desto mehr Druck üben Sie auf Ihre Handgelenke aus. Halten Sie, wenn möglich, Ihren Ellenbogen weiterhin gestreckt. Sollte das problematisch sein, bringen Sie Ihre Hände näher zusammen. Eine breite Position macht die Übung schwieriger.
3. Wiederholen Sie die Übung mit dem anderen Arm. Führen Sie pro Arm etwa 10 bis 15 Wiederholungen aus.

Variante: Schwieriger wird die Übung, wenn Sie beide Handrücken gleichzeitig auf dem Boden ablegen. Möchten Sie die Übung leichter gestalten, setzen Sie sich nach hinten ab und reduzieren Sie so den Druck auf die Handgelenke.

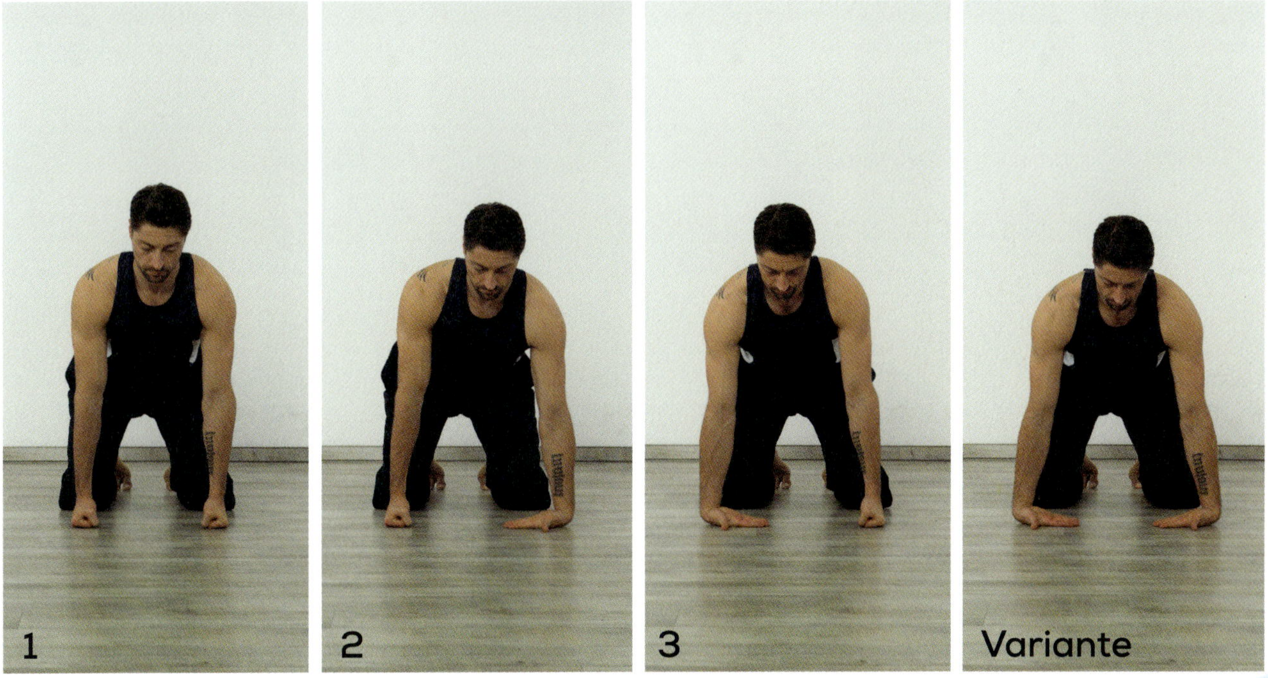

Wrist Shift

Trainingsziel: Diese Übung mobilisiert das Handgelenk für die Bewegung nach innen und außen.

1. Halten Sie Ihren rechten Arm in einem etwa 90-Grad-Winkel gebeugt an Ihrer Seite. Ihre Hand bildet eine leicht geballte Faust.
2. Schieben Sie nun Ihre Faust seitlich nach rechts. Halten Sie Ihr Handgelenk und Ihre Faust dabei konstant waagerecht zum Boden. Stellen Sie sich vor, dass Sie ein Glas auf Ihrem Handrücken balancieren. Ihr Ellenbogen bleibt entspannt, sodass dieser sich passiv nach innen zum Oberkörper hin mitbewegen kann.
3. Führen Sie Ihr Handgelenk nun nach links, Ihr Ellenbogen wird leicht abgespreizt. Halten Sie Ihre Schulter dabei entspannt und steuern Sie die Bewegung ausschließlich aus Ihrem Handgelenk. Wiederholen Sie die Übung pro Seite etwa 10- bis 15-mal und führen Sie sie im Anschluss mit der linken Hand aus.

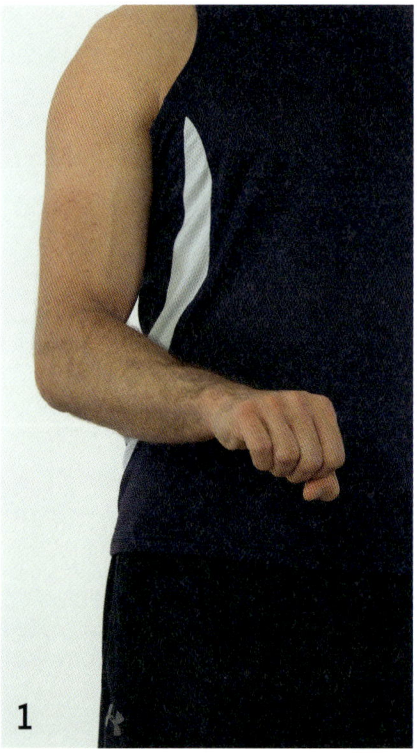

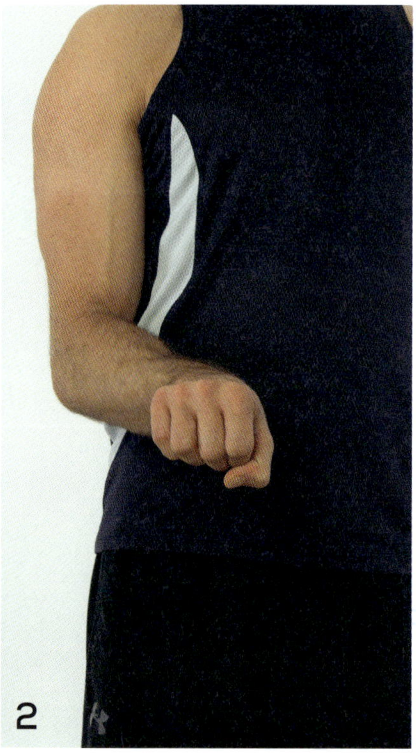

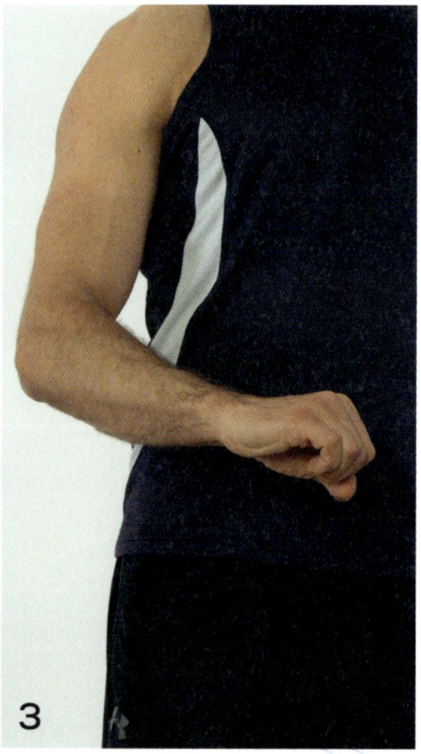

Closed Chain Shoulder Rotation

Trainingsziel: Ziel dieser Übung ist es, die Gleitfähigkeit des Schulterblatts auf dem Brustkorb sowie die Ansteuerung der schulterblattstabilisierenden Muskeln wie der Rotatorenmanschette zu verbessern.

1. Begeben Sie sich in den Vierfüßlerstand. Achten Sie darauf, dass sich Ihre Hände direkt unter den Schultern befinden und die Knie unmittelbar unter den Hüftknochen.
2. Ziehen Sie nun Ihre Schultern maximal nach vorn.
3. Als Nächstes bringen Sie Ihre Schulterblätter am Rücken zusammen, sodass Ihr Oberkörper näher an den Boden kommt.
4. Ziehen Sie nun Ihre Schultern wieder auseinander und Richtung Hüfte, um die Schulterblätter maximal abzuspreizen. Wenn Sie die einzelnen Positionen beherrschen, führen Sie sie als gleichmäßige und zirkulierende Bewegung aus. Führen Sie etwa 10 bis 15 Wiederholungen aus.

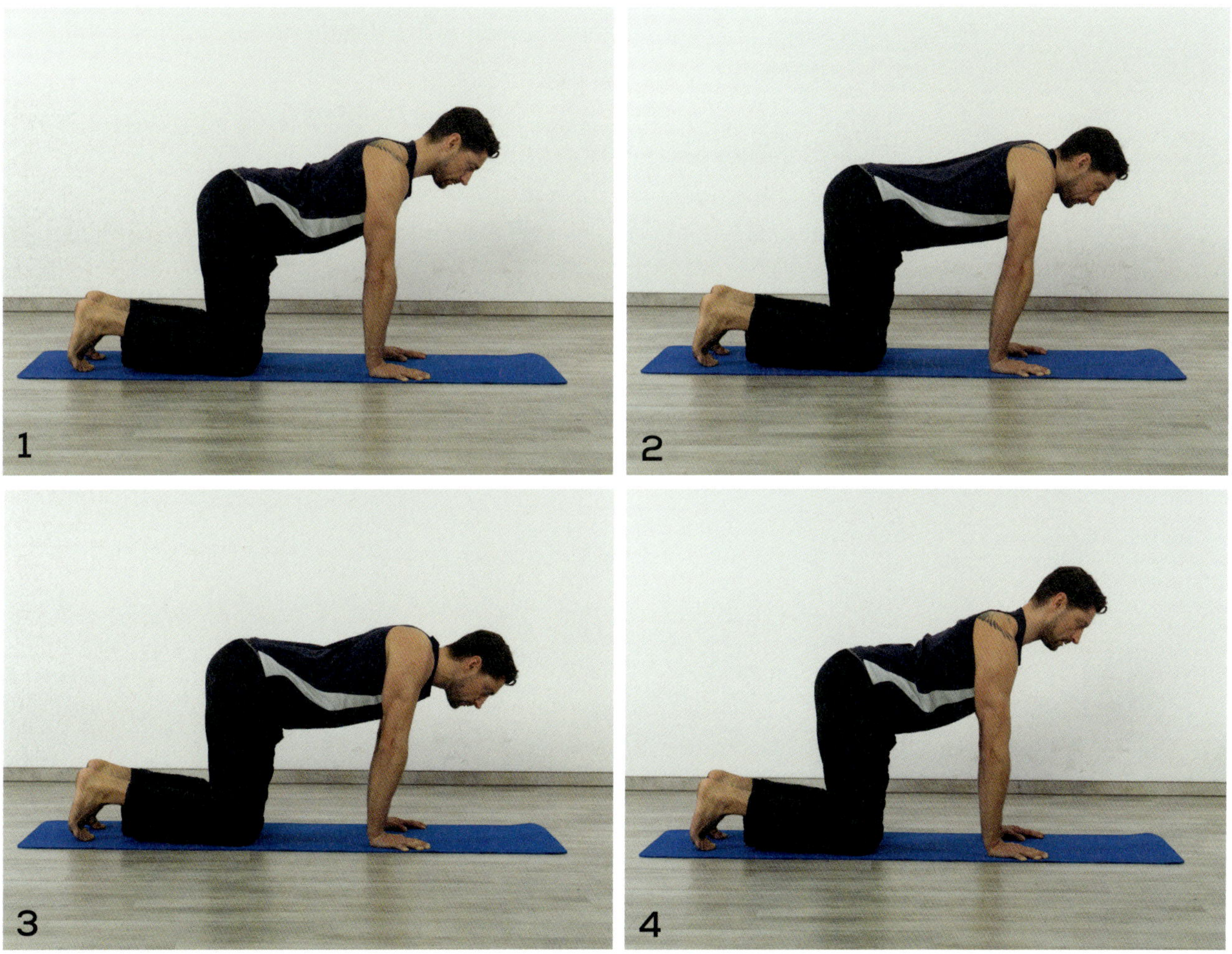

Finger Wave

Trainingsziel: Diese »Wellenbewegung« in den Fingern zielt auf die Streckung des Handgelenks sowie der Finger.

1. Nehmen Sie den neutralen Stand ein und halten Sie Ihren rechten Arm im 90-Grad-Winkel gebeugt an Ihrer Körperseite. Positionieren Sie Ihre Hand so, dass die Finger gestreckt zur Decke zeigen. Ziel ist es im folgenden Übungsablauf, mit der Hand eine »Wellenbewegung« auszuführen und die Finger in einem Bogen zu bewegen. Strecken Sie das Handgelenk und die Finger am Anfang und Ende der jeweiligen Bewegung maximal. Diese werden dann in einer fließenden Bewegung gebeugt und wieder gestreckt. Versuchen Sie, möglichst alle Gelenke der Finger in diese Bewegung zu integrieren.
2. Beugen Sie nun Ihr Handgelenk und zielen Sie mit Ihren Fingern in Richtung Unterarm.
3. Bringen Sie Ihr Handgelenk mit gebeugten Fingern langsam wieder zurück. Bewegen Sie Ihr Handgelenk, aber noch nicht Ihre Finger.
4. Strecken Sie nun in der Bewegung weiter Ihr Handgelenk, die Finger bleiben noch geschlossen.
5. Spreizen Sie nun Ihre Finger nach oben ab. Stellen Sie sich die Gesamtbewegung wie die einer Baggerschaufel vor, als ob Sie in der Bewegung nach unten Sand aufnehmen und diesen in einer weichen und fließenden Bewegung mit dem Handgelenk nach oben wieder aus der Baggerschaufel gleiten lassen. Die Bewegung sollte wie eine fließende Welle aussehen. Wiederholen Sie die Übung etwa 10- bis 15-mal und führen Sie sie im Anschluss mit der linken Hand aus.

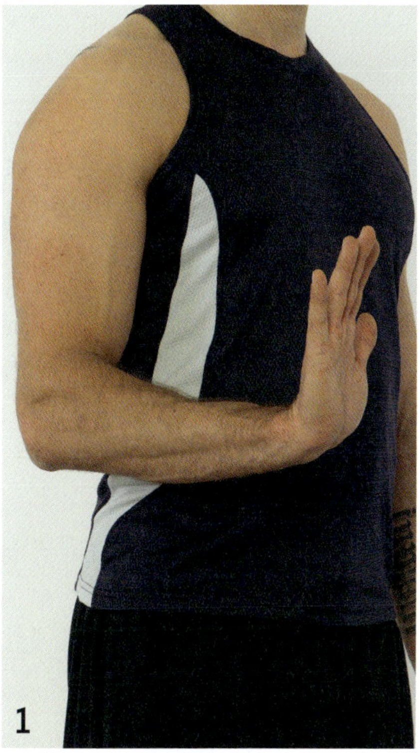
1

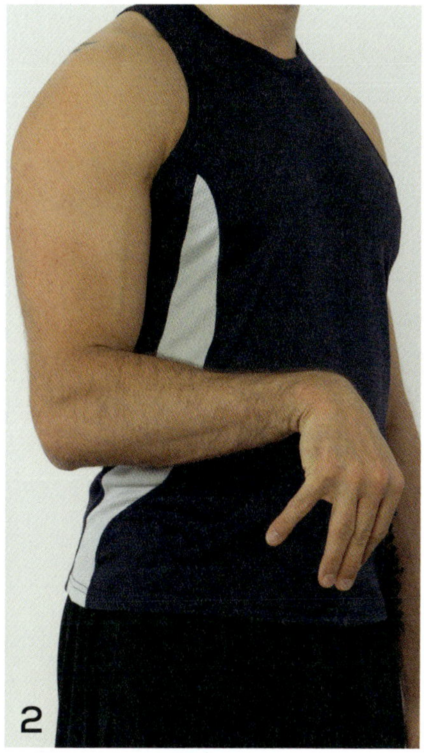
2

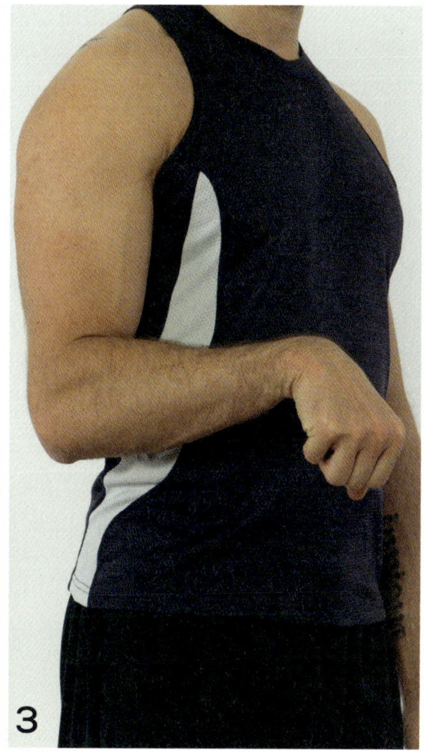
3

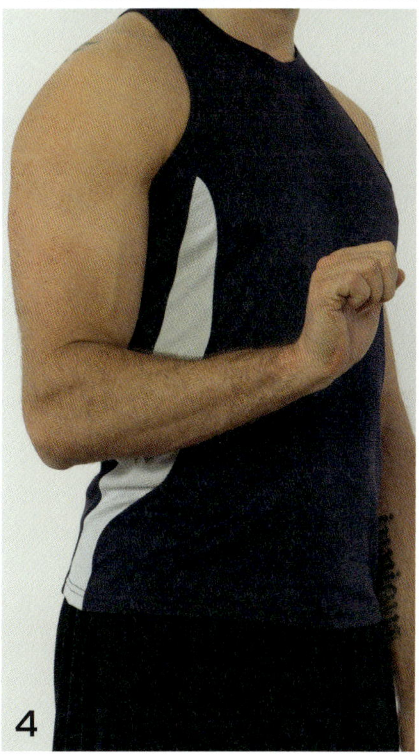
4

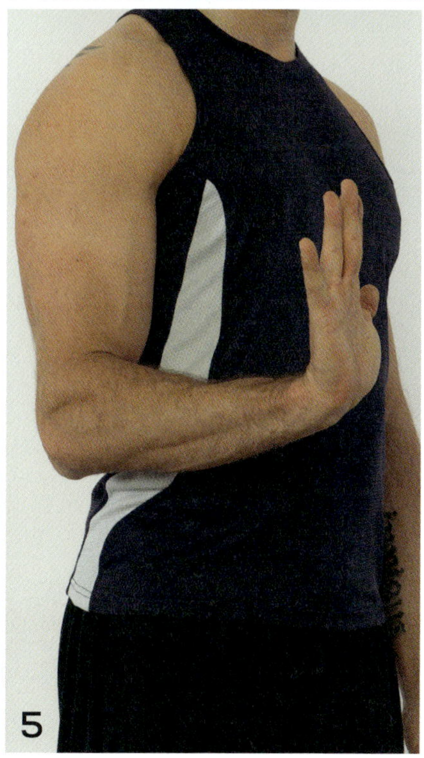
5

Tiefe Hocke – Kniebeuge

Trainingsziel: Die Hocke ist vor allem für eine gute Hüftmobilität wichtig. Sie stellt eine fundamentale Übung dar, da sie eine der natürlichsten Positionen ist, die jedoch von vielen Menschen im Laufe des Älterwerdens verlernt wird.

Nehmen Sie den neutralen Stand ein, Ihre Füße sind hüftbreit auseinander. Senken Sie sich nun nach unten in die tiefe Kniebeuge ab, indem Sie das Gesäß nach hinten schieben, als würden Sie sich auf einen Stuhl setzen. Passen Sie, falls nötig, den Abstand Ihrer Füße an: Bei der tiefen Hocke ist die Standbreite abhängig von der Beweglichkeit der Hüfte. Sind Sie in der Hüfte unbeweglich, stehen Sie eher breiter, mit einer beweglichen Hüfte können Sie die tiefe Kniebeuge auch im engen Stand ausführen. Positionieren Sie sich so, dass Sie möglichst tief kommen. In der Hocke angekommen, sollten Sie Ihre Knie nach außen schieben können, der Oberkörper bleibt aufrecht. Ihre Füße sollten durchgehend Bodenkontakt halten können.

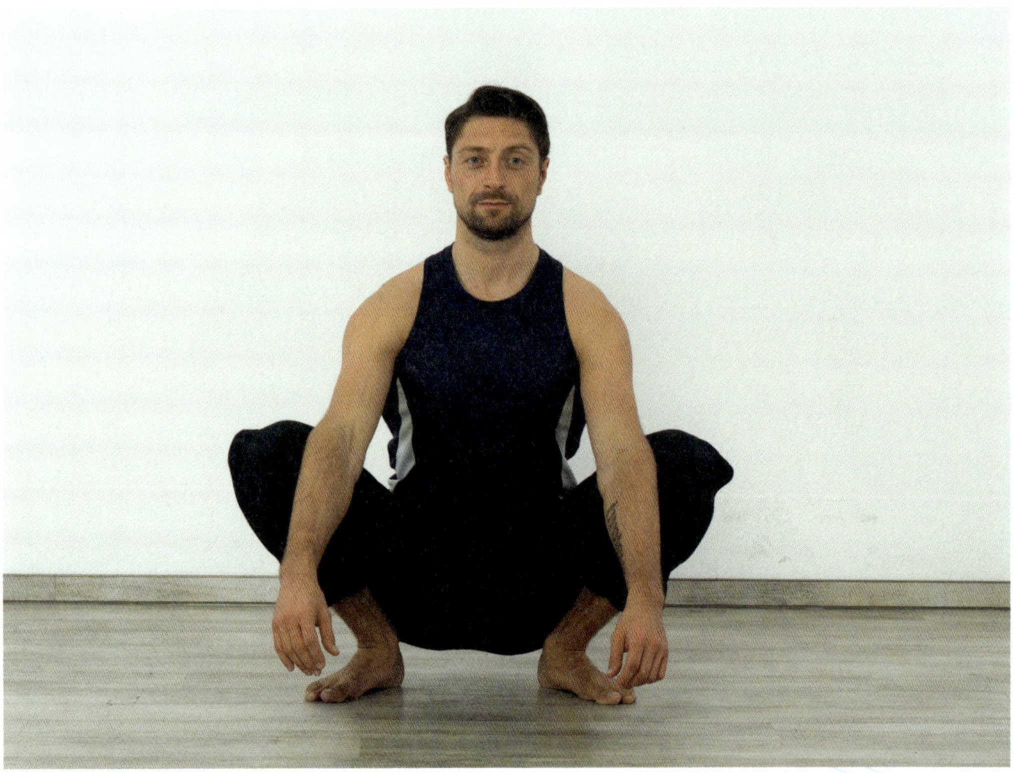

Goblet Squat mit erhöhten Fersen

Trainingsziel: Oft fehlt Trainierenden die nötige Mobilität in den Sprunggelenken, um die tiefe Kniebeuge erfolgreich auszuführen. Der Goblet Squat mit erhöhten Fersen gleicht dies aus und ist daher die optimale Einsteigervariante, um auf eine saubere Ausführung hinzutrainieren.

1. Nehmen Sie den neutralen Stand ein und positionieren Sie gegebenenfalls Ihre Füße weiter auseinander, sodass Sie sich gut in die tiefe Kniebeuge absenken können. Stellen Sie Ihre Füße mit den Fersen auf eine leichte Erhöhung von etwa 2 bis 3 Zentimeter Höhe. Sie können dafür zum Beispiel eine schwere Gewichtsscheibe oder einen Keil nutzen. Greifen Sie eine Kettlebell und halten Sie sie an den Griffen vor Ihrem Brustkorb.
2. Senken Sie sich nun in die tiefe Kniebeuge ab. Bleiben Sie dabei aufrecht und schieben Sie Ihre Knie maximal nach vorn. Drücken Sie sich, am tiefsten Punkt angekommen, aus den Oberschenkeln wieder nach oben und richten Sie sich auf in die Ausgangsposition. Wiederholen Sie diese Bewegung etwa 10- bis 15-mal.

Hinweis: Die Kettlebell fungiert hier als Gegengewicht. Dadurch fällt es Ihnen leichter, sich aufrecht zu halten, was für die Ausführung sehr wichtig ist. Das Gewicht der Kettlebell darf jedoch nicht so hoch sein, dass es das Aufrichten aus der tiefen Position erschwert. Ein gutes Startgewicht beträgt für die meisten Frauen 12 Kilo und für Männer 16 Kilo. Sobald sich die Sprunggelenke strukturell angepasst haben und mobiler geworden sind, kann das Gewicht der Kettlebell gesenkt und die Fersenerhöhung reduziert werden, was Sie dazu zwingt, sich vermehrt aus eigener Kraft aufrecht zu halten.

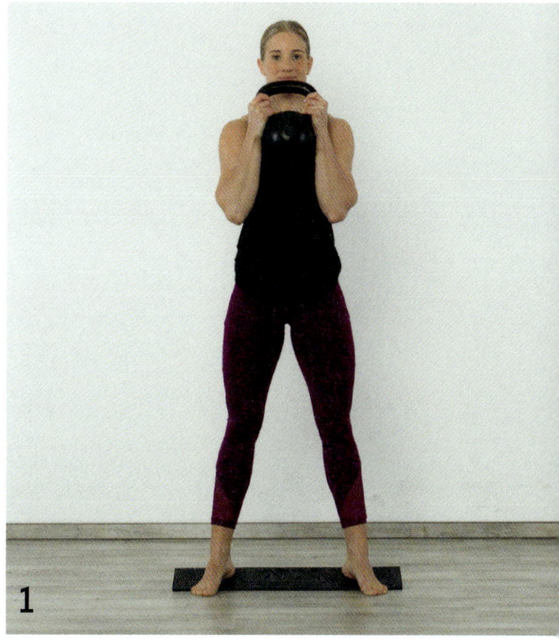

1

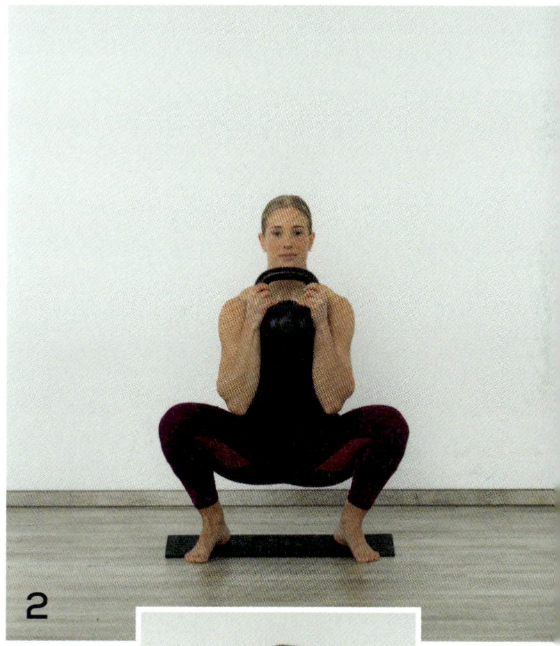

2

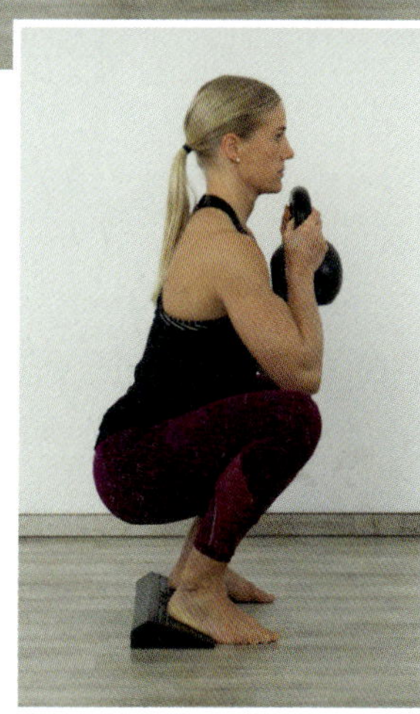

Bunny Ears

Trainingsziel: Die Übung Bunny Ears trainiert Ihre Oberkörperstreckung, während Sie in der tiefen Hocke sitzen. Durch die Positionierung Ihrer Arme wird gleichzeitig Ihre Überkopfmobilität mittrainiert.

1. Begeben Sie sich in die Hocke. Ihre Unterarme sind auf Ihren Knien abgelegt. Versuchen Sie, sich so gerade wie möglich hinzusetzen. Halten Sie Ihren Kopf aufrecht und Ihren Hals lang.
2. Heben Sie dann Ihre Arme über Kopf und überkreuzen Sie Ihre Unterarme hinter Ihrem Rücken. Legen Sie Ihre Fingerspitzen auf Ihre Schulterblätter, sodass die Ellenbogen wie Hasenohren nach oben zeigen. Je kräftiger Sie Ihre Ellenbogen nach hinten oben drücken und Ihre Schulterblätter zusammenziehen, desto stärker richten Sie sich vor allem in der Brustwirbelsäule auf. Üben Sie durch Ihre Arme jedoch keinen Druck gegen Kopf und Halswirbelsäule aus. Halten Sie die Position für etwa 30 Sekunden und arbeiten Sie sich durch sanfte Bewegungen in die für sie bequemste Position hinein.

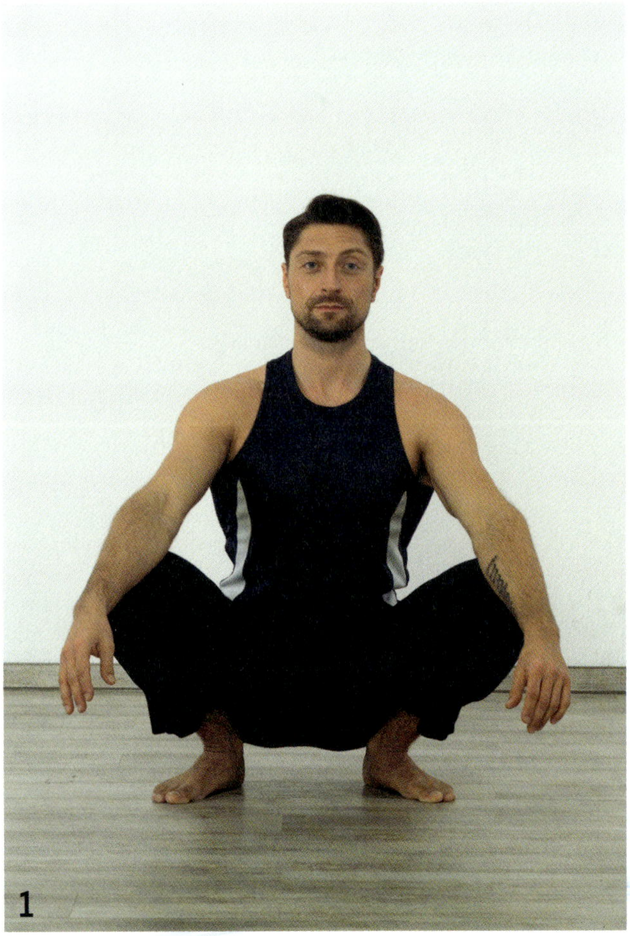

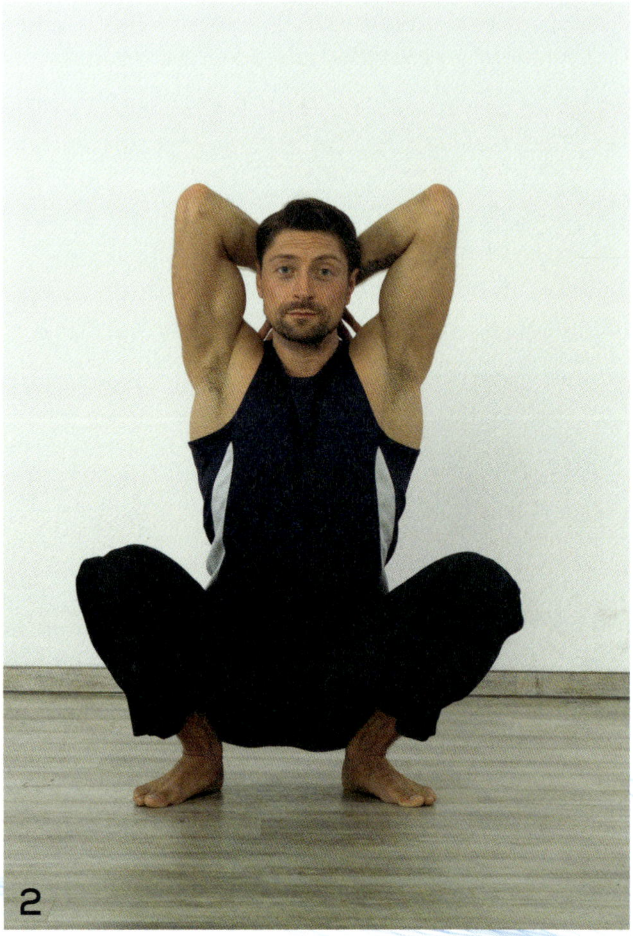

Hip Pendulum

Trainingsziel: Durch diese Übung verbessern sie die Innen- und Außenrotation in der gebeugten Hüfte.

1. Nehmen Sie den neutralen Stand ein. Heben Sie das rechte Bein an und halten Sie das Knie in einem 90-Grad-Winkel auf Hüfthöhe, der Fuß ist leicht angezogen.
2. Führen Sie nun das Bein aus der Hüfte heraus in eine Außenrotation. Achten Sie dabei darauf, das Becken nicht zu bewegen und so stabil wie möglich zu stehen. Das Standbein sollte konstant gestreckt bleiben.
3. Nun folgt die Innenrotation des Beins. Bewegen Sie sich nur so weit in die Position, wie Sie die Bewegung ausführen können, ohne mit dem restlichen Körper auszuweichen. Anfangs ist das Ausmaß der Bewegung meist recht klein. Führen Sie die Übung etwa 10- bis 15-mal aus und wiederholen Sie sie anschließend mit dem linken Bein.

Hinweis: Für den Einstieg ist das Zeitlupentempo (Seite 108) optimal. Bei langsamem Tempo wird verstärkt muskulär gearbeitet, während im schnelleren Tempo eher faszial trainiert wird. Eine lockere Pendelbewegung ist sicherlich einfacher und entspannter, doch um die Rotationsfähigkeit nachhaltig zu verbessern, ist eine muskuläre Aktivierung notwendig. Schließen Sie das Hüftpendeln in einem etwas höheren Tempo ab, damit sich Ihre Hüfte etwas entspannen kann. Wählen Sie grundsätzlich das Tempo, das Ihnen behagt beziehungsweise Ihrer Zielsetzung entspricht.

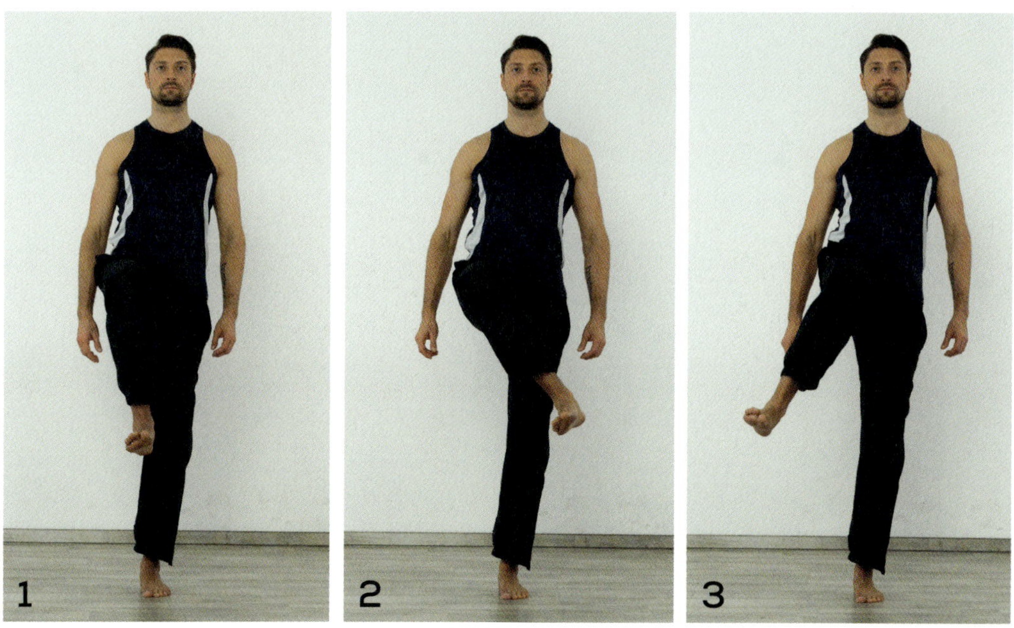

Hip Figure 8

Trainingsziel: Das Kleinhirn, das die Feinmotorik steuert, benötigt vor allem nicht lineare Bewegungen, um ausreichend stimuliert zu werden. Dies wiederum wirkt sich unmittelbar positiv auf das gesamte Zentralnervensystem aus und kann das Erlernen von Bewegungen fördern sowie Schmerzen reduzieren. Je besser und intensiver unser Gehirn stimuliert wird, desto gesünder ist es.

1. Nehmen Sie den neutralen Stand ein. Wahlweise können Sie sich auf eine kleine Stufe stellen, um etwas Zug im Arbeitsbein zu spüren. Sollten Sie Schwierigkeiten mit der Balance haben, halten Sie sich während der Übung fest. Verlagern Sie Ihr Gewicht nun auf Ihr linkes Bein und stellen Sie sich vor, dass Sie mit Ihrem rechten Fuß eine liegende Acht auf den Boden malen. Heben Sie dafür zuerst Ihr rechtes Bein an.
2. Beginnen Sie die liegende Acht, indem Sie Ihr Bein nach innen ziehen.
3. Führen Sie die Bewegung in einem Kreis über vorn nach außen fort. Rotieren Sie dabei Ihre Hüfte nach außen.
4. Führen Sie dann Ihr Bein nach hinten und setzen Sie die Acht mit einer kreisenden Bewegung nach innen fort.
5. Schließen Sie die Acht mit einer Bewegung nach außen hinten ab. Achten Sie dabei darauf, dass die Acht so sauber wie möglich ausgeführt wird. Fahren Sie in einer flüssigen Bewegung fort und variieren Sie die Bewegungsamplitude. Sie können die Acht klein oder groß ausführen, was Ihnen am besten entspricht und guttut. Führen Sie pro Bein etwa 10 bis 15 Wiederholungen aus.

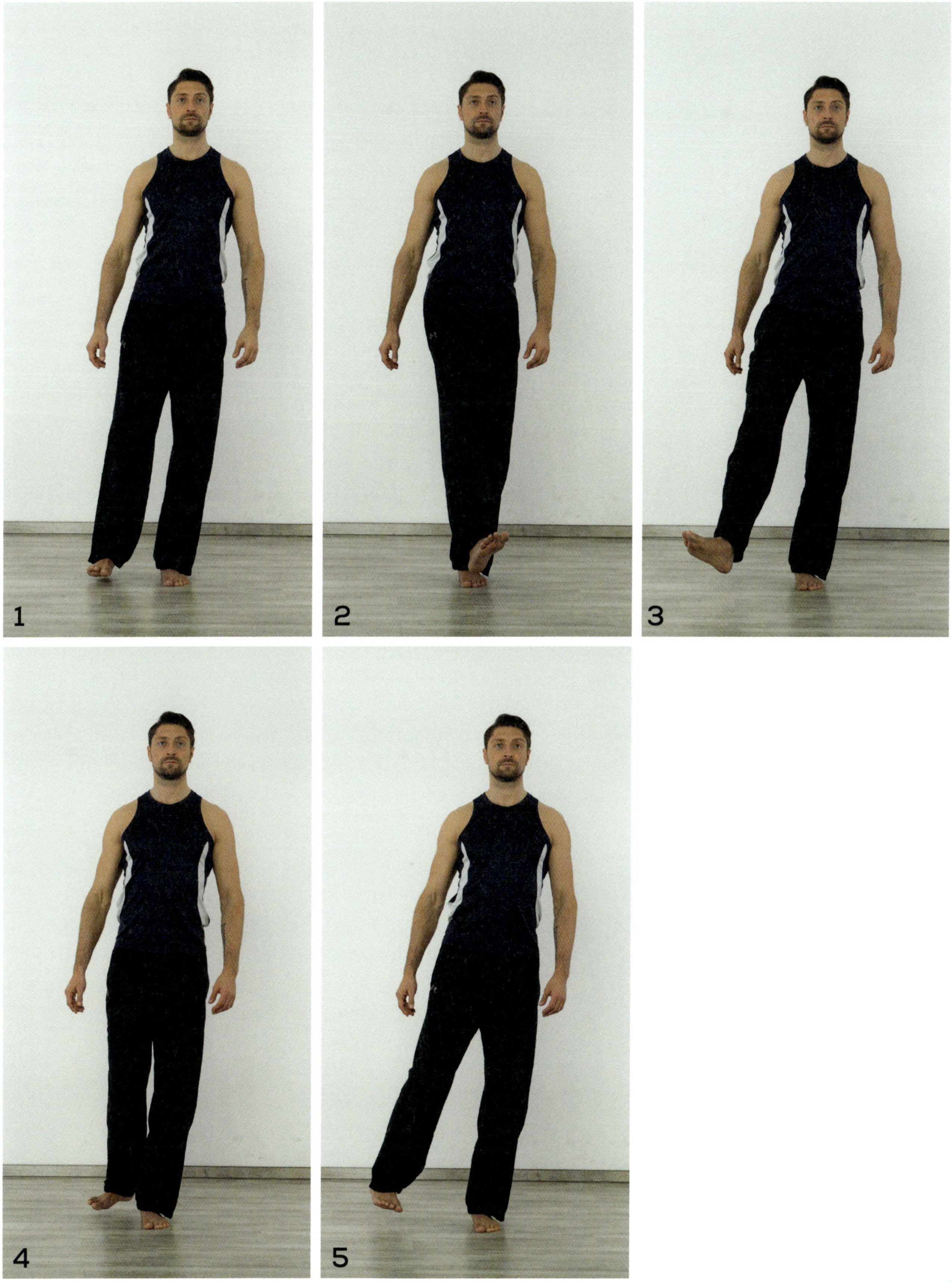
1
2
3
4
5

Seated Spine Twist for Hamstring Release

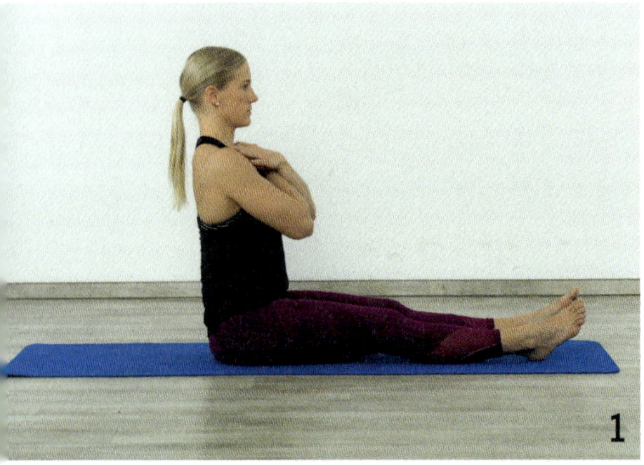

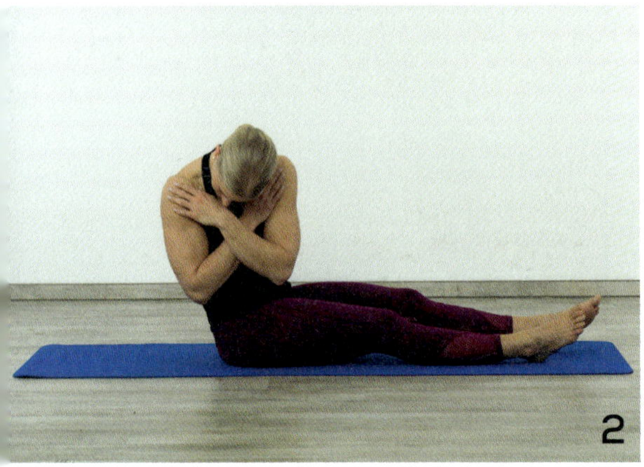

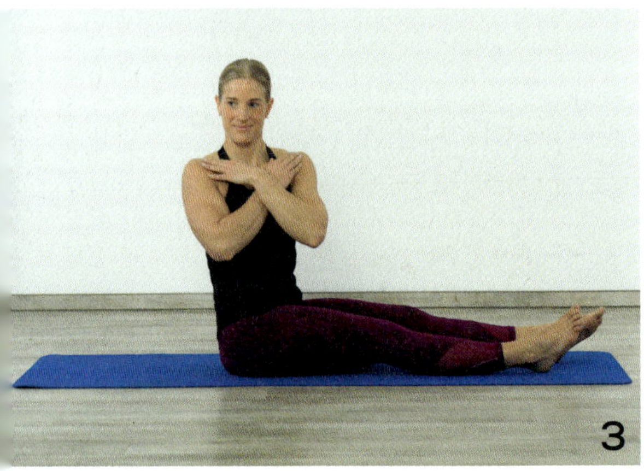

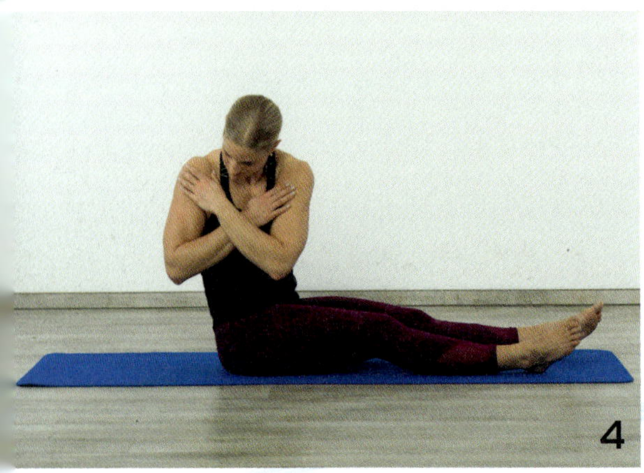

Trainingsziel: Der Seated Spine Twist ist eine Mobilisationsübung für die Hüfte und den unteren Rücken mit dem Ziel, die Beweglichkeit im Beinbeuger am hinteren Oberschenkel zu verbessern. Da die Funktion der Beinbeuger stark von der Mobilität der Hüfte abhängig ist, dient diese Übung zwar der verbesserten Beweglichkeit der Beinbeuger, es wird jedoch primär an der Hüfte gearbeitet.

1. Setzen Sie sich in den Langsitz mit ausgestreckten Beinen und verschränken Sie die Arme vor der Brust. Ihr Rücken ist aufgerichtet und Ihr Blick geht nach vorn.
2. Flektieren Sie nun den Rücken in der Brustwirbelsäule und rotieren Sie den Oberkörper nach rechts. Lassen Sie dabei die Knie weich und die Beine entspannt, sodass diese sich entsprechend der Bewegung in Ihrem Oberkörper frei bewegen können. Flektieren Sie Ihren Oberkörper weiter und arbeiten Sie sich langsam in die Seite hinein. Bringen Sie Ihren rechten Ellenbogen so weit wie möglich hinter sich Richtung Boden. Arbeiten Sie sich etwa 30 bis 45 Sekunden in die Position hinein und versuchen Sie, Ihre Bewegungsamplitude in dieser Zeit zu vergrößern. Bauen Sie dabei einen Zug auf Ihre rechte Oberschenkelrückseite auf.
3. Richten Sie sich dann auf und verharren Sie mit aufrechtem Rücken kurz in der gedrehten Position.
4. Wiederholen Sie die Beugung und die Rotation, bis Sie in die maximale Drehung kommen. Stellen Sie sich vor, dass Sie sich langsam und sanft in diese Position hineinarbeiten. Kämpfen Sie nicht gegen Ihre individuelle Unbeweglichkeit an, sondern bemühen Sie sich, einen entspannten Weg in die Bewegung zu finden. Richten Sie sich wieder auf in die Ausgangsposition und wiederholen Sie die Übung auf der linken Seite. Vergleichen Sie dann beide Seiten.

Hinweis: Beginnen Sie immer mit der Seite, auf der Sie den geringsten Widerstand im Beinbeuger spüren.

Hip Stretch mit Augenreflex kombiniert

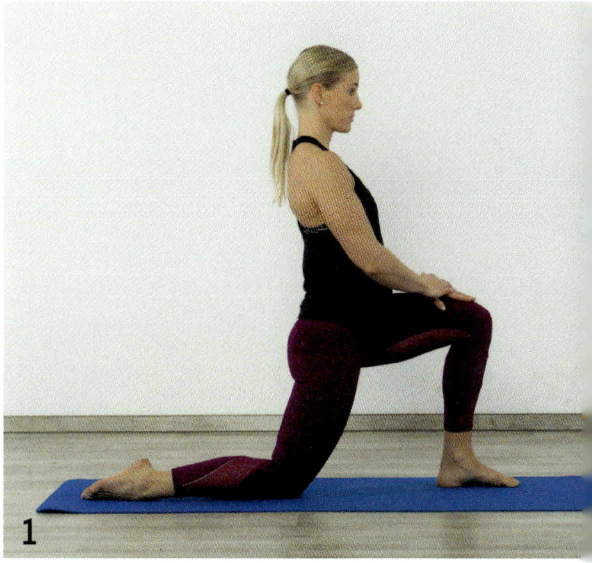

1

Trainingsziel: Bei dieser Dehnübung geht es darum, nicht nur den Hüftbeuger, sondern auch die Oberschenkelvorderseite zu dehnen. In erster Linie soll jedoch demonstriert werden, welchen Einfluss die Blickrichtung auf die Beweglichkeit unseres Körpers haben kann. In der Regel sollte Ihr Blick immer der Bewegungsrichtung folgen. So orientieren Sie sich nicht nur im Raum, sondern erreichen auch eine größere Bewegungsamplitude. Bei der Dehnung des Hüftbeugers handelt es sich um eine hüftstreckende Bewegung, die mit einer Aufwärtsbewegung der Augen kombiniert wird, während eine Beugebewegung mit einer Abwärtsbewegung der Augen einhergeht.

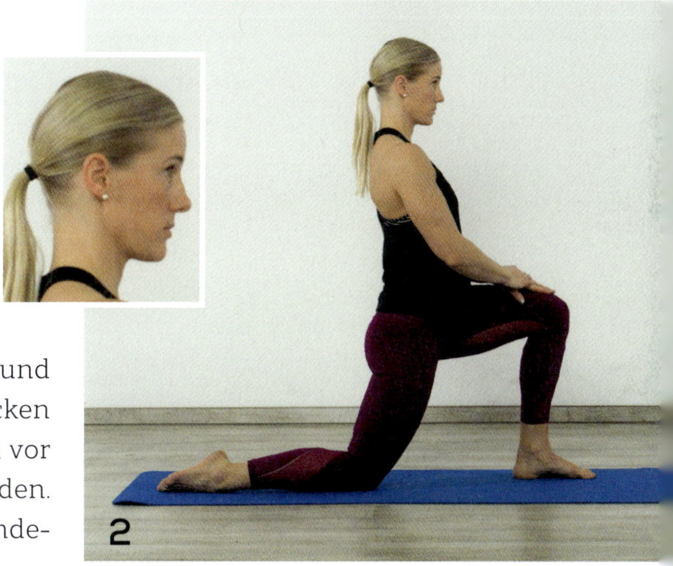

2

1. Begeben Sie sich in den halben Kniestand. Ihr rechtes Schienbein und Ihr Fußspann sind abgelegt, Ihr linkes Bein ist im rechten Winkel vor Ihnen aufgestellt. Ihre Hände ruhen auf Ihrem linken Oberschenkel.
2. Blicken Sie nun nach oben, ohne den Kopf zu heben. Dadurch bereiten Sie die Bewegung vor.
3. Schieben Sie nun Ihr Becken maximal nach vorn und spannen Sie dabei Ihr Gesäß an. Halten Sie Ihren Nacken stabil und den Blick angehoben, auf einen Punkt oben vor Ihnen fixiert. Halten Sie die Dehnung etwa 30 Sekunden. Wiederholen Sie die Übung im Anschluss mit dem anderen Bein.

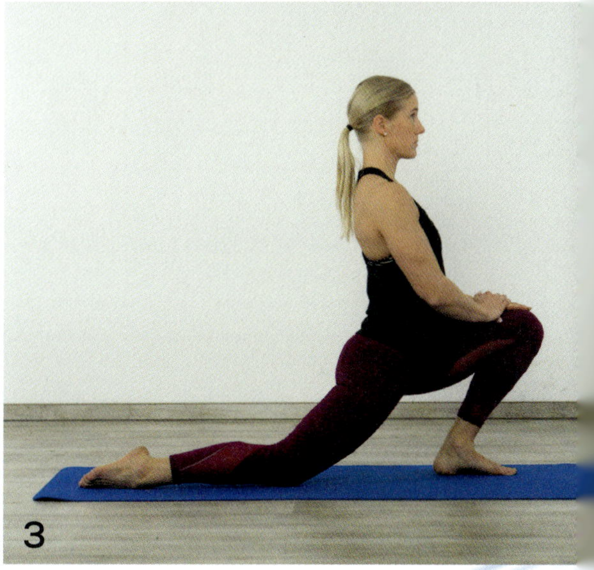

3

Hinweis: Führen Sie diesen Stretch auch mit Blick nach unten aus und testen Sie, ob Sie einen Unterschied spüren oder sogar unterschiedlich weit in die Streckung hineinkommen. Kombinieren Sie jeden Drill mit der entsprechenden Augenbewegung.

Clam Sit

Trainingsziel: Ziel dieser Übung ist es, die Hüfte zu mobilisieren und dabei die Brustwirbelsäule miteinzubeziehen.

1. Setzen Sie sich auf den Boden und stellen Sie Ihr linkes Bein vor sich auf. Ihr rechtes Bein ist abgelegt. Führen Sie Ihren rechten Fuß nun so nah an Ihren Körper heran wie möglich.
2. Legen Sie dann Ihren linken Arm gegen Ihr linkes Knie und drücken dieses mit Ihrem Arm in Außenrotation nach außen. Dadurch verstärken Sie die Abduktion und Außenrotation in Ihrer Hüfte und die Eversion im unteren und oberen Sprunggelenk. Stützen Sie sich mit der rechten Hand hinter Ihrem Gesäß ab, um Ihr Gleichgewicht zu halten. Heben Sie nun Ihren Brustkorb an und drehen Sie sich aus der aufgerichteten Brustwirbelsäule zur offenen Seite nach rechts. Der Kopf und der Blick folgen der Bewegung nach rechts hinten. Drehen Sie bei Bedarf den Kopf noch weiter nach hinten und halten Sie dabei Ihr Kinn angehoben. Führen Sie diese Bewegung etwa 10- bis 15-mal aus. Lösen Sie sie jedes Mal auf und drehen Sie sich erneut in die Oberkörperrotation hinein, um mehr Bewegung in die Brustwirbelsäule zu bringen. Wiederholen Sie die Übung im Anschluss auf der linken Seite.

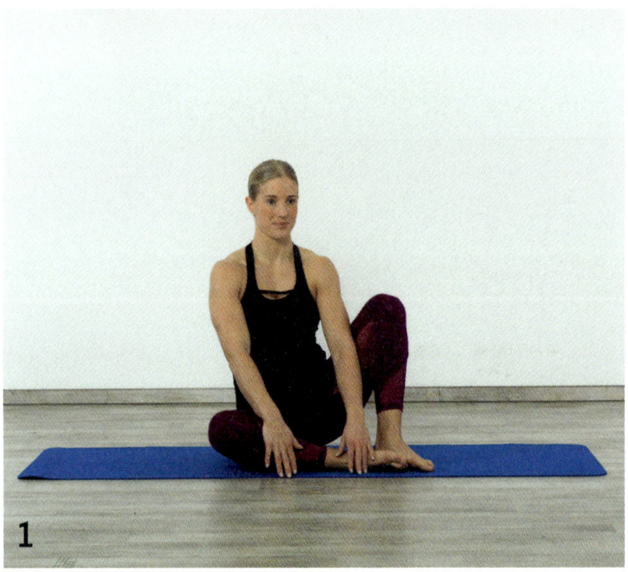

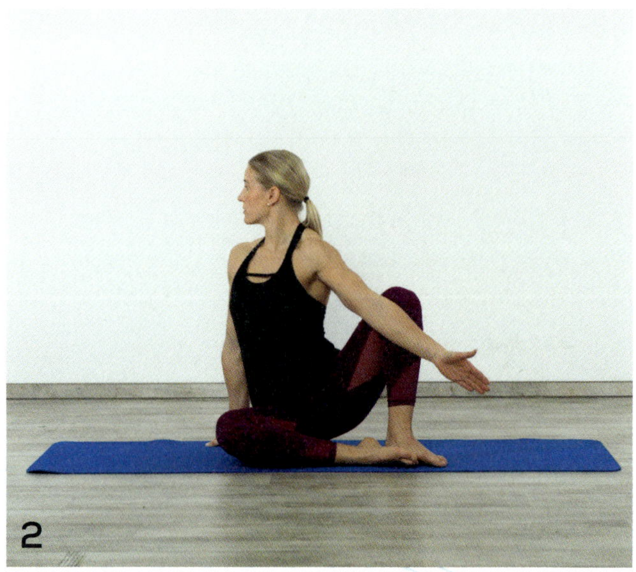

4-Feet SIJ Traction im Vierfüßlerstand

Trainingsziel: Ziel dieser Übung ist eine Mobilisation des Iliosakralgelenks (ISG, englisch *sacroiliac joint*, SIJ).

1. Nehmen Sie auf einer Box oder einer Bank den Vierfüßlerstand ein. Setzen Sie Ihr linkes Knie nun an den rechten Rand der Box, sodass Ihr rechtes Knie frei in der Luft hängt. Stützen Sie sich weiterhin mit beiden Händen ab und achten Sie darauf, Ihren Oberkörper nicht zu verdrehen, sondern stabil zu halten. Verdrehen Sie vor allem auch Ihr Becken nicht.
2. Senken Sie nun Ihr rechtes Knie leicht ab. Die Bewegung ist sehr klein und erfolgt ausschließlich aus dem Iliosakralgelenk heraus. Wiederholen Sie diese Bewegung 10- bis 15-mal und führen Sie die Übung im Anschluss auf der anderen Seite aus.

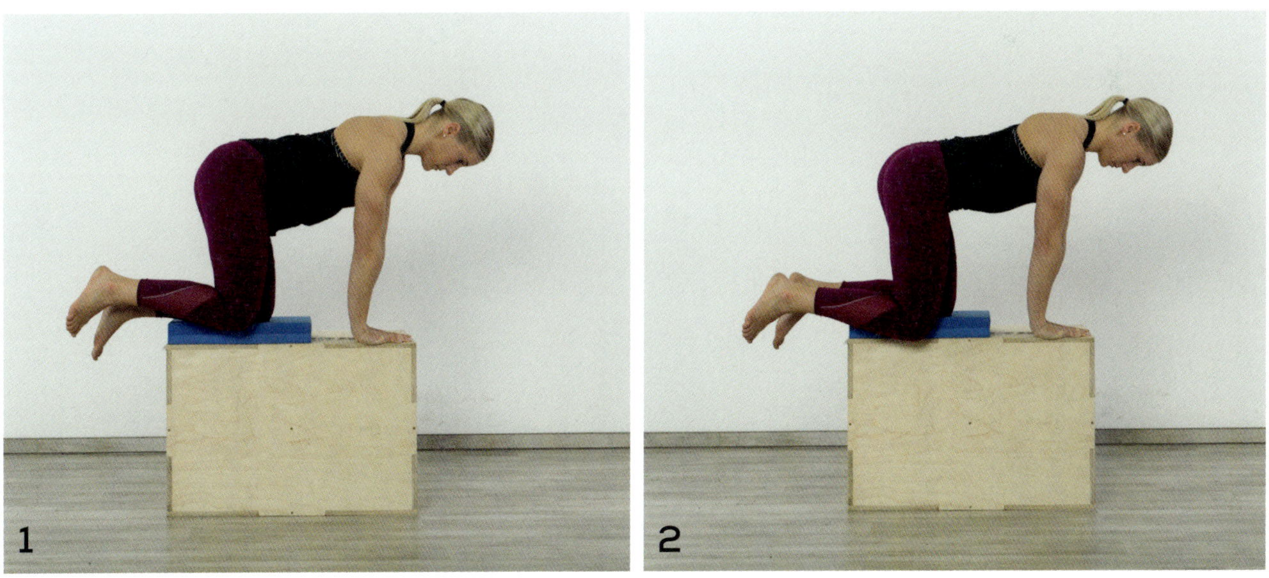

Hip Traction mit Innenrotation und Außenrotation

Trainingsziel: Bei dieser Übung wird die Hüfte unter Zug mobilisiert. Dies bedeutet, dass das Bein aktiv leicht aus der Hüftpfanne herausgezogen wird, um die Kompression in der Hüfte zu reduzieren. Dies empfinden viele Trainierende als angenehm, da sich dadurch die Hüfte entspannter bewegen lässt. Diese Übung ist hervorragend geeignet bei Problemen mit dem Iliosakralgelenk, bei Schmerzen und Kompressionsgefühl im Hüftbeuger und bei einem Hüftimpingement.

1. Nehmen Sie den neutralen Stand ein. Verlagern Sie Ihr Gewicht auf das linke Bein und heben Sie das rechte Bein mit gestrecktem Knie leicht nach vorn an.
2. Rotieren Sie das Bein nun aus der Hüfte heraus nach innen. Schieben Sie es dann aktiv aus der Hüfte heraus. Stellen Sie sich vor, jemand würde Ihren Fuß greifen und Ihr Bein lang nach unten ziehen. Die Bewegung ist sehr klein und Ihr Becken sollte dabei stabil bleiben. Dennoch sollten Sie durch den Schub des Beines in Richtung Boden einen leichten Zug in der Hüfte spüren. Halten Sie sich gegebenenfalls irgendwo fest, um Ihr Gleichgewicht zu halten.
3. Rotieren Sie das Bein nun in die Außenrotation und schieben Sie es auch auf dieser Seite lang aus der Hüftpfanne.

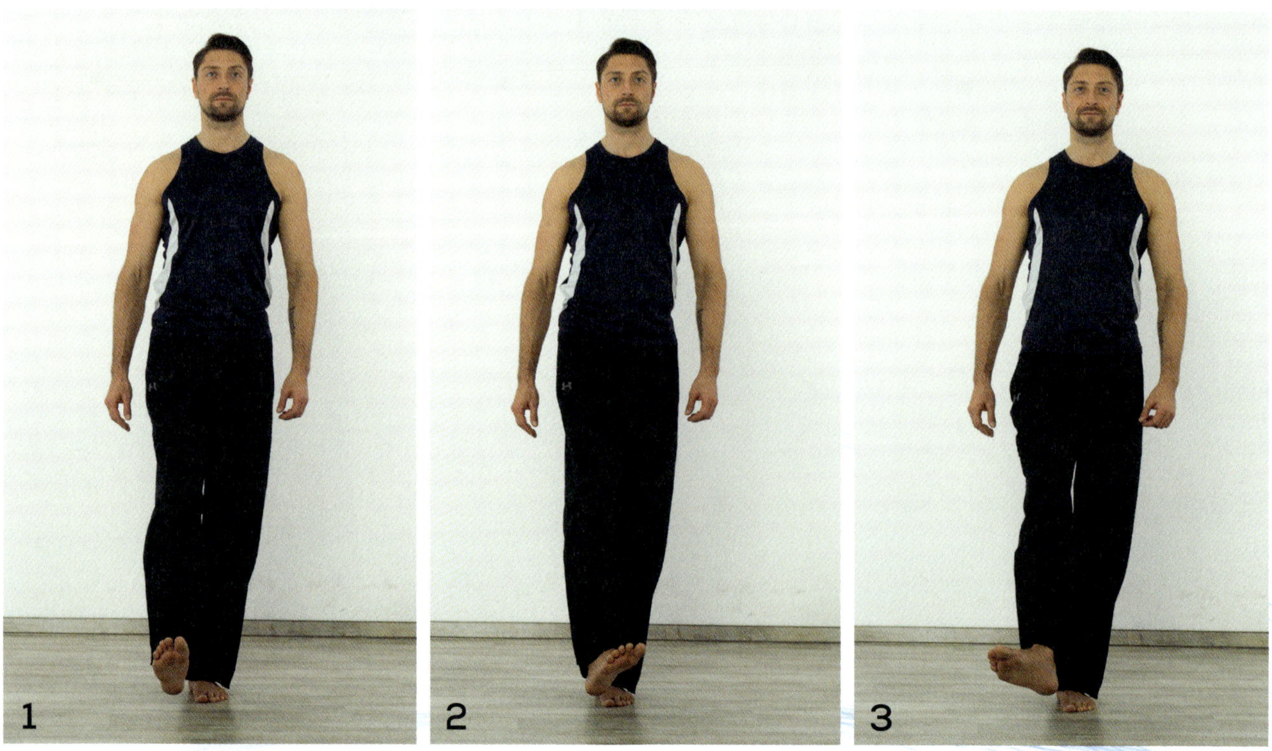

Open Chain Knee Circle

Trainingsziel: Bei dieser Übung wird das Knie in der offenen Kette mobilisiert. Dies bedeutet, dass sich das ganze Bein frei bewegen kann und keinen peripheren Kontakt, also zum Beispiel zum Boden, hat. Die Übung wird dadurch motorisch anspruchsvoller.

1. Starten Sie im neutralen Stand. Heben Sie Ihr rechtes Knie auf Hüfthöhe an und halten Sie es im rechten Winkel im Kniegelenk. Halten Sie Ihr Bein auch während der gesamten Übungsausführung gebeugt, um eine maximale Rotation zu erreichen. Der Fuß bleibt entspannt.
2. Rotieren Sie nun Ihren Unterschenkel aus dem Knie heraus entgegen dem Uhrzeigersinn und achten Sie dabei darauf, die Hüfte nicht mitzubewegen. Die Bewegung sollte relativ klein ausfallen, da sonst die Hüfte zu sehr involviert ist.
3. Drehen Sie nun den Unterschenkel weiter entgegen dem Uhrzeigersinn, sodass das Knie noch stärker gebeugt wird und Ihr Unterschenkel fast wieder in der Ausgangsposition angekommen ist. Bleiben Sie in der Drehbewegung und vollziehen Sie Kreise, wechseln Sie dann die Bewegungsrichtung. Führen Sie die Bewegung je Richtung etwa 10- bis 15-mal aus und wiederholen Sie die Übung im Anschluss mit dem linken Bein.

Hinweis: Grundsätzlich können die meisten Drills in der offenen oder geschlossenen Kette trainiert werden. Neuronal betrachtet kann in der geschlossenen Kette mehr Kraft aufgewendet werden. Dies hat unter anderem mit einer besseren aktiven Gelenkstabilität zu tun. Für ein vielfältiges und abwechslungsreiches Training sollten Sie häufiger zwischen Übungen in der offenen und in der geschlossenen Kette wechseln.

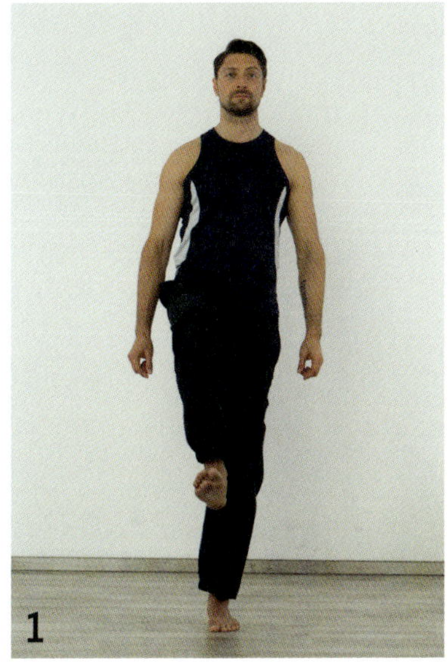
1

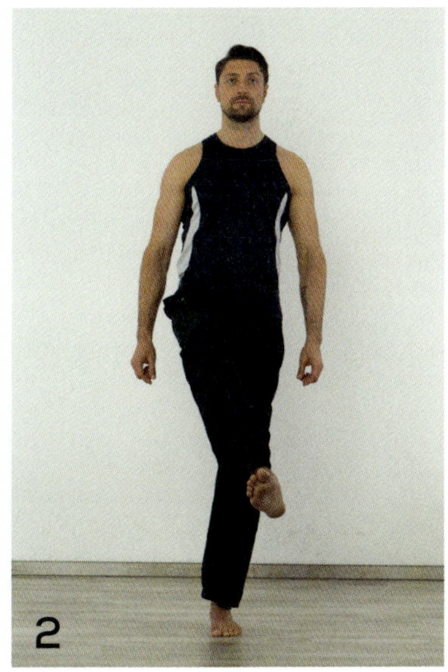
2

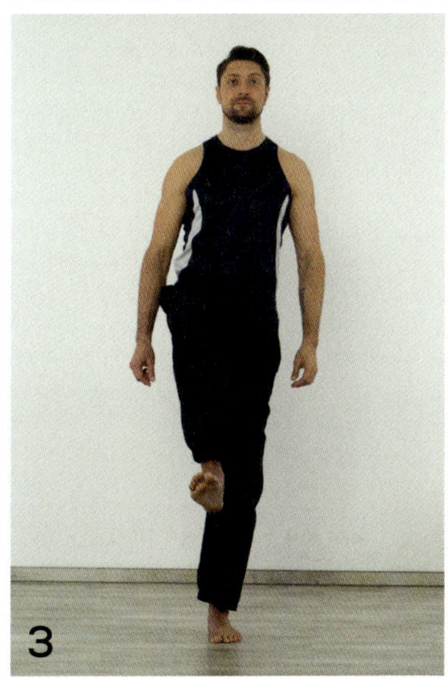
3

Closed Chain Knee Circle

Trainingsziel: Beim Closed Chain Knee Circle wird das Knie zirkuliert und in der geschlossenen Kette, also mit Kontakt zum Boden, mobilisiert. Durch die 90-Grad-Stellung wird es dabei durch die Einwärts- und Auswärtsdrehung besonders intensiv bewegt.

1. Nehmen Sie den neutralen Stand ein und beginnen Sie mit einem nicht zu weiten Ausfallschritt mit dem rechten Bein nach vorn. Das rechte Knie führt die folgende Bewegung aus.
2. Schieben Sie das Knie sanft gebeugt nach vorn und über eine leichte Drehbewegung nach außen. Achten Sie dabei darauf, den Fuß fixiert auf dem Boden zu halten. Eventuell kann eine schlechte Beweglichkeit im Sprunggelenk diese Bewegung einschränken. Führen Sie in diesem Fall die Bewegung nur so weit aus, wie es Ihnen möglich ist.
3. Rotieren Sie das Knie nun entgegen dem Uhrzeigersinn, indem Sie es etwas weiter nach vorn schieben.
4. Bringen Sie das Knie weiter nach innen.
5. Beenden Sie die Übung, indem Sie wieder in die Ausgangsposition zurückkommen, sodass eine komplette kreisförmige Bewegung entsteht. Wenn Sie in der Lage sind, alle vier Positionen einzeln durchzuführen, kombinieren Sie diese zu einer fließenden zirkulierenden Bewegung. Die Hüfte bleibt dabei möglichst neutral und Sie bewegen den Oberkörper nicht mit. Beide Füße zeigen nach vorn, die Belastung des vorderen Fußes auf dem Boden bleibt konstant. Beginnen Sie mit kleinen Kreisen, bevor Sie diese vergrößern. Arbeiten Sie in beide Richtungen, im Uhrzeigersinn und entgegen dem Uhrzeigersinn, für etwa je 10 bis 15 Wiederholungen. Führen Sie die Übung anschließend mit dem linken Knie aus.

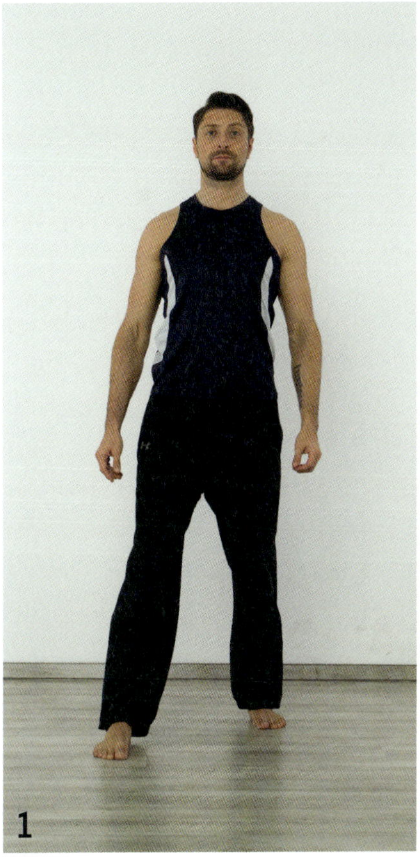
1

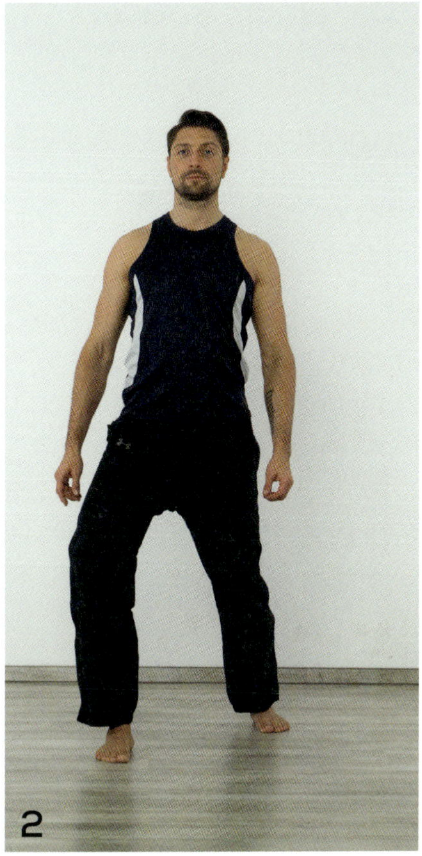
2

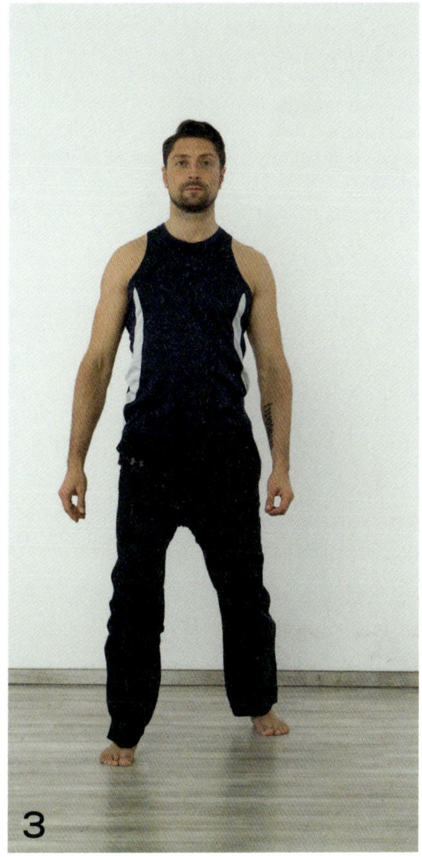
3

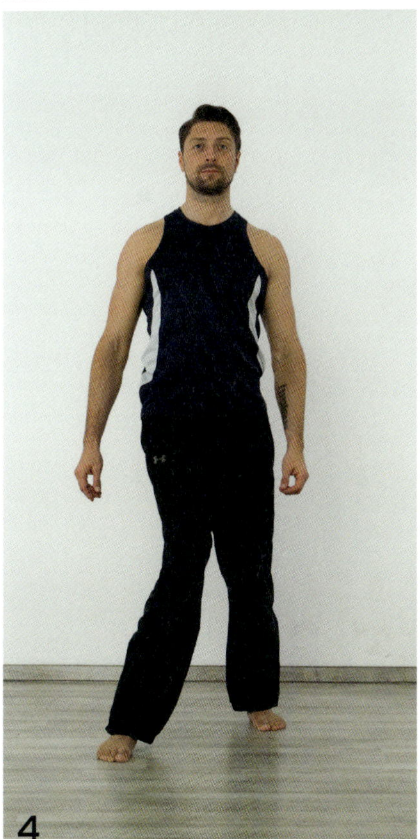
4

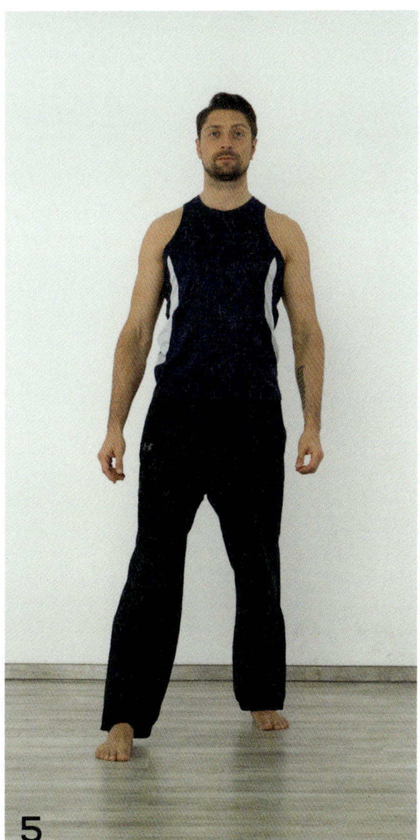
5

Medial Drop Seated

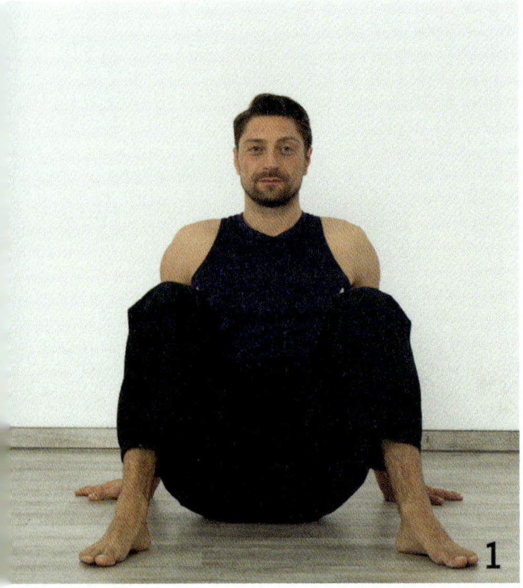

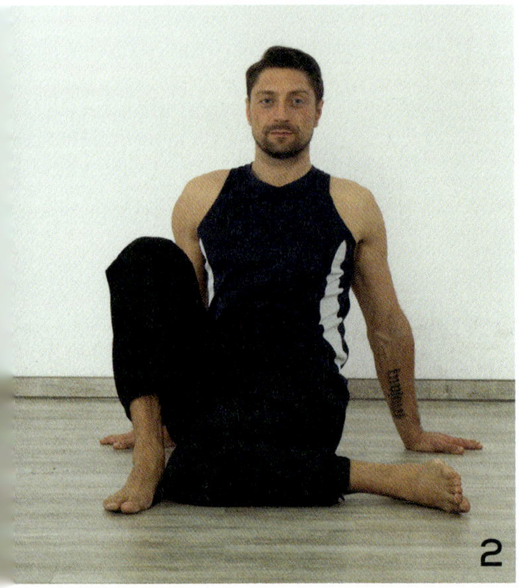

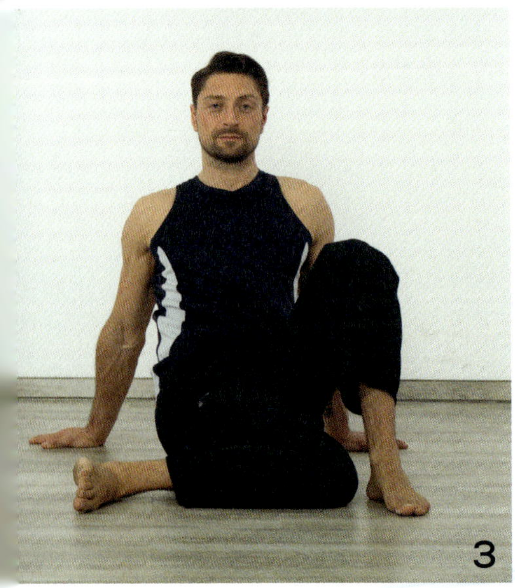

Trainingsziel: Die Übung Medial Drop Seated mobilisiert die Hüfte vor allem hinsichtlich der Innenrotation und reduziert dadurch unter anderem Stress im Iliosakralgelenk. Vor allem bei Rückenschmerzen im unteren Lendenbereich kann diese Übung hilfreich sein.

1. Setzen Sie sich mit aufgestellten Füßen auf den Boden. Öffnen Sie die Beine leicht und stützen Sie sich mit den Händen hinter dem Gesäß ab. Es sollte Ihnen leichtfallen, Ihren Rücken gerade zu halten. Fällt es Ihnen schwer, legen Sie Ihre Hände entweder weiter hinten ab oder öffnen Sie Ihre Beine weiter.
2. Legen Sie nun Ihr linkes Knie nach innen ab. Vermeiden Sie dabei Schmerzen im Innenmeniskus, da diese Struktur bei dieser Übung gefordert wird. Senken Sie das Knie dann nur so tief ab, wie es Ihnen schmerzfrei möglich ist. Das Becken sollte stabil bleiben und die Fußinnenkante komplett den Boden berühren. Achten Sie außerdem darauf, dass sich das andere Bein nicht bewegt.
3. Wechseln Sie die Beinstellung und wiederholen Sie die Übung auf dieser Seite. Fahren Sie für 10 bis 15 Wiederholungen wechselseitig mit der Übung fort.

Seated Knee Rotation

Trainingsziel: Diese Übung trainiert die Rotation im Kniegelenk. Vor allem bei Verletzungen des vorderen Kreuzbandes sollte darauf geachtet werden, dass die Rotationsfähigkeit wiederhergestellt wird beziehungsweise eine Rotation überhaupt möglich ist.

1. Setzen Sie sich auf den Boden, legen Sie Ihr angewinkeltes rechtes Bein nach rechts ab und ziehen Sie Ihr linkes Bein an sich heran. Halten Sie es im Kniegelenk etwa im rechten Winkel gebeugt und den Fuß in einer entspannten neutralen Position. Fixieren Sie nun Ihren linken Oberschenkel mit Ihrem Griff, sodass er sich bei der folgenden Bewegung nicht mitdreht.
2. Rotieren Sie nun Ihren Unterschenkel aus dem Knie heraus nach innen. Konzentrieren Sie sich auf die Stelle am Schienbein direkt unter Ihrer Kniescheibe. Versuchen Sie, die Innenrotation von hier aus einzuleiten. Der Fokus bleibt auf der Rotation im Knie, der Fuß bewegt sich nur passiv mit.
3. Führen Sie nun die gleiche Bewegung des Unterschenkels in die Außenrotation aus. Wiederholen Sie die Übung insgesamt 10- bis 15-mal pro Bein.

Variante: Bei der fortgeschrittenen Variante nehmen Sie die Hände vom Oberschenkel.

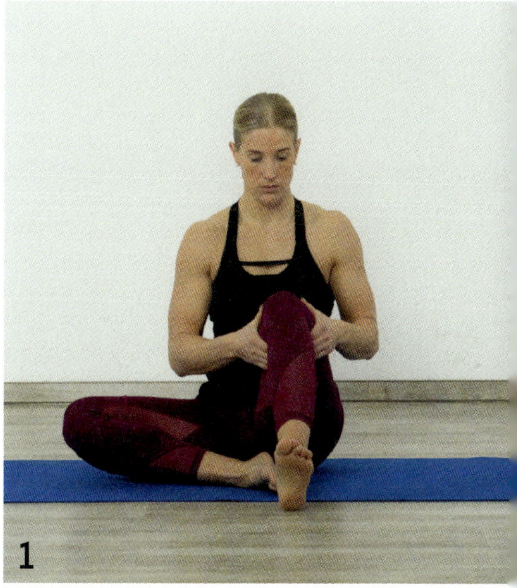
1

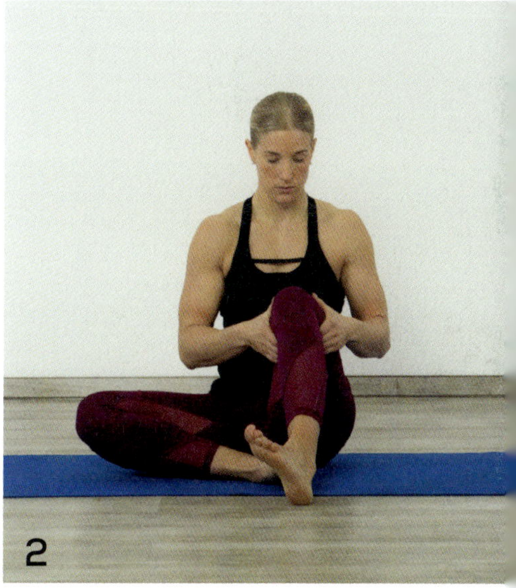
2

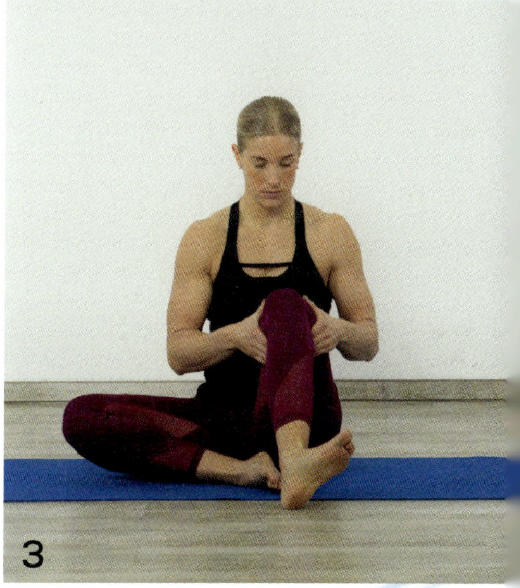
3

Kneel to Crouch

Trainingsziel: Die Übung Kneel to Crouch verbessert die Sprunggelenksbeweglichkeit und hilft gegen Beschwerden in der Quadrizepssehne oberhalb der Kniescheibe, wie zum Beispiel bei einem patellofemoralen Schmerzsyndrom. Außerdem verbessern Sie Ihre Zehenstreckung, die für ein elastisches, schmerzfreies und von Verklebungen freies und dadurch optimales fasziales Fußgewölbe wichtig ist, und kräftigen dieses darüber hinaus. Dadurch können durch mangelnde Bewegung hervorgerufene Schmerzen in der Fußsohle reduziert oder eine Plantarfasziitis vermieden werden.

1. Begeben Sie sich in die Hocke. Strecken Sie Ihre Arme für mehr Balance auf Schulterhöhe vor sich aus.
2. Heben Sie Ihre Fersen an. Ihre Hände liegen entspannt auf den Knien.
3. Legen Sie nun Ihre Knie kontrolliert am Boden ab. Durch die Abwärtsbewegung mit angehobenen Fersen kräftigen Sie unter anderem Ihren vorderen Oberschenkel exzentrisch, was sich positiv auf die Quadrizepssehne und stabilisierend auf das Knie auswirkt. In dieser Position verstärken Sie die passive Streckung Ihrer Zehen.
4. Legen Sie nun Ihre Füße mit den Fußrücken flach auf den Boden. Setzen Sie sich dabei auf Ihre Fersen. Diese Position verbessert die Plantarflexion in Ihren Sprunggelenken, also die Beugung des Fußgelenks in Richtung Fußsohle.
5. Stellen Sie nun Ihre Füße wieder auf. Dadurch erzeugen Sie erneut eine starke Spannung im Fußgewölbe.
6. Heben Sie dann Ihre Knie wieder gleichmäßig an und setzen Sie Ihre Fußsohlen und Fersen kontrolliert nach hinten am Boden ab. Halten Sie dabei Ihren Oberkörper aufrecht. Führen Sie diese Bewegung etwa 10- bis 15-mal aus. Hierdurch wechseln Sie zwischen Dorsalflexion, also der Beugung des Fußgelenks in Richtung Fußrücken, und Plantarflexion und integrieren dazu noch die Streckung Ihrer Zehen.

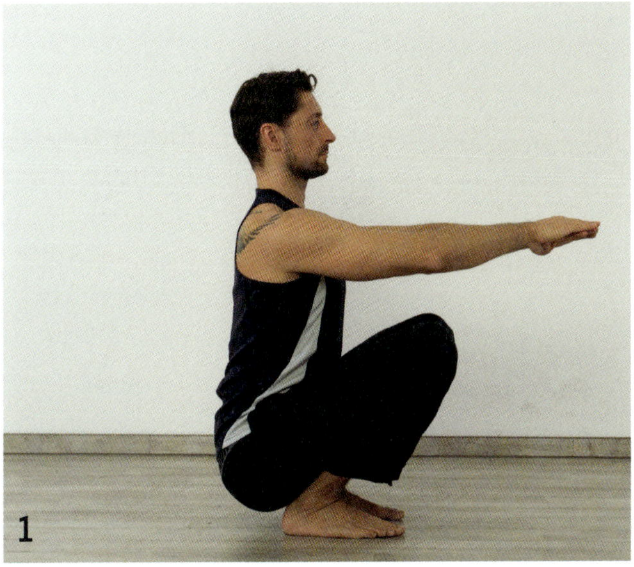
1

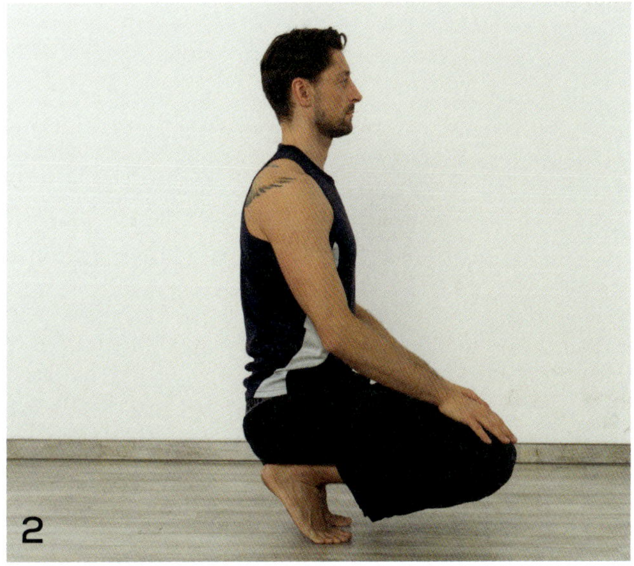
2

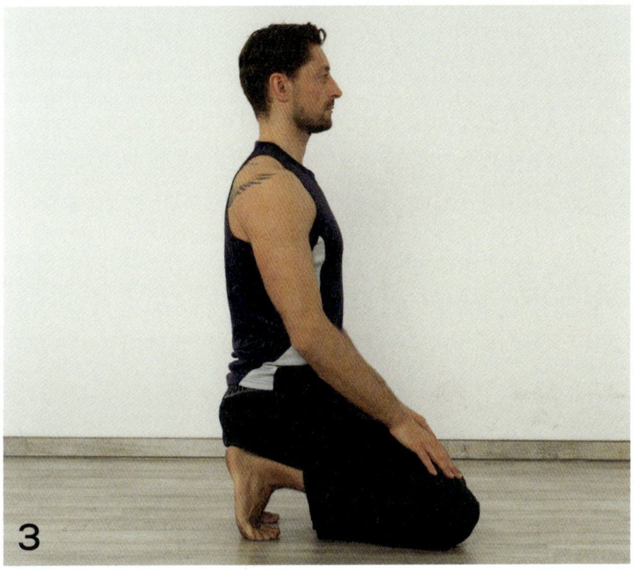
3

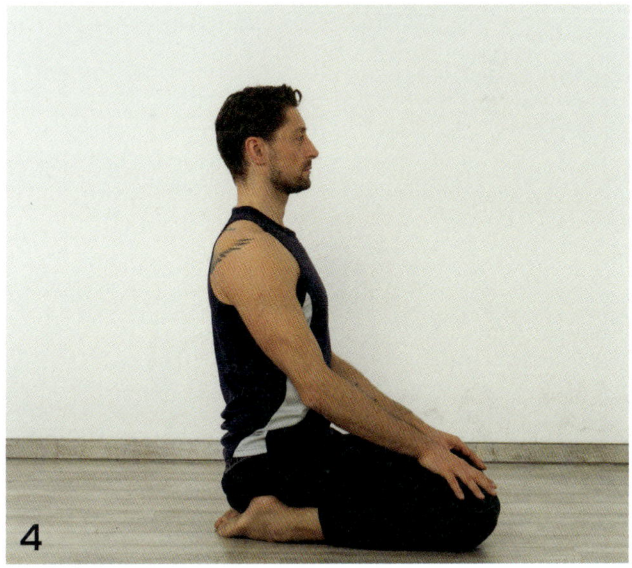
4

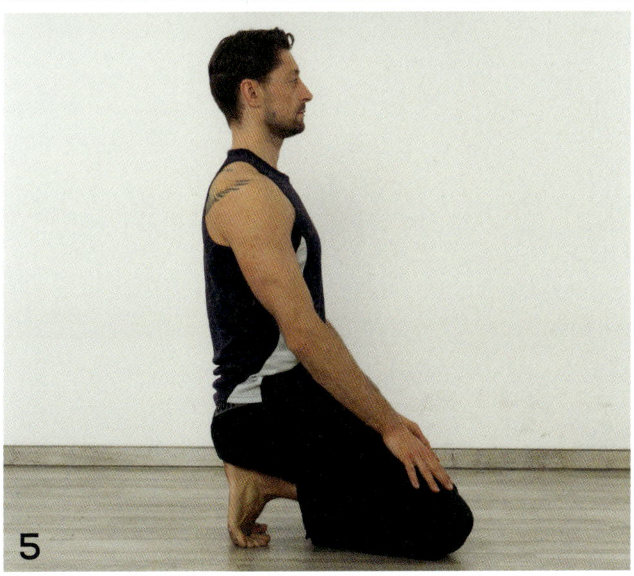
5

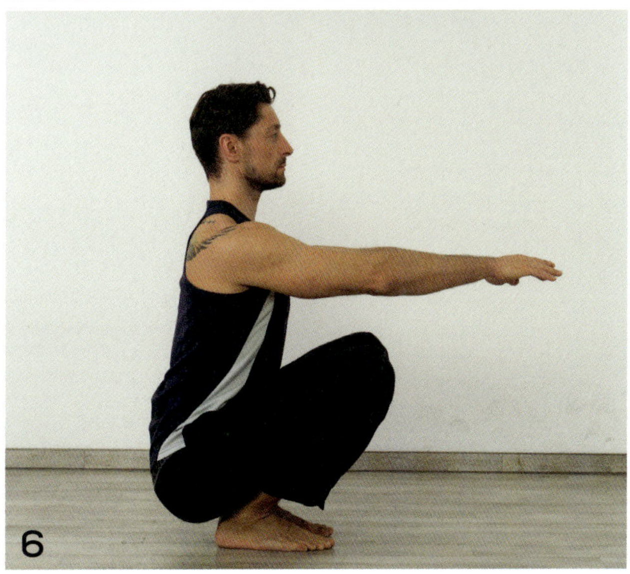
6

Foot Pull

Trainingsziel: Ziel des Foot Pulls ist es, mehr Bewegung nur im oberen Sprunggelenk zu erzeugen, mit dem Fokus auf die Plantarflexion, also das Absenken des Fußes, sowie das Sprungbein. Diese Übung ist vor allem bei Kompressionsschmerzen im Sprunggelenk beim Anheben des Fußes, der Dorsalflexion, anzuraten. Außerdem kann sie zum Erlernen der tiefen Kniebeuge in der Hocke sinnvoll sein.

1. Nehmen Sie den neutralen Stand ein und stellen Sie den rechten Fuß auf dem Zehenrücken nach hinten ab. Halten Sie dabei Ihr rechtes Knie leicht gebeugt. Positionieren Sie Ihren Fuß so, dass Sie keine Dehnung im vorderen Schienbein spüren. Eventuell kann es daher nötig sein, den Fuß etwas weiter vorn oder hinten abzustellen. Drücken Sie den Spann nicht in den Boden, sondern halten Sie den Vorfuß locker auf dem Boden und vermeiden Sie die Kompression der Zehen.
2. Schieben Sie Ihr Sprungbein so weit es Ihnen möglich ist nach vorn. Arbeiten Sie nur aus dem Fersenbein und nicht aus der Hüfte heraus. Wiederholen Sie die Übung 10- bis 15-mal und führen Sie sie im Anschluss mit dem linken Fuß aus.

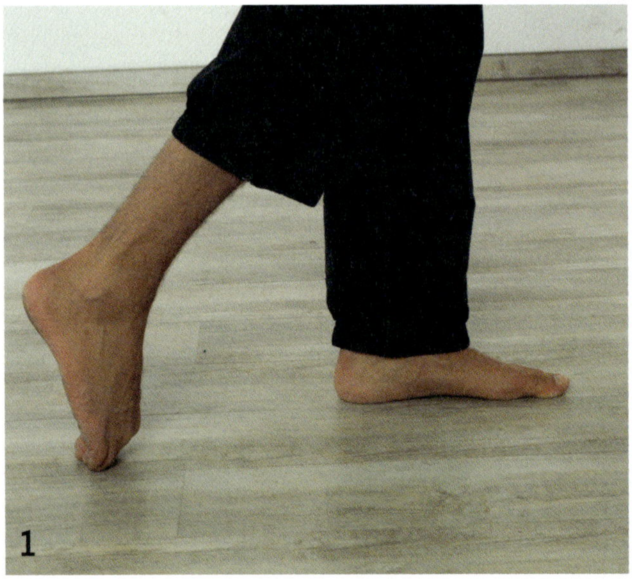
1

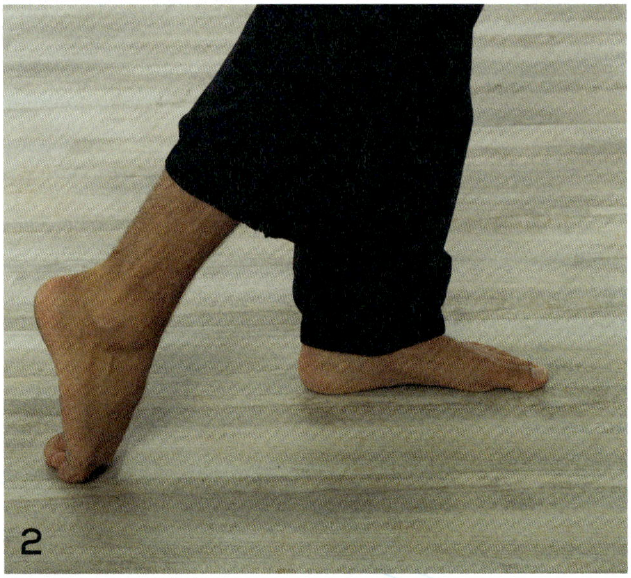
2

Lateral Foot Pull

Trainingsziel: Diese Übung mobilisiert vor allem den seitlichen Anteil ihres Sprunggelenks.

1. Die Ausgangsposition entspricht der Ausgangsposition der Übung Foot Pull (Seite 178) mit nach hinten aufgestelltem rechten Fuß.
2. Rotieren Sie nun Ihre rechte Hüfte um etwa 45 Grad nach innen, sodass sich Ihre Fußaußenkante Richtung Boden neigt. Ihr großer Zeh sollte dabei möglichst entlastet sein.
3. Schieben Sie nun Ihren Fuß aus dem Sprunggelenk maximal nach vorn. Wiederholen Sie die Übung etwa 10- bis 15-mal und führen Sie sie im Anschluss mit dem linken Fuß aus.

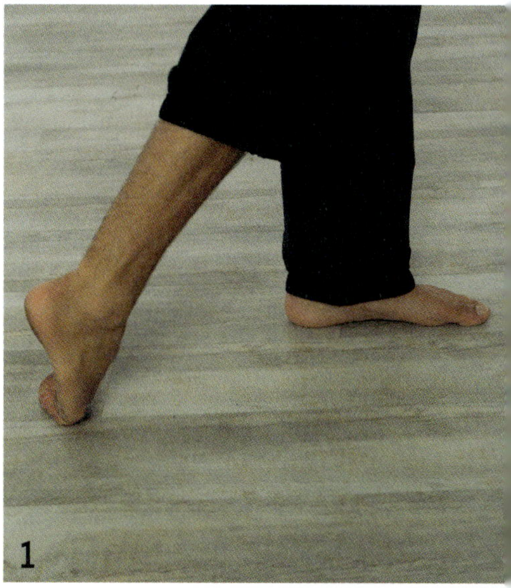

1

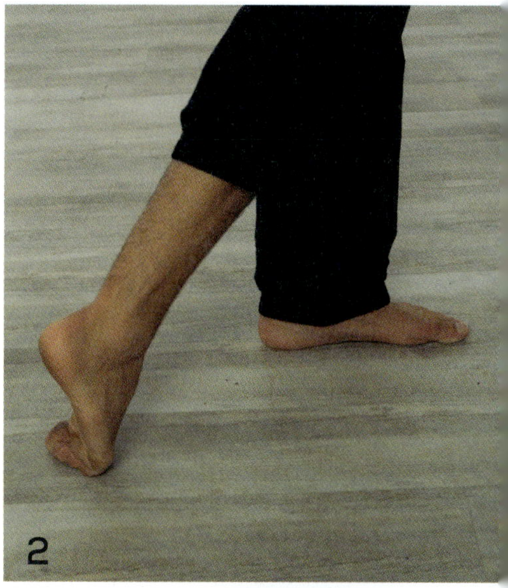

2

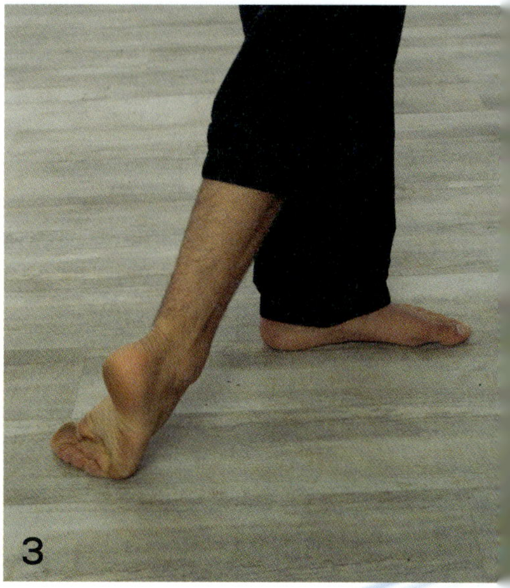

3

Medial Foot Pull

Trainingsziel: Diese Übung mobilisiert den inneren Anteil des Sprunggelenks.

1. Die Ausgangsposition entspricht der Ausgangsposition beim Foot Pull (Seite 178) mit nach hinten aufgestelltem rechten Fuß. Rotieren Sie nun Ihre rechte Hüfte um etwa 45 Grad nach außen, sodass sich Ihre Fußinnenkannte Richtung Boden neigt. Der Fokus liegt darauf, die mediale, also die innere, Seite des Sprunggelenks zu trainieren. Häufig kann die folgende Bewegung im Bereich des großen Zehs unangenehm sein. Nehmen Sie in diesem Fall ein Kissen, eine zusammengerollte Matte oder Ähnliches zu Hilfe und platzieren Sie das Kissen unter dem großen Zeh.
2. Schieben Sie nun ähnlich wie bei den anderen Foot-Pull-Varianten den Fuß bis zur Endstellung Ihres Sprunggelenks nach vorn. Arbeiten Sie nur aus dem Fuß und nicht aus der Hüfte heraus. Führen Sie die Übung etwa 10- bis 15-mal aus und wiederholen Sie sie im Anschluss mit dem linken Bein.

Hinweis: Bei Bedarf legen Sie Ihren Fuß auf einer Matte oder einem Handtuch ab, da diese Position am Großzehengrundgelenk für viele als unangenehm empfunden werden kann.

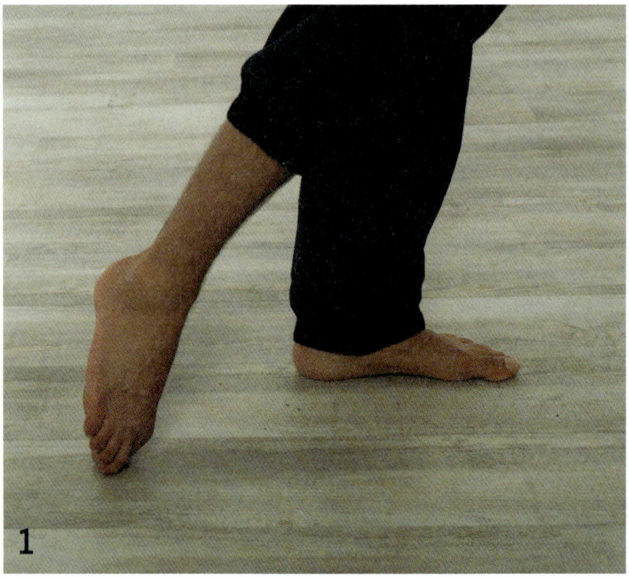

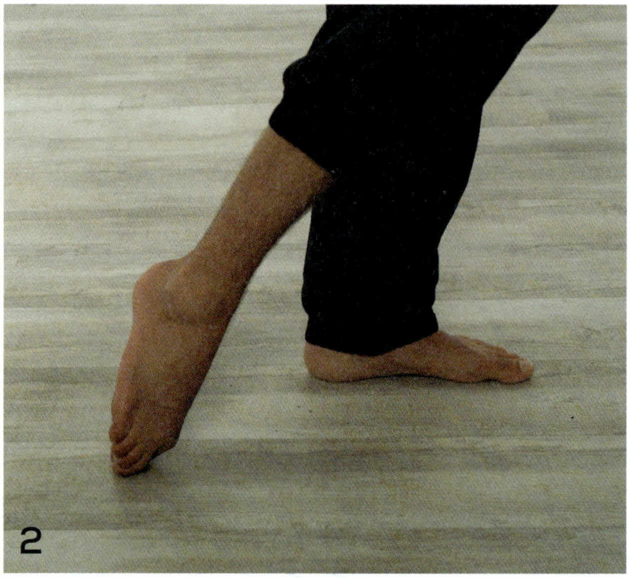

Lateral Tilt

Trainingsziel: Diese Übung mobilisiert den lateralen, also den äußeren, Anteil Ihres Sprunggelenks.

1. Nehmen Sie den neutralen Stand ein.
2. Schieben Sie nun Ihren rechten Fuß auf seine komplette Fußaußenkante. Die Bewegung sollte möglichst aus dem hinteren Anteil Ihres Fußes, dem Fersenbein, heraus erfolgen. Versuchen Sie, Ihre Zehen entspannt zu halten.
3. Insofern Sie ein bewegliches Sprunggelenk haben, können Sie Ihre Hüfte nutzen, um mehr Bewegung in das Gelenk zu bekommen. Schieben Sie Ihre Hüfte mit der Bewegung nach außen. Dadurch verlagern Sie automatisch mehr Gewicht auf die Außenkante Ihres Fußes.
4. Für noch mehr Druck und Beweglichkeit drehen Sie nun zusätzlich den Oberkörper nach rechts. Dadurch maximieren Sie die Mobilisation Ihres Sprunggelenks. Führen Sie diese Variante jedoch nur bei einem bereits mobilen Sprunggelenk aus. Wiederholen Sie die Übung etwa 10- bis 15-mal und führen Sie sie im Anschluss mit dem linken Fuß aus.

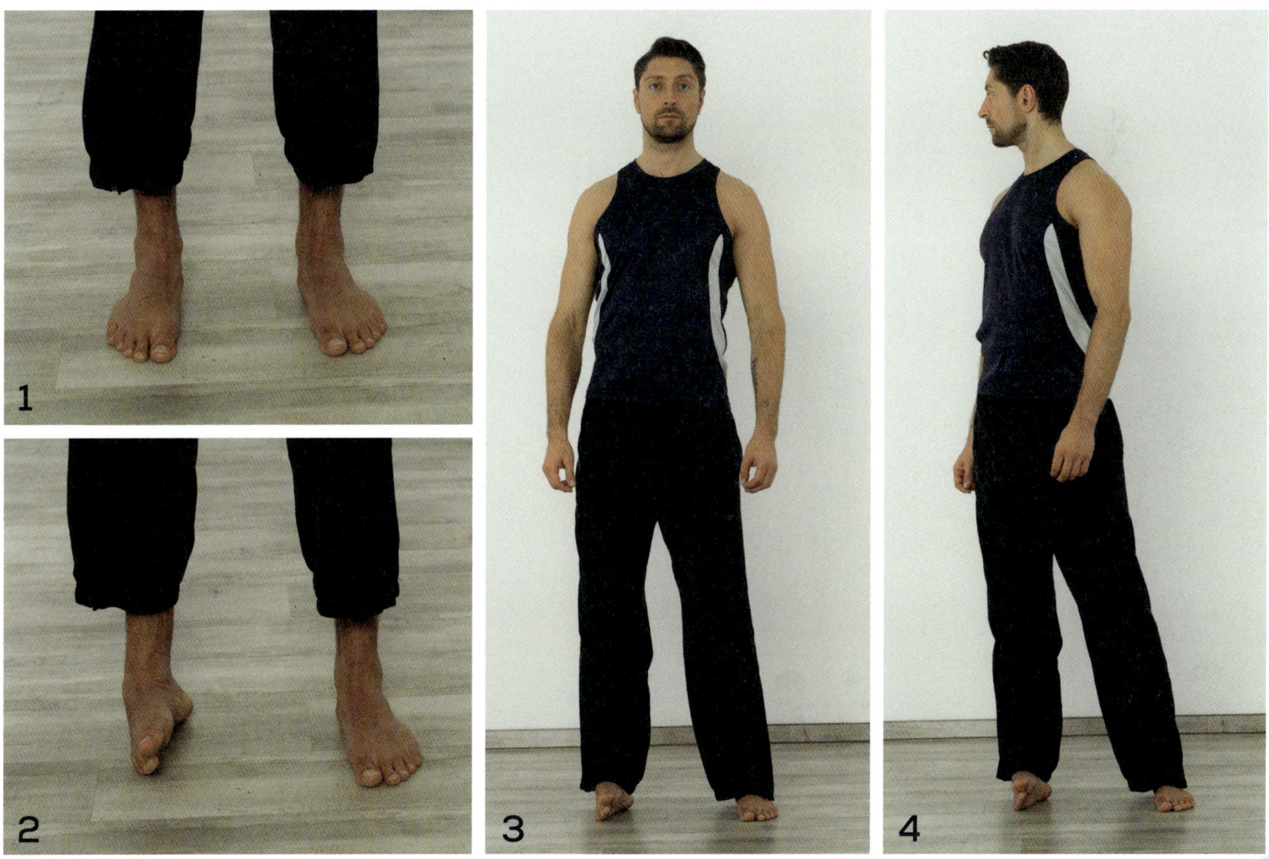

Medial Tilt

Trainingsziel: Der Fokus dieser Übung liegt darauf, die Mobilität des Fußaußenknöchels in Seitbewegungen zu trainieren.

1. Nehmen Sie einen breiten Stand ein, Ihre Wirbelsäule ist aufgerichtet.
2. Schieben Sie nun Ihr rechtes Fersenbein nach medial, also nach innen. Führen Sie die Bewegung aktiv nur aus dem Sprunggelenk heraus aus. Das Knie mag sich zwar leicht beugen, sollte aber genauso wie die Hüfte nur passiv arbeiten. Wiederholen Sie diese Übung 10- bis 15-mal und führen Sie sie im Anschluss mit dem linken Fersenbein aus.

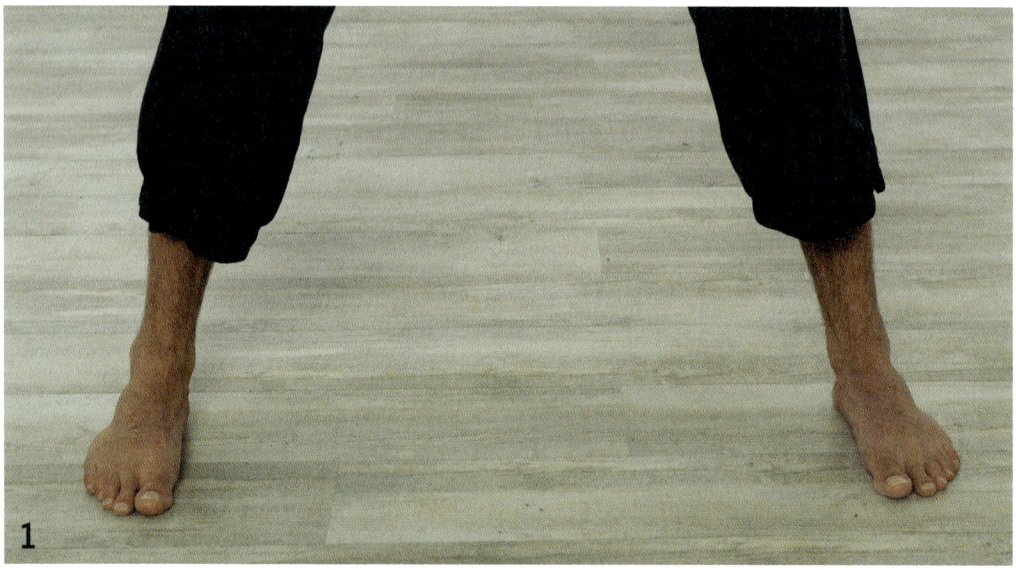

1

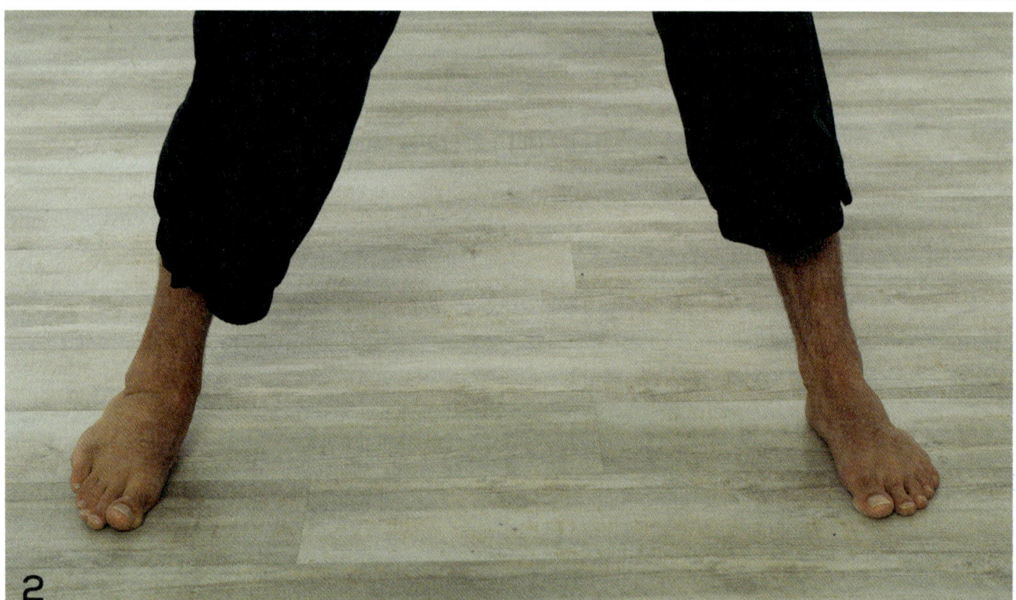

2

Loaded Ankle

Trainingsziel: Bei dieser Übung mobilisieren Sie Ihr Sprunggelenk, indem Sie zusätzlich von außen Druck ausüben.

1. Begeben Sie sich in die halbe Hocke und setzen Sie sich auf Ihr angewinkeltes rechtes Bein. Ihr linkes Bein steht angewinkelt und nah am Körper vor Ihnen. Ihre Hände liegen auf Ihrem linken Knie. Fokussieren Sie sich auf dieses Bein und schieben Sie mit etwas Druck aus der Hüfte Ihr Knie über die Fußspitzen hinaus. Vermeiden Sie dabei ein Engegefühl im Sprunggelenk, setzen Sie dann gegebenenfalls Ihren Fuß weiter vorn auf. Vermeiden Sie ein Anheben des Fußes.
2. Als Nächstes führen Sie halbkreisförmige Bewegungen aus, um auch das untere Sprunggelenk in die Bewegung zu involvieren. Somit trainieren Sie auch das Zusammenspiel beider Sprunggelenke miteinander. Beginnen Sie, das Knie über innen nach vorn zu schieben.
3. Am Ende der Bewegung schieben Sie Ihr Knie nach außen vorn. Führen Sie die Bewegung etwa 10- bis 15-mal aus und wiederholen Sie die Übung im Anschluss mit dem rechten Bein.

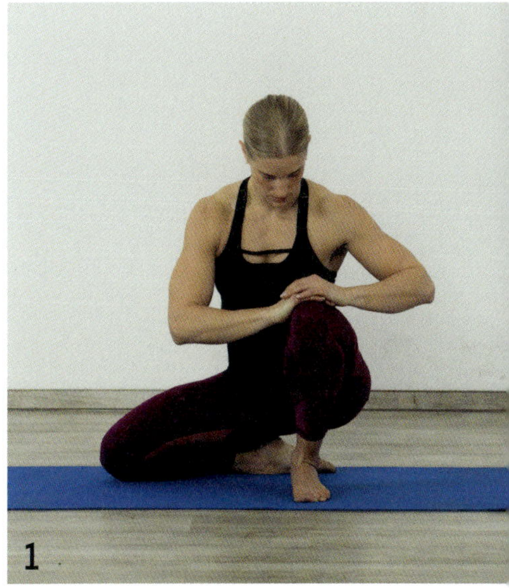

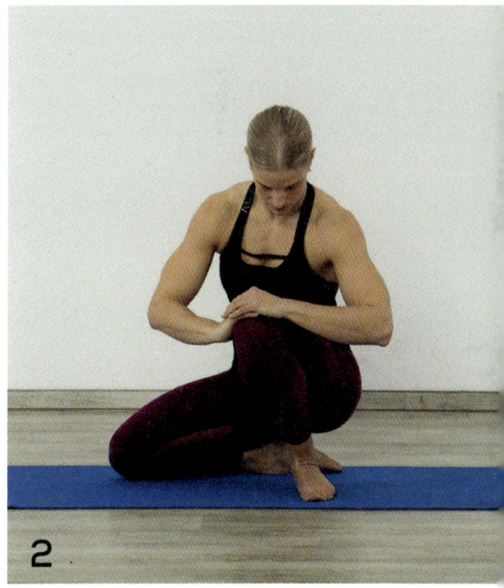

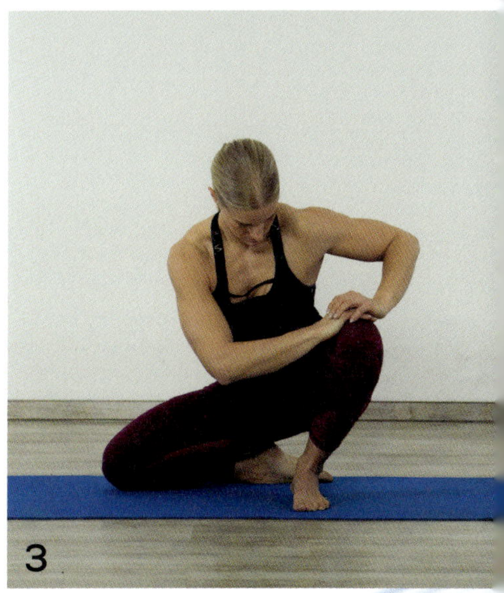

Kapitel 4

Mobility Drills intermediate

Chest Opener

Trainingsziel: Diese Übung eignet sich hervorragend, um Verspannungen in der vorderen Schulter beziehungsweise in der Brustmuskulatur zu lösen.

1. Begeben Sie sich in die Bauchlage und strecken Sie den rechten Arm zur Seite aus. Rotieren Sie Ihre rechte Schulter nach innen, sodass Ihre Handfläche Richtung Decke zeigt. Stellen Sie den linken Arm körpernah neben dem Brustkorb auf.
2. Drehen Sie Ihren Oberkörper dann nach rechts auf, indem Sie sich mit dem linken Arm vom Boden abdrücken. Stellen Sie zur Stabilisierung Ihr linkes Bein hinter sich auf. Drücken Sie sich so weit wie möglich mit dem linken Arm vom Boden nach oben weg, vermeiden Sie jedoch eine zu starke Kompression im rechten Ellenbogengelenk.
3. Sie können diese Position für etwa 30 bis 45 Sekunden halten oder die Übung noch intensivieren, indem Sie Ihren linken Stützarm nach hinten nehmen und die Finger hinter Ihrem Rücken verschränken. Dadurch verstärken Sie die Dehnung in der linken Schulter beziehungsweise Brustmuskulatur. Halten Sie Ihre Arme möglichst gestreckt und angehoben. Wiederholen Sie diese Übung anschließend auf der linken Körperseite.

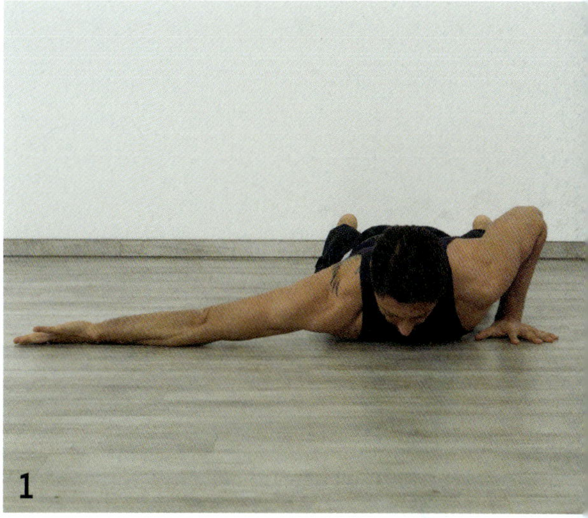

1

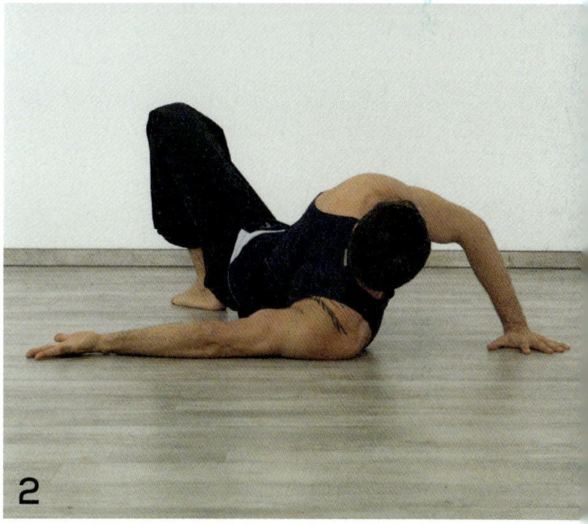

2

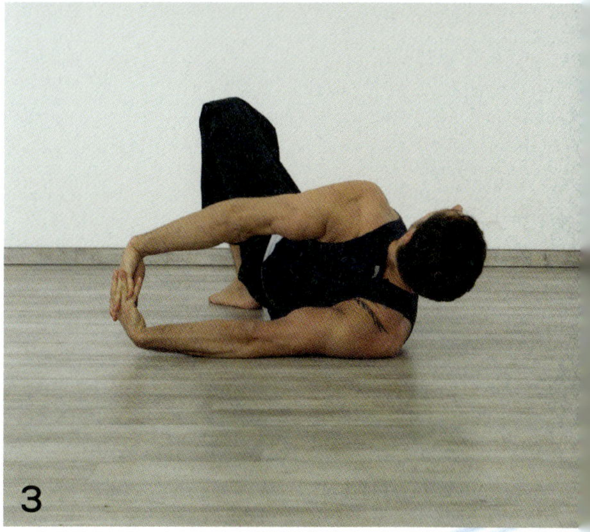

3

Spinal Wave

Trainingsziel: Diese Übung fördert die motorische Ansteuerung aller Segmente der Wirbelsäule und kombiniert eine Streckung mit einer Beugung in der Wirbelsäule.

1. Nehmen Sie eine Liegestützposition ein. Ihre Hände befinden sich direkt unter Ihren Schultern, Ihre Füße sind aufgestellt und Ihr Körper bildet vom Kopf bis zu den Fersen eine gerade Linie.
2. Drücken Sie sich nun aus den Händen heraus nach hinten, schieben Sie Ihr Gesäß Richtung Decke und Ihre Fersen in den Boden. Fühlen Sie die Beweglichkeit beziehungsweise den Zug in Ihrer Oberschenkelrückseite.
3. Heben Sie nun Ihre Fersen an und beginnen Sie sich im Oberkörper nach vorn zu rollen. Arbeiten Sie Wirbel für Wirbel und halten Sie dabei Knie und Arme permanent gestreckt.
4. Rollen Sie sich maximal vor, bis die Schultern vor die Hände kommen.
5. Senken Sie dann Ihren Rumpf ab, jedoch ohne die Körpermitte am Boden abzulegen.
6. Wechseln Sie in die Rückenstreckung, neigen Sie Ihren Kopf mit langer Halswirbelsäule nach hinten und blicken Sie zur Decke. Vermeiden Sie eine Stauchung in der Halswirbelsäule und halten Sie dafür Ihre Schultern weg von den Ohren. Senken Sie anschließend Ihr Kinn wieder ab und beginnen Sie sich mit der Halswirbelsäule beginnend in umgekehrter Richtung zurückzurollen. Beugen Sie Ihre Brustwirbelsäule, strecken Sie am Ende der Bewegung Ihre Wirbelsäule maximal durch und schieben Sie Ihre Fersen in den Boden, sodass Sie sich wieder in Position 2 befinden. Sie sollten nun einen geringeren Zug beziehungsweise eine höhere Beweglichkeit in der hinteren Kette verspüren. Wiederholen Sie die Bewegung etwa 10-mal.

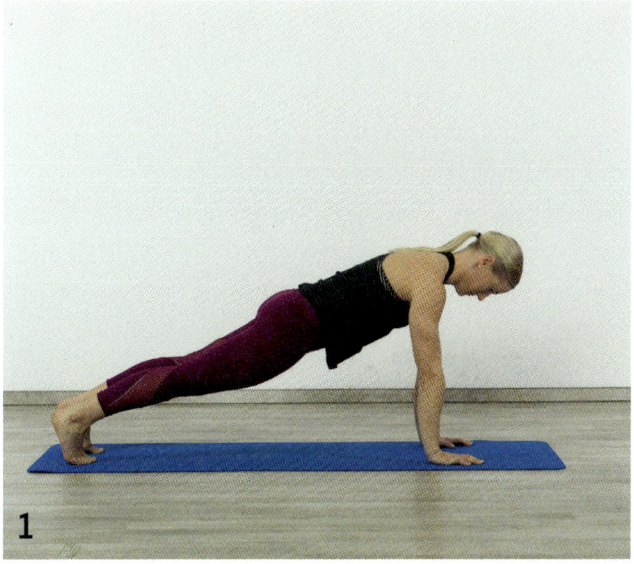
1

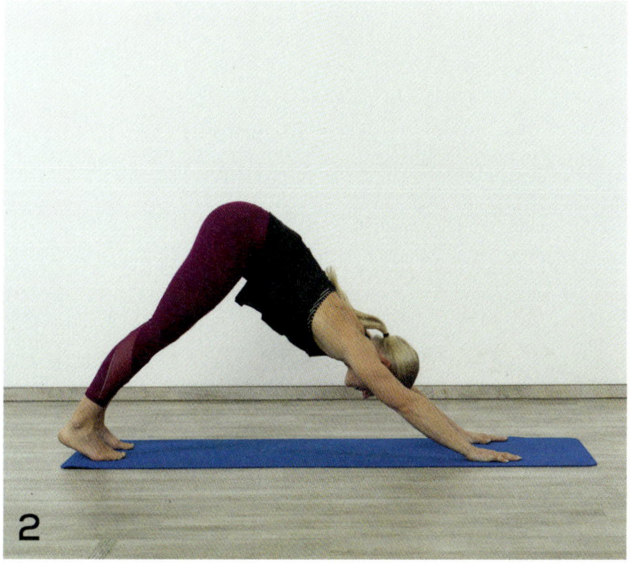
2

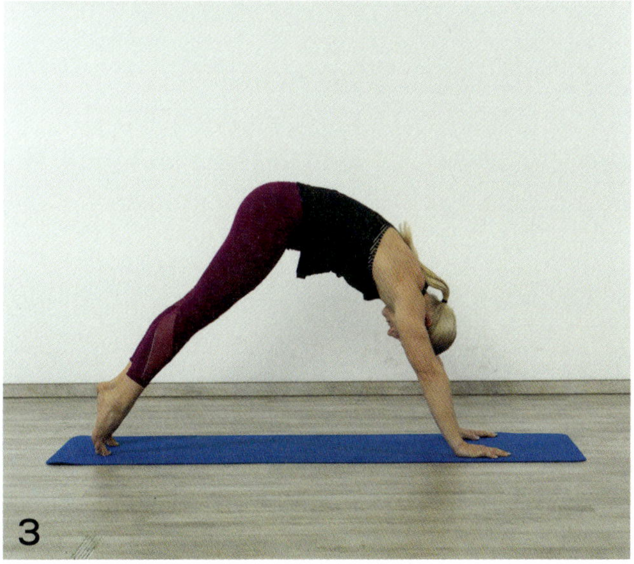
3

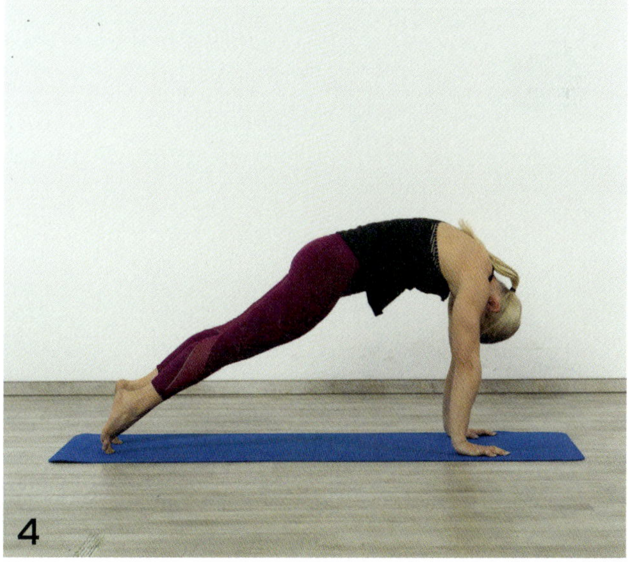
4

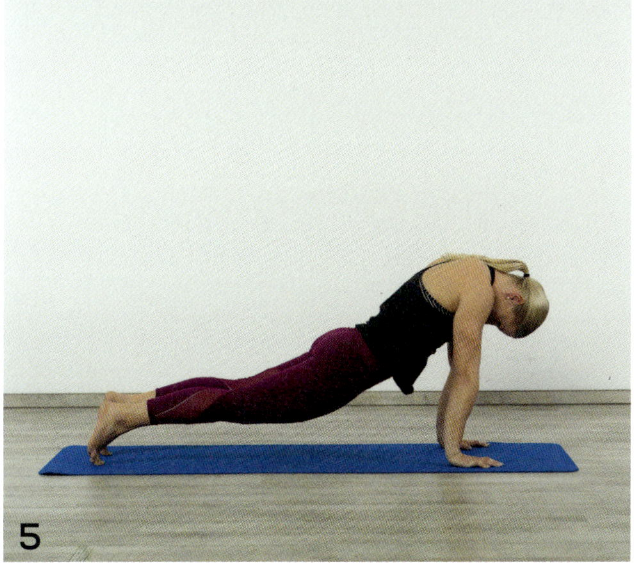
5

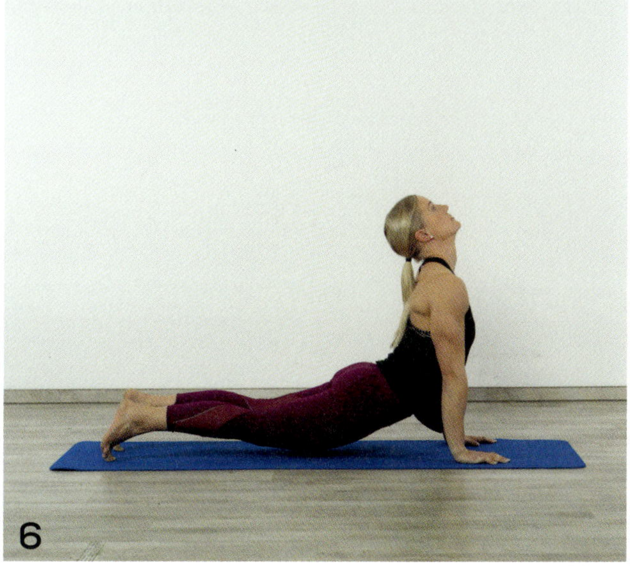
6

Kimura Drill

Trainingsziel: Beim Kimura wird im Jiu-Jitsu der Arm des Gegners mit der einen Hand nach unten angewinkelt und mit der anderen ein Hebel aufgebaut. Dadurch kommt es zu einer schmerzhaften Überdehnung der Schulter. Ohne diese absichtlich hervorgerufene Überdehnung ist der Kimura Drill eine hervorragende Übung, um die Innenrotation im Schultergelenk und die Mobilität im Ellenbogen zu verbessern sowie die vordere Schulterkapsel zu dehnen.

1. Begeben Sie sich in die Bauchlage und strecken Sie den linken Arm zur Seite aus. Rotieren Sie Ihre linke Schulter nach innen, sodass Ihre Handfläche Richtung Decke zeigt. Stellen Sie den rechten Arm körpernah neben dem Brustkorb auf.
2. Beugen Sie den linken Arm nun in die Kimura-Position, indem Sie den Unterarm im rechten Winkel einklappen. Der Ellenbogen sollte während der Übungsausführung konstant auf dem Boden gehalten werden.
3. Schieben Sie nun Ihre linke Hand näher an den Körper, rotieren Sie dadurch auch Ihre Schulter stärker nach innen und führen Sie Ihre Hand unter Ihrem Oberkörper hindurch. Heben Sie dabei Ihre Brust leicht an, jedoch nicht weiter als nötig.
4. Schieben Sie den Unterarm nach vorn, die Handfläche zeigt nun Richtung Boden, und bringen Sie dadurch Ihre Schulter in eine 90-Grad-Außenrotation neben Ihrem Körper. Strecken Sie Ihren Arm dann wieder in die Ausgangsposition und beginnen Sie von vorn. Versuchen Sie, die Bewegung möglichst fließend etwa 10- bis 15-mal in beide Richtungen auszuführen. Wechseln Sie dann auf die andere Seite.

Variante: Eine erschwerte Variante ist es, die Bewegung mit beiden Armen gleichzeitig auszuführen.

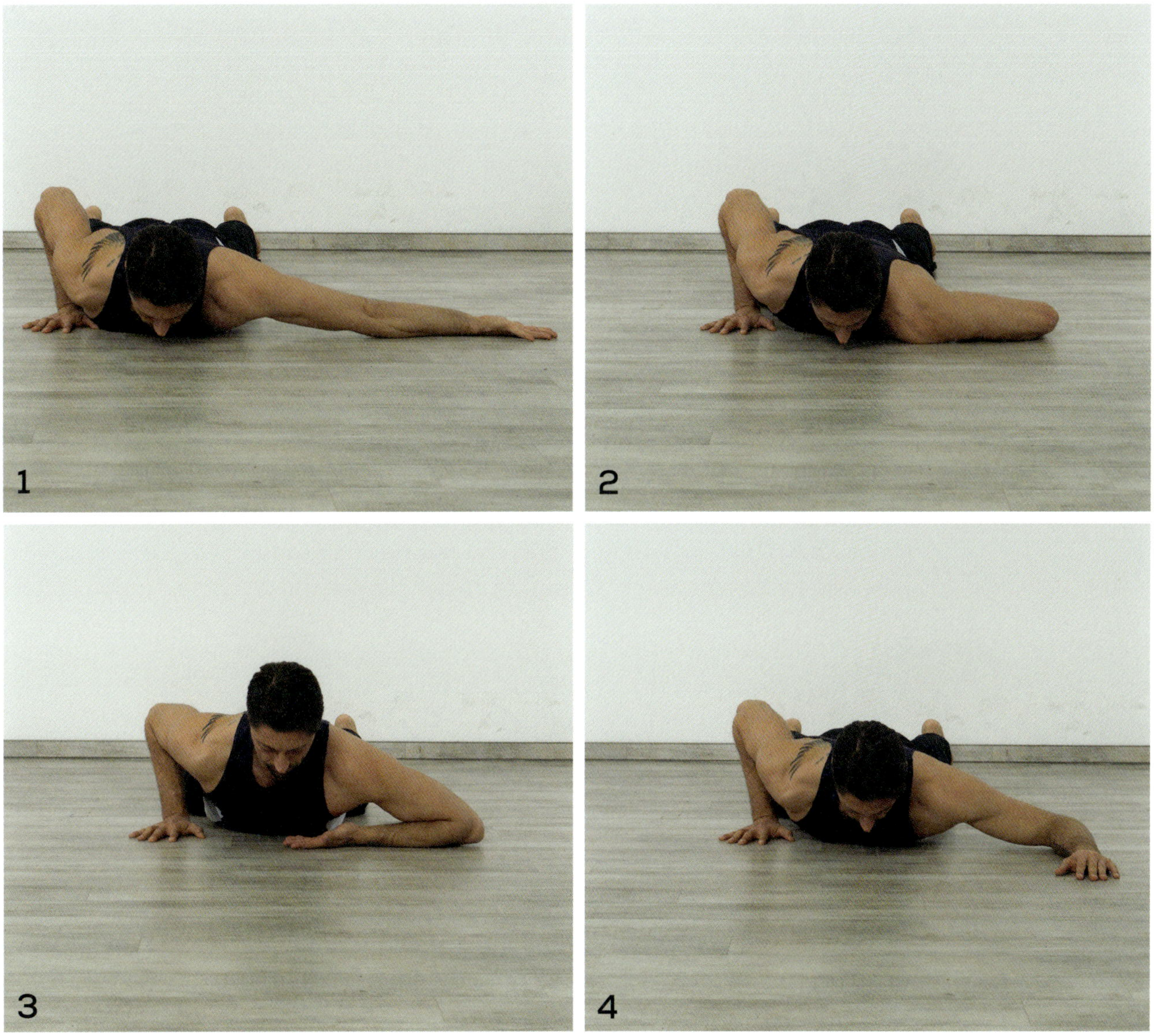
1
2
3
4

Knee Grip

Trainingsziel: Diese Übung verbessert die aktive Beweglichkeit der Hüfte, der Brustwirbelsäule und der Schulter, mit Fokus auf die Schulterinnenrotation.

1. Gehen Sie in die Hocke, Ihre Knie zeigen nach außen. Falten Sie Ihre Hände vor dem Körper und drücken Sie mit Ihren Ellenbogen Ihre Knie sanft noch weiter nach außen.
2. Schieben Sie nun Ihren linken Oberarm innen am Bein entlang in Richtung Boden.
3. Rotieren Sie die linke Schulter nach innen und führen Sie Ihren linken Arm um das Knie herum nach hinten.
4. Greifen Sie mit Ihrer rechten Hand von rechts kommend hinter Ihrem Rücken Ihr linkes Handgelenk oder die Finger Ihrer linken Hand. Halten Sie diesen Griff für etwa 30 Sekunden. Ziehen Sie dabei Ihre Schultern so weit wie möglich nach unten und richten Sie Ihren Brustkorb auf. Atmen Sie einige Male in den Brustkorb und versuchen Sie, sich dadurch noch weiter in der Brust aufzurichten, um eine verbesserte Streckung in der Wirbelsäule zu erzeugen. Wiederholen Sie die Übung anschließend auf der anderen Seite.

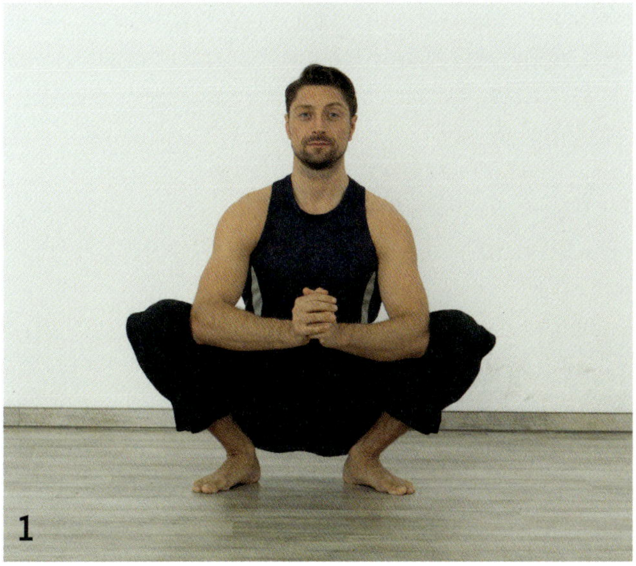
1

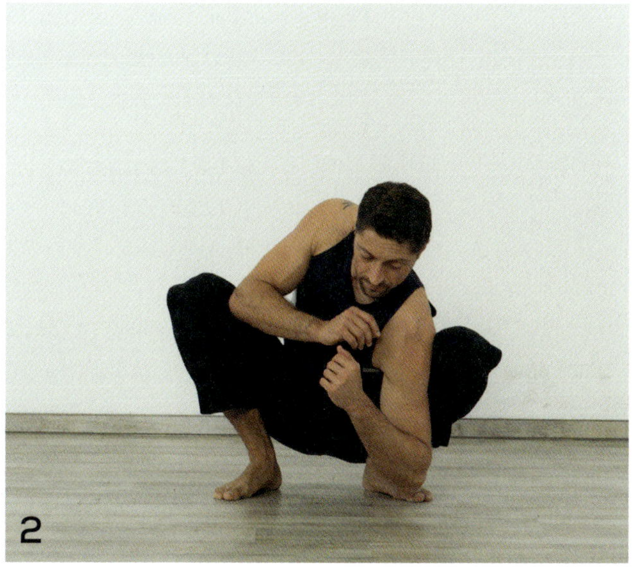
2

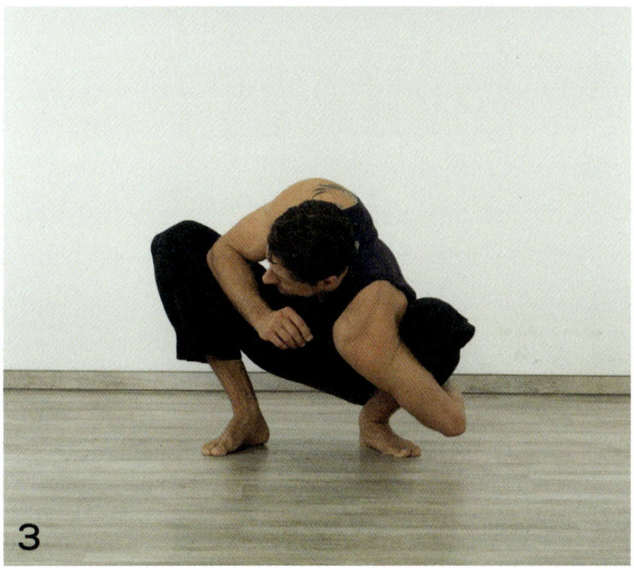
3

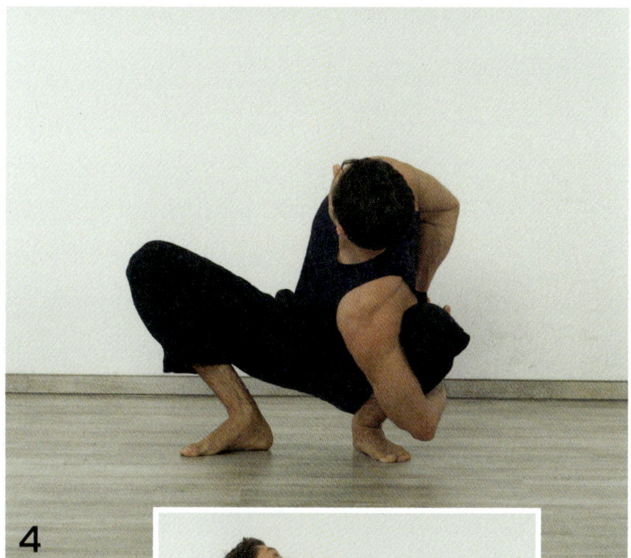
4

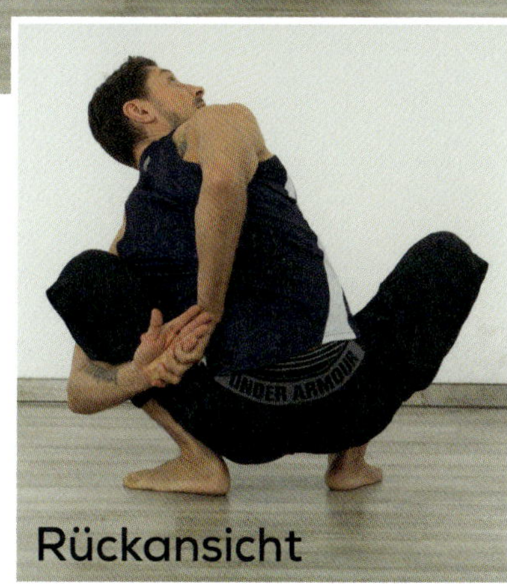
Rückansicht

Scapula Pull Up

Trainingsziel: Der Scapula Pull Up ist eine fortgeschrittene Variante des passiven und aktiven Hangs. Er wirkt sich positiv auf die Extensionsfähigkeit der Brustwirbelsäule aus, verbessert die Beweglichkeit des Schulterblatts und aktiviert vor allem den Unterschulterblattmuskel, einen der wichtigsten Muskeln für die Schulterblattstabilität.

1. Hängen Sie sich mit schulterbreit geöffneten Händen an eine Klimmzugstange oder ein Fitnessrack.
2. Wechseln Sie vom passiven Hang in einen aktiven Hang. Ziehen Sie dafür Ihre Schulterblätter nach unten und überkreuzen Sie Ihre Füße. Halten Sie Ihr Gesäß unter Spannung.
3. Ziehen Sie sich nun nach hinten oben. Stellen Sie sich dabei vor, dass Sie die Stange von sich wegdrücken und das Brustbein Richtung Decke schieben. Halten Sie den Blick Richtung Decke gerichtet. Ihr Körper sollte dabei einen Bogen erzeugen. Beugen Sie Ihre Ellenbogen nicht, die Bewegung erfolgt ausschließlich aus den Schultern und die Arme bleiben gestreckt. Durch das Strecken der Hüfte und die Beinposition wird ein Pendeln aus der Hüfte vermieden, da der Hüftbeuger in seiner Funktion limitiert wird. Ziehen Sie sich nun noch weiter nach oben in die Position hinein.
4. Senken Sie Ihren Körper im Anschluss langsam ab zurück in den passiven Hang beziehungsweise in die Ausgangsposition. Führen Sie davon etwa 4 bis 6 Wiederholungen aus.

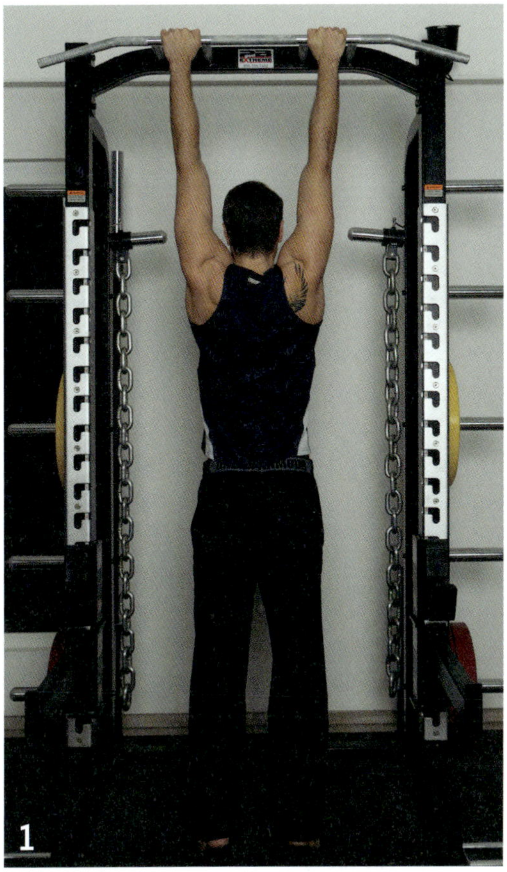
1

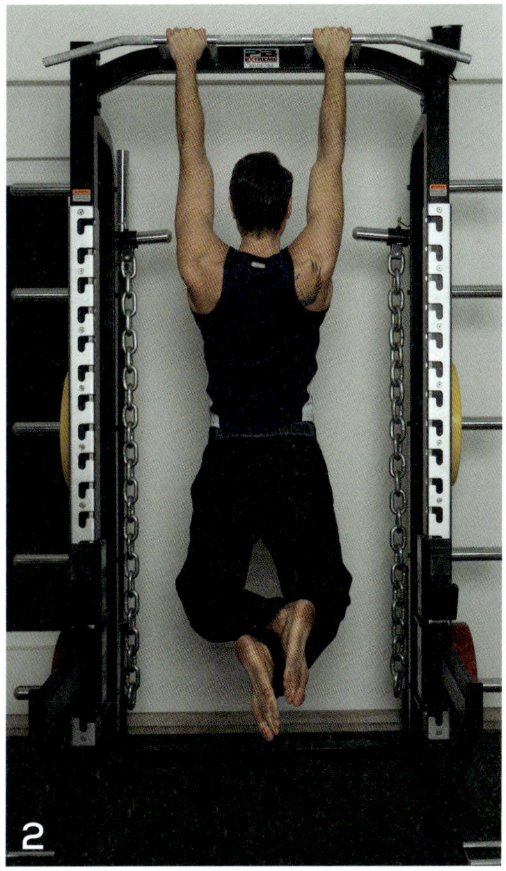
2

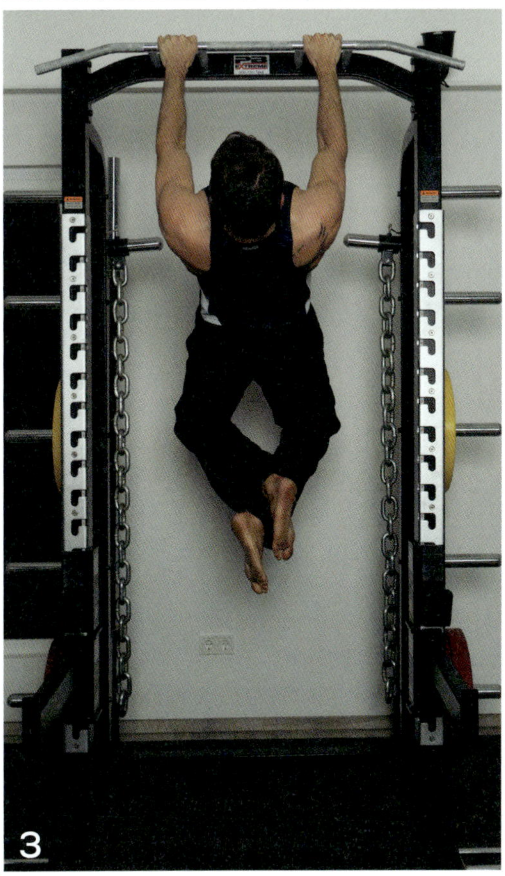
3

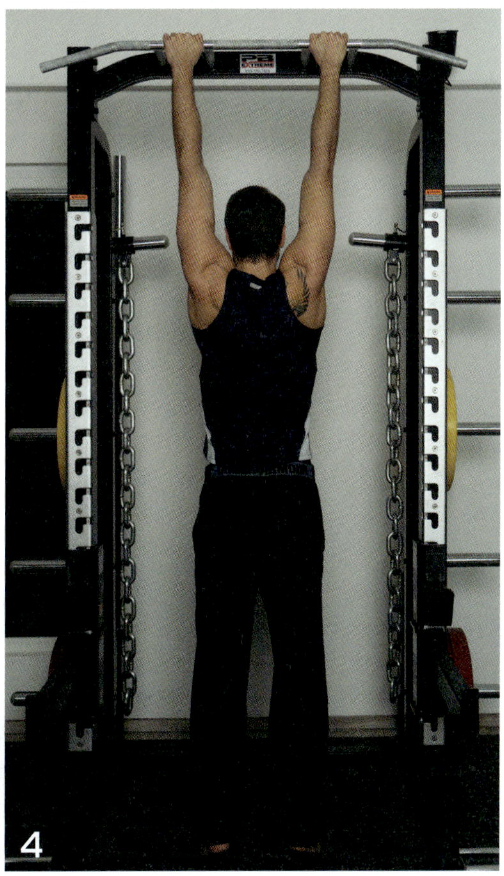
4

Skin the Cat

Wichtig: Um die Übung ausführen zu können, benötigen Sie eine gute Mobilität in der Schulterkapsel sowie ausreichende Grundkraft in den Händen und der Schultermuskulatur, vor allem im unteren Nackenmuskel und im Unterschulterblattmuskel. Anfänger sollten sich daher mit einer Vorübung auf diese Übung vorbereiten, um Verletzungen zu vermeiden, und erst wenn diese beherrscht wird, in die Progression gehen. Als Vorübung bietet sich der passive und aktive Hang an, wie er beim Scapula Pull Up (Seite 192, Schritte 1 und 2) beschrieben wird. Können Sie den aktiven Hang 30 Sekunden lang halten, kann dies bereits ausreichend sein, um mit der Übung Skin the Cat zu starten.

Trainingsziel: Die Übung Skin the Cat verbessert die Mobilität der Schulter sowie des Schultergürtels und kräftigt die Core-Muskulatur.

1. Hängen Sie sich mit schulterbreit geöffneten Händen an eine Klimmzugstange oder ein Fitnessrack. Wechseln Sie nun von einem passiven in einen aktiven Hang.
2. Initiieren Sie die Bewegung nach oben aus dem Schultergürtel, primär dem Unterschulterblattmuskel. Spannen Sie Ihre Rumpfmuskulatur an und ziehen Sie Ihre Beine angewinkelt nach oben an. Lehnen Sie sich dabei im Oberkörper leicht zurück und rollen Sie sich nahe der Klimmzugstange wie zu einer Kugel zusammen (Tuck-Position). Sie sollten in der Lage sein, diese Position für mindestens 30 Sekunden zu halten, bevor Sie mit dem nächsten Schritt weitermachen.
3. Schieben Sie Ihre Beine zwischen Ihrem Oberkörper und der Stange hindurch und strecken Sie sie nach hinten aus. Ihre Beine befinden sich nun parallel zur Decke. Halten Sie den Blick anfangs nach oben gerichtet. Sollten Sie diese Position halten können, senken Sie Ihren Kopf nach hinten ab.
4. Senken Sie die Beine kontrolliert und vorsichtig gestreckt nach unten ab. Schließen Sie die Übung ab, indem Sie sich wieder aus den Händen und Schultern heraus hochziehen und den umgekehrten Weg zurück nehmen. Die Bewegung wird nicht aus den Beinen heraus initiiert. Überstrapazieren Sie jedoch Ihre Schultern nicht. Halten Sie die Stange fest umgriffen und Ihre Core-Muskulatur angespannt, um Ihren Körper kontrolliert abzusenken. Führen Sie diese Übung etwa 3- bis 4-mal aus.

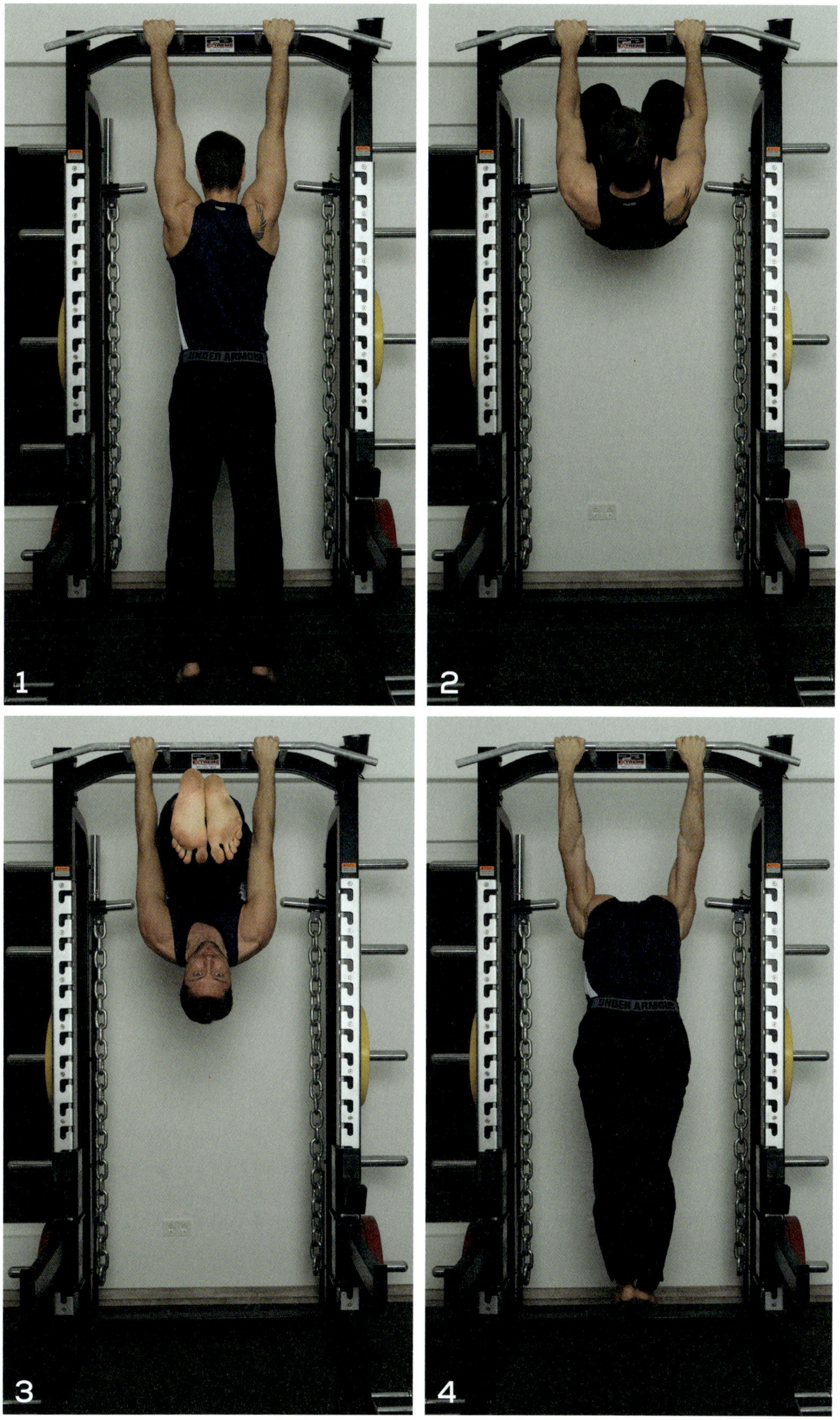
1
2
3
4

Lying Shoulder Circle

Trainingsziel: Verbessern Sie mit dieser Bewegung die Mobilität in Ihrem Schultergürtel, speziell die Rotationsfähigkeit im Schultergelenk.

1. Wählen Sie zwei Hindernisse, zum Beispiel Gewichtsscheiben oder Parallettes, die Sie im Abstand von etwa 1 Meter zueinander platzieren. Sollten Sie Gewichtsscheiben verwenden, stapeln Sie diese etwa 20 bis 30 Zentimeter hoch. Legen Sie sich in Bauchlage zwischen die Hindernisse, sodass sich diese auf Höhe Ihrer Oberarme befinden. Passen Sie gegebenenfalls den Abstand der Hindernisse an und bauen Sie diese so weit neben sich auf, dass Sie Ihre gestreckten Armen über die Hürden hinwegheben können. Strecken Sie Ihre Arme dann über Kopf aus und legen Sie diese auf dem Boden vor sich ab.
2. Heben Sie nun Ihre Arme an. Halten Sie jedoch Ihren Kopf in einer Linie mit der Wirbelsäule und Ihren Blick konstant auf den Boden gerichtet. Weichen Sie während der Übungsausführung nicht aus dem Rücken nach oben aus.
3. Führen Sie Ihre Arme in zwei großen Halbkreisen über die Hindernisse hinweg nach hinten. Drehen Sie Ihre Arme bei Bedarf leicht nach innen ein, um die Rotation in den Schultergelenken zu verbessern.
4. Führen Sie die Bewegung fort, bis sich Ihre Hände neben Ihrem Unterkörper befinden. Legen Sie Ihre Arme neben Ihrer Hüfte ab und führen Sie sie dann in der umgekehrten Bewegung wieder nach vorn. Wiederholen Sie diese Bewegung etwa 10- bis 15-mal.

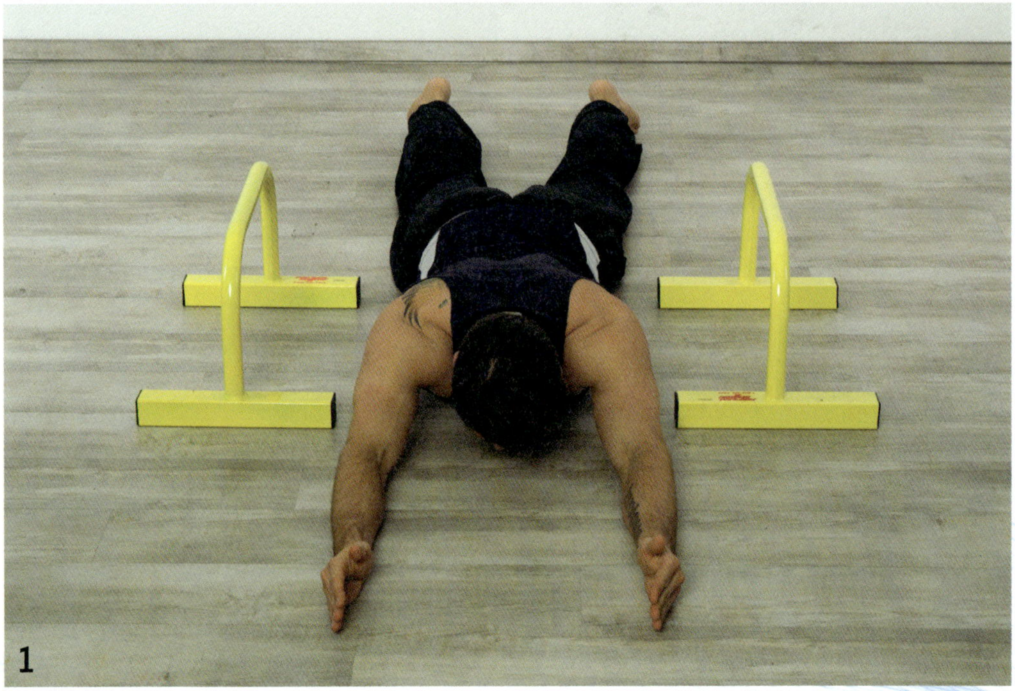
1

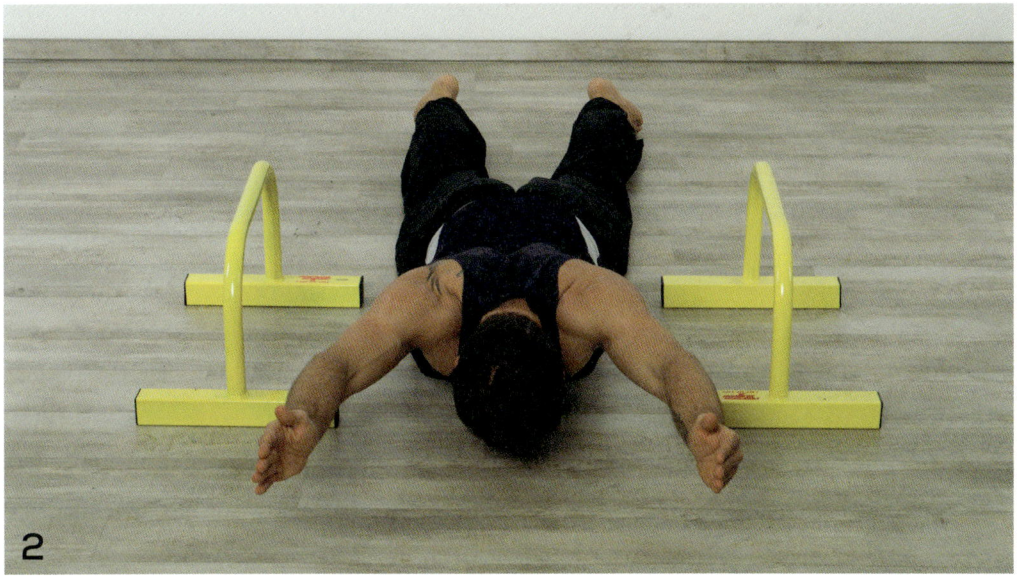

2

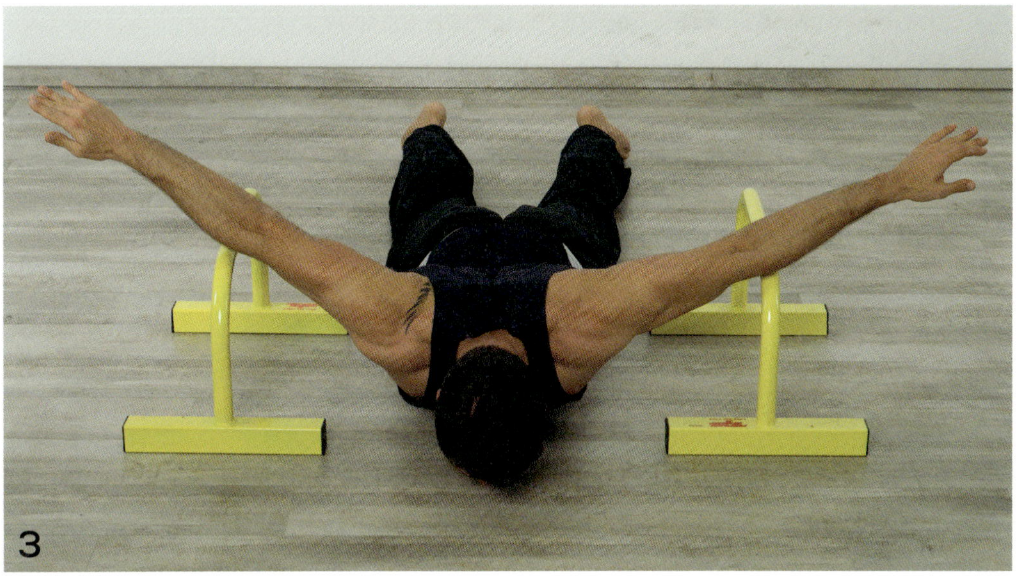

3

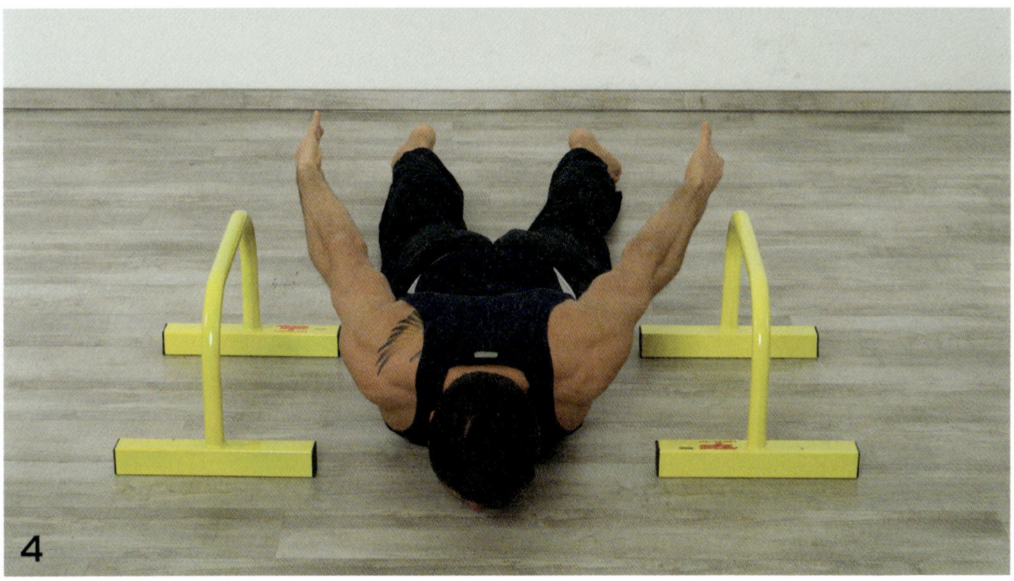

4

Press in Squat

Trainingsziel: Die Übung Press in Squat wird hier als Loaded-Mobility-Übung genutzt und hat das Ziel, die Überkopfbeweglichkeit, speziell des Schultergürtels und der Brustwirbelsäule, mit Gewicht zu verbessern. Grundvoraussetzung dabei ist die Extensions- und Rotationsfähigkeit in der Brustwirbelsäule. Durch die zusätzliche Last verbessern Sie gleichzeitig Ihre Stabilität während der Übungsausführung. Vor allem für das Olympische Gewichtheben hat diese Übung einen großen Nutzen, da beide Übungen die gleiche Mobilität erfordern. Durch das Hinzufügen einer Last werden vor allem Anfänger diese Übung als klassische Kraftübung empfinden. Daher gilt: Überfordern Sie sich nicht mit zu viel Gewicht. Führen Sie die Übung kontrolliert und stabil aus.

1. Nehmen Sie den neutralen Stand ein. Greifen Sie eine Langhantelstange und legen Sie sie im weiten Griff auf Ihre Schultern beziehungsweise Ihre Nackenmuskulatur. Der Abstand Ihrer Hände sollte ungefähr eine Armlänge plus die Breite Ihrer Schultern betragen (Snatch Grip). Senken Sie sich nun in die tiefe Kniebeuge ab, indem Sie Ihr Gesäß nach hinten absetzen. Ihre Füße bleiben fest auf dem Boden.
2. Drücken Sie nun aus der tiefen Kniebeuge heraus das Gewicht nach oben. Strecken Sie Ihre Ellenbogen maximal durch und bleiben Sie im Oberkörper aufrecht. Schauen Sie dabei nach vorn und halten Sie das Gewicht über Ihrem Kopf stabil. Führen Sie die Übung etwa 10- bis 15-mal aus.

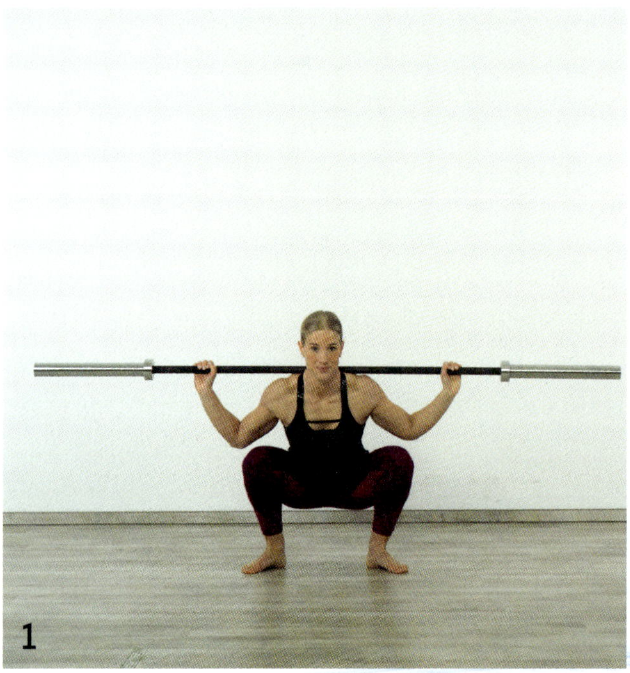

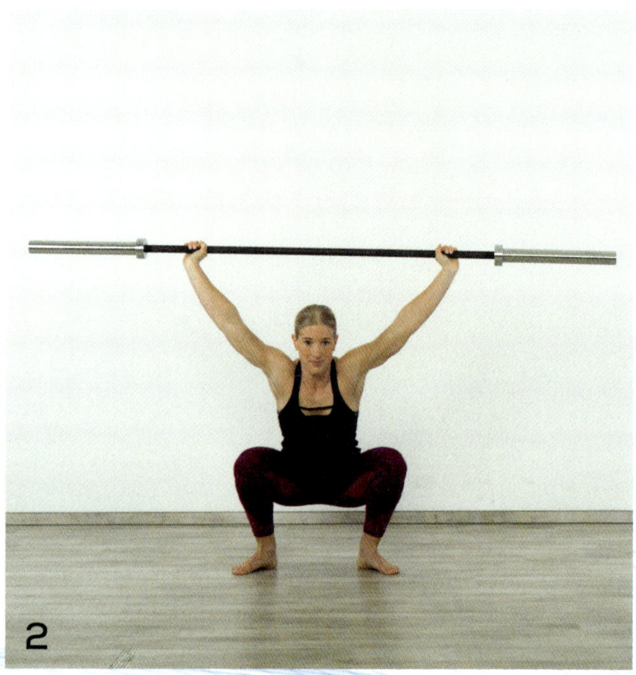

Overhead Squat

Trainingsziel: Der Overhead Squat ist ein elementarer Bestandteil des olympischen Gewichthebens. Er dient der Kräftigung der Beine und des Oberkörpers und verbessert bis auf wenige ausgenommene Stellen die Mobilität des ganzen Körpers, da zur Ausführung nicht nur ein hohes Maß an Mobilität, sondern auch Stabilität und Gleichgewichtssinn nötig sind. Im Folgenden trainiert er rein die Mobilität, nicht die Kraft.

1. Nehmen Sie den neutralen Stand ein. Wählen Sie eine Standbreite, die Ihrer Fußposition bei der Kniebeuge entspricht. Greifen Sie nun eine Langhantelstange weit (eine Armlänge plus die Breite Ihres Schultergürtels) und legen Sie diese auf Ihrer Nackenmuskulatur ab.
2. Drücken Sie die Langhantel nach oben, bis Ihre Ellenbogen gestreckt sind.
3. Tauchen Sie nun kontrolliert unter der Langhantel hinab in die tiefe Kniebeuge, indem Sie Ihr Gesäß nach hinten absenken. Halten Sie dabei das Gewicht stabil über Kopf. Bleiben Sie im Oberkörper so aufrecht wie möglich und richten Sie Ihren Blick durchgehend nach vorn. Senken Sie sich etwa 10- bis 15-mal in die tiefe Kniebeuge ab und halten Sie dabei das Gewicht über Kopf.

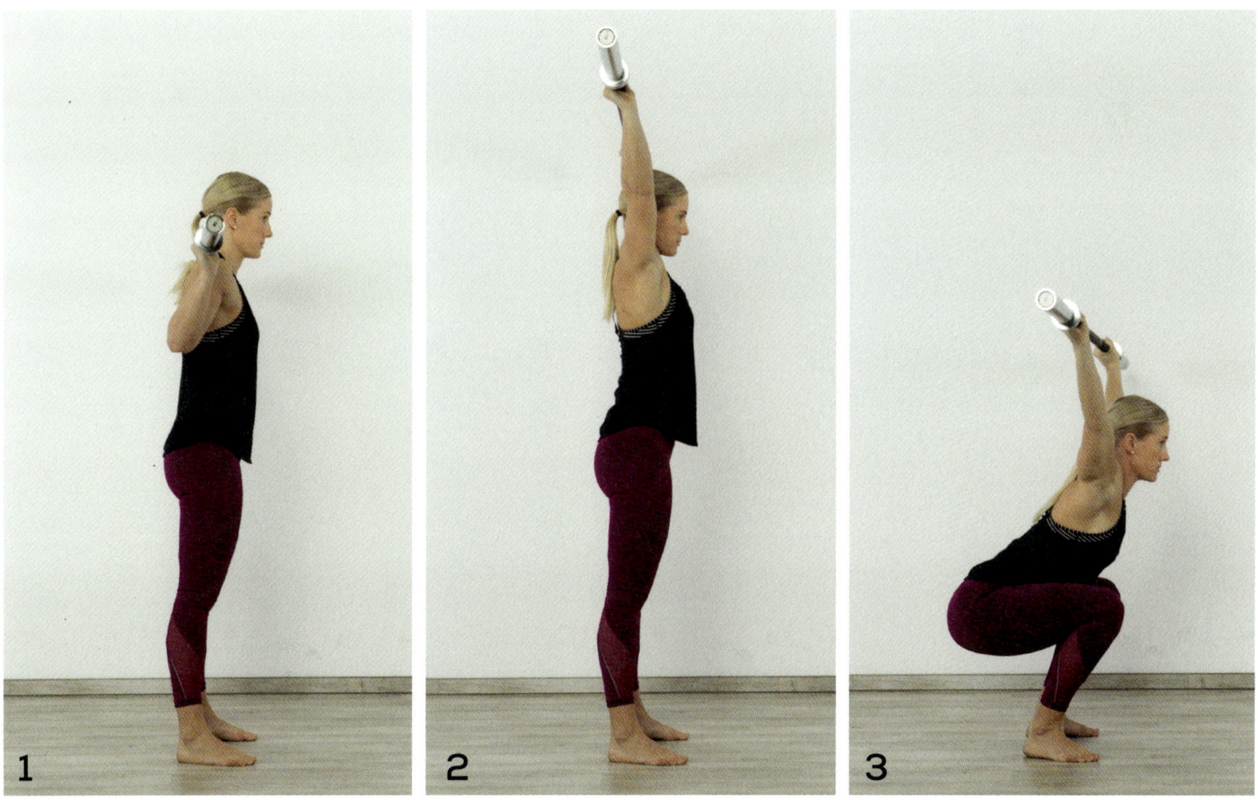

Closed 90/90

Trainingsziel: Diese Übung eignet sich vor allem, um Dysfunktionen in der Hüfte auszugleichen und im Hüftbeuger beweglicher zu werden. Während der Übung befindet sich ein Bein in der Innenrotation und das andere Bein in der Außenrotation. Somit werden beide Rotationsrichtungen trainiert. Auch Stress im Kreuzdarmbeingelenk wird durch diese Übung reduziert.

1. Nehmen Sie die geschlossene 90/90-Position ein: Sie erreichen diese Position, indem Sie im Sitzen Ihr linkes Bein hinter Ihrem Körper angewinkelt auf dem Boden ablegen und das rechte Bein vor Ihrem Körper anwinkeln. Von oben betrachtet würde dieser Sitz wie ein Z oder ein Blitz aussehen.
2. Drehen Sie Ihren Oberkörper nun nach links. Halten Sie Ihren Oberkörper dabei aufrecht und lassen Sie Ihre Knie auf dem Boden. Die Rotation erfolgt aus der Halswirbelsäule, Brustwirbelsäule und aus der Hüfte. Halten Sie Ihre Wirbelsäule so lang und gestreckt wie möglich, um optimal in die Drehbewegung zu kommen. Führen Sie Ihre Arme zur Unterstützung der Bewegung nach hinten mit.
3. Drehen Sie nun Ihren Oberkörper nach rechts. Stützen Sie sich mit der rechten Hand rechts hinten am Boden ab und senken Sie Ihren linken Arm unter Ihrer Achsel hindurch nach hinten ausgerichtet ab. Bei Bedarf können Sie versuchen, Ihren Kopf tief in Richtung Boden abzusenken. Dadurch erhöhen Sie die Mobilität in der Wirbelsäule. Halten Sie diese Position für ein paar Sekunden und wiederholen Sie die Übung dann zur anderen Seite.

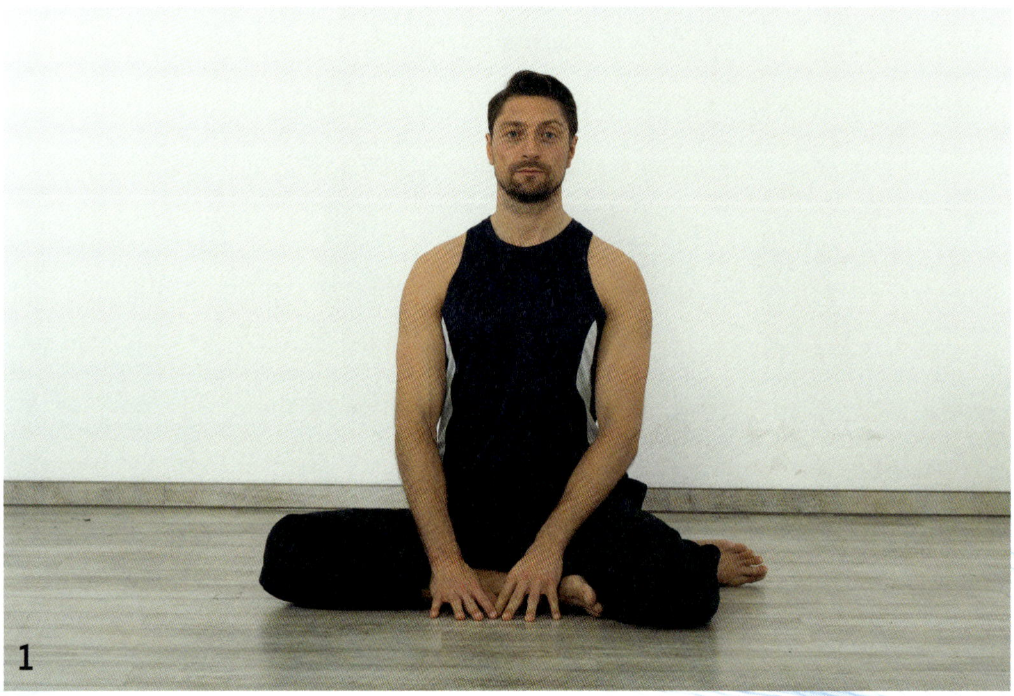

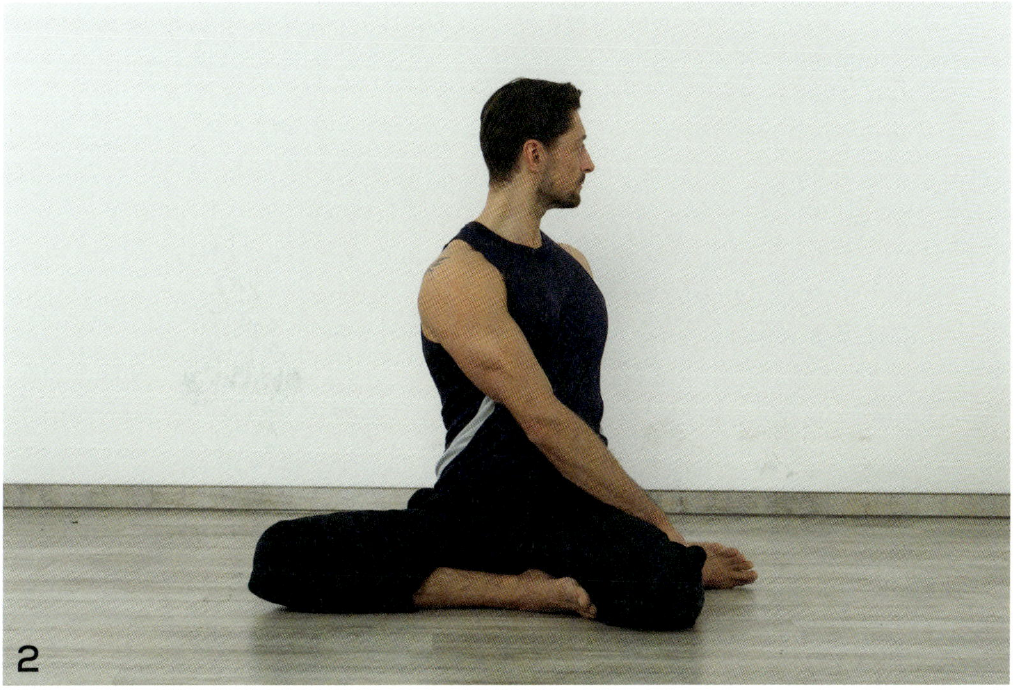
2

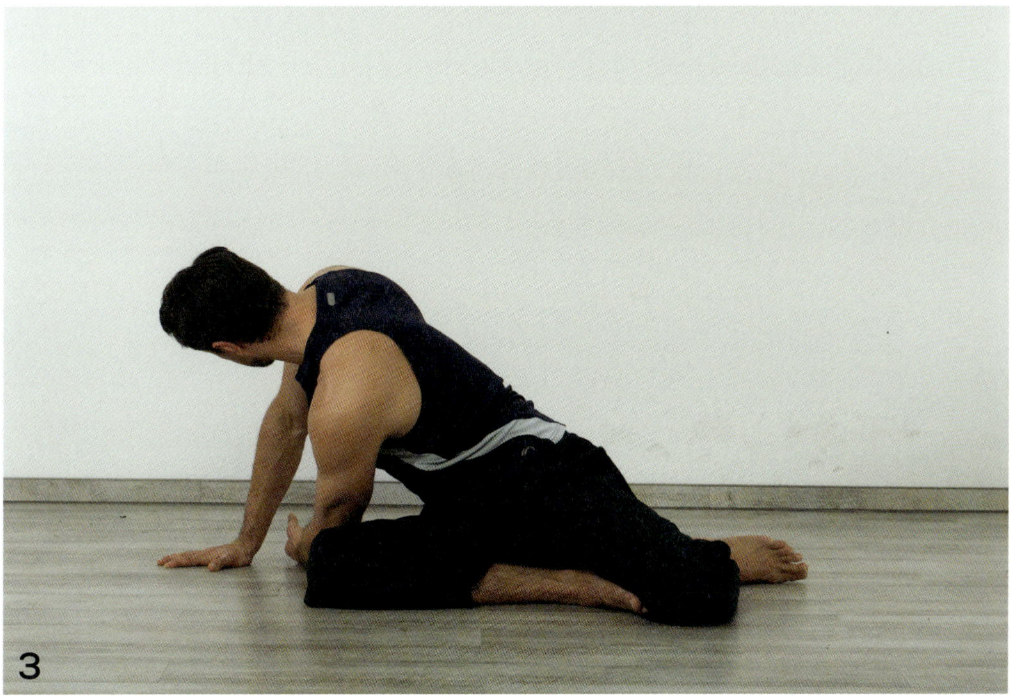
3

Transition Closed 90/90

Trainingsziel: Der Fokus dieser Übung liegt darin, von einer Seite des Closed 90/90 möglichst effizient und flüssig auf die andere Seite zu kommen.

1. Nehmen Sie die geschlossene 90/90-Position wie in der Übung Closed 90/90 (Seite 200/201) beschrieben ein. Strecken Sie hier jedoch beide Arme auf Schulterhöhe nach vorn aus und legen Sie die Hände übereinander.
2. Führen Sie das hintere linke Bein über die Seite nach vorn. Halten Sie während der Bewegung den Oberkörper möglichst gerade und konzentrieren Sie sich darauf, nur aus der Hüfte heraus zu arbeiten.
3. Strecken Sie das Bein nun nach vorn aus. Halten Sie es leicht angehoben und den Oberkörper aufrecht.
4. Wechseln Sie Ihre Beine dann in der Luft, indem Sie das linke Bein angewinkelt vor sich ablegen und das rechte Bein nach vorn ausstrecken.
5. Führen Sie schließlich das rechte Bein nach hinten. Achten Sie beim Rückführen Ihres Beines darauf, Ihr Gesäß anzuspannen, um das Bein möglichst weit nach hinten zu bringen. Sie sollten dabei im besten Fall eine Dehnung im Hüftbeuger und am Ursprung des vorderen Oberschenkelmuskels spüren, und zwar genau da, wo die die Hüfte sich beugt. Wiederholen Sie die Übung in die andere Richtung und führen Sie die Transition pro Seite etwa 10-mal aus.

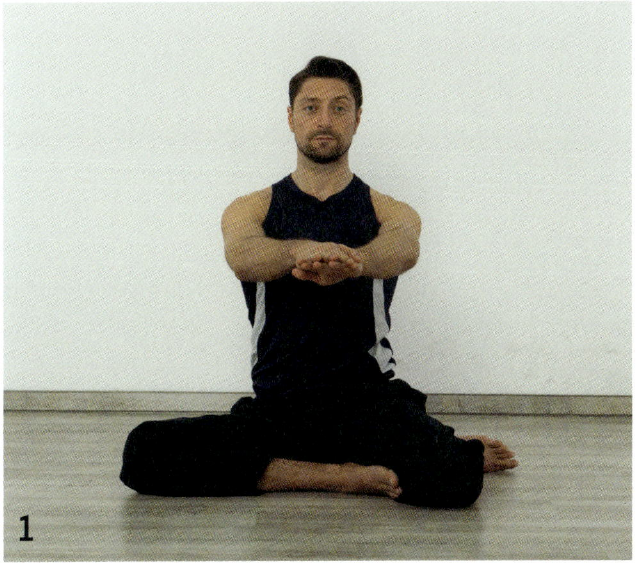
1

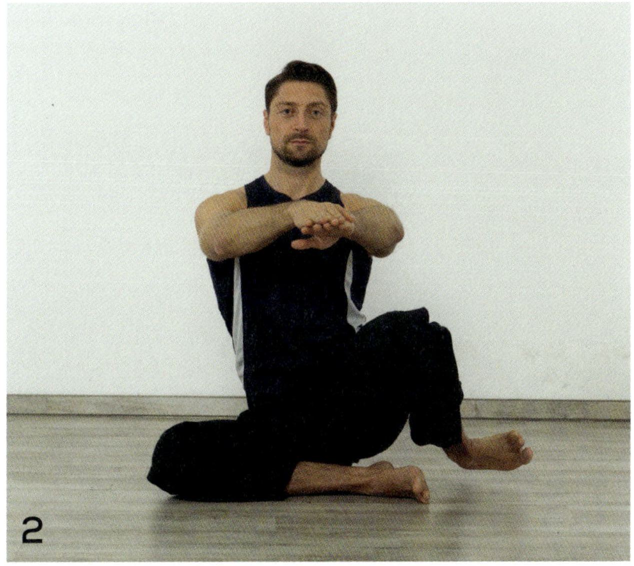
2

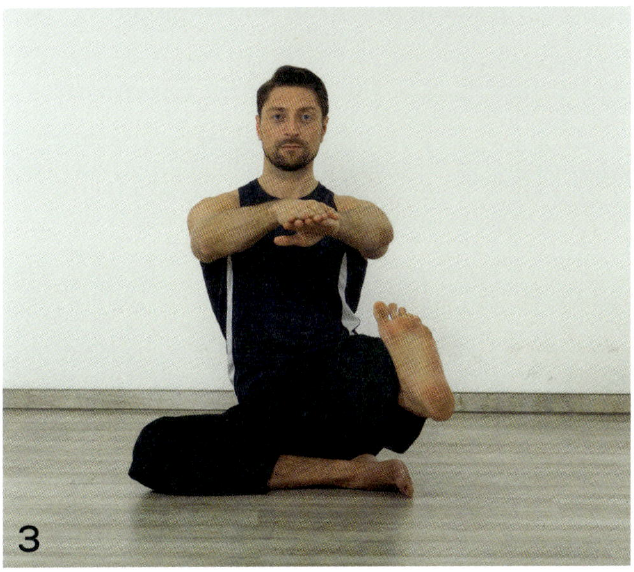
3

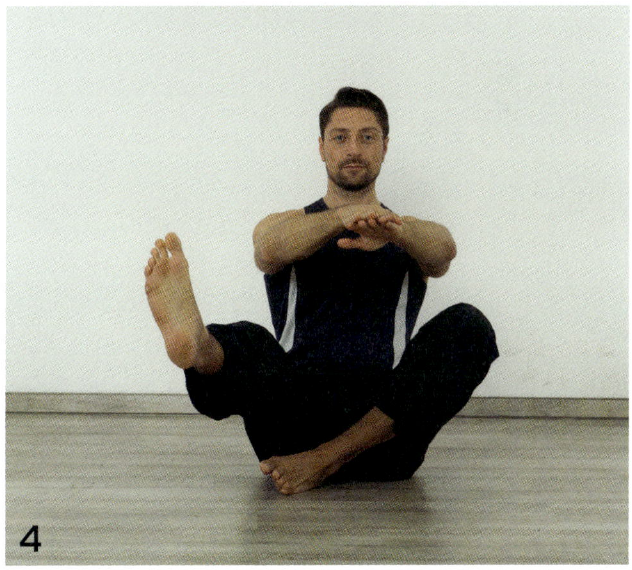
4

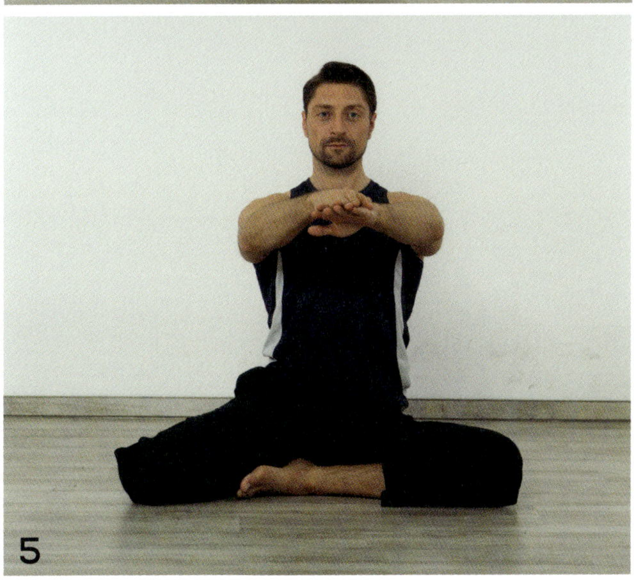
5

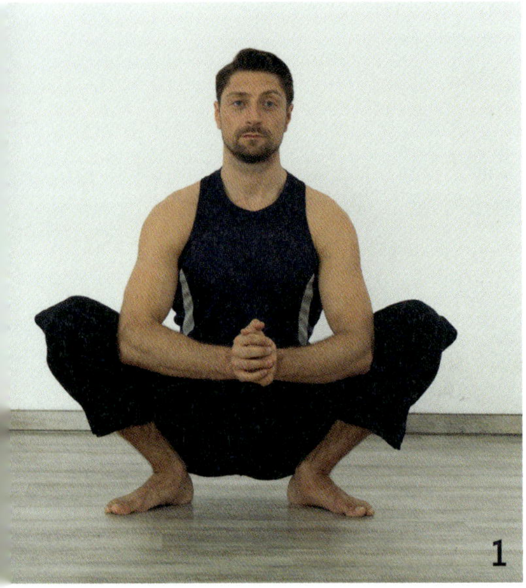

1

Knee Outward Push

Trainingsziel: Der Knee Outward Push ist eine Kombination aus Hüftöffnerübung und Mobility Drill für Ihre Sprunggelenke.

1. Begeben Sie sich in die tiefe Kniebeuge.
2. Stützen Sie sich nun mit der linken Hand seitlich am Boden ab und legen Sie Ihre freie rechte Hand auf die Innenseite Ihres rechten Knies. Drücken Sie Ihr Knie nach außen und schieben Sie gleichzeitig Ihren Oberkörper in die entgegengesetzte Richtung.
3. Ihr Ziel sollte es sein, Ihren rechten Arm vollständig durchzustrecken. Strecken Sie zu Beginn Ihren Arm jedoch nur so weit, dass Ihre Fersen nicht abheben. Sollten Sie Ihre Fersen nicht ablegen können beziehungsweise sollten diese vom Boden abheben, nehmen Sie eine Erhöhung wie einen Keil, eine Matte oder etwas Ähnliches zu Hilfe, auf die Sie Ihre Fersen stabil ablegen können. Halten Sie diese Position für etwa 10 Sekunden und wiederholen Sie die Bewegung dann auf der anderen Seite.

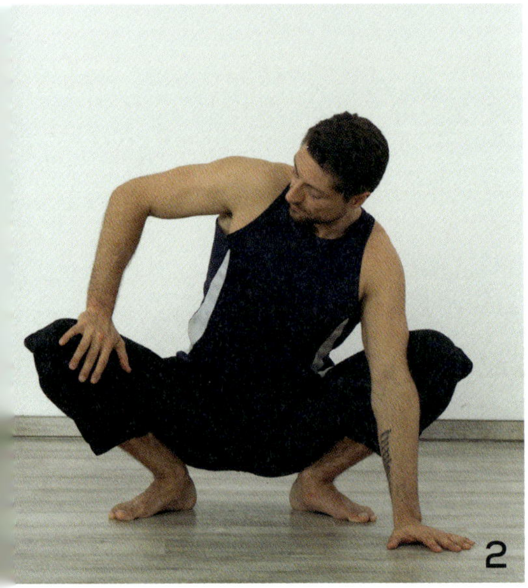

2

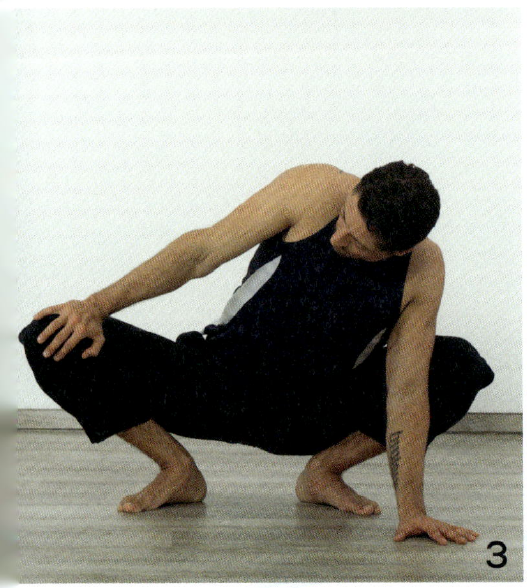

3

Closed 90/90 mit Hüftextension

Trainingsziel: Diese Übung kombiniert die Vorteile der Übung Closed 90/90 (Seite 200/201) mit einer Hüftstreckung. Dadurch wird zusätzlich die Gesäßmuskulatur aktiviert. Zudem eignet sie sich gut als Aktivierungsübung für Übungen wie die Kniebeuge beziehungsweise die tiefe Hocke (Seite 160).

1. Nehmen Sie die geschlossene 90/90-Position wie in der Übung Closed 90/90 (Seite 200/201) beschrieben ein. Halten Sie dabei Ihren Oberkörper aufrecht und heben Sie Ihre Arme auf Schulterhöhe vor Ihrem Körper an.
2. Strecken Sie dann Ihre Hüfte durch und richten Sie sich in den Kniestand auf. Achten Sie darauf, sich nicht nach hinten zu überstrecken beziehungsweise nur aus der Hüfte und nicht aus dem unteren Rücken heraus zu arbeiten. Eine verstärkte Hüftstreckung (Hyperhüftextension) ist durchaus erlaubt und ermöglicht eine verstärkte Aktivität im großen Gesäßmuskel.
3. Setzen Sie sich langsam und kontrolliert wieder zurück. Arbeiten Sie dabei exzentrisch aus dem großen Gesäßmuskel. Halten Sie den Oberkörper gerade und lehnen Sie sich nicht nach vorn. Führen Sie etwa 10 bis 15 Wiederholungen aus.

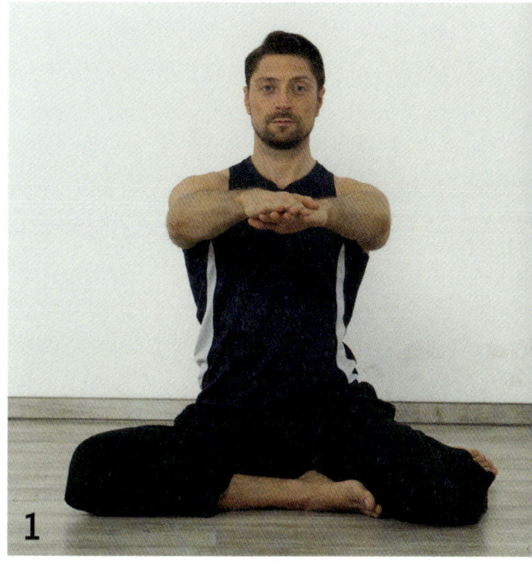

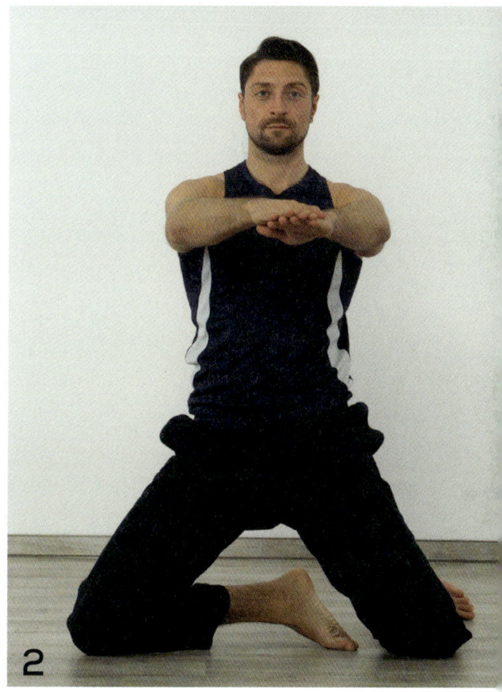

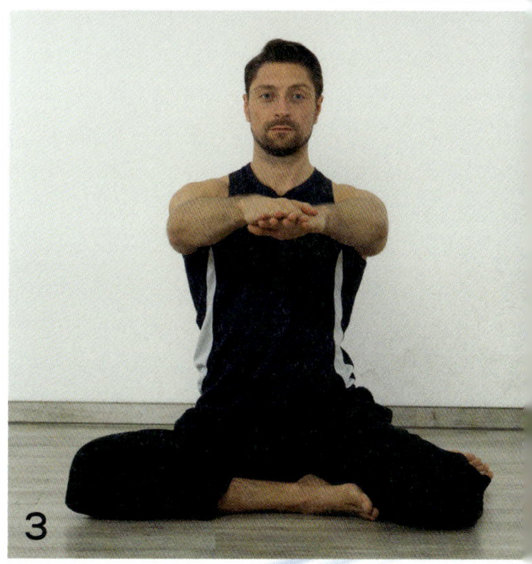

Hanging SIJ Traction

Trainingsziel: Das Iliosakralgelenk ist häufig Opfer von Blockaden, die starke Rückenschmerzen auslösen können. Diese Übung ist eine sanfte Möglichkeit, um solche Blockaden zu lösen. Grundlegend für die Ausführung ist eine ausreichende Griffkraft, um den Hang einige Sekunden halten zu können.

1. Begeben Sie sich in den passiven Hang, indem Sie sich mit etwa schulterbreit geöffneten Händen an eine Klimmzugstange oder ein Rack hängen. Ihre Beine sind entspannt, fühlen Sie die Schwere Ihrer Beine. Stellen Sie sich nun vor, dass Ihr Iliosakralgelenk das Zentrum der Bewegung ist und Sie um dieses herum Ihre Hüfte rotieren.
2. Heben Sie die linke Seite Ihres Beckens in einer kleinen Bewegung an. Wichtig ist hierbei, die Bewegung mit minimaler Spannung auszuführen. Bleiben Sie im Körper möglichst entspannt, halten Sie jedoch genügend Grundspannung, um die Mobilisation im passiven Hang halten zu können. Achten Sie vor allem auf eine entspannte Gesäßmuskulatur und entspannte seitliche Bauchmuskeln, auch das rechte Bein bleibt so passiv wie möglich.
3. Lassen Sie Ihre Gesäßmuskulatur wieder locker und senken Sie die linke Hüfte ab, bevor Sie sich auf die andere Seite konzentrieren.
4. Heben Sie nun die rechte Seite Ihres Beckens an und lassen Sie das linke Bein entspannt hängen. Führen Sie die Bewegung pro Seite etwa 5- bis 6-mal aus.

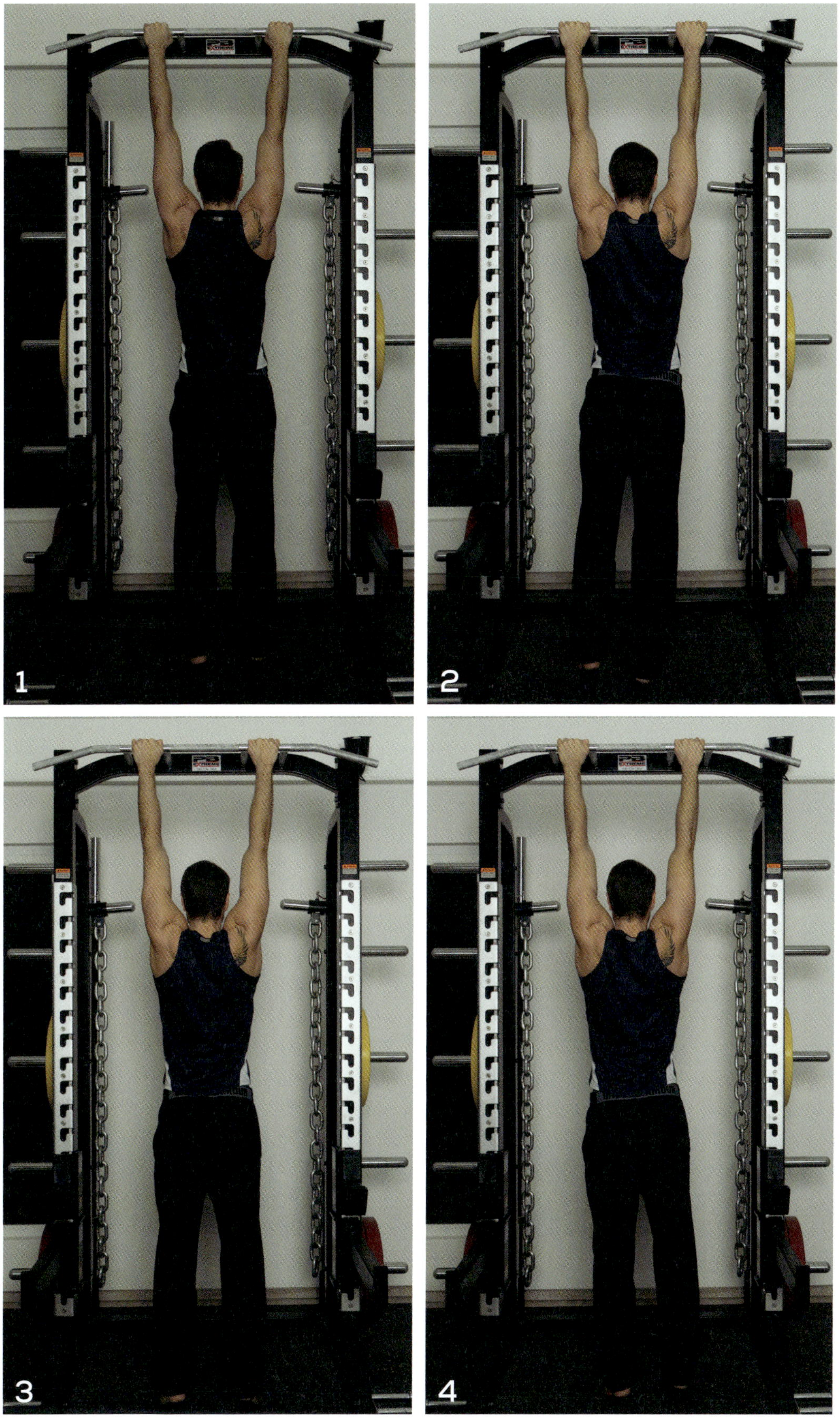
1
2
3
4

Butterfly Roll

Trainingsziel: Der Butterfly Roll ist eine spielerische Übung, um die Innenschenkel zu dehnen und die Hüfte zu mobilisieren. Sie dient daher als hüftöffnende Übung und betont vor allem die beidseitige Außenrotation in der Hüfte.

1. Nehmen Sie den Schmetterlingssitz ein, indem Sie auf dem Boden sitzend Ihre Beine aufstellen, Ihre Füße nah an den Körper heranbringen und die Knie nach außen fallen lassen. Führen Sie dabei Ihre Fußsohlen so gut es geht zusammen und drücken Sie Ihre Fersen zusammen. Schieben Sie Ihre Knie nach außen und in den Boden. Strecken Sie Ihre Arme auf Schulterhöhe nach vorn aus und legen Sie die Hände aufeinander. Bleiben Sie im Rücken aufrecht, Ihr Blick geht nach vorn.
2. Bringen Sie dann Ihre Beine auf der rechten Seite zusammen, indem Sie das linke Bein auf das rechte klappen. Bleiben Sie dabei im Oberkörper so aufrecht wie möglich.
3. Setzen Sie sich im Anschluss nach rechts auf Ihre Beine in den Fersensitz.
4. Rutschen Sie kontrolliert nach links von den Beinen in den seitlichen Sitz, sodass Ihre Beine nach rechts angewinkelt sind.
5. Öffnen Sie Ihre Beine nun nach rechts, indem Sie das rechte Bein nach rechts ausklappen und den Oberkörper mitdrehen. Führen Sie auch hier Ihre Fußsohlen wieder so gut es geht zusammen und achten Sie auf eine maximale Hüftöffnung.
6. Führen Sie die gesamte Bewegungsabfolge erneut aus. Achten Sie weiterhin auf eine möglichst langsame und kontrollierte Bewegung. Daraus ergibt sich eine »rollende« Bewegung. Rollen Sie, bis Sie einen Durchgang auf der einen Seite gemacht haben, Endposition ist die Ausgangsposition, und wechseln Sie dann die Bewegungsrichtung zur anderen Seite. Bleiben Sie während der Bewegung so aufrecht wie möglich. Führen Sie pro Seite etwa 4 bis 5 Kreise aus.

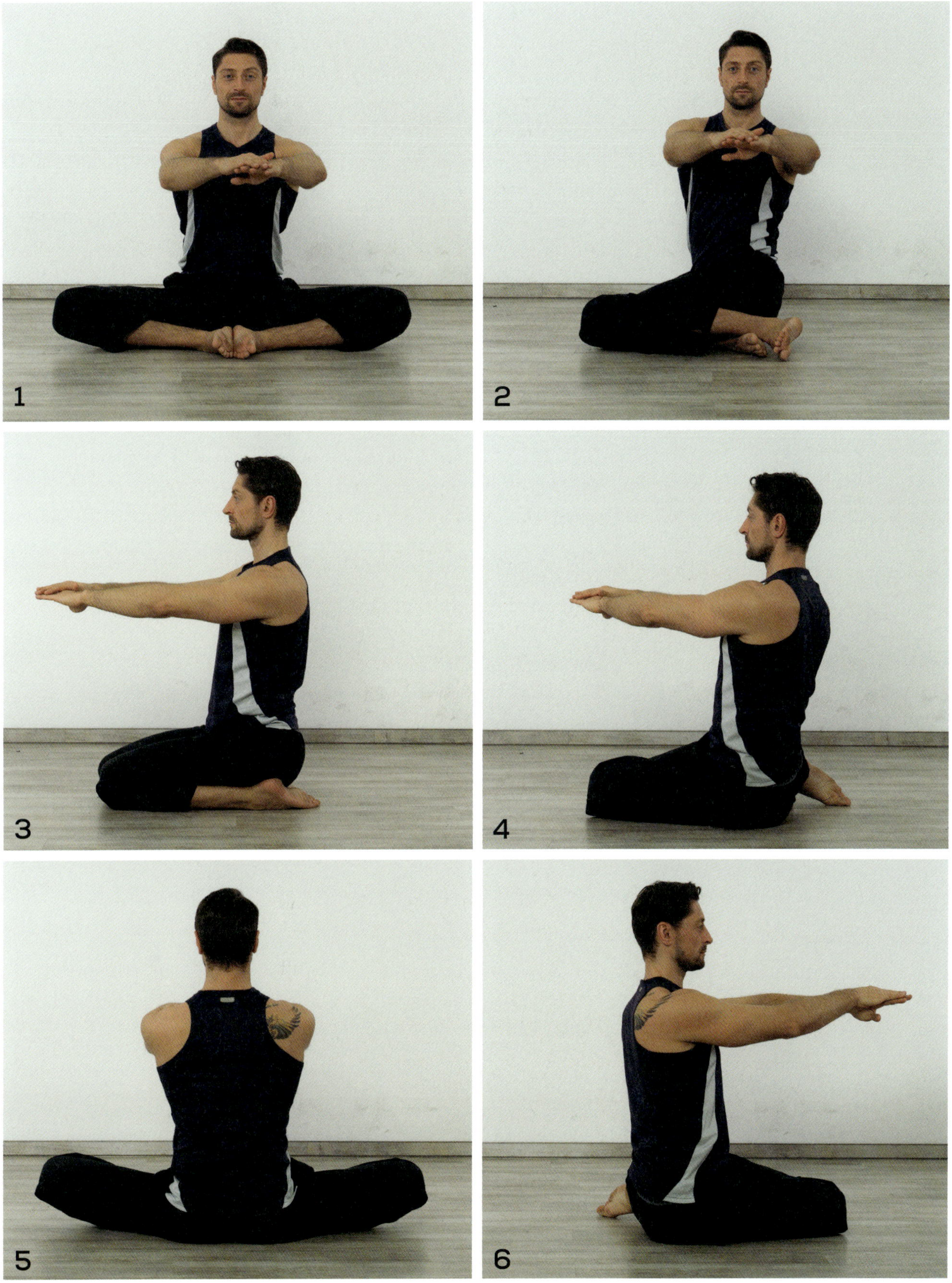
1
2
3
4
5
6

Hands on Stretch Piriformis

Trainingsziel: Der Piriformis ist ein kleiner birnenförmiger Muskel der tiefen Schicht der Hüftmuskulatur. Bei Beschwerden in der Hüfte verspannt sich dieser häufig und verursacht Schmerzen, bewirkt eine zu starke Hüftinnenrotation in der Hüfte und dadurch eine Instabilität in der Hüfte. Dann kann nicht mehr ausreichend Kraft aus der Hüfte entwickelt werden. Mit dieser Übung lässt sich der Piriformis mithilfe eines Trainingspartners stretchen.

1. Setzen Sie sich auf einen Stuhl oder Ähnliches, Ihr linker Fuß steht auf dem Boden. Winkeln Sie Ihr rechtes Bein an und legen Sie es mit dem Fußknöchel auf Ihr linkes Knie. Der Trainingspartner kniet rechts neben Ihnen und legt beide Hände auf Ihr rechtes Knie. Stützen Sie sich bei Bedarf mit beiden Händen auf der Box ab.
2. Nach der CRAC-Technik (Seite 67/68) drücken Sie zuerst Ihr Knie nach unten in Richtung Boden weg von den Händen des Partners. Dabei versuchen Sie, Ihre Hüfte so weit wie möglich zu öffnen. Der Partner drückt mit seinen Händen leicht nach. Nach 30 Sekunden entspannen Sie und drücken nun in die entgegengesetzte Richtung nach oben. Dabei wird der sogenannte Schneidermuskel angespannt. Halten Sie den statischen Druck gegen die Hände Ihres Partners. Danach entspannen Sie Ihren Muskel wieder, aktivieren erneut den Piriformis und drücken Ihr Knie wieder nach unten. Dieses sollte nun etwas tiefer sinken. Ihr Partner schiebt seine Hände immer etwas weiter nach unten Richtung Knie und verstärkt so die Mobilisierung Ihrer Hüfte. Führen Sie diese Übung im Anschluss auf der anderen Seite aus.

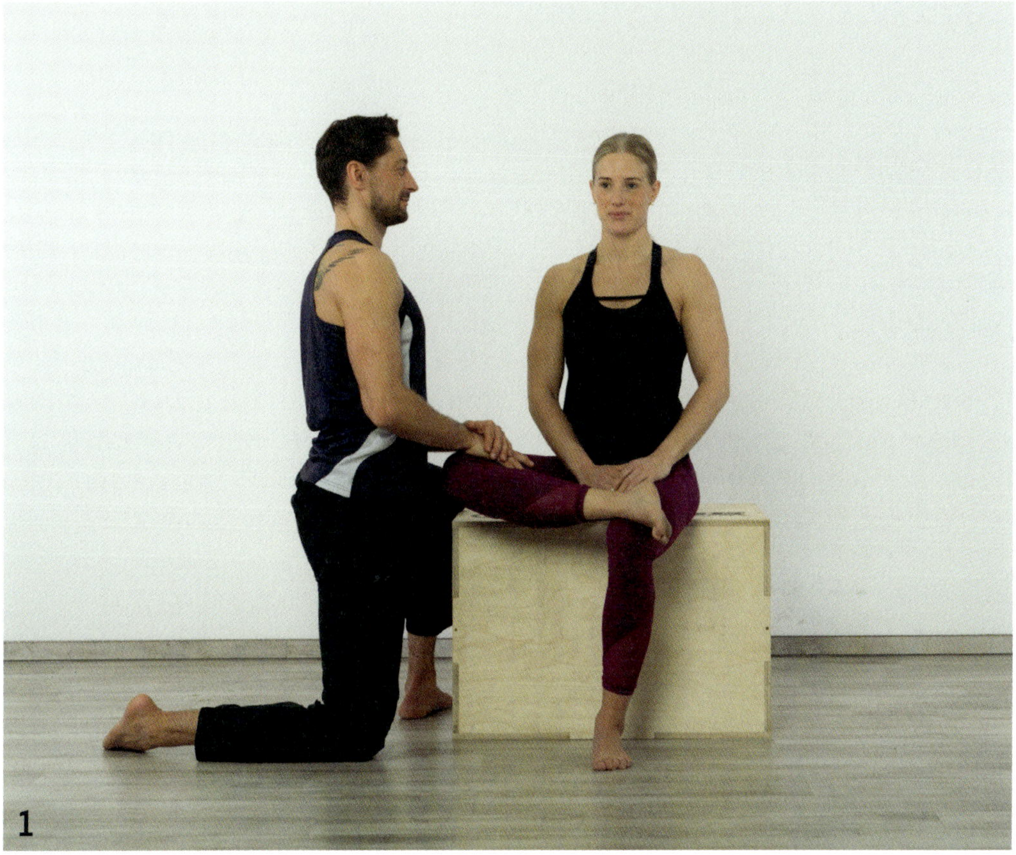

1

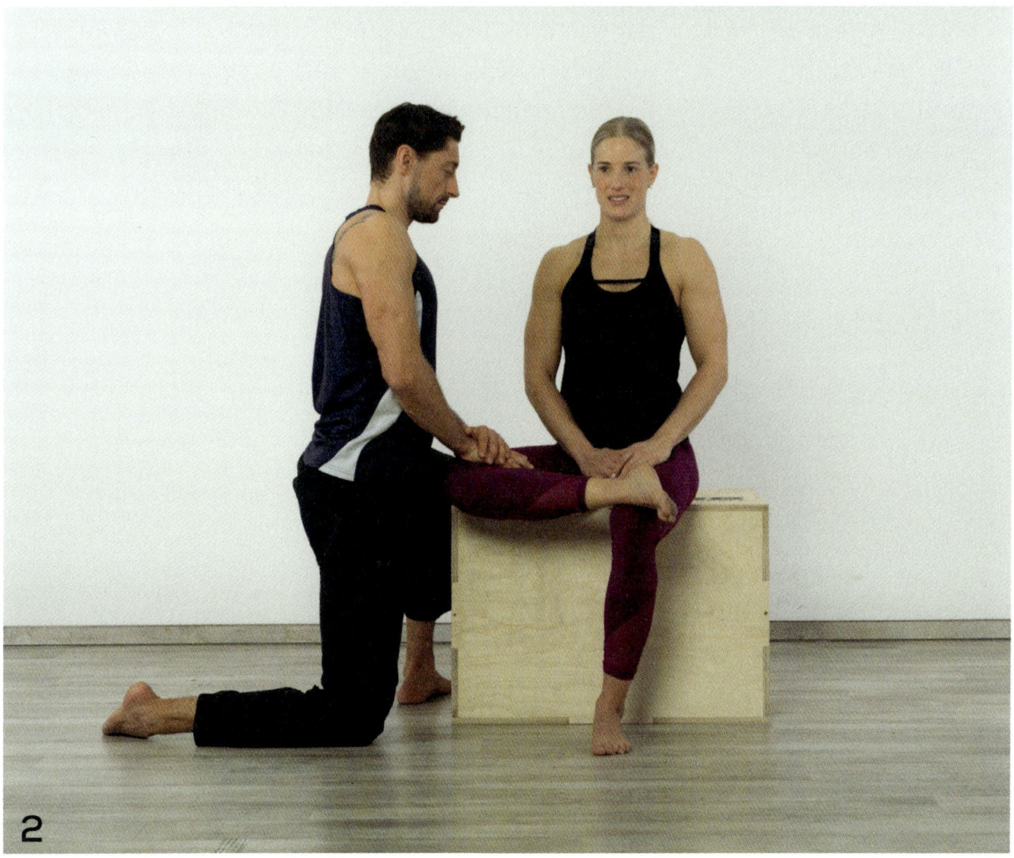

2

CRAC-Stretch Piriformis

Trainingsziel: Diese Übung verbessert die Mobilität in der Hüfte und sorgt für eine Spannungsreduktion im Piriformis.

1. Wählen Sie eine etwa 30 bis 50 Zentimeter hohe Box, einen Stuhl oder eine andere ähnliche Ablage. Je höher die Ablage, desto beweglicher sollten Sie in der Hüfte sein. Legen Sie bei Bedarf eine weiche Matte vor die Box, auf der Sie mit dem linken Bein knien. Legen Sie Ihr rechtes Bein gebeugt auf die Box. Halten Sie Ihren Oberkörper aufgerichtet und den Blick nach vorn. Anfangs sollte sich Ihr rechtes Knie leicht unterhalb der Hüfte befinden. Um die Dehnung zu verstärken, schieben Sie sich nach unten, sodass die Hüfte nach unten sinkt. Versuchen Sie dabei, einen rechten Winkel im Kniegelenk zu halten. Je größer der Winkel, desto stärker rotiert die Hüfte nach außen, was den Stretch intensiviert.
2. Lehnen Sie sich mit geradem Oberkörper nach vorn, um die Dehnung zu verstärken. Intensivieren Sie den Stretch weiter, indem Sie Ihre maximale Beweglichkeit nutzen und Ihren Oberkörper so weit wie möglich nach vorn ablegen. Drücken Sie nun Ihr rechtes Bein in Außenrotation gegen die Box. Dadurch aktivieren Sie Ihren Hüftmuskel. Halten Sie die Spannung für etwa 30 Sekunden. Entspannen Sie dann und versuchen Sie, sich mit dem Oberkörper weiter nach vorn auf das Bein abzulegen. Spannen Sie dann Ihre Innenschenkelmuskulatur an und ziehen Sie sich kräftiger zu Ihrem Bein hinunter. Auch hier halten Sie die Spannung etwa 30 Sekunden. Relaxieren Sie erneut und wechseln Sie zwischen Anspannung des Agonisten (Piriformis) und Antagonisten (Schneidermuskel). Wiederholen Sie die Übung im Anschluss mit dem linken Bein.

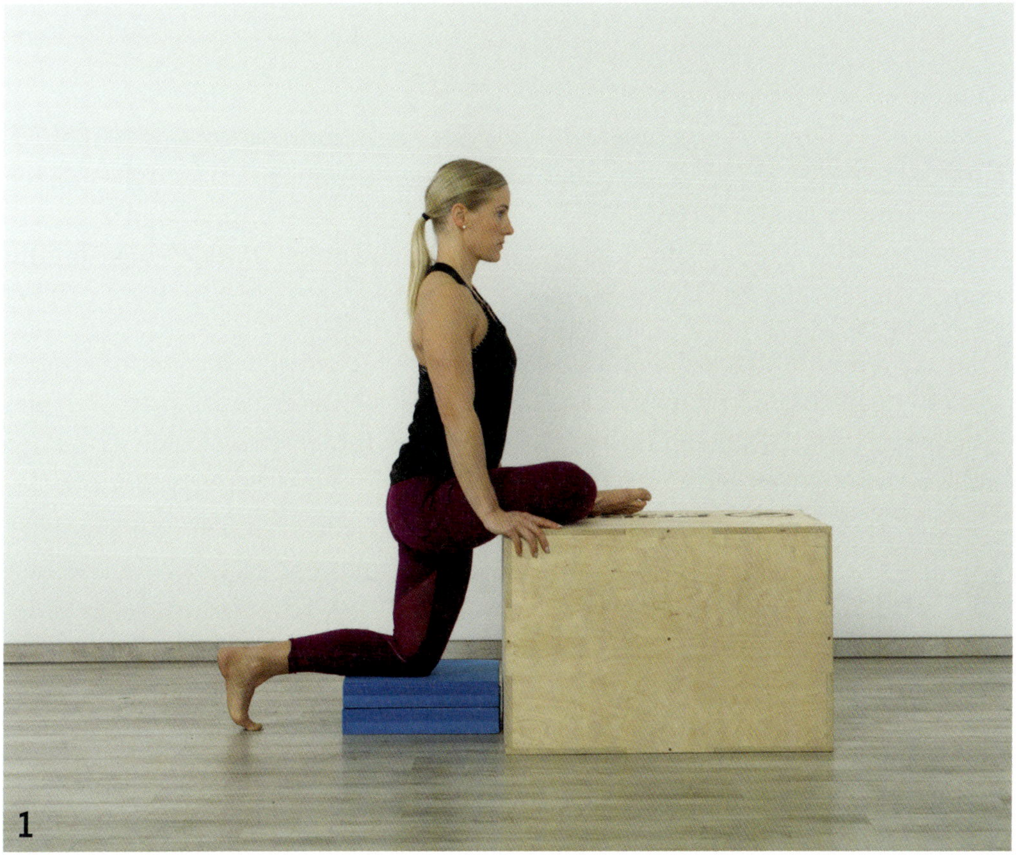

1

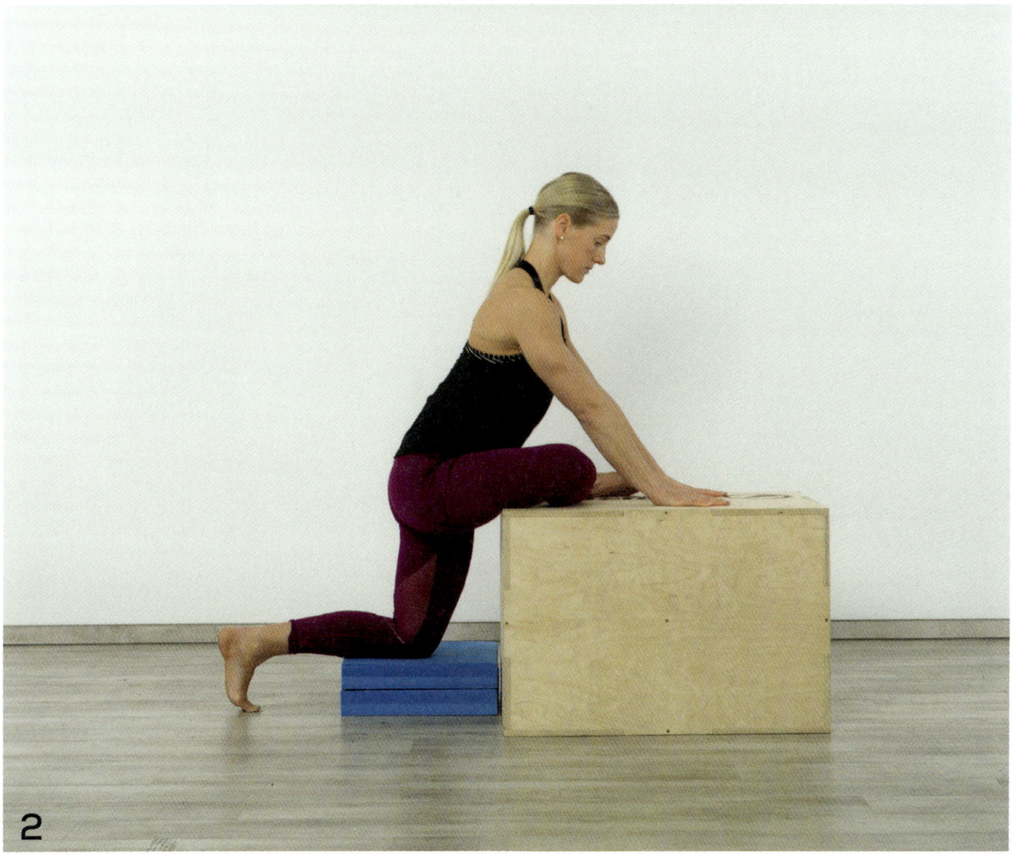

2

90/90 Hip Turn mit Hindernis

Trainingsziel: Bei dieser Übung trainieren Sie die Innenrotation und Außenrotation Ihrer Hüfte in der maximalen Bewegungsamplitude unter hoher Spannung. Dadurch lernen Sie, die Muskulatur am Ende Ihrer individuellen Bewegungsamplitude besser zu kontrollieren. Gleichzeitig werden hierbei die Sehnen und Bänder der Hüfte gekräftigt.

1. Begeben Sie sich in den geschlossenen 90/90-Sitz wie in der Übung Closed 90/90 (Seite 200/201) beschrieben. Legen Sie ein Hindernis wie zum Beispiel eine Kettlebell vor Ihren linken Oberschenkel. Strecken Sie beide Arme auf Schulterhöhe nach vorn aus und legen Sie die Hände übereinander.
2. Heben Sie nun Ihr linkes Bein an, indem Sie die Hüfte beugen und dabei das Bein nach außen rotieren. Halten Sie den Oberkörper so weit wie möglich vorn, ohne nach hinten zu kippen. Sie sollten eine starke Spannung im Hüftbeuger spüren.
3. Stellen Sie den Fuß kurz vor dem anderen ab und führen Sie das Bein dann auf umgekehrtem Weg wieder zurück. Wiederholen Sie diese Bewegung etwa 8- bis 10-mal, ohne das Bein komplett abzulegen, und wechseln Sie dann auf die andere Seite.

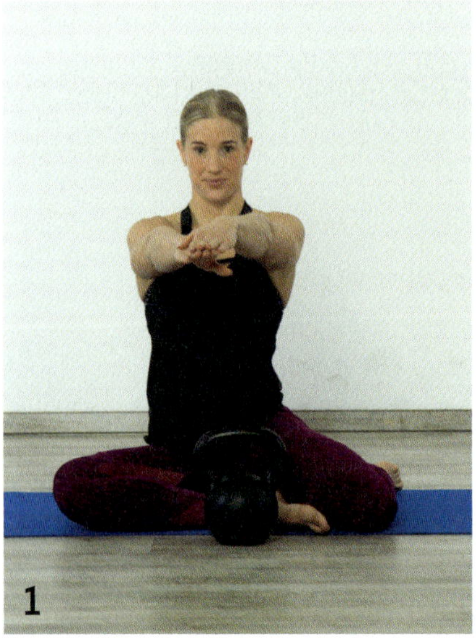
1

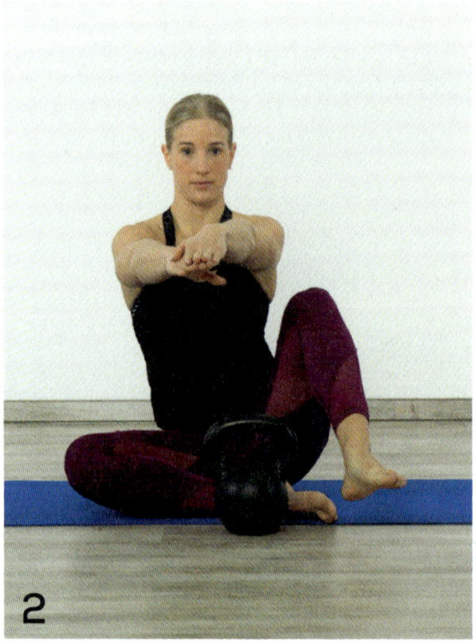
2

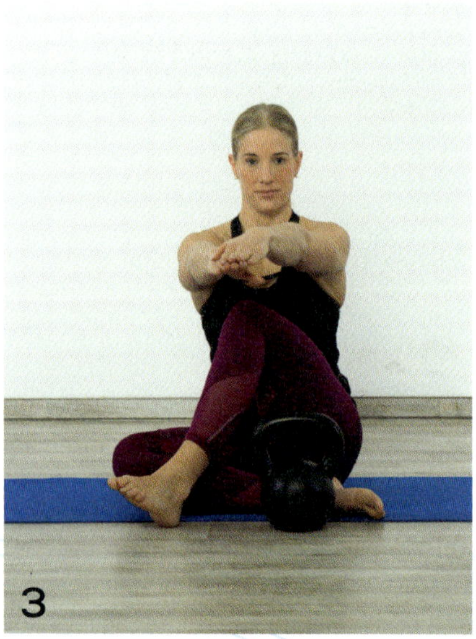
3

Hip Opener Squat Pattern

Trainingsziel: Mit dem Hip Opener Squat Pattern trainieren Sie nicht nur die Mobilität in der Hüfte, sondern auch in den Sprunggelenken. Gleichzeitig lässt diese Übung gut erkennen, wo Ihre Bewegungen in den Sprunggelenken eingeschränkt sind.

1. Nehmen Sie den neutralen Stand ein und schließen Sie dann Ihre Füße. Halten Sie Ihre Arme für mehr Balance gestreckt vor sich. Beugen Sie sich so weit wie möglich hinab in die Hocke. Halten Sie dabei die Knie möglichst zusammen und den Rücken aufgerichtet. Gelingt es Ihnen, komplett nach unten zu kommen, ohne die Fersen zu heben, haben Sie eine gute Mobilität in den oberen Sprunggelenken.
2. Öffnen Sie nun Ihre Knie so weit es geht. Verschränken Sie Ihre Hände vor Ihrem Brustkorb und schieben Sie Ihre Knie mit Ihren Ellenbogen noch weiter nach außen, deutlich über ihre Füße hinaus. Dies gelingt nur bei ausreichender Mobilität in den unteren Sprunggelenken.
3. Ist Ihre Mobilität in den oberen Sprunggelenken eingeschränkt, wird das ebenfalls das Hinausschieben der Knie limitieren. Wählen Sie in diesem Fall einen etwas breiteren Stand als Ausgangsposition beziehungsweise eine etwas breitere Hocke. Legen Sie nun Ihre Ellenbogen an die Innenseiten Ihrer Knie und drücken Sie die Knie nach außen. Halten Sie die Position für etwa 30 Sekunden oder wenden Sie die CRAC-Technik (Seite 67/68) an, um noch aktiver zu stretchen. Drücken Sie hierfür abwechselnd Ihre Knie gegen die Ellenbogen und öffnen Sie dann die Hüfte so weit wie möglich, indem Sie Ihr Gesäß anspannen sowie Ihre Hüfte aufrichten und Ihre Hüftabduktoren aktivieren.

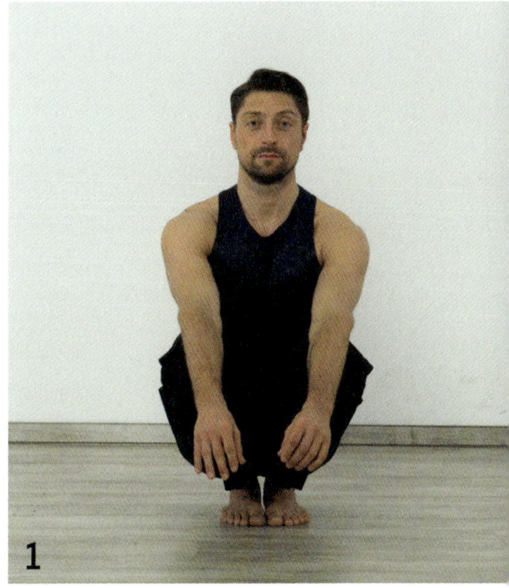
1

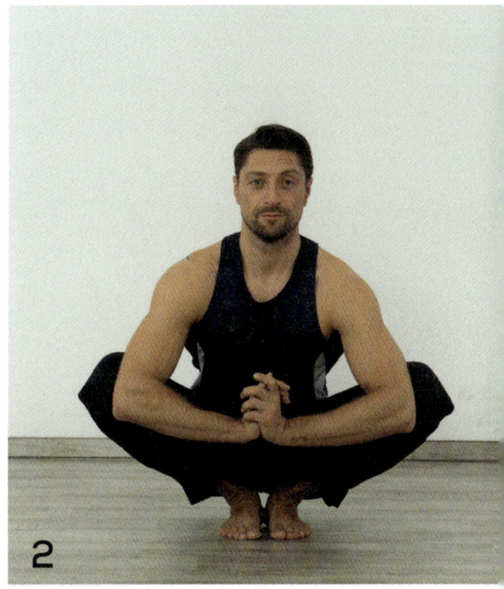
2

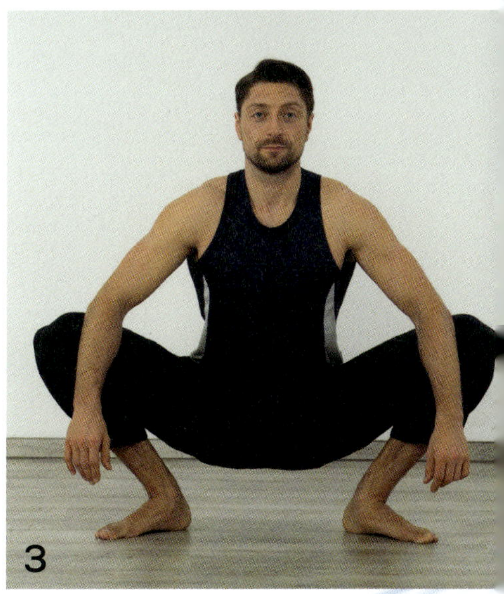
3

Medial Drop Standing

Trainingsziel: Diese Übung trainiert die Innenrotation in der Hüfte im Stand, stärkt den Innenmeniskus und verbessert die Stressresistenz des Knies gegenüber ungewollten Rotationen. Anfänger könnten diese Übung anfangs im Innenmeniskus als schmerzhaft wahrnehmen, da die Innenrotation in der Hüfte und die gleichzeitige Beugung im Kniegelenk die Scherkräfte erhöhen. Machen Sie diese Übung nur bei gesunden Knien und nur, wenn Sie sie schmerzfrei durchführen können.

1. Nehmen Sie den neutralen Stand ein, öffnen Sie Ihre Beine jedoch etwas weiter als schulterbreit.
2. Senken Sie nun Ihr linkes Knie in Richtung Boden ab, indem Sie das Bein aus der Hüfte nach innen rotieren und das Knie beugen. Beugen Sie währenddessen das rechte Bein im Knie und halten Sie Ihren Oberkörper aufrecht und nach vorn ausgerichtet. Ziel ist es, mit dem linken Knie auf den Boden zu kommen und dabei den Fuß auf der Innenkante zu halten. Das linke Schienbein und der rechte Fuß sollten in etwa einer Linie stehen. Zur Stabilisierung können Sie beide Arme auf Schulterhöhe nach vorn ausstrecken und die Hände übereinanderlegen.
3. Richten Sie sich wieder in den Stand auf.
4. Wiederholen Sie die Bewegung auf der anderen Seite. Fahren Sie wechselseitig für 10 bis 15 Wiederholungen fort.

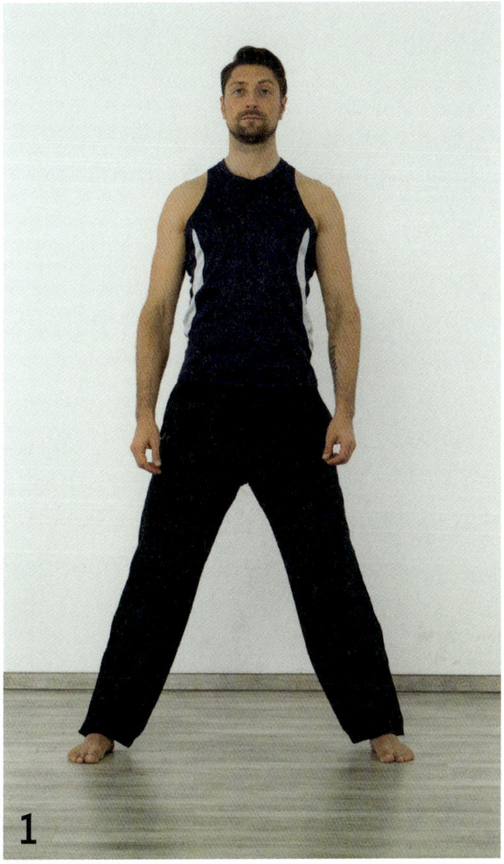
1

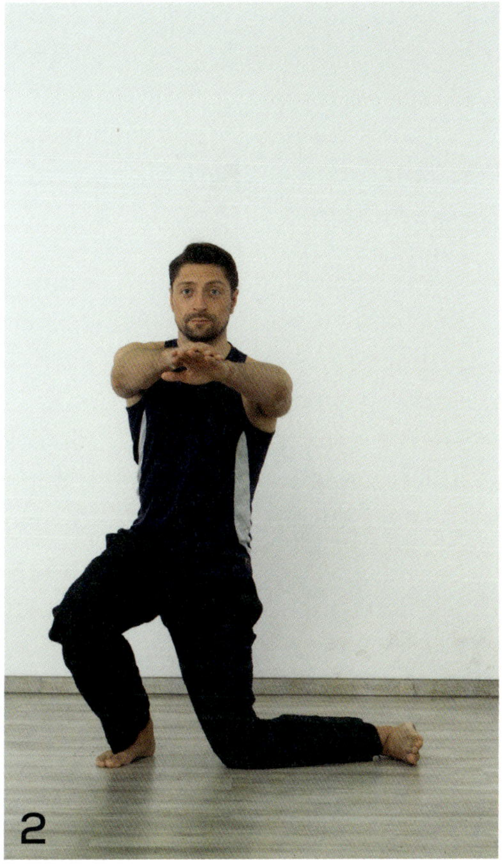
2

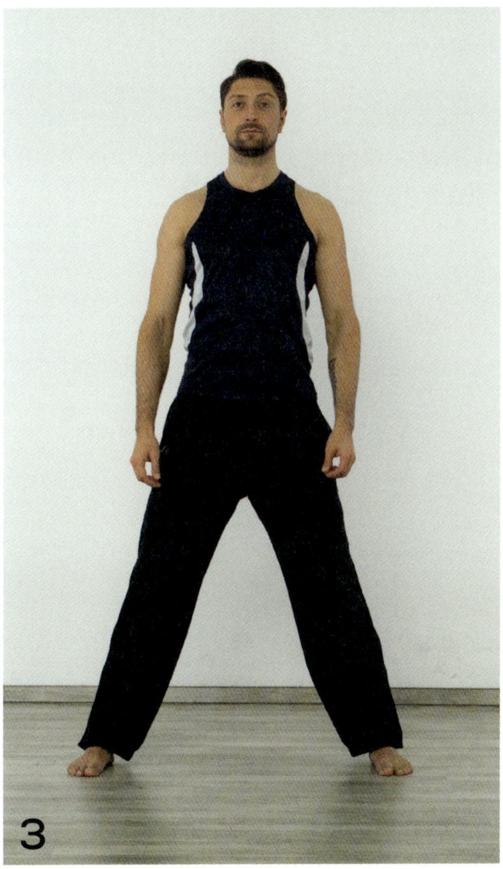
3

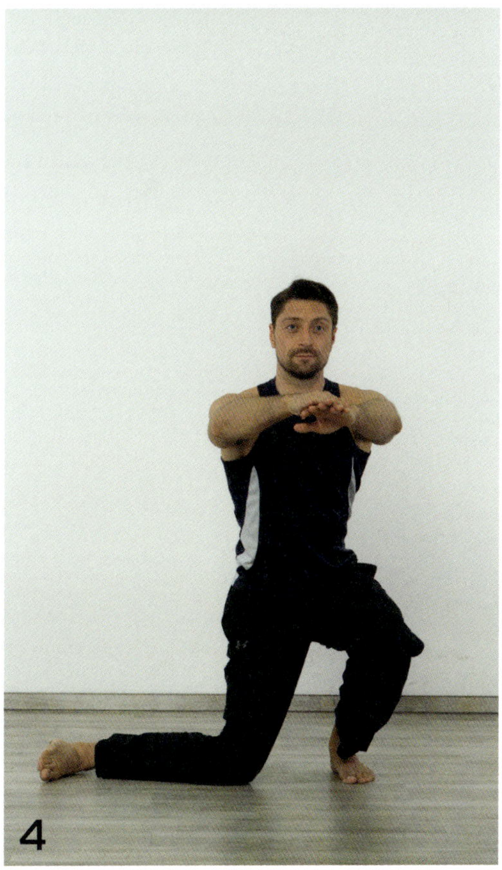
4

Closed Chain Knee Circle Loaded

Trainingsziel: Diese Übung mobilisiert Ihr Knie unter zusätzlicher Last von außen. Aufgrund der Zugrichtung wird vor allem die Innenschenkelmuskulatur beansprucht.

1. Nehmen Sie den neutralen Stand ein. Bringen Sie das linke Bein nach vorn in einen Ausfallschritt. Beide Füße sollten dabei nach vorn zeigen, beide Knie sind nahezu gestreckt. Legen Sie ein Powerband von außen um Ihr linkes Bein, knapp oberhalb Ihres Knies. Das andere Ende des Bands verankern Sie auf derselben Höhe fest, zum Beispiel an einem Tischbein. Sie sollten durch das von der Seite kommende Band eine deutliche Spannung spüren, die Sie jedoch nicht aus dem Gleichgewicht bringt.
2. Schieben Sie nun Ihr Knie nach innen, ohne dass Ihr Fuß den Bodenkontakt verliert. Dabei drehen Sie das Bein automatisch leicht aus Ihrer Hüfte in die Innenrotation. Vermeiden Sie jedoch eine Bewegung im Becken.
3. Schieben Sie Ihr Knie weiter nach vorn in die Beugung hinein.
4. Bringen Sie es dann weiter in einem Bogen nach außen, sodass eine kreisende Bewegung entsteht.
5. Schieben Sie Ihr Knie schließlich wieder zurück nach hinten in die gestreckte Ausgangsposition. Wiederholen Sie die Übung 10- bis 15-mal und kreisen Sie dann mit dem Knie des anderen Beins.

Hinweis: Sie können das Powerband aus unterschiedlichen Richtungen kommend verankern, zum Beispiel auch von der anderen Seite, wenn Ihr Fokus während der Bewegung mehr auf die Abduktion gelegt werden soll.

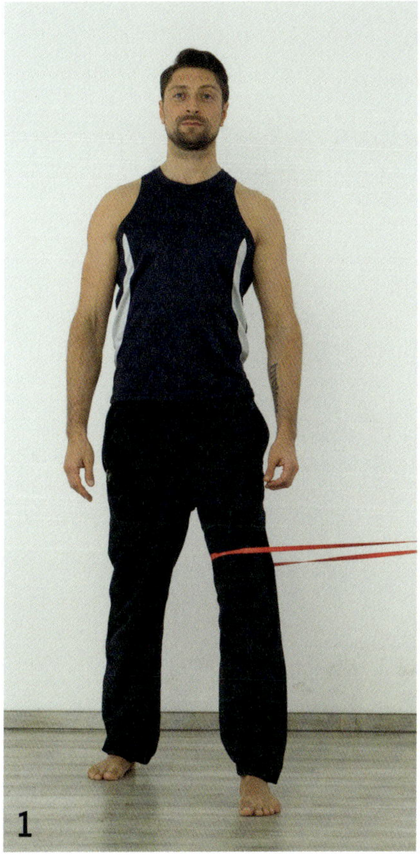
1

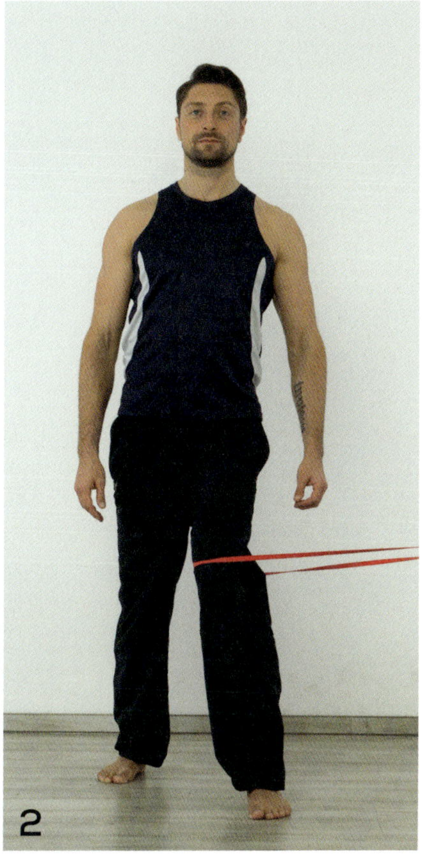
2

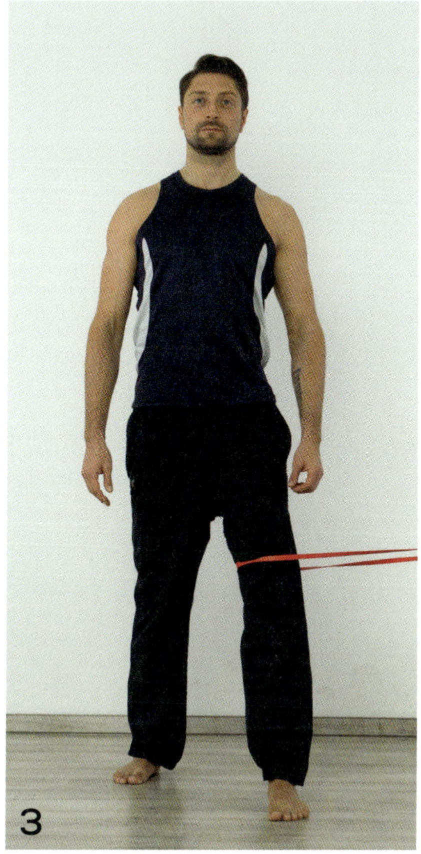
3

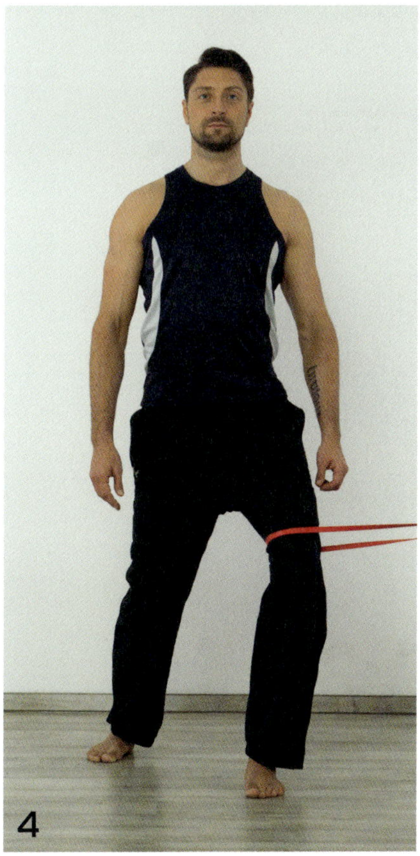
4

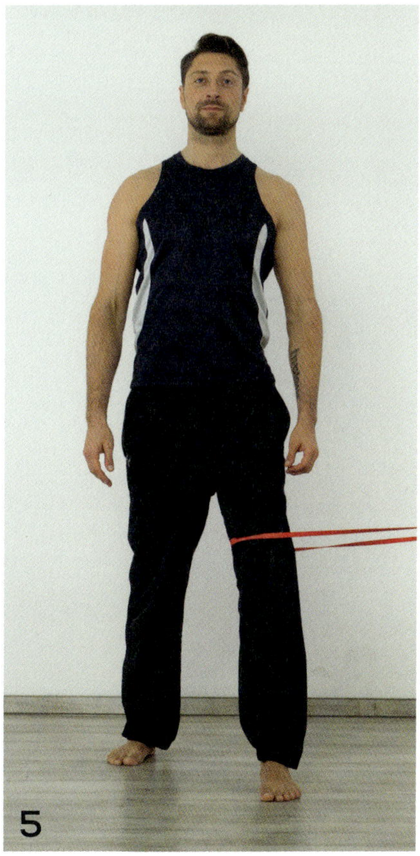
5

Kapitel 5

Mobility Drills advanced

Kneeling Backbend

Trainingsziel: Der Kneeling Backbend ist eine Kombination aus Core-Übung zur Stabilisierung der Körpermitte, Wirbelsäulenübung zur Mobilisierung des Rückgrats und Stretching für den vorderen Oberschenkelmuskel.

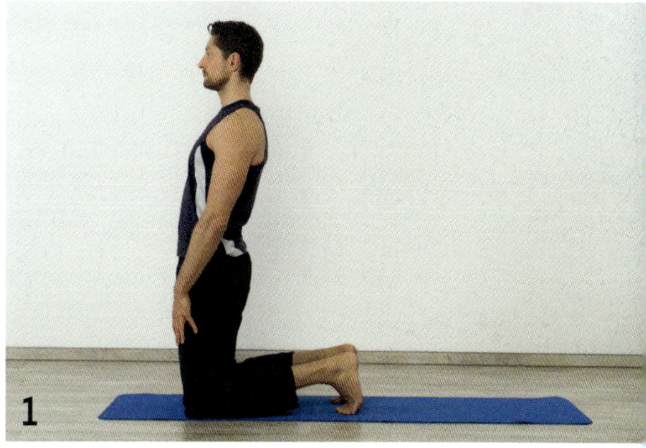

1. Beginnen Sie im schulterbreiten Kniestand. Halten Sie Ihre Füße aufgestellt. Als Variante können Sie Ihre Füße auch auf den Fußrücken ablegen, dadurch wird die Übung jedoch schwieriger. Spannen Sie Ihre Gesäßmuskulatur an. Atmen Sie tief ein, als ob Sie Luft einsaugen würden. Legen Sie Ihre Hände auf Ihre Oberschenkel drücken Sie kräftig zu. Durch die zusätzliche Spannung in den Händen verstärken Sie Ihre Ganzkörperspannung, die für die kontrollierte Ausführung dieser Übung wichtig ist.

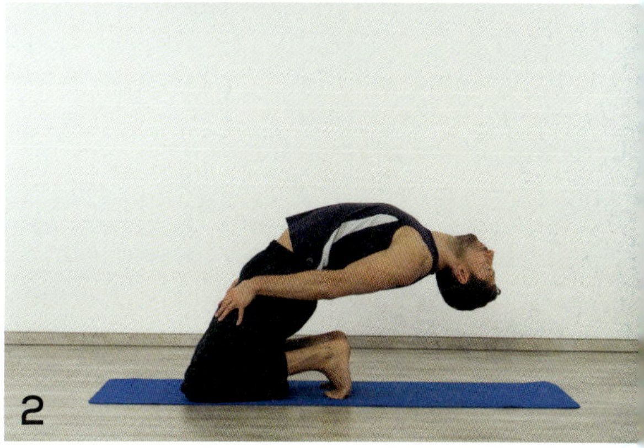

2. Lehnen Sie sich nun nach hinten, ohne die Knie vom Boden zu lösen oder die Stabilität im Rücken zu verlieren. Die Spannung in der Bauchmuskulatur kommt reaktiv, sprich, von alleine, sie müssen den Bauch nicht zwingend bewusst anspannen. Dennoch ist eine gut ausgeprägte Bauchmuskulatur notwendig, bevor Sie diese Übung ausführen. Neigen Sie auch den Kopf nach hinten, dadurch erhöhen Sie die Durchblutung im Kopfbereich. Achten Sie jedoch darauf, Ihre Halswirbelsäule nicht zu überstrecken. Kommen Sie mit dem ganzen Körper noch nicht sehr weit zurück, können Sie den Kopf auch aufgerichtet halten.

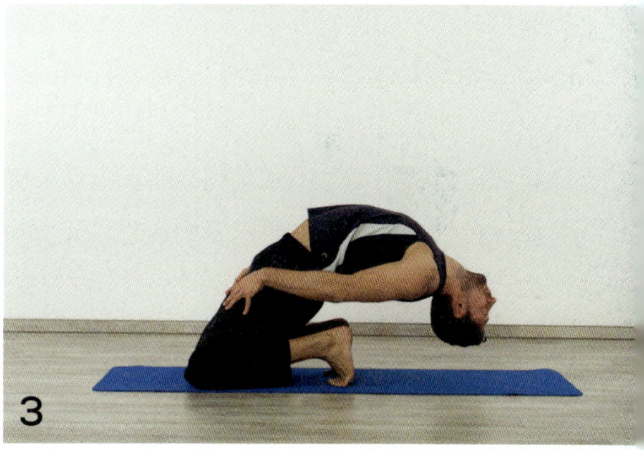

3. Lehnen Sie sich mit dem Körper so weit wie möglich nach hinten. Bei einer sehr hohen Mobilität sollten Sie in der Lage sein, Ihren Kopf kurz auf dem Boden abzulegen, ohne Ihre Knie anzuheben.

Variante: Als Einstiegsvariante empfiehlt es sich, diese Übung unterstützt durch einen Partner auszuführen und sich kontrolliert nach hinten abzusenken.

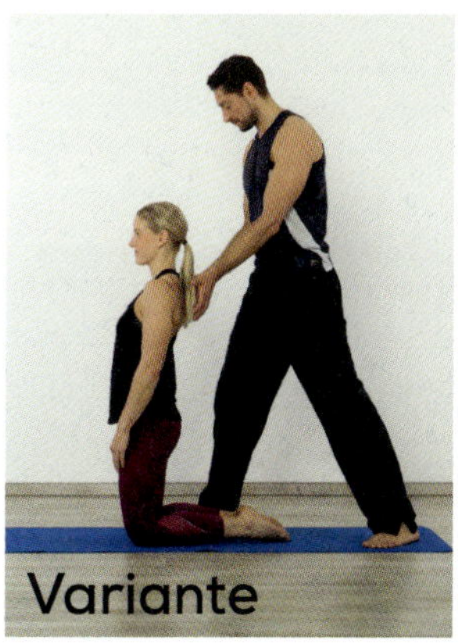

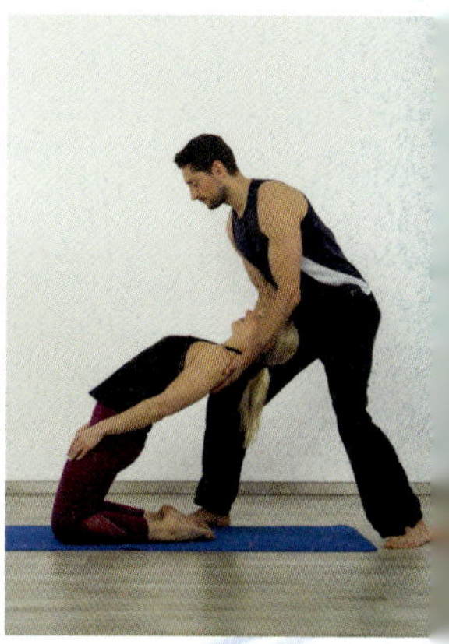

Dancing Dog

Trainingsziel: Der Dancing Dog ist eine Rotationsübung für die Wirbelsäule, öffnet die Hüfte, trainiert die Stützkraft in den Schultern und verbessert die Balance.

1. Nehmen Sie die Liegestützposition ein, Ihre Hände stehen unter Ihren Schultern, Ihre Füße sind aufgestellt und Ihr Körper bildet eine gerade Linie vom Scheitel bis zu den Fersen.
2. Drücken Sie sich nun aus den Händen heraus vom Boden ab, strecken Sie Ihr Gesäß nach hinten und oben und senken Sie die Fersen in Richtung Boden ab, bis Sie in die sogenannte Pike kommen. Ihr Rücken ist gerade und Ihr Kopf befindet sich zwischen Ihren Oberarmen. Ziehen Sie die Schultern nach hinten und weg von den Ohren.
3. Heben Sie das rechte Bein an, öffnen Sie Ihre Hüfte nach rechts.
4. Beugen Sie das angehobene Bein und drehen Sie Ihre Hüfte dadurch noch weiter nach oben auf.
5. Senken Sie sich nach hinten ab. Gehen Sie kontrolliert nach unten und setzen Sie zuerst den rechten Fuß am Boden ab. Stützen Sie sich dabei weiterhin mit der linken Hand ab und halten Sie dadurch Ihr Gleichgewicht. Lehnen sie sich vor und greifen Sie mit der rechten Hand Ihren linken Fuß.
6. Strecken Sie sich dann wieder, indem Sie sich nach hinten lehnen, leicht im Oberkörper rotieren und dabei Ihre Hüfte nach oben schieben. Blicken Sie zum Boden und strecken Sie Ihren rechten Arm über den Kopf.
7. Drehen sich langsam zurück, indem Sie sich mit der rechten Hand wieder auf dem Boden abstützen und das rechte Bein angewinkelt weit nach oben strecken.
8. Setzen Sie es dann kontrolliert ab und halten Sie für einen kurzen Moment die Pike, bevor Sie die Übung auf der anderen Seite wiederholen. Führen Sie die Übung pro Seite etwa 5- bis 6-mal aus.

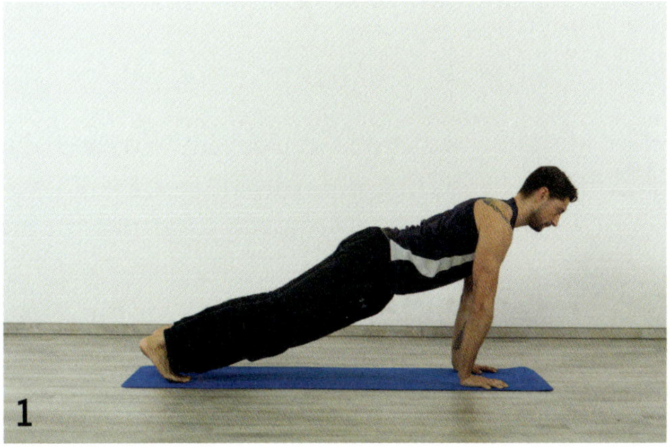
1

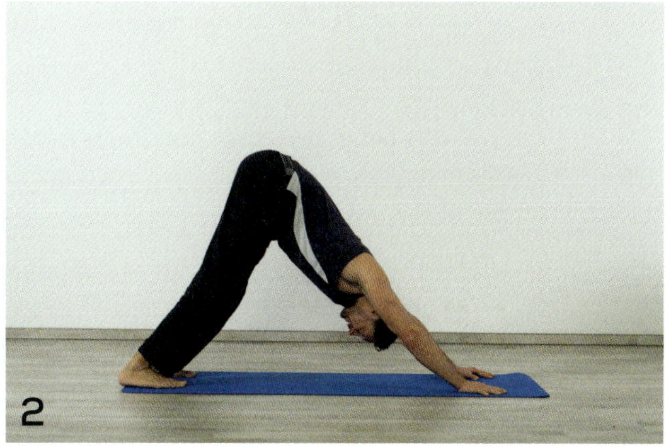
2

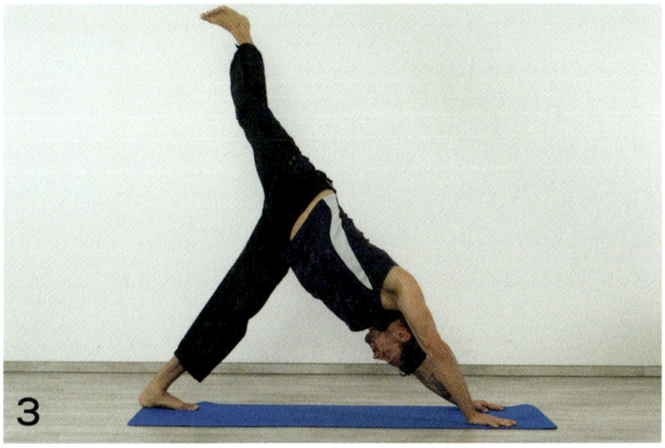
3

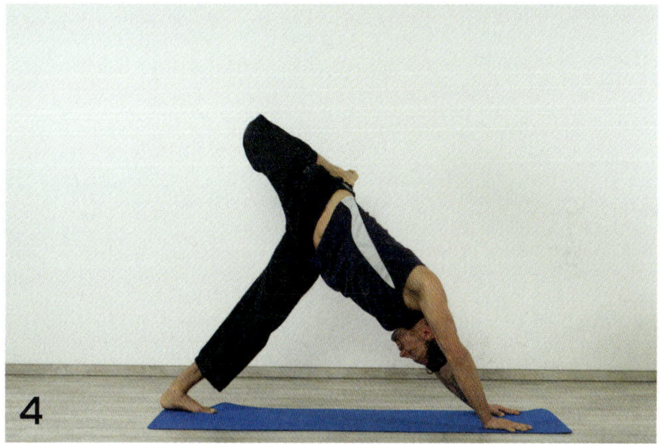
4

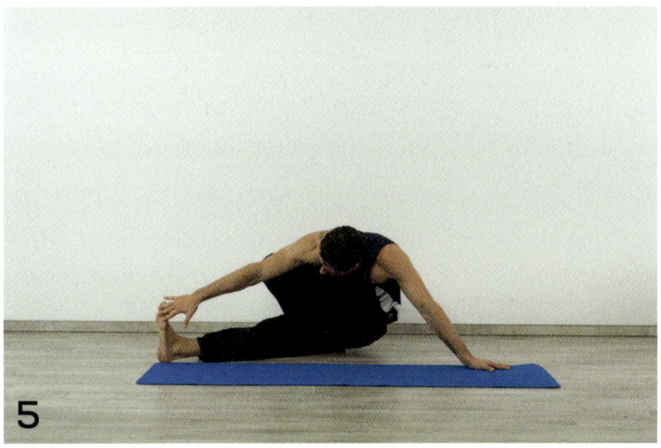
5

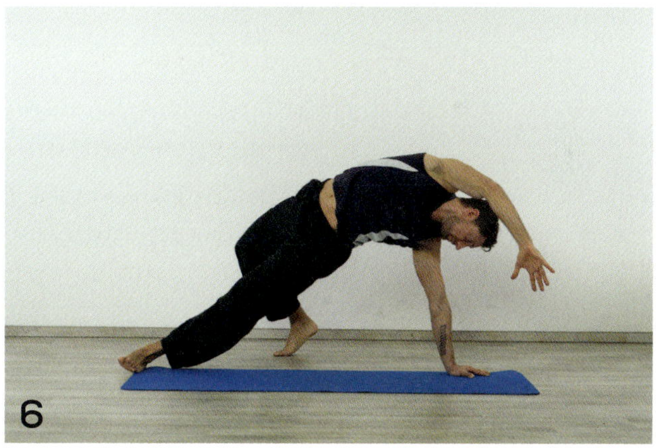
6

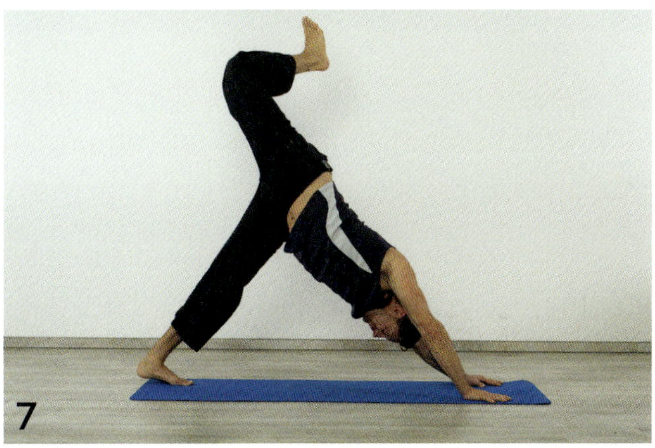
7

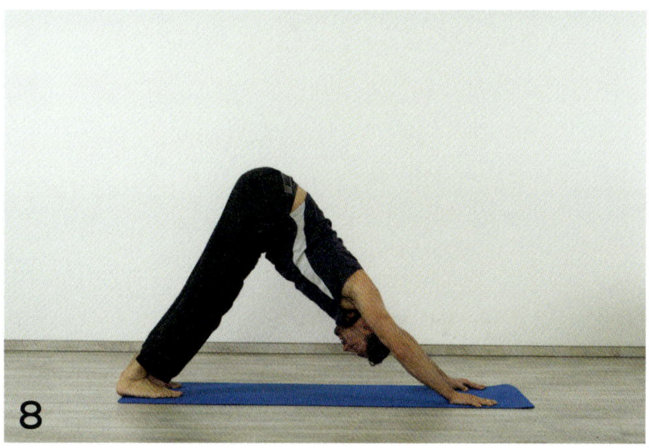
8

Jefferson Curl

Wichtig: Grundsätzlich sollte jeder mit einer gesunden Wirbelsäule in der Lage sein, den Jefferson Curl durchzuführen. Nach einem Bandscheibenvorfall beziehungsweise einer Vorwölbung der Bandscheibe sollte diese Bewegung jedoch vermieden werden, da sie die Bandscheibe weiter herausdrücken könnte. Führen Sie diese Übung also nur durch, wenn Sie Ihre Zehen bei durchgestreckten Beinen auch ohne zusätzliches Gewicht problemfrei erreichen oder die Wirbelsäule schmerzfrei abrollen können. Bauen Sie vor der Ausführung zudem eine gute Rumpfkraft auf. Führen Sie die Übung nicht durch, wenn Ihr Rumpf zu schwach ist und Sie die Bewegung nicht ausreichend kontrollieren können.

Trainingsziel: Der Jefferson Curl verbessert die Mobilität in der hinteren Kette: Neben der Mobilisation der Wirbelsäule werden der untere Rücken und der Beinbeuger unter Last gedehnt. Ziel dieser Übung ist es darüber hinaus, dass Sie lernen, die einzelnen Segmente der Wirbelsäule gezielter anzusteuern. Führen Sie die Bewegung daher kontrolliert und nie zu schnell oder hektisch aus. Rollen Sie sich im Tempo 10-2-3-0 auf und ab – sprich, rollen Sie sich in 10 Sekunden ab, halten Sie die Position unten für 2 Sekunden, rollen Sie sich in 3 Sekunden wieder auf und legen Sie in der aufgerichteten Position keine Pause ein, sondern starten Sie direkt in die nächste Wiederholung.

1. Stellen Sie sich im neutralen Stand auf eine Erhöhung wie eine Box oder einen stabilen Stuhl. Bringen Sie eine Kettlebell oder ein anderes Gewicht, das Sie optimal greifen können, neben sich in Position. Das Startgewicht sollte zu Beginn nur einige Kilogramm betragen – ein adäquates Trainingsgewicht für gesunde Sportler entspricht 25 Prozent des eigenen Körpergewichts.
2. Beugen Sie sich nach unten und greifen Sie das Gewicht. Kehren Sie zurück in den aufrechten Stand.
3. Rollen Sie sich beginnend mit der Halswirbelsäule im Oberkörper nach unten ab.
4. Rollen Sie weiter ab, indem Sie die Brustwirbelsäule und die Lendenwirbelsäule beugen, sodass sich das Gewicht nun unterhalb Ihrer Füße befindet.
5. Sollten Sie zu viel Stress im Rücken wahrnehmen, rollen Sie sich alternativ mit leicht gebeugten Knien ab. Wiederholen Sie die Übung etwa 4- bis 6-mal.

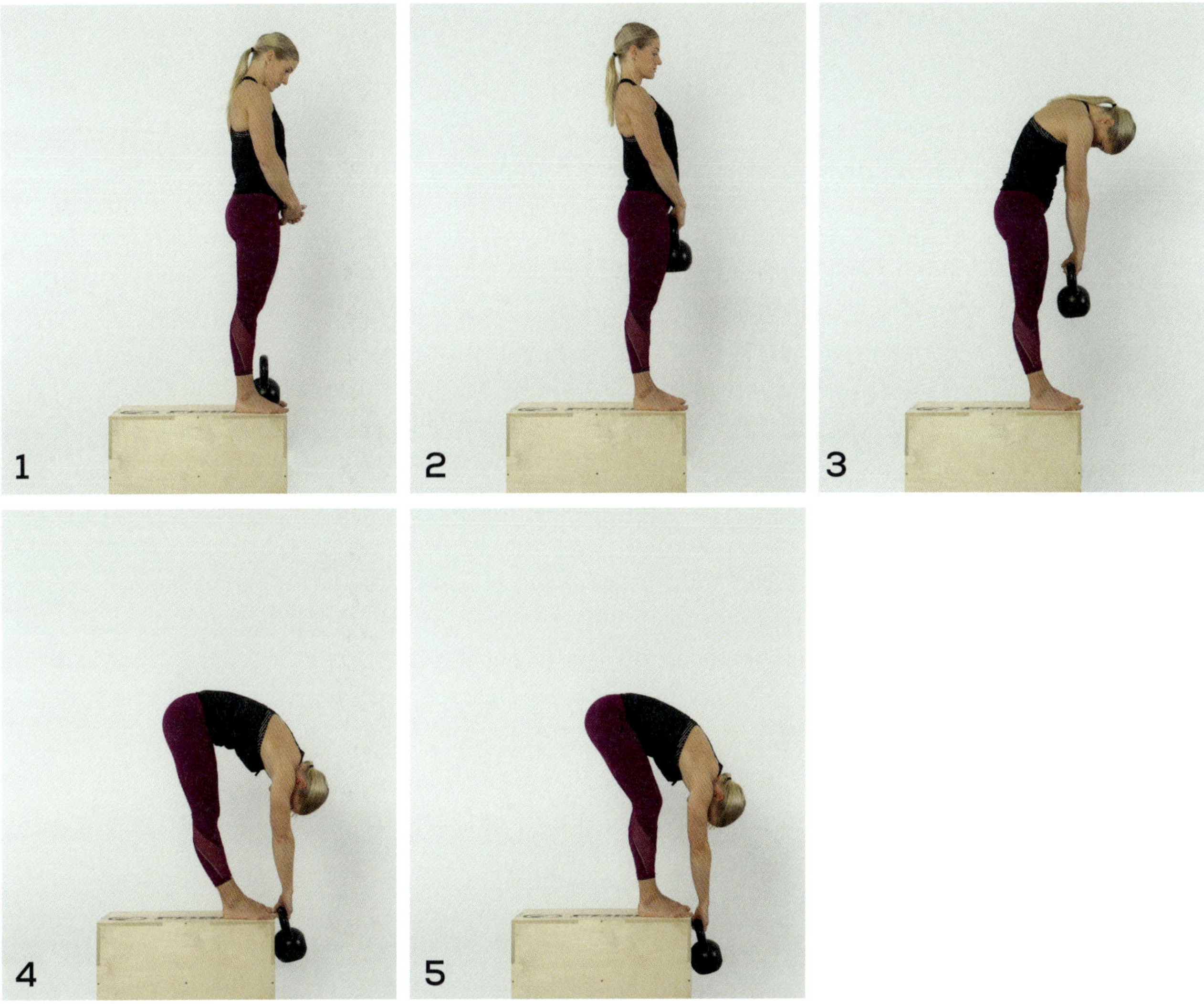

Behalten Sie die Kontrolle

Wichtig ist, dass Sie diese Übung tatsächlich nutzen, um Ihren Körper zu mobilisieren oder Ihr Bewegungsempfinden zu verbessern, nicht als Kraftübung. Rollen Sie daher zu Beginn nicht tiefer ab, als Sie es auch ohne das Gewicht nicht schaffen würden. Der Körper kann nur die Positionen kontrollieren, die er selbst aktiv einnehmen kann. Wenn Sie nur mithilfe des Gewichts Tiefe erreichen, bedeutet dies, dass Sie von dem Gewicht in einen Bereich gezogen werden, den Sie nicht mehr kontrollieren können. In der tiefsten Position und maximalen Beugung schalten sich die Rückenstrecker quasi ab. In diesem Moment übernehmen die faszialen Anteile (Bänder und Bandscheiben) des unteren Rückens und müssen dementsprechend auch die gesamte Last tragen. Daher kommt das empfundene Wohlbefinden, da durch das Abschalten der Extensoren keine Signale wie Schmerzen mehr gesendet beziehungsweise nur noch deutlich reduziert gesendet werden.

Hip Opener SIJ Traction Supine

Trainingsziel: Diese Übung eignet sich sehr gut, um eventuelle Blockaden direkt auf beiden Seiten des Iliosakralgelenks zu lösen.

1. Setzen Sie sich in den Fersensitz. Ihre Fußrücken sind auf dem Boden nah am Gesäß abgelegt, Ihr Rücken ist aufgerichtet und Ihre Hände ruhen auf den Oberschenkeln.
2. Legen Sie nun den Oberkörper nach hinten ab. Stützen Sie sich dafür zuerst auf Ihren Unterarmen nach hinten ab und strecken Sie dann Ihre Arme aus, sodass Sie den Rücken absenken können. Legen Sie dann Ihre Handflächen gegen Ihre Fersen und üben Sie einen konstanten und starken Druck auf die Fersen aus. Dadurch erzeugen Sie einen Zug auf die Hüfte, der das Iliosakralgelenk entkomprimieren beziehungsweise eventuelle Blockaden im Iliosakralgelenk lösen soll. Als weitere Variante schaukeln Sie Ihr Becken in kleinen, aber zügigen Bewegungen nach links und rechts hin und her und üben Sie weiterhin konstanten Druck gegen Ihre Fersen aus. Das Schaukeln erleichtert das Lösen von Blockaden zusätzlich. Führen Sie die Übung für etwa 30 Sekunden aus.

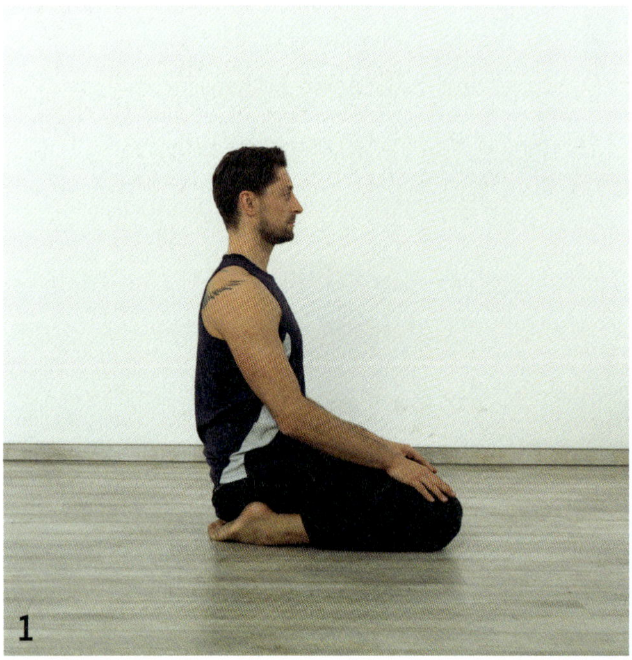
1

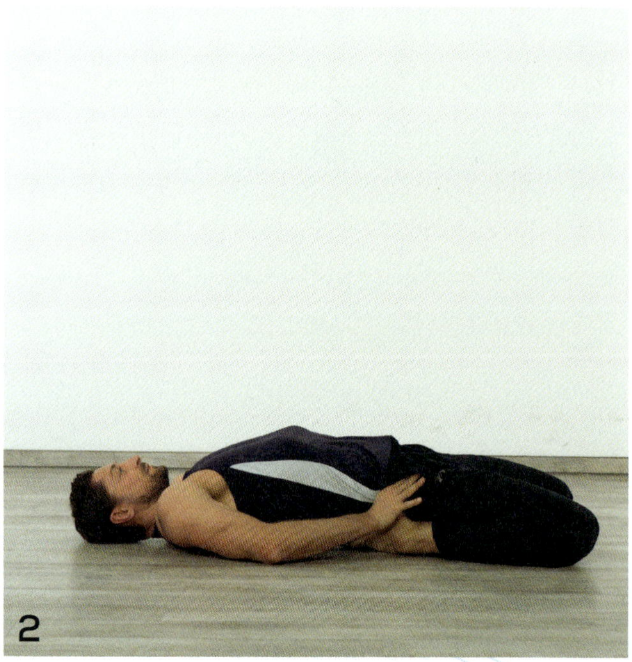
2

Bear Sit

Trainingsziel: Der Bear Sit verbessert die Aktivierung der Gesäßmuskulatur und vergrößert die Mobilität in der Hüfte, vor allem in Bezug auf die Außenrotation.

1. Setzen Sie sich in den Bear Sit. Spreizen Sie dafür Ihre Beine zur Seite im jeweils rechten Winkel ab. Stellen Sie sich vor, dass Ihre Beine wie der Rahmen eines Kastens positioniert sind. Halten Sie die Knie möglichst weit außen und drücken Sie sie so weit wie möglich in Richtung Boden. Spannen Sie dabei Ihre Gesäßmuskulatur an und halten Sie den Rücken gerade. Ihre Arme können Sie für mehr Balance auf Schulterhöhe vor sich ausstrecken.
2. Heben Sie Ihr rechtes Knie etwas an, sodass es Ihnen leichter fällt, das linke Knie möglichst nah am Boden zu halten. Schieben Sie nun aus dieser leicht erhöhten Knieposition das rechte Knie 10- bis 15-mal nach unten, während Ihr linkes Knie stabil möglichst nah am Boden bleibt. Durch das rhythmische Auf und Ab sollte Ihre Hüfte beweglicher werden.
3. Führen Sie Schritt 2 im Anschluss auch auf der anderen Seite aus.

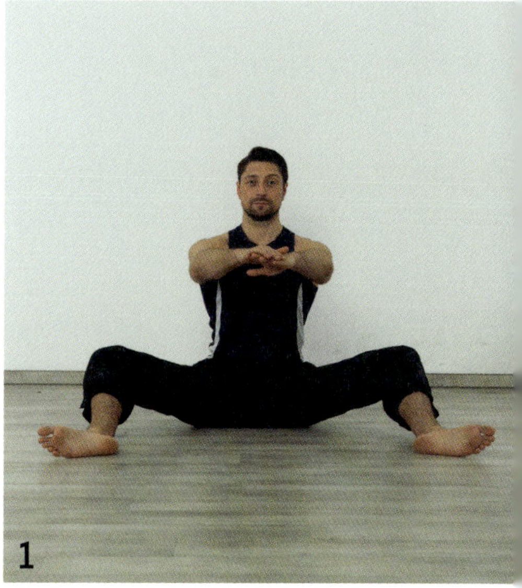

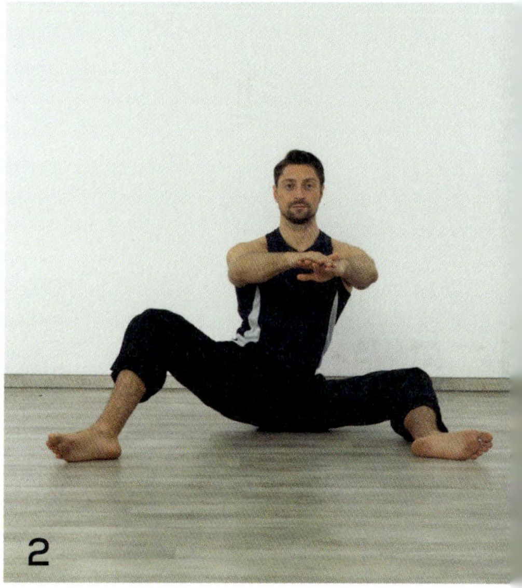

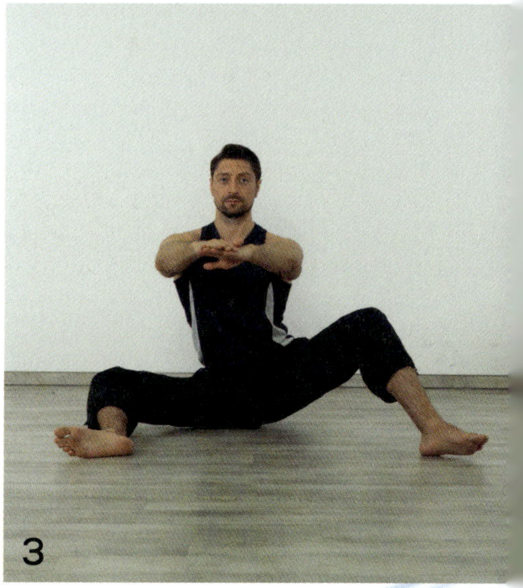

Cossack Squat

Trainingsziel: Der Cossack Squat dehnt unter anderem die Innenschenkelmuskulatur und zeigt, wie gut der Oberschenkel in der Hüfte zur Seite hin bewegt werden kann. Um den Cossack Squat auszuführen, sollten Sie im Sprunggelenk sowie in der Hüfte bereits gut beweglich sein.

»Baby Cossack«

1. Nehmen Sie den neutralen Stand ein, öffnen Sie die Beine jedoch auf das Doppelte der Schulterbreite. Ihre Füße zeigen leicht nach außen.
2. Schieben Sie Ihr linkes Knie nach außen und beugen Sie sich gleichzeitig mit aufrechtem Oberkörper nach unten. Legen Sie Ihren linken Unterarm entspannt auf dem Oberschenkel ab. Das rechte Bein bleibt konstant gestreckt. Dies ist quasi die »Baby Cossack«-Variante und erleichtert Ihnen den Einstieg in den regulären Cossack Squat.
3. Wiederholen Sie diese Bewegung auch auf der anderen Seite. Richten Sie sich dafür zuerst wieder in die Ausgangsposition auf. Beugen Sie sich dann zu Ihrem rechten Bein hinab. Führen Sie diese Übung im Wechsel für 10 bis 15 Wiederholungen aus.

Cossack Squat

4. Trainieren Sie nun die reguläre Variante des Cossack Squat. Hier sollten Sie mit dem Körper maximal tief kommen. Senken Sie sich dafür, ohne sich abzustützen, nach unten in die tiefe Position ab. Schieben Sie dabei Ihr linkes Knie so weit wie möglich nach außen. Ihr linker Fuß bleibt mit der ganzen Sohle auf dem Boden abgestellt. Ihr rechtes Bein ist gestreckt und außenrotiert, Ihr rechter Fuß ist angezogen und zeigt nach oben. Halten Sie die Arme für mehr Balance vor dem Oberkörper ausgestreckt. Können Sie das Gleichgewicht gar nicht halten, können Sie sich notfalls mit Ihren Händen auf dem Boden abstützen und Ihre linke Ferse anheben.
5. Drücken Sie sich im Anschluss wieder hoch in die stehende Ausgangsposition.
6. Wiederholen Sie die Bewegung auf der anderen Seite. Fahren Sie für 10 bis 15 Wiederholungen wechselseitig so fort.

Variante: Bei einer guten Mobilität können Sie alternativ auch in der tiefen Cossack-Position auf die andere Seite wechseln. Legen Sie dafür Ihre Hände zum rechten Bein zeigend auf dem Boden ab. Ziehen Sie sich dann mit Ihren Händen nach rechts. Halten Sie dabei Ihr Gesäß möglichst tief. Der Wechsel von einer Seite auf die andere wird als Cossack Shift bezeichnet. Nach Ihrem Wechsel befinden Sie sich dann auf der rechten Seite. Drehen Sie die Hände entsprechend mit.

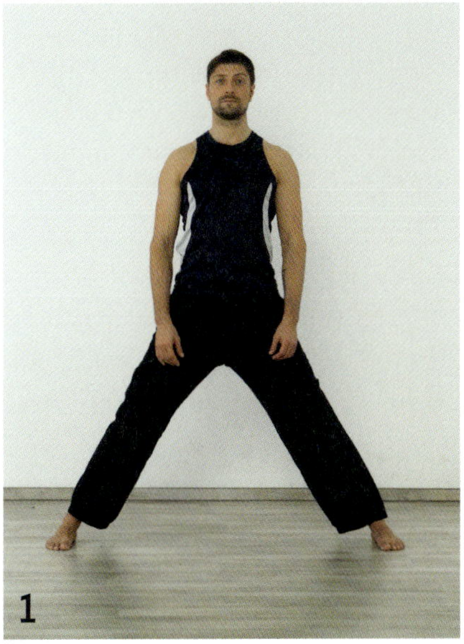
1

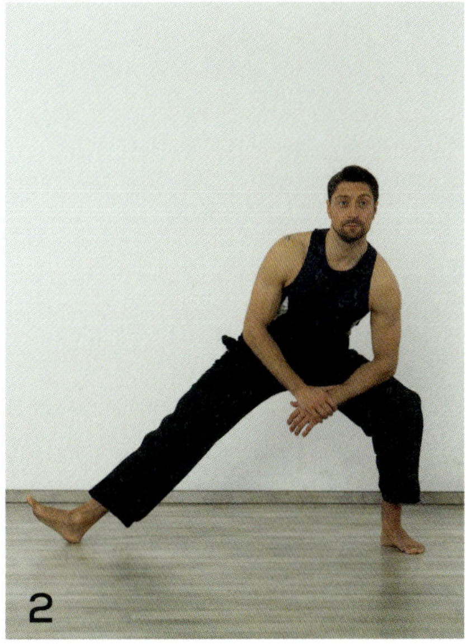
2

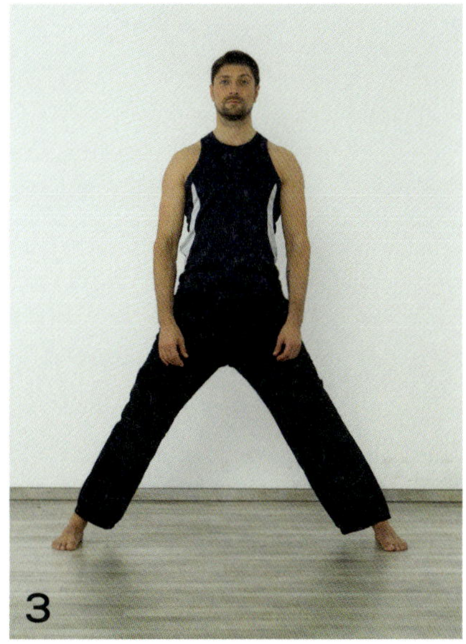
3

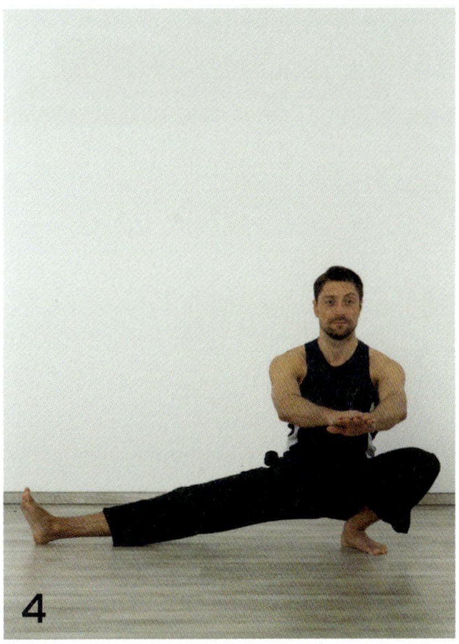
4

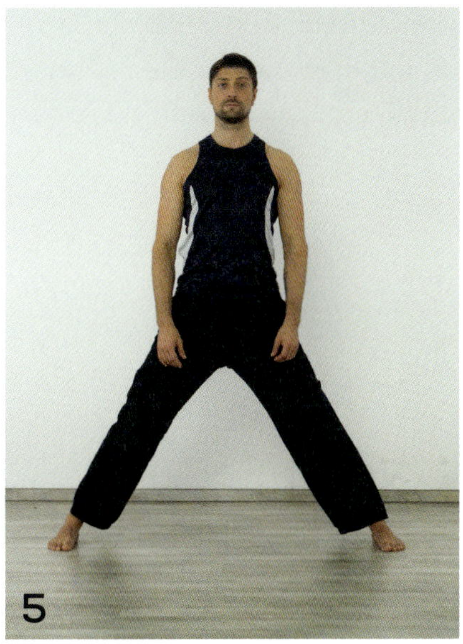
5

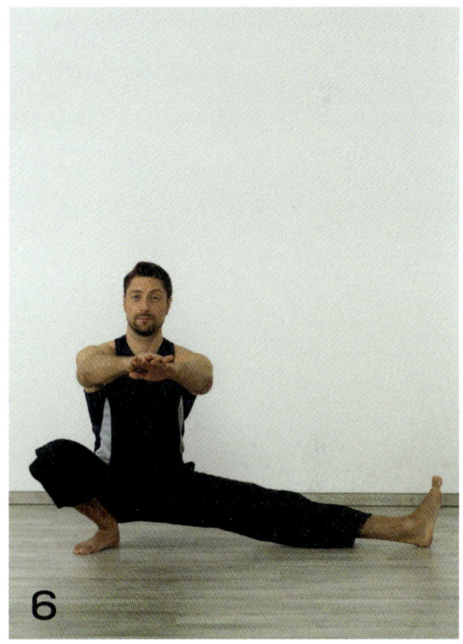
6

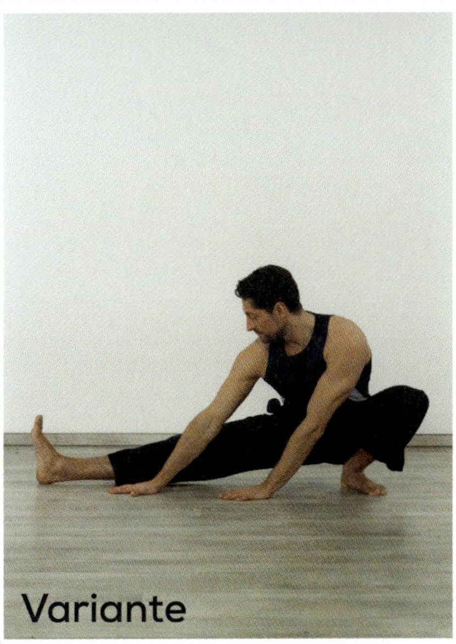
Variante

Frog Stretch

Trainingsziel: Der Frog Stretch dehnt die Innenschenkel und mobilisiert die Hüfte vor allem zur Seite hin.

Nehmen Sie den Vierfüßlerstand ein und stützen Sie sich auf den Unterarmen ab. Ihre Ellenbogen stehen unter Ihren Schultern. Schieben Sie Ihre Knie so weit wie möglich nach außen, bis Sie eine deutliche Dehnung in den Innenschenkeln spüren. Um die Hüftkapsel zu erreichen, sollte Ihre Muskulatur so entspannt wie möglich sein. Spüren Sie einen Zug in der Leiste, bedeutet dies, dass Sie an den Kapseln angekommen sind und dort einen Dehnreiz auslösen. Spüren Sie den Zug verstärkt in den Innenschenkeln, dehnen Sie auch die dortige Muskulatur, die Adduktoren. Um die muskuläre Spannung zu reduzieren, kann es sinnvoll sein, 1 bis 2 Minuten in der Stretchposition zu bleiben, bis die Muskeln ausreichend gedehnt sind. Reduziert sich die Spannung, senken Sie sich tiefer in das Gewebe hinein. Sie sollten nun in der Lage sein, die Hüftkapseln mechanisch zu erreichen. Halten Sie den Frog Stretch dort für mindestens 30 Sekunden.

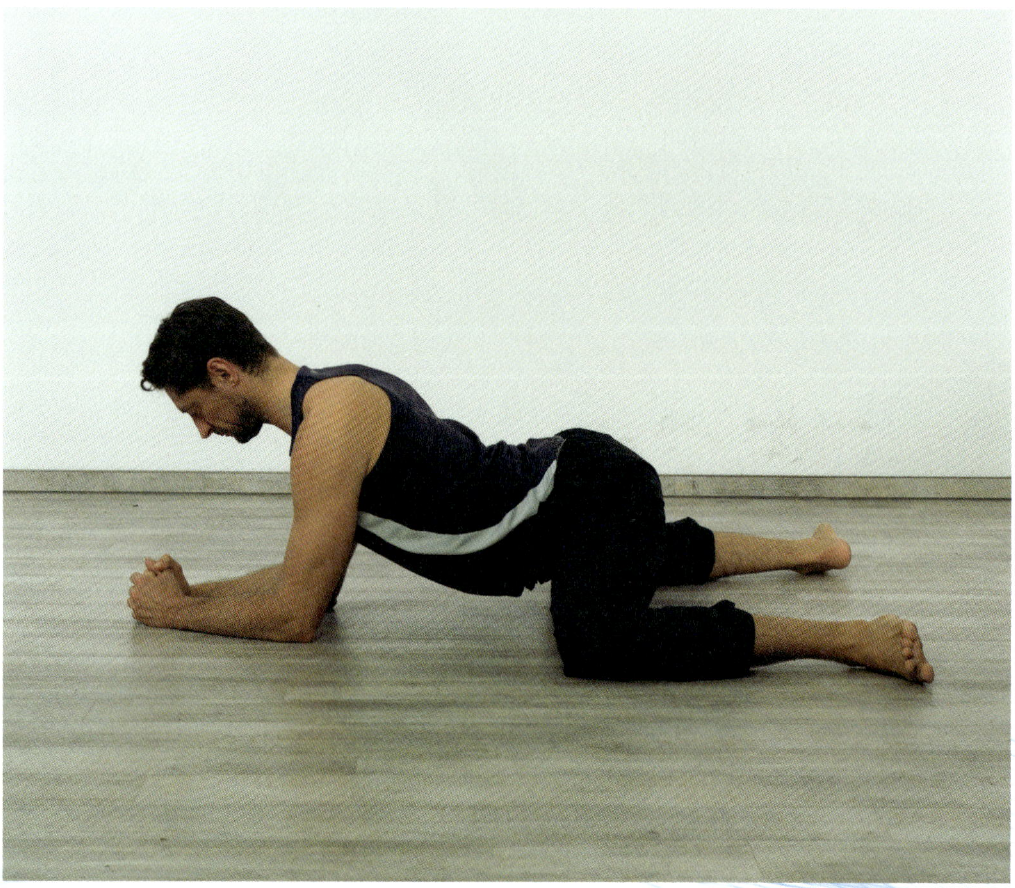

Frog Rocking

Trainingsziel: Die Übung Frog Rocking eignet sich gut zur Hüftöffnung. Vor allem die Wirkung auf die vordere Hüftkapsel ist hoch. Bevor Sie sich an den Kapselstretch heranwagen, kann es zur Vorbereitung sinnvoll sein, Mobility Drills wie die Hip Figure 8 (Seite 164/165) durchzuführen und so bereits vorab die Muskelspannung in den inneren Oberschenkeln zu senken.

1. Nehmen Sie die Frog-Stretch-Position ein (Seite 230). Schieben Sie nun Ihre Hüfte nach vorn. Das Becken bleibt dabei gekippt, was die Bewegung erleichtert. Halten Sie Ihre Knie auf dem Boden fixiert und nutzen Sie diese, um Kraft auszuüben und sich nach vorn zu drücken. Der zweite Kraftvektor wird aus der Hüftbewegung gebildet. Bewegen Sie, vorn angekommen, Ihr Becken, um die für Sie optimale Position zu finden, und versuchen Sie, sukzessive die Spannung im Gewebe zu vergrößern. An dieser Stelle sollten Sie den Zug direkt im Bereich der Hüftkapsel spüren. Fühlen Sie die Dehnung verstärkt in den Adduktoren an der Oberschenkelinnenseite, ist Ihre muskuläre Spannung zu groß, um die Hüftkapsel direkt ansprechen zu können. Verharren Sie in diesem Fall für eine Weile in der statischen Position, um die Muskelspannung zu senken. Visieren Sie dann die Kapsel an und halten Sie Ihr Becken nach vorn geschoben.
2. Schieben Sie Ihr Becken dann nach hinten, erneut bis zur maximalen Muskelspannung, und halten Sie erneut die Dehnung, bis sich die Spannung löst. Richten Sie Ihr Becken bei Bedarf auf und kippen Sie es wieder. Aktivieren Sie beim Aufrichten des Beckens zusätzlich ihre Gesäßmuskulatur, um die Spannung zu vergrößern. Wiederholen Sie diese dynamische Bewegung nach vorn und hinten 15- bis 20-mal.

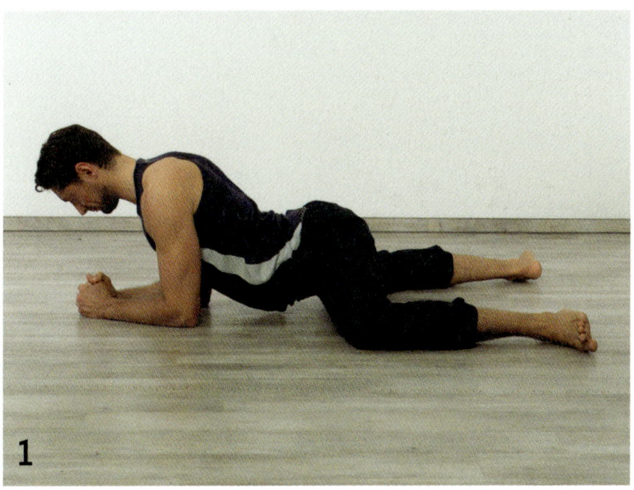
1

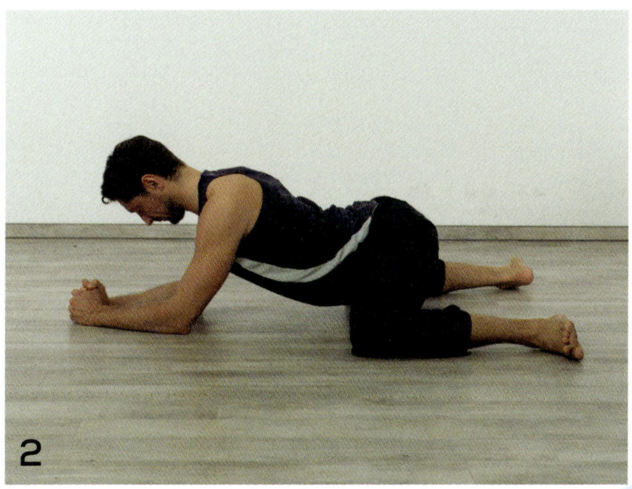
2

Anterior Hip Capsule Stretch

Trainingsziel: Diese Übung dehnt die vordere Hüftkapsel.

1. Setzen Sie sich in die Hocke und legen Sie Ihr rechtes Knie seitlich auf Höhe Ihres linken Vorfußes am Boden ab. Halten Sie Ihre Arme für mehr Balance vor dem Körper ausgestreckt. Üben Sie in dieser Position nicht zu viel Spannung auf den Hüftbeuger oder den Innenschenkel aus, denn ist diese zu hoch, kann die Hüftkapsel nicht ausreichend gestretcht werden. Empfinden Sie die Spannung als zu hoch, müssen Sie zuerst die Flexibilität in Ihren Innenschenkeln erhöhen, indem Sie die Adduktoren dehnen, oder alternativ Ihr rechtes Knie etwas weiter vorn ablegen, um die Übung zu vereinfachen.
2. Schieben Sie Ihren Oberkörper nun leicht nach hinten, indem Sie sich zurücklehnen, und drehen Sie sich nach links, um die Zugspannung auf Ihre Kapsel zu erhöhen. Stützen Sie sich dabei mit der linken Hand am Boden ab. Versuchen Sie, eine für Sie bequeme Haltung zu finden. Erkunden Sie verschiedene Positionen, fühlen Sie sich hinein und wählen Sie die, die Ihnen guttut.
3. Drehen Sie sich mit dem Oberkörper nun nach rechts zu Ihrem abgelegten Bein. Durch die Kombination aus Links- und Rechtsdrehung dehnen Sie Ihre Hüftkapsel dreidimensional. Arbeiten Sie zusätzlich aus Ihrem Becken heraus, indem Sie Ihr Becken kippen und aufrichten. Dadurch vergrößern oder verringern Sie den Stimulus beziehungsweise Stretch auf Ihre rechte Hüftkapsel. Führen Sie diese Übung für 30 bis 45 Sekunden aus, wechseln Sie dann die Beinstellung und wiederholen Sie die Übung auf der anderen Seite.

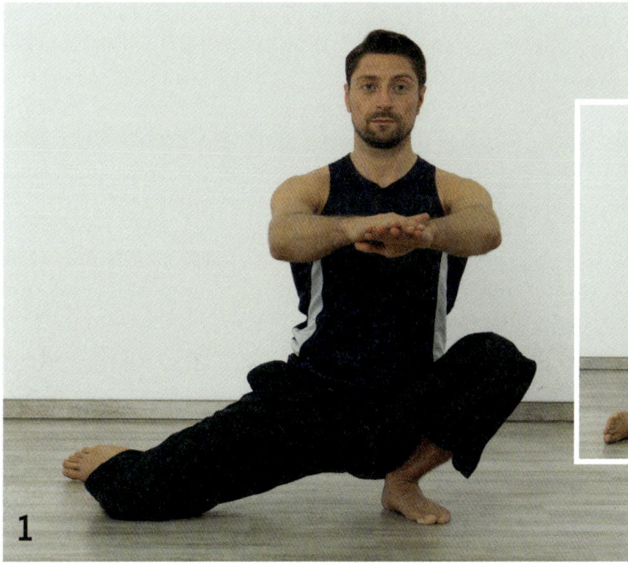

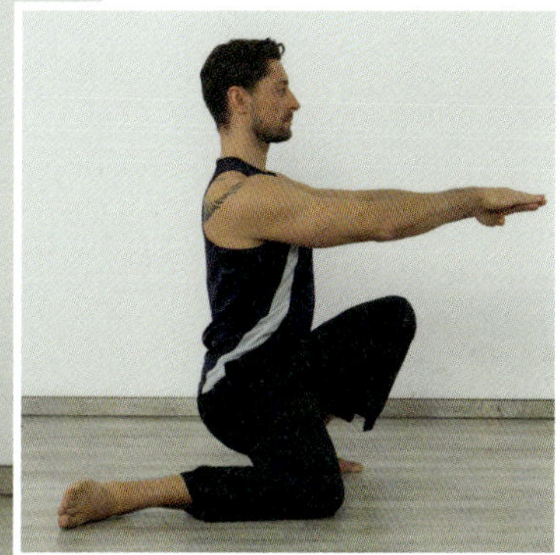

1

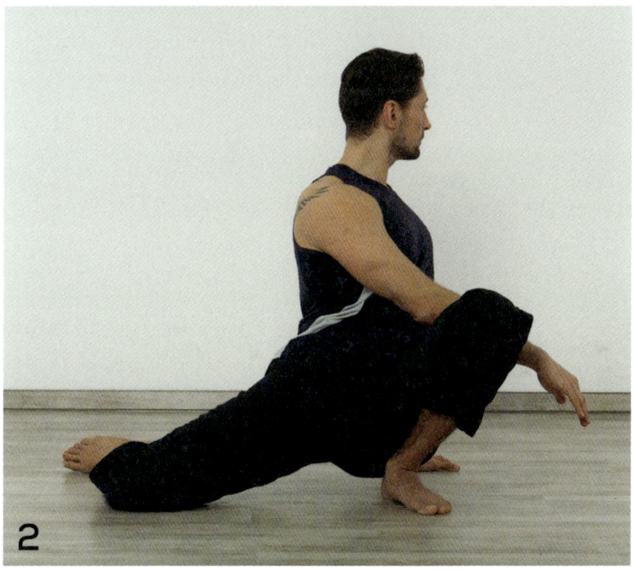

2

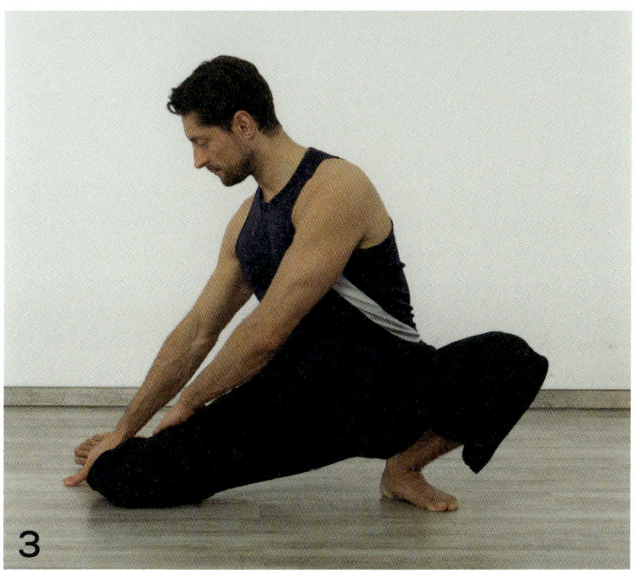

3

Hands on Hip Capsule Stretch

Trainingsziel: Die hier gezeigte Technik schafft durch die Kombination von Stretch und Zug mehr Beweglichkeit in der Hüfte und reduziert Stress in der Hüftkapsel. Vor allem bei einem Engpass in der Hüfte oder Kompressionsschmerzen beim Beugen der Hüfte lässt sich diese Technik hervorragend anwenden.

1. Legen Sie sich in Rückenlage auf den Boden. Ihre Arme können Sie zur Stabilisierung zur Seite ablegen. Ihr Partner stellt sich in einem Halbkniestand links neben Sie. Er greift nun Ihr linkes Bein und hält es gestreckt angehoben. Ihr rechtes Bein bleibt am Boden liegen. Lassen Sie Ihre Hüfte und Beine so entspannt wie möglich.
2. Ihr Trainingspartner legt sich nur Ihr leicht gebeugtes linkes Bein mit der Wade über seine linke Schulter. Mit der linken Hand greift er von innen an Ihre Hüfte. Mit seiner rechten Hand umschließt er seine linke Hand und verschränkt seine Finger. Mit einem starken Zug zieht er Ihr Bein nun aus der Hüfte heraus, indem er es zu sich heranzieht.
3. Er schiebt nun seinen Oberkörper nach vorn. Dadurch erzeugt er zwei Kraftvektoren: den Zug des Beines zu sich und den Schub mit seinem Oberkörper gegen Sie. Die Dehnung in der Oberschenkelrückseite sollte minimal sein. Lassen Sie daher Ihr Bein leicht gebeugt, um eine übermäßige Dehnung des Beinbeugers zu vermeiden. Ihr Trainingspartner rotiert Ihr Bein schließlich leicht um etwa 15 Grad im Wechsel nach innen und außen, um die Hüfte besser mobilisieren zu können, und bearbeitet Ihre Hüftkapsel so für etwa 1 Minute. Stretchen Sie im Anschluss auch das linke Bein.

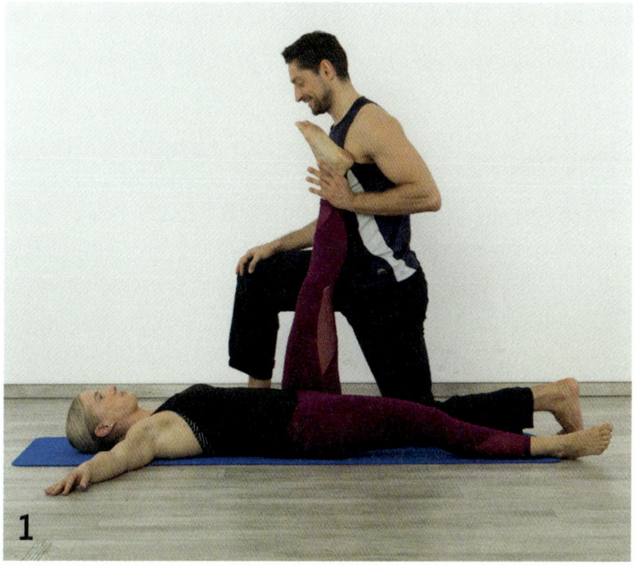

1

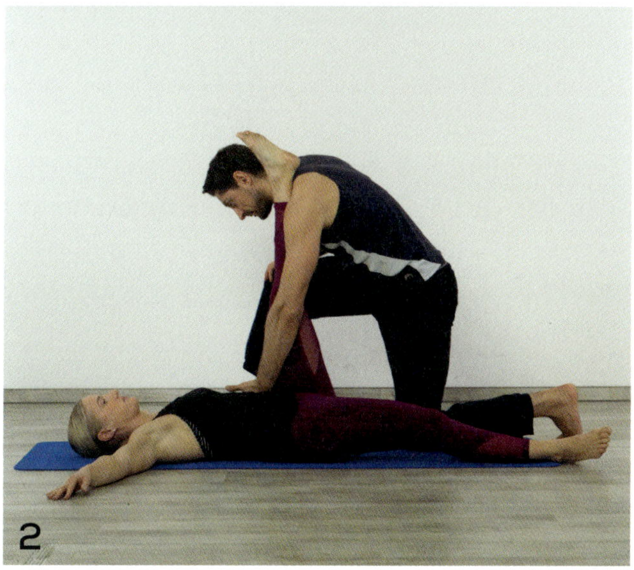

2

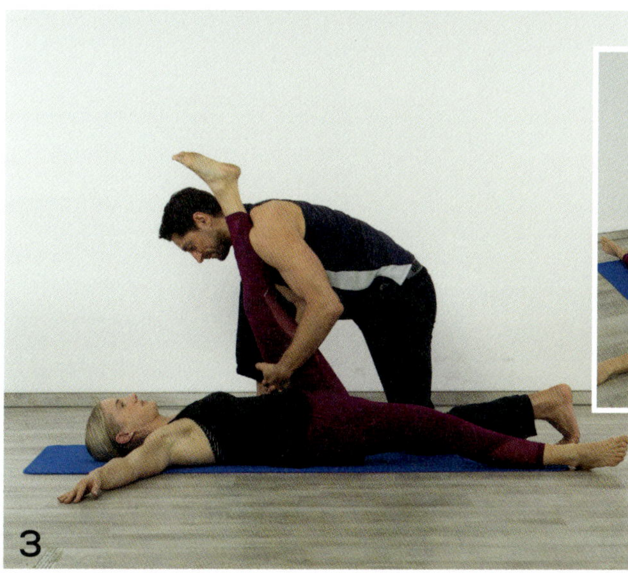

3

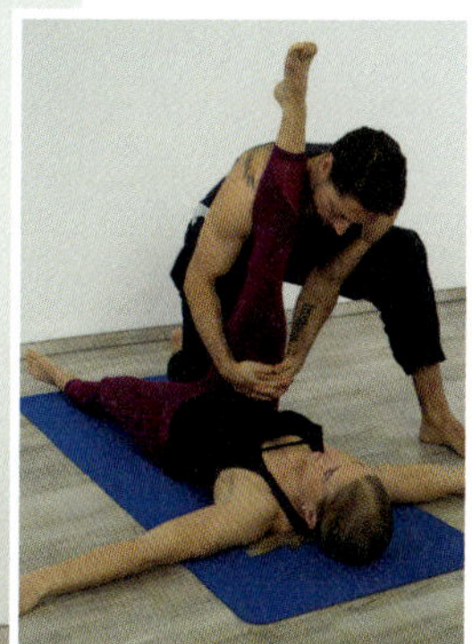

Open Hip Flexion mit Hindernis

Trainingsziel: Diese Übung verbessert Ihre Hüftstreckung, indem die Aktivierung der Gesäßmuskulatur verbessert wird, und optimiert gleichzeitig die Beweglichkeit in Ihrem Hüftbeuger. Auch lateral wird die Hüfte beweglicher.

1. Wählen Sie ein Hindernis wie eine Kettlebell. Legen Sie sich nun flach auf den Bauch, Ihr Kopf ruht auf den Händen. Legen Sie die Kettlebell links neben Ihre Hüfte oder für eine leichtere Variante ungefähr mittig neben Ihren Oberschenkel.
2. Heben Sie Ihr linkes Bein an und führen Sie es seitlich nach oben in Richtung Hüfte, indem Sie Ihr Knie beugen. Führen Sie Ihr Bein über das Hindernis hinweg. Sie sollten die Kettlebell dabei nicht berühren. Die Berührung der Kettlebell gibt Ihnen automatisch Feedback, dass Sie die Bewegung zu tief ausführen.
3. Versuchen Sie nun, Ihr Knie oberhalb Ihrer Hüfte am Boden abzulegen, ohne das Hindernis zu berühren. Bleiben Sie dabei flach auf dem Boden liegen und weichen Sie nicht mit dem Oberkörper aus. Die Bewegung sollte ausschließlich in der Hüfte erzeugt werden. Führen Sie das Bein zurück und wiederholen Sie die Übung 10- bis 15-mal. Führen Sie sie im Anschluss auf der anderen Seite aus.

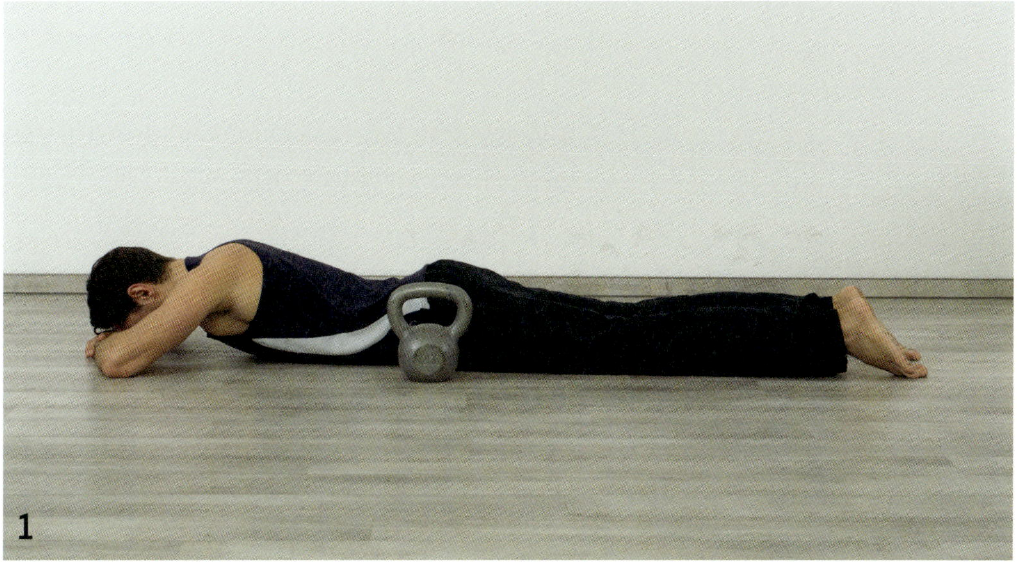

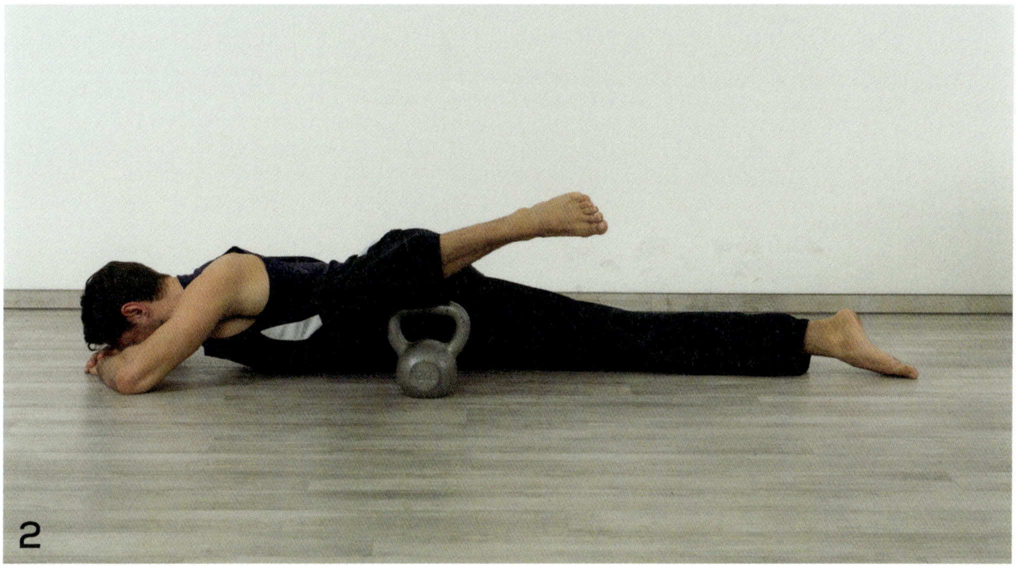

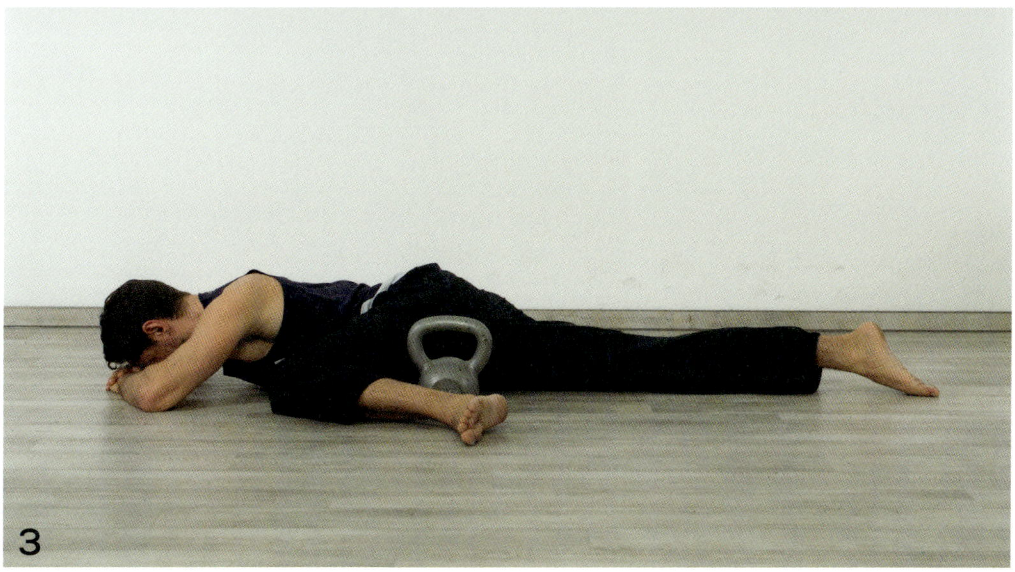

Pancake Stretch

Trainingsziel: Der Pancake Stretch verbessert die Beweglichkeit des inneren Anteils der Beinbeugergruppe und der Innenschenkelmuskulatur.

1. Setzen Sie sich mit so weit wie möglich geöffneten Beinen auf den Boden. Versuchen Sie, die Beine mindestens im 90-Grad-Winkel zu öffnen. Verschränken Sie die Hände vor dem Brustkorb. Halten Sie in der Startposition den Rücken gerade, das Kinn angehoben und Ihren Blick nach vorn oder leicht nach oben gerichtet. Spannen Sie zusätzlich Ihr Gesäß an.
2. Lehnen Sie sich nun aus der Hüfte so weit wie möglich nach vorn. Achten Sie konstant auf einen geraden Rücken und beugen Sie die Wirbelsäule nicht. Führen Sie diese Bewegung am besten dynamisch aus: Haben Sie Ihre tiefste Position erreicht, halten Sie diese am maximalen Punkt für ein paar Sekunden, dann richten Sie sich wieder auf in die Startposition und lehnen sich erneut nach vorn. Versuchen Sie bei jeder Wiederholung, weiter nach vorn zu kommen. Wiederholen Sie diese Bewegung 10- bis 15-mal.

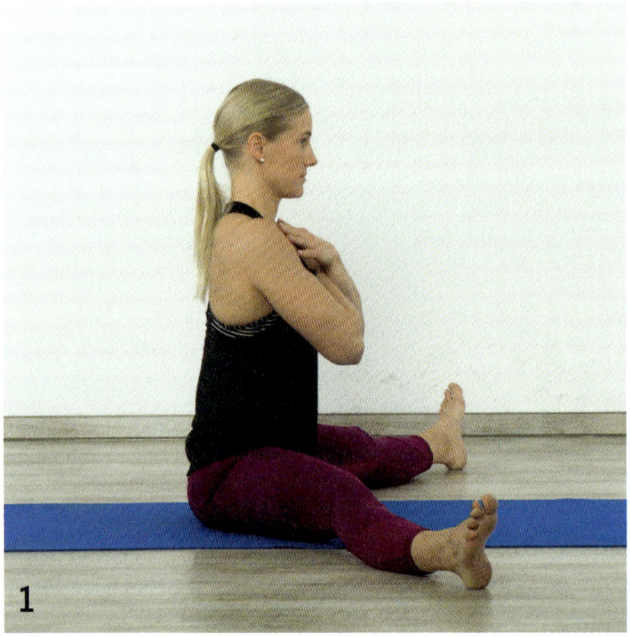

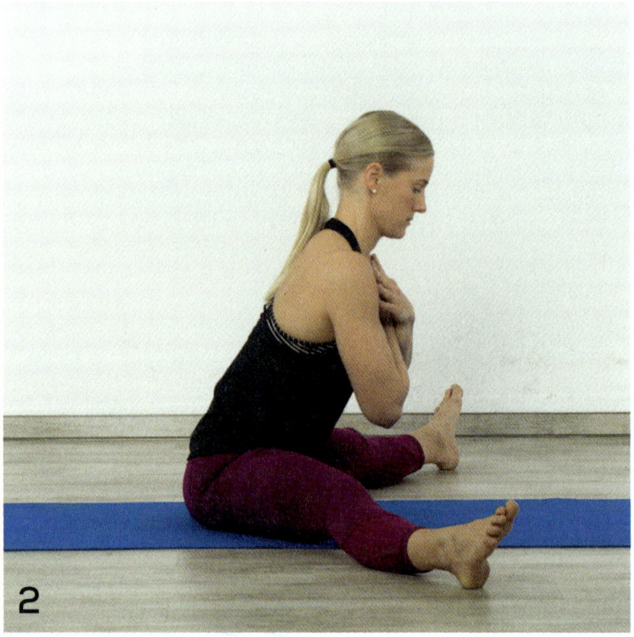

Loaded Pancake Stretch

Trainingsziel: Wie der Pancake Stretch mobilisiert auch der Loaded Pancake Stretch den inneren Anteil der Beinbeuger und die Innenschenkelmuskulatur. Hier wird jedoch zusätzlich mit einem Gewicht gearbeitet.

1. Setzen Sie sich wie beim Pancake Stretch (Seite 238) mit weit geöffneten Beinen auf den Boden. Halten Sie zusätzlich ein leichtes bis moderates Gewicht von 10 bis 20 Kilo vor der Brust.
2. Lehnen Sie sich nun mit geradem Rücken nach vorn und nutzen Sie das Gewicht, um sich besser nach vorn in den Stretch ziehen zu können. Gehen Sie auch hier immer wieder aus der Position heraus, indem Sie sich wieder aufrichten und erneut absenken. Wiederholen Sie diese Bewegung 10- bis 15-mal.

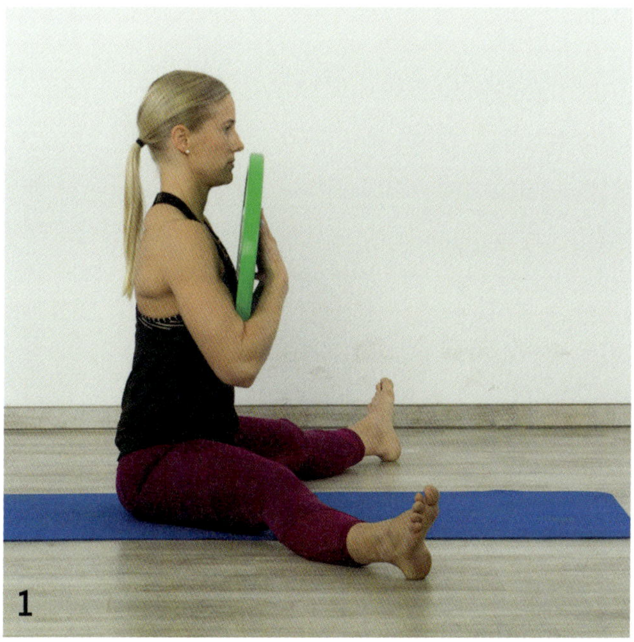
1

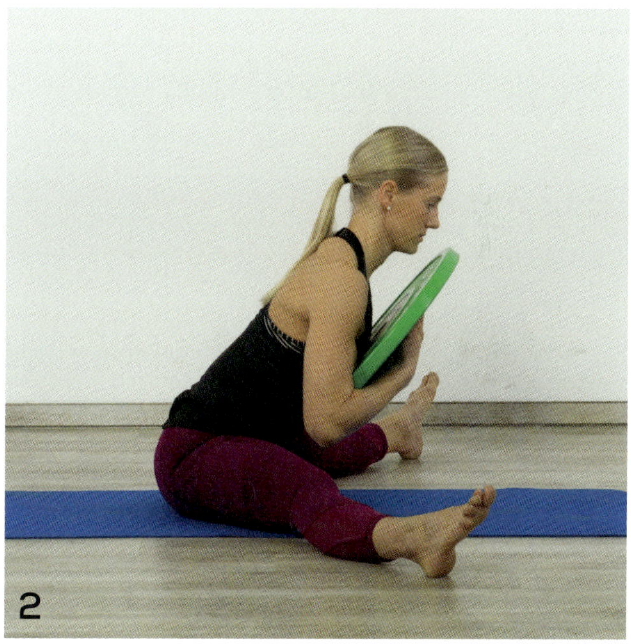
2

Cossack to Cross Seat

Trainingsziel: Diese Übung stellt eine Kombination aus einzelnen Mobility Drills dar, die als Flow zusammengefasst werden, um in erster Linie die Hüfte zu öffnen.

1. Führen Sie den Cossack Squat (Seite 228/229) zu Ihrer linken Seite hin aus.
2. Drehen Sie sich in die Richtung des angewinkelten Beins nach links. Halten Sie dabei das rechte Bein gestreckt und den Oberkörper angehoben. Stützen Sie sich mit beiden Händen am Boden ab und halten Sie den Oberkörper aufrecht.
3. Senken Sie nun Ihr rechtes Knie auf den Boden ab und drehen Sie Ihren Oberkörper weiter nach links, bis auch Ihre rechte Hüfte den Boden berührt. Blicken Sie dabei nach links.
4. Winkeln Sie Ihr rechtes Bein an und drehen Sie Ihren Oberkörper weiter nach links, bis Sie sich auf beide Gesäßhälften hinsetzen können. Drehen Sie Ihren Oberkörper weiter, legen Sie Ihren rechten Unterarm von außen gegen Ihr linkes Bein, drücken Sie es sanft nach rechts und verstärken Sie dadurch Ihre Rotation in der Brustwirbelsäule. Schauen Sie dann nach hinten, indem Sie Ihren Kopf etwas weiter nach links drehen.
5. Kehren Sie in umgekehrter Abfolge wieder zurück in den Cossack Squat.
6. Setzen Sie sich von dort aus kontrolliert nach hinten.
7. Senken Sie nun Ihr linkes Bein nach innen zum Boden ab. Drehen Sie dabei Ihren Oberkörper leicht nach rechts.
8. Richten Sie Ihr angewinkeltes linkes Bein wieder auf und setzen Sie sich hoch zurück in den Cossack Squat. Führen Sie diesen Flow 10- bis 15-mal aus und wiederholen Sie die Übung dann auf der anderen Seite.

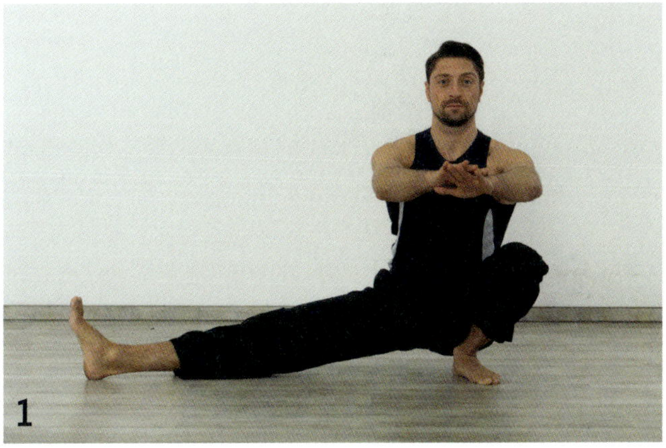
1

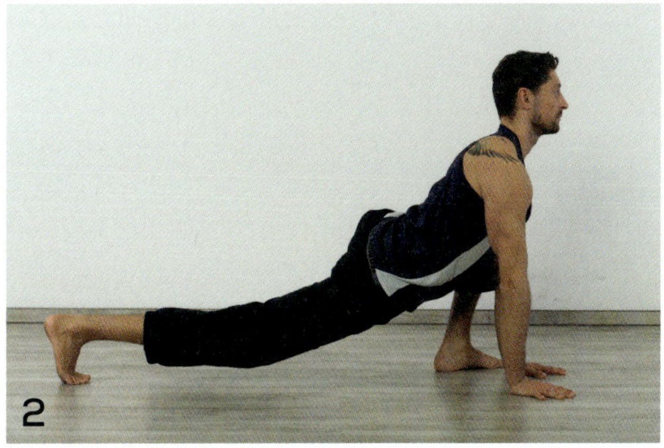
2

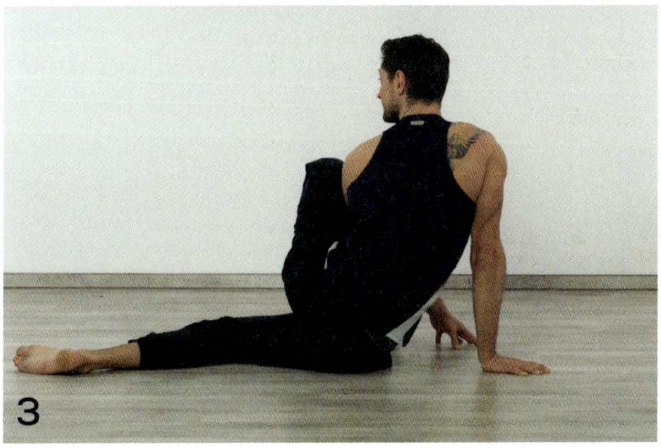
3

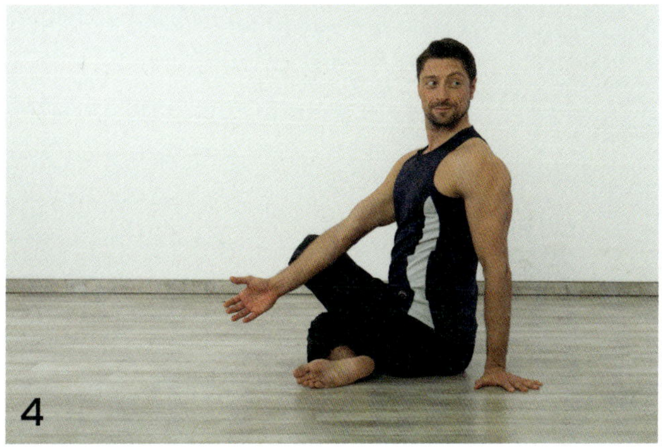
4

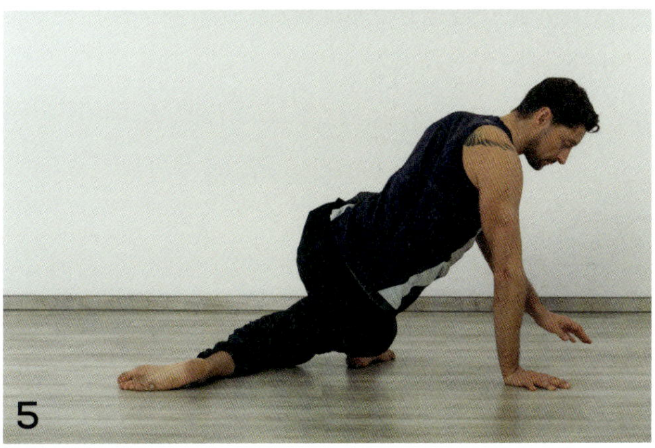
5

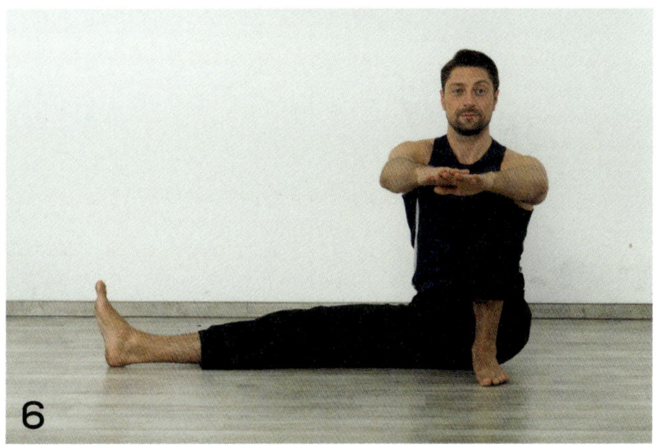
6

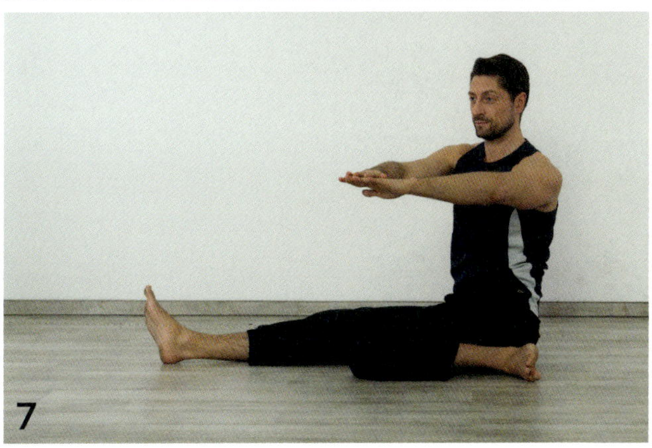
7

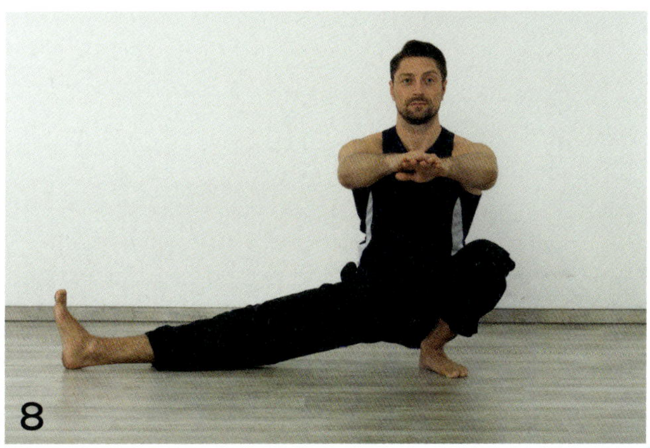
8

Medial Drop Squat basic

Trainingsziel: Bei dieser Drop-Variante des Squats wird aus der Hocke heraus gearbeitet. Dadurch wird aus dem Medial Drop Seated (Seite 174) ein Loaded Mobility Drill, da viel Körpergewicht auf dem am Boden abgelegten Knie lastet. Bei Beschwerden, vor allem im Innenmeniskus, sollten Sie diese Übung nicht ausführen.

1. Begeben Sie sich in die Hocke. Strecken Sie Ihre Arme für mehr Balance auf Schulterhöhe vor sich aus.
2. Senken Sie nun Ihr linkes Bein langsam nach innen in Richtung Boden ab und versuchen Sie, den Unterschenkel und das Knie komplett abzulegen. Rotieren Sie dabei aus der Hüfte, halten Sie die Innenseite Ihrer Fußsohle auf dem Boden und heben Sie die Ferse nicht ab. Achten Sie darauf, den Rücken so aufrecht wie möglich zu halten und das Becken nicht zu bewegen.
3. Richten Sie das linke Bein wieder auf.
4. Wiederholen Sie die Übung auf der anderen Seite, indem Sie das rechte Bein nach innen absenken. Führen Sie wechselseitig pro Bein etwa 10 bis 15 Wiederholungen durch.

Hinweis: Leichter wird die Übung, indem Sie sich mit einem Arm seitlich abstützen. Dadurch können Sie die Last, die auf Ihr Knie drückt, besser verlagern beziehungsweise reduzieren.

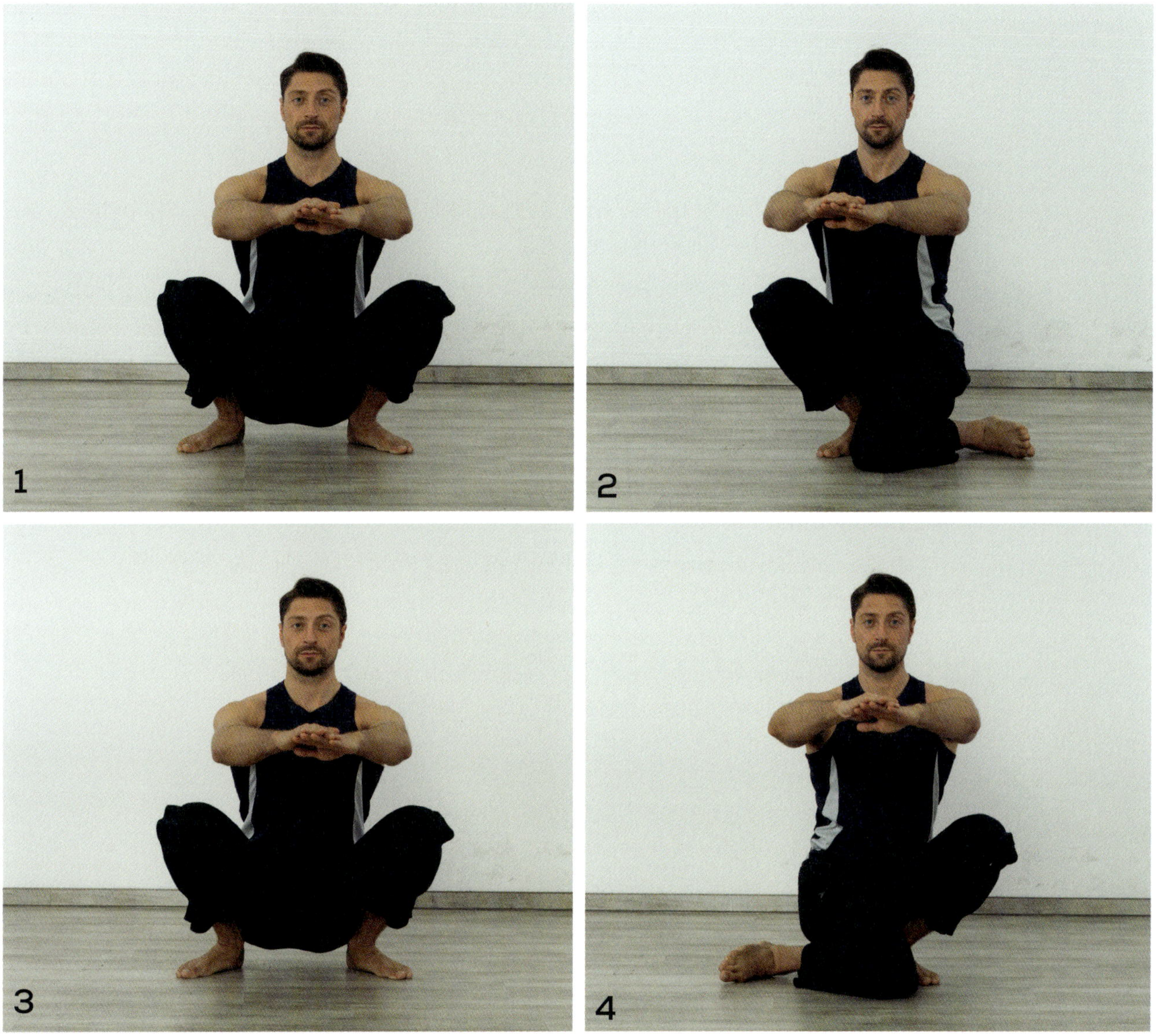
1
2
3
4

Medial Drop and Lateral Drop advanced

Trainingsziel: Mit dieser Übung verbessern Sie nicht nur die Innen- und Außenrotation der Hüfte, sondern stärken zudem Ihre Knie. Dies geschieht jedoch aufgrund von erhöhten Scherkräften, weswegen Sie diese Übung nur machen sollten, wenn Sie den Medial Drop Seated (Seite 174) problemfrei ausführen können.

1. Begeben Sie sich in die Hocke. Strecken Sie Ihre Arme für mehr Balance auf Schulterhöhe vor sich aus.
2. Legen Sie Ihr linkes Bein nach innen auf den Boden ab. Halten Sie dabei die Innenseite Ihrer Fußsohle auf dem Boden.
3. Legen Sie nun Ihr rechtes Bein nach außen ab. Versuchen Sie, diese Bewegung so kontrolliert wie möglich auszuführen, und fallen Sie nicht mit dem Bein zur Seite. Zu Beginn können Sie sich mit der rechten Hand abstützen, um die Belastung zu reduzieren.
4. Heben Sie nun das rechte Bein wieder an.
5. Kommen Sie zurück in die Hocke. In diesem Übergang wird das Knie am stärksten belastet. Arbeiten Sie daher nicht ruckartig und stützen Sie sich gegebenenfalls mit einem Arm ab. Wiederholen Sie die Übung 10- bis 15-mal und führen Sie sie dann zur anderen Seite aus.

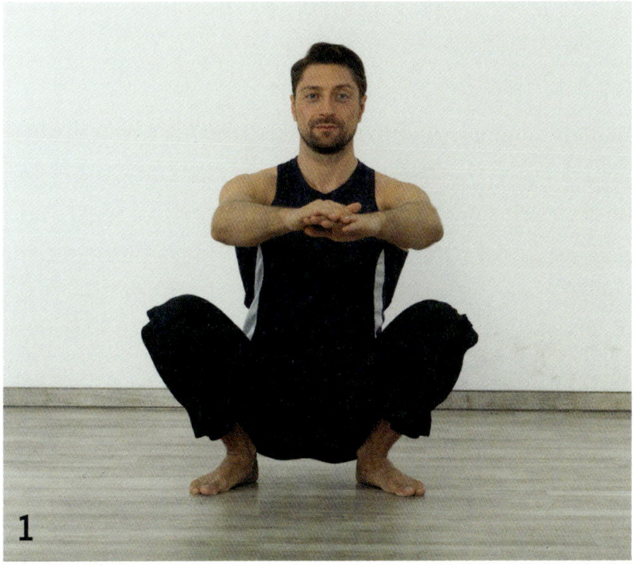
1

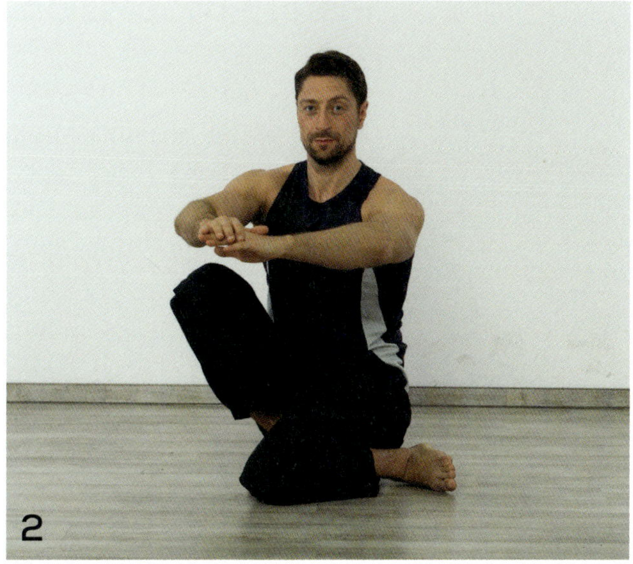
2

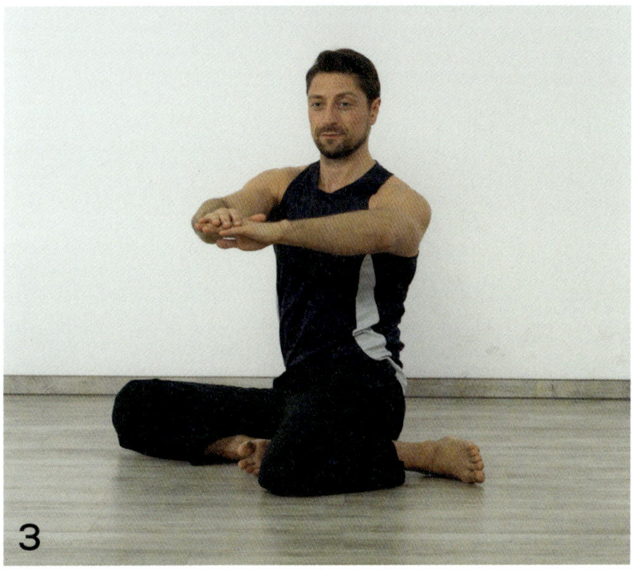
3

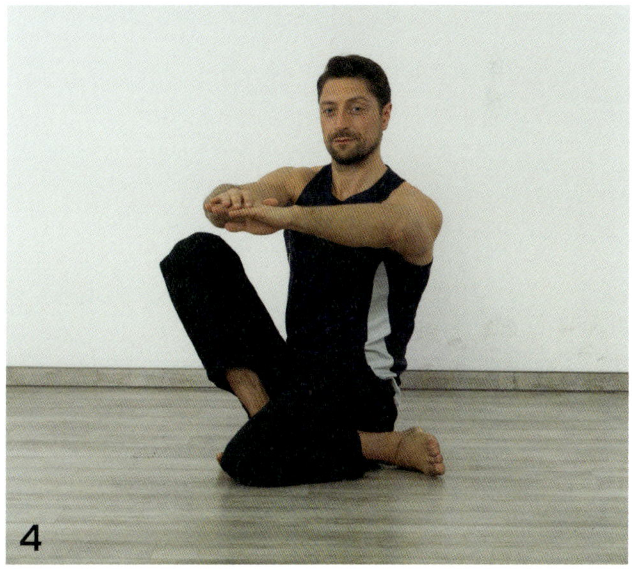
4

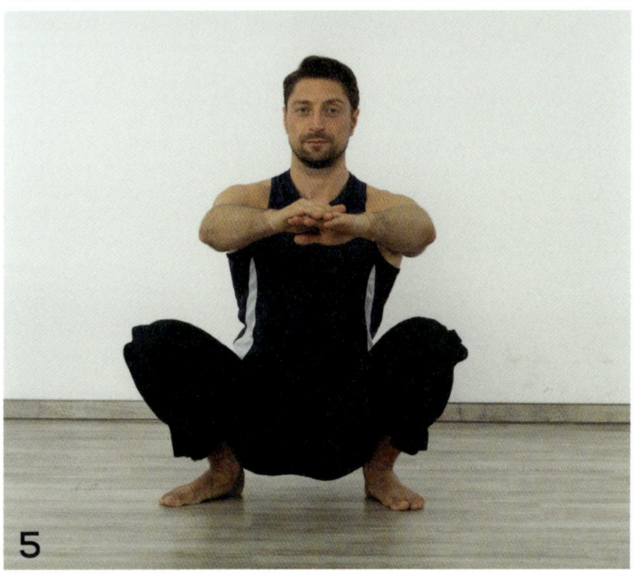
5

Pistol Progression

Trainingsziel: Bei der Übung Pistol Progression handelt es sich um die Hinführung zur Übung Pistol (auch einbeinige Kniebeuge oder Single Leg Squat genannt), eine Kombination aus Mobilitäts- und Kraftübung. Sie sollten imstande sein, die Pistol Progression durchzuführen, bevor Sie sich an den eigentlichen Pistol heranwagen. Der Vorteil solch einseitiger Übungen ist, dass sie das Training funktioneller gestalten und der Körper dadurch verletzungsresistenter wird. Im Vergleich zu beidbeinigen Kniebeugen aktivieren einbeinige Kniebeugen zudem die stabilisierenden Hüftmuskeln deutlich stärker.

1. Setzen Sie sich auf den Boden und strecken Sie Ihre Beine aus, ziehen Sie Ihre Füße Richtung Körper an. Halten Sie Ihren Rücken gerade und stützen Sie Ihre Hände hinter Ihrem Gesäß auf. Beugen Sie nun Ihr linkes Bein und führen Sie Ihren Fuß so nah wie möglich an Ihr Gesäß heran.
2. Lehnen Sie sich dann nach vorn und versuchen Sie, unterstützt durch Ihre Hände, vom Boden aufzustehen. Heben Sie dabei das gestreckte rechte Bein mit an.
3. Schieben Sie sich nun, weiterhin unterstützt durch Ihre Hände, so weit wie möglich nach vorn. Setzen Sie dabei den rechten Fuß auf dem Boden auf.
4. Gehen Sie so weit nach vorn, bis Ihr linkes Knie am Boden aufsetzt. In der Endposition sollten Sie eine Art Halbkniestand erreichen. Setzen Sie sich ohne Pause wieder zurück in die Ausgangsposition. Wiederholen Sie die Übung 10- bis 15-mal und führen Sie sie im Anschluss mit dem anderen Bein aus.

Variante: Sollte Ihnen die Übung leichtfallen, versuchen Sie, sie ohne Unterstützung der Hände auszuführen.

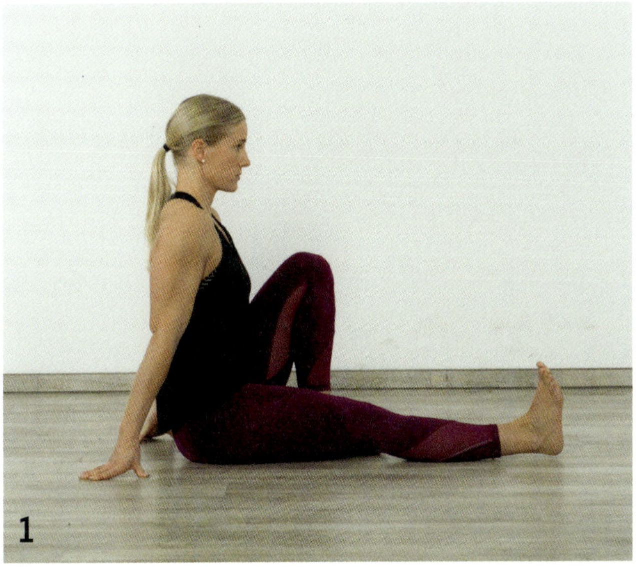

1

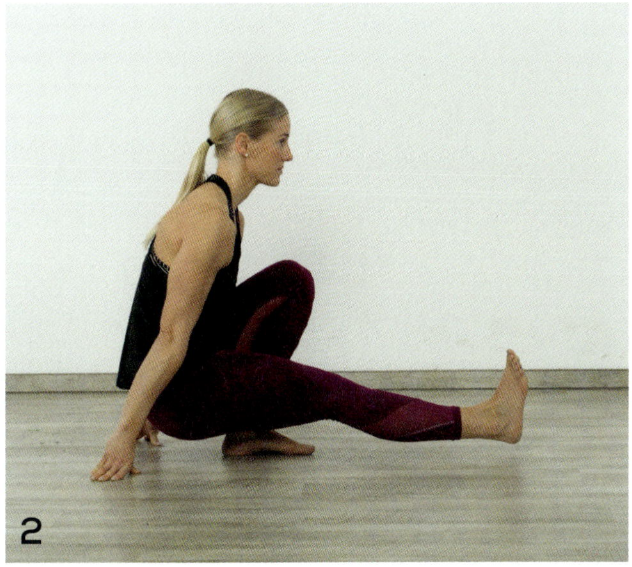

2

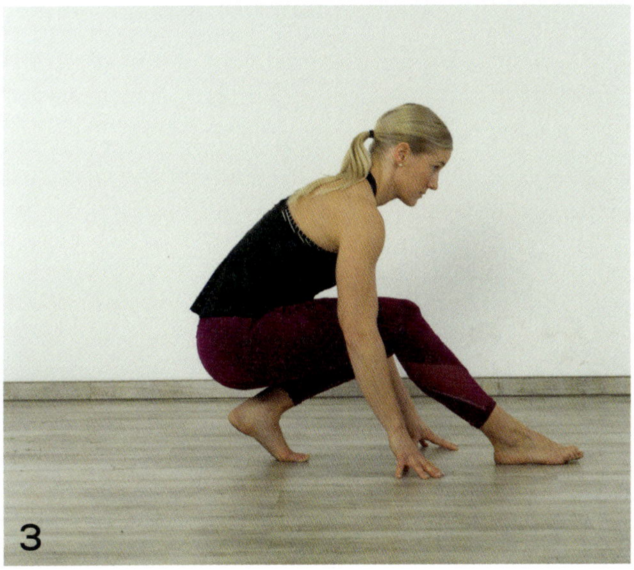

3

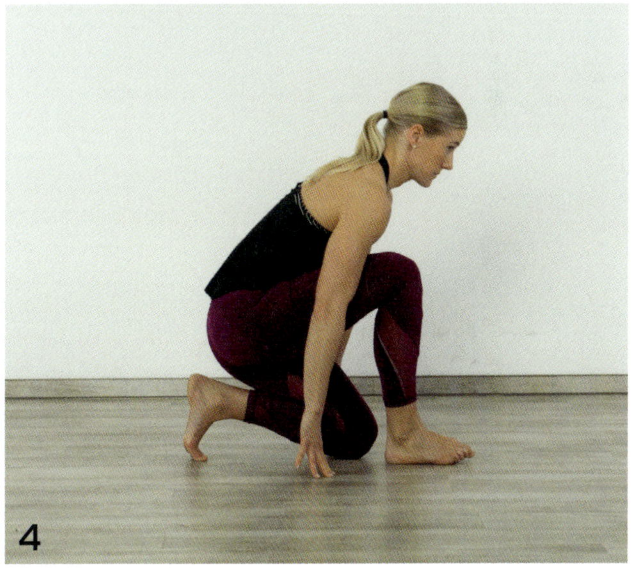

4

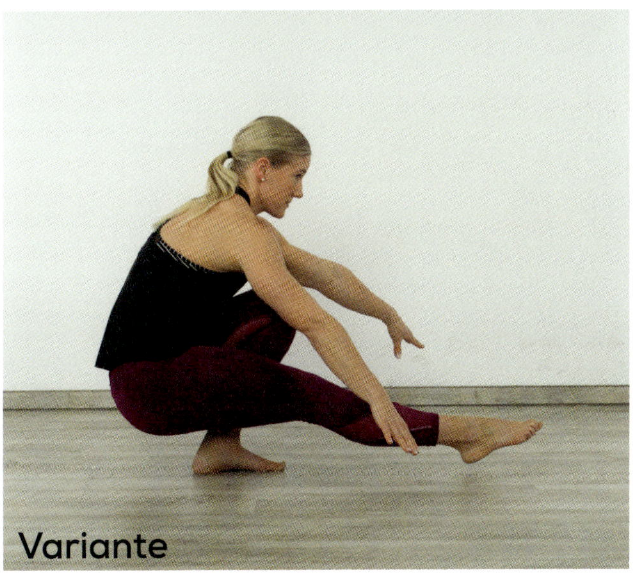

Variante

Pistol Walk

Trainingsziel: Der Pistol Walk eignet sich ebenfalls als vorbereitende Übung, um die einbeinige Kniebeuge, den Pistol, zu lernen. Er verbessert zudem die Mobilität in den Sprunggelenken und in der Hüfte.

1. Gehen Sie in die Hocke. Im besten Fall sollten die Fersen fest auf dem Boden stehen. Ist dies nicht möglich, heben Sie die Fersen so weit wie nötig an. Strecken Sie Ihre Arme für mehr Balance auf Schulterhöhe vor sich aus.
2. Strecken Sie nun das rechte Bein nach vorn angehoben aus.
3. Schieben Sie sich aus der linken Ferse heraus nach vorn und setzen Sie Ihren rechten Fuß in einem großen Schritt nach vorn ab. Die linke Hüfte wird dabei über die Seite geöffnet und vor der Bewegungseinleitung außenrotiert. Senken Sie zudem Ihr linkes Bein ab, sodass Sie Ihren Unterschenkel auf dem Boden ablegen können.
4. Ziehen Sie nun das hintere linke Bein nach vorn und halten Sie es angehoben, wodurch Sie die Seite wechseln. Achten Sie beim Nachziehen darauf, dass Ihr hinteres Bein nicht über den Boden schleift, sondern Sie den Fuß anheben. Laufen Sie auf diese Weise etwa 10 bis 15 Schritte.

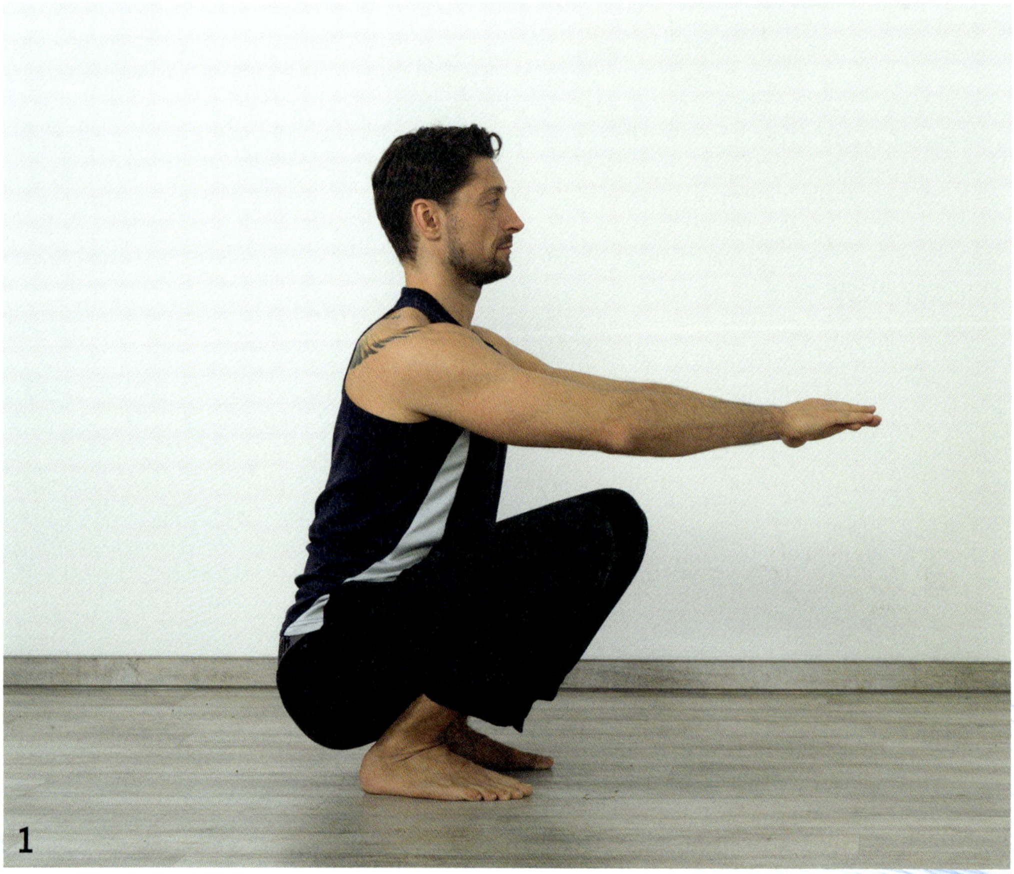

1

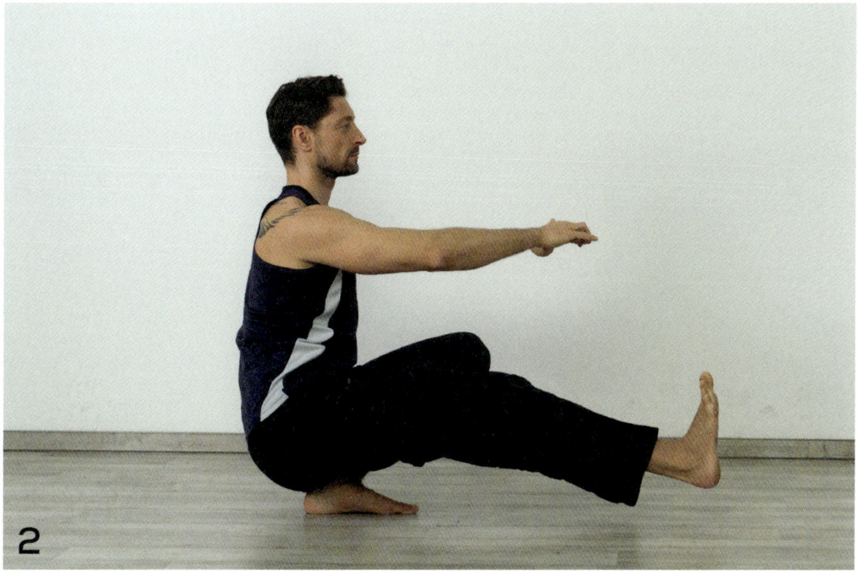

2

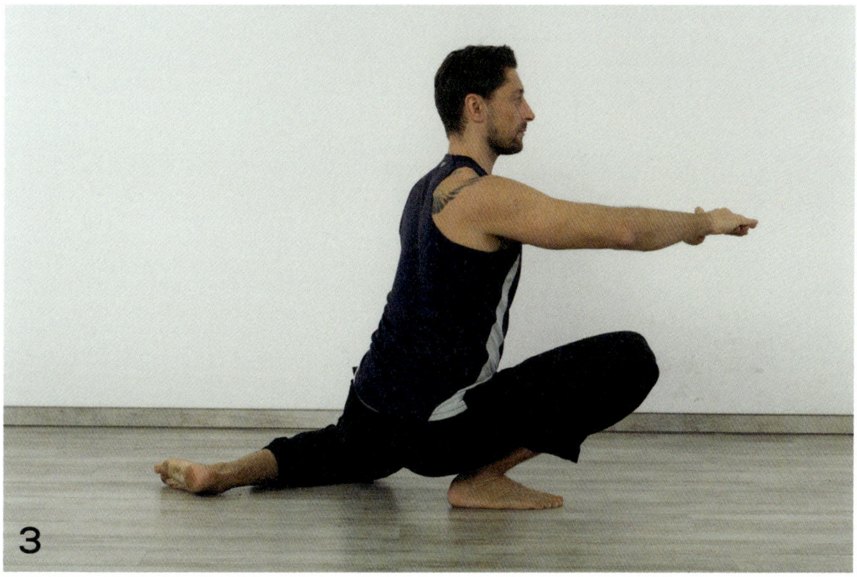

3

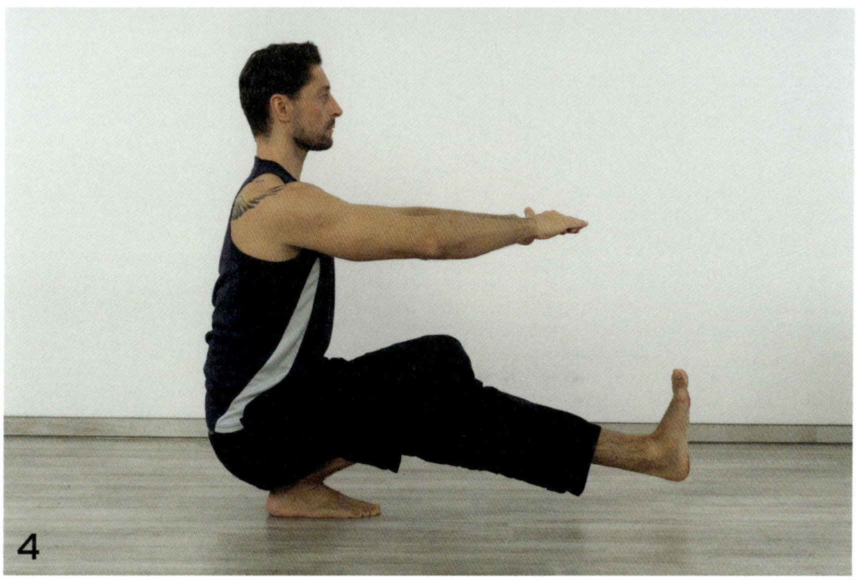

4

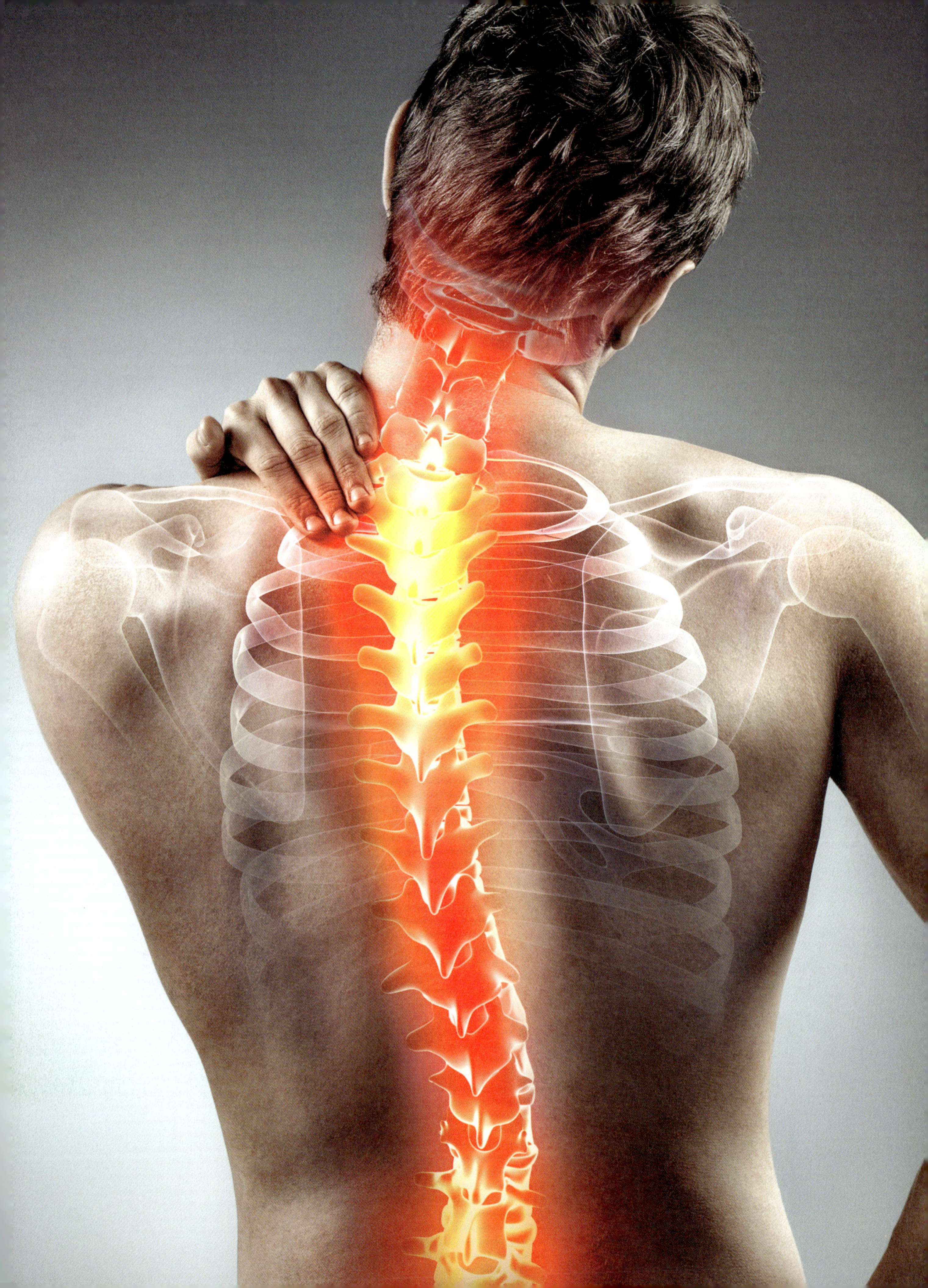

Schmerzen und Verletzungen

Über Schmerz lassen sich mühelos viele Bücher füllen. Nicht nur, weil Schmerzen, ob nach Verletzungen oder aus unklarer Ursache entstanden, zur Volkskrankheit geworden sind. Sondern auch, weil Schmerz ein sehr komplexes Geschehen ist, das Ärzte und Wissenschaftler noch längst nicht aufgeklärt haben. Eines ist jedenfalls sicher: Schmerz ist ein Phänomen, das hauptsächlich auf Funktionen des Nervensystems beruht. Nervenenden vermitteln Impulse, zum Beispiel aus Schädigungen von Haut, Gewebe oder Muskeln. Nervenstränge leiten diese Impulse weiter an das Gehirn, dort werden die Schmerzsignale von Nervenzellen in verschiedenen Hirnarealen verarbeitet, beantwortet und gespeichert. Mediziner nennen diese verschiedenen Komponenten, aus denen Schmerz entsteht, das »Schmerzsystem« (Seite 113). Es gibt außerdem so etwas wie ein Schmerzgedächtnis, und Forscher gehen davon aus, dass das Gehirn auch für die Stärke und Art der Schmerzempfindung maßgeblich ist. Schließlich interpretiert es die ankommenden Signale, ordnet sie ein und kann sie je nach Umstand dämpfen, verstärken und beantworten.

Die Verankerung von Schmerz im Nervensystem ist für mich der Ansatzpunkt, denn hier gibt es eine offensichtliche Verbindung zwischen Schmerz und Mobility: Im Training kann ich den Mechanismen, die es für Schmerz gibt, mit denen, die es im Gehirn für Bewegung gibt, entgegentreten. Bewegung ist fundamental für den menschlichen Organismus. Nicht nur Arme, Beine und Muskeln, auch das Gehirn ist für Bewegung geschaffen. Als Schaltzentrale wertet es Bewegung grundsätzlich als Zeichen für Funktionsfähigkeit und Gesundheit des Körpers - natürlich nur, wenn die Bewegung biopositiv ist. Bewegung ist deshalb der ideale Kontrahent von Schmerz, denn dieser ist für das Gehirn bionegativ. Und so bietet der gehirnbasierte Ansatz des Mobility-Programms einen natürlichen Mechanismus, um Schmerzen wirksam zu bekämpfen.

Was ich Ihnen daher in diesem Kapitel aufzeigen möchte, ist, welche Chance der Zusammenhang von Schmerzmechanismen, Gehirn, Bewegung und Mobility-Training in der Schmerzbehandlung sein kann. Und warum gerade unser systematisches, gehirnbasiertes Beweglichkeitstraining eine Kampfansage an chronische Schmerzen ist. Doch zunächst ist es wichtig, einige grundlegende Dinge zum Schmerz verstanden zu haben. Natürlich kann das nur ein kursorischer Überblick zu diesem riesigen Gebiet sein. Wer tiefer ins Thema einsteigen möchte, findet im Buch *Schmerzen verstehen* von David Butler und Lorimer Moseley sehr anschauliche Erklärungen auf dem neuesten Stand.

Das Gehirn belohnt biopositive Bewegungen als Zeichen für Funktionsfähigkeit und Gesundheit. Hier setzt Mobility-Training in der Schmerzbehandlung an.

Was genau ist Schmerz?

Zunächst ist es wichtig, zwei Arten von Schmerzen zu unterscheiden - akute und chronische. Akute Schmerzen treten bei einer Verletzung auf und halten nur eine begrenzte Zeit an. Ist die Wunde geheilt, verschwinden sie in der Regel. Typische Anlässe für akute Schmerzen sind etwa Stiche, Schnitte oder eine Prellung. Darauf reagieren verschiedene Schmerzrezeptoren in der Haut und im Bindegewebe sofort: Sie geben elektrische Signale ab, die mithilfe von Schmerzsensoren, medizinisch Nozizeptoren genannt, über das Rückenmark ins Gehirn gelangen. Dort alarmieren sie gleich mehrere Hirnregionen, man kann sogar sagen, dass das gesamte Gehirn in Aufruhr gerät. Zunächst analysiert es den Schmerzeindruck und prüft, woher das Signal kommt, wie stark der Reiz ist, wie lange er andauert und wie groß die betroffene Körperstelle ist. Dabei ist auch ein Bereich der Großhirnrinde aktiv, den wir schon im Kapitel zur Rolle des Gehirns (ab Seite 25) und im Zusammenhang mit Stretching (ab Seite 49) kennengelernt haben: der sensorische beziehungsweise somatosensorische Kortex.

Gleichzeitig werden bestimmte Hirnareale aktiviert, die für die emotionale Verarbeitung zuständig sind, denn der Reiz wird als unangenehm wahrgenommen. Zu diesen Bereichen gehört auch der sogenannte anterior-cinguläre Kortex (englisch *Anterior Cingulate Cortex*, ACC). Er liegt im Hinterkopf und umgibt den Verbindungsstrang zwischen den beiden Gehirnhälften, den Balken. Der anterior-cinguläre Kortex spielt bei der Regulation von Blutdruck und Herzfrequenz eine Rolle, aber auch bei Entscheidungen und Erwartungen, der Kontrolle

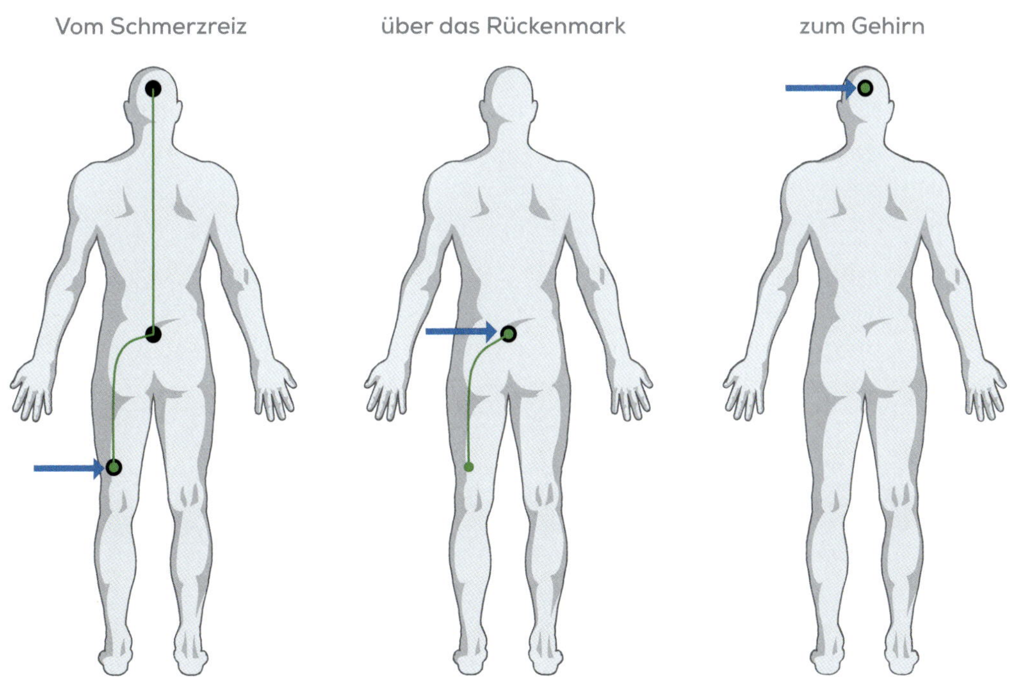

Erst im Gehirn entsteht der Schmerz. Es interpretiert die Signale und weist die Schmerzreize einem bestimmten Ort zu.

von Impulsen und der Lösung von komplexen Problemen. Ein Teil seiner vielen Funktionen ist es, bei eintretenden Schmerzsignalen beruhigende Stoffe auszuschütten, sogenannte körpereigene Opiate. Sie mindern das Schmerzempfinden und beruhigen das ganze aufgeregte System.

Auch das Bewegungszentrum, der motorische Kortex, schaltet sich ein. Denn bei akutem Schmerz geht es auch darum, schnell zu reagieren – zu fliehen, sich zu schützen oder eine andere Haltung der Verteidigung oder des Kampfes einzunehmen. Schmerz führt also auch zu Bewegung! Das geschieht durch Reflexe, die blitzschnell vom Rückenmark ausgelöst werden, bevor bestimmte Schmerzreize überhaupt im Gehirn verarbeitet wurden, etwa bei Verbrennungen. Fasst man auf eine heiße Herdplatte, zieht man die Hand sofort wieder zurück. Dieser Schmerzreflex kommt nicht vom Gehirn, sondern aus dem Rückenmark. Gleichzeitig lenkt aber das Gehirn auch die Aufmerksamkeit auf den Schmerz: Man schaut hin, fasst an die verletzte Stelle, unterbricht ein Gespräch, kann sich nicht mehr konzentrieren, macht Ausgleichsbewegungen. Dafür sind bestimmte andere Teile des Großhirns zuständig, sie liegen im vorderen Bereich. Schmerzen reichen aber auch tief in unser Angstzentrum, die Amygdala, den sogenannten Mandelkern. Akuter Schmerz ist dadurch, dass er das Gehirn so umfassend alarmiert, ein wichtiges Warnsignal. Menschen meiden nach diesem Alarmzustand Situationen, in denen Gefahr und Verletzung drohen.

Die Schmerzsignale, die aus dem Körper kommen, werden im Gehirn allerdings auf spezifische Weise interpretiert und verarbeitet. Das erfolgt unbewusst und ist abhängig von vielen Faktoren wie individuellen Erfahrungen, Werten, soziokulturellen Bedingungen und der eigenen Situation. Eine Fingerverletzung wird einen Pianisten zum Beispiel schwerer treffen als einen Marathonläufer, da die Folgen der Verletzung auch in das Kalkül des zentralen Nervensystems mit eingehen. Nimmt dies die Schädigung als ernsthaft oder bedrohlich war, verstärkt es die Schmerzsignale.

Wie unterschiedlich das Gehirn Schmerzen und Verletzungen bewertet, kennt jeder aus dem Alltag: Wenn Kinder beim Spielen hinfallen, spielen sie einfach weiter und merken kaum etwas von ihrem Schmerz. Genauso geht es oft Sportlern im Wettkampf, etwa Fußballern. Erst wenn sie mit Schürfwunden und blauen Flecken vom Spielfeld kommen, fängt es an wehzutun. Je nach Situation entscheidet das Gehirn also, ob die Verletzung bedrohlich ist oder ob nicht doch etwas anderes im Vordergrund steht, zum Beispiel das Spiel oder der Mannschaftserfolg. Genau dann kommen die oben erwähnten körpereigenen Opiate zum Einsatz: Der akute Schmerz wird abgedämpft, und erst wenn Zeit für den Schmerz ist, gelangt er ins Bewusstsein. So sind auch Berichte von Soldaten im Krieg zu erklären, die teils schwerste Verwundungen wie Schüsse oder den Verlust von Gliedmaßen

Das Gehirn entscheidet, wie wir Schmerz und Verletzung empfinden. Es kann Schmerzen verstärken oder auch komplett ausblenden.

erlitten und dabei nichts als einen dumpfen Schlag, Stoß oder auch gar nichts wahrgenommen haben. Weil das unmittelbare Überleben im Vordergrund stand, hat das Gehirn den Schmerz komplett ausgeblendet, um andere Funktionen zu erfüllen - schließlich ging es um die nackte Existenz. Das Phänomen der Entscheidung über den Schmerz und seine Bewertung sowie das Ausblenden gehört zur Schutzfunktion unseres Gehirns, die wir schon kennengelernt haben. Im folgenden Überblick sind die Komponenten, die zum Empfinden von Schmerz beitragen, noch einmal zusammengefasst.

Das Besondere an chronischen Schmerzen

Chronische Schmerzen unterscheiden sich von akuten, weil sie noch mehr von Gehirn und dem gesamten Nervensystem bestimmt sind. Als chronisch wird Schmerz definiert, wenn er länger als sechs Monate anhält. Solche Schmerzen können bei Bewegung oder in Ruhe erscheinen, sporadisch auftreten, ständig bestehen oder nur in bestimmten Situationen erscheinen. Sie können lediglich unangenehm, noch erträglich oder so stark sein, dass sie kaum auszuhalten sind.

Die häufigsten Arten sind Kopfschmerzen, Gelenkschmerzen, speziell Rückenschmerzen, sowie Schmerzen nach Verletzungen oder Unfällen. Chronische Schmerzen können auch aus Dauerbelastung und falscher Haltung entstehen, aus Verschleiß von Gelenken, nach Schock oder Trauma oder scheinbar aus ganz ungeklärter Ursache. Letzteres kommt sehr viel häufiger vor, als man denkt, und ist das Problem vieler Schmerzpatienten. Wiederholt sich nun ein Schmerzsignal immer wieder und provoziert es ständig Reaktionen im Gehirn, verändert sich die Schmerzwahrnehmung in den beteiligten Hirnarealen. Dabei stumpft das Organ nicht etwa ab, wie man es erwarten könnte. Stattdessen geschieht oft das Gegenteil: Das Gehirn wird überempfindlich. Es reagiert schon auf die kleinsten Reize und feuert seine Alarmkaskade ab. Auch gibt es ein ge-

Schmerz entsteht im Netzwerk

Ein eng begrenztes »Schmerzzentrum« im Gehirn gibt es nicht. Stattdessen sprechen Neurologen von einem ganzen Schmerzsystem. Gemeint sind damit alle verschiedenen Teile des Nervensystems, die bei der Entstehung von Schmerzen jeder Art beteiligt sind: vom peripheren Nervensystem mit Schmerzsensoren und Schmerzfasern über Rückenmark und Hirnstamm bis ins Gehirn zu Thalamus, Hypothalamus, limbischem System und dem Neokortex in der Großhirnrinde. Durch das Zusammenwirken dieser Teile entsteht eine Vielfalt individueller Schmerzerlebnisse. Schmerz ist also das Produkt eines weitverzweigten Netzwerks, früher sprach man auch von einer Neuromatrix oder der Schmerz-Neuromatrix. Dieses Muster ist genetisch festgelegt, aber durch sensorische Erfahrungen des Individuums geprägt.

wisses Langzeitpotenzial: Der Schmerz wird immer stärker, als ob das Gehirn immer lauter auf das Problem aufmerksam machen wollte.

Zugleich verändern sich auch die Reizweiterleitungen im Rückenmark sowie die Sensoren und Neuronen im Gewebe: Sie werden hypersensibel. Falsche Signale entstehen und lösen Alarm aus, obwohl keiner besteht. Das Gehirn wird dann auch vom Körperinneren mit Fehlinformationen bombardiert und in die Irre geführt: Es empfindet Schmerz und Verletzung, obwohl keine Schädigung vorliegt. Wir haben Fibromyalgie, die Weichteilkrankheit mit Schmerzen in vielen Körperregionen, schon kurz erwähnt. Mediziner diskutieren hier als Ursache fehlgesteuerte Reize von Rezeptoren, die eigentlich nur für Wärme und Kälte zuständig sind. Sie scheinen im Gehirn falschen Schmerzalarm auszulösen, daher interpretiert es die harmlosen Temperatursignale als Gefahr und erzeugt einen spürbaren Schmerz.

Die Entstehung des chronischen Schmerzes im Nervensystem bezeichnen Ärzte auch als »Schmerzspuren« und »Schmerzgedächtnis«. Das Gehirn speichert den Zustand und merkt sich, was ihn ausgelöst hat. Bei ähnlichen Auslösern ruft es dann das Archiv - den Schmerz - ab. Das ist der Teufelskreis, in den viele Menschen geraten, wenn sie von chronischen Schmerzen geplagt werden: Wiederkehrende Schmerzschübe erfassen sie und kleinste Auslöser reichen dafür aus. Beim Arzt erhalten sie dann die Diagnose »Schmerzsyndrom«.

Chronische Schmerzen können also andauern, ohne dass es einen organischen Befund dazu gibt. Aber Achtung, das bedeutet nicht, dass sich ein Patient den Schmerz nur einbildet! Schmerzen sind immer real. In diesen Kontext gehören auch Phantomschmerzen, die Menschen nach Amputationen in den bereits längst entfernten Gliedmaßen haben. Sie haben echte Schmerzen, weil das Gehirn den Schmerz und das Gefühl für Arm, Hand oder Fuß bewahrt, obwohl diese schon vor langer Zeit amputiert wurden. Solche Schmerzen sind außerordentlich belastend und ziehen auch psychische Probleme nach sich. Sie können den Alltag und das gesamte Leben stark beeinträchtigen. Auch die Psyche leidet auf charakteristische Weise, so neigen Schmerzpatienten zum Beispiel dazu, Ereignisse in ihrem Leben als schlimmer zu bewerten, als sie eigentlich sind. Die Betroffenen können sogar depressiv und langfristig arbeitsunfähig werden.

Schmerz entsteht im Gehirn – ohne das Gehirn gibt es keine Schmerzen.

Chronischer Schmerz hinterlässt auch Spuren im Gehirn: Bei vielen Patienten ist der anterior-cinguläre Kortex verkleinert, das heißt, diese Region baut sich unter lang anhaltenden Schmerzen ab. Mediziner vermuten, dass sich das Gehirn so vor Überlastung schützt. Damit nimmt aber auch die Fähigkeit des ACC ab, beruhigende Stoffe auszuschütten. Die Schmerzempfindung kann daher nicht mehr so gut reguliert werden.

Zum Glück kann Therapie hier helfen: Der anterior-cinguläre Kortex kann seine normale Größe wieder erreichen, wenn über zwei bis sechs Wochen eine gute Schmerzbehandlung durchgeführt wird. Heute versteht man darunter das Eingreifen auf vielen Ebenen. Neben Schmerzmedizinern gehören Physiotherapeuten, Ergotherapeuten und Psychologen, Psychiater und Neurologen dazu. Zudem nehmen moderne Therapien bei akuten Verletzungen sofort die Spätfolgen in den Blick. Dadurch wollen die Ärzte die oben erwähnten Schmerzspuren und das Schmerzgedächtnis von Anfang an verhindern. Daher ist heute auch die gezielte Schmerzvermeidungsstrategie Teil einer guten unfallmedizinischen Behandlung. Bewegung und Medikamente stehen dabei im Zentrum. Direkt nach einem Unfall oder einer Operation geben Ärzte Schmerzmittel, um zu verhindern, dass der Schmerz sich einprägt. Auch der Umgang mit Narkose und lokaler Betäubung ist heute anders. Hieß es früher »Zähne zusammenbeißen« und »Was mich nicht umbringt, macht mich stärker«, ist man sich jetzt der Wirkung von Schmerzen auf das Gehirn bewusst. Bei allen Arten von Eingriffen bemühen sich Ärzte daher, sie so schmerzfrei wie möglich zu gestalten, besonders bei Kindern. Auch die früher so übliche Schonung bei Schmerzen und Verletzungen sehen Ärzte heute differenziert: In vielen Fällen ist es viel besser, sich so bald wie möglich zu bewegen, als lange passiv auf die Heilung zu warten.

» Schmerzen sind immer real, auch wenn es keine organischen Befunde am betroffenen Körperteil gibt. Die Schmerzspuren lassen sich aber neurologisch nachweisen.

Mobility-Training als Kampfansage gegen chronische Schmerzen

Beim Mobility-Training haben wir als Trainer es vor allem mit chronischen, lang andauernden Schmerzen zu tun. Oft gehen sie auf Unfälle oder Verletzungen zurück. Klienten, die mit Bewegungsproblemen und Schmerzen zu mir kommen, haben praktisch immer eine solche Vorgeschichte samt alter Narben. Oft leiden sie an den Folgen, ohne dass sie es wissen, denn sie ordnen ihre Schmerzen den längst vergessenen Narben im Gewebe gar nicht zu. In den Fallgeschichten, die ich in früheren Abschnitten geschildert habe, war davon schon mehrfach die Rede. Schmerzen greifen aber auch in die Bewegungsmuster im Gehirn ein, sie löschen und verändern die gespeicherten Body Maps. Diese werden unter chronischen Schmerzen diffuser, etwa so, als würde man durch eine schmierige Brille sehen. Das verschlechtert die motorische Ansteuerung der Muskeln. Schonen wir uns dann noch, reduzieren wir getreu dem Prinzip »Use it or loose it« die Bewegungsqualität. Das gilt natürlich besonders, wenn über lange Zeit Schmerzen und Schonhaltungen bestehen. Daher ist es ratsam, schnell wieder in Bewegung zu kommen, ohne sich konkret an bestimmte Bewegungsabläufe zu halten. Das Gehirn wird dann schon frühzeitig angeregt und versorgt. Die Gleichung ist ganz einfach: Je mehr wir uns in – biopositiver – Weise bewegen, desto mehr aktivieren wir unser Gehirn.

In der Behandlung begegne ich daher konsequent den für Schmerz relevanten Mechanismen mit denen, die im Gehirn für Bewegung existieren. Da es bei Schmerzen auf der einen Seite zu einem sensorischen und auf der anderen Seite zu einem motorischen Verlust kommt, stellt das Bewegen der verletzten Stelle oder rund um die Stelle herum beide Systeme wieder her. Dass die neuen Bewegungen vom Gehirn als harmlos und nicht als bedrohlich interpretiert werden, ist dabei entscheidend. Zwar arbeiten wir im Mobility-Training immer mit »guten«, biopositiven Bewegungsmustern. Speziell bei Schmerzpatienten ist es aber für jeden Trainer oder Therapeuten eine besondere Herausforderung, die passenden positiven Bewegungen für den individuellen Patienten und sein Pro-

Helfer mit Nebenwirkungen: Schmerzmittel

Bei akutem Schmerz verschreiben Ärzte für eine bestimmte Zeit Medikamente, damit sich der Schmerz nicht verfestigt. Das ist sinnvoll, aber auch verführerisch, denn einige dieser Mittel gibt es auch rezeptfrei in der Apotheke. Häufig eingenommen werden Aspirin beziehungsweise ASS mit dem Wirkstoff Acetylsalicylsäure, außerdem Paracetamol, Ibuprofen und Diclofenac. Die ersten beiden sind rezeptfrei, Ibuprofen und Diclofenac gibt es in höheren Stärken nur auf Rezept. Bis auf Paracetamol wirken die genannten Mittel nicht nur gegen Schmerzen, sondern auch fiebersenkend und entzündungshemmend, das macht sie so beliebt.

In den letzten Jahren ist aber bekannt geworden, dass viele Menschen mit chronischen Schmerzen solche Medikamente dauerhaft und auf eigene Faust einnehmen, etwa gegen Rheuma oder bei Gelenk-, Rücken- oder Kopfschmerzen sowie bei Migräne. Doch bei längerer unkontrollierter Anwendung können sie sich damit von Magenblutungen und Magengeschwüren bis hin zu Herzinfarkt und Schlaganfällen erhebliche Nebenwirkungen einhandeln. Inzwischen werden deshalb Stimmen laut, die fordern, Schmerzmittel generell rezeptpflichtig zu machen oder nur in einer Menge für wenige Tage abzugeben. Das soll verhindern, dass Patienten dauerhaft Tabletten schlucken, ohne dass der Arzt dies überwachen kann. Bei starken chronischen Schmerzen verschreiben Ärzte aber andere Mittel. Oft gehören diese zum Kreis der Opioide, sind also mit Morphium verwandt, wie Fentanyl. Das kam in die Schlagzeilen, weil seit 2006 in den USA immer mehr Menschen von diesem Mittel abhängig und dadurch sogar arbeitsunfähig werden. In Deutschland wird Fentanyl zum Beispiel Patienten mit Tumorschmerzen, aber auch nach schweren Operationen oder auf der Intensivstation gegeben, oft in der Form von Pflastern auf der Haut.

Gerade wegen der Gefahren und Nebenwirkungen von Schmerzmitteln arbeiten wir im Mobility-Training daran, den verfestigten chronischen Schmerz aufzulösen. Die Patienten können ihre Medikamente dann sehr oft reduzieren und mit der Zeit sogar ganz absetzen. Ein Beispiel dafür ist Patricia, die ich nach ihrem schweren Autounfall kennengelernt habe. Ihre Geschichte habe ich auf den Seiten 272 und 273 aufgeschrieben.

blem zu finden. Je nachdem, welche Störung besteht, kann das sehr verschieden sein. Bestimmte Bewegungen, die normalerweise harmlos sind, können bei einem Schmerzpatienten zum Beispiel Schübe auslösen, weil das Gehirn sich daran erinnert, dass sie bei einem früheren Unfall beteiligt waren.

Woher kommt der Schmerz?

Wenn ich die Arbeit bei einem Klienten mit Schmerz aufnehme, versuche ich zuerst einmal herauszufinden, woher sein Problem stammt. Das ist nicht einfach, obwohl viele simple Modelle dafür existieren, nach dem Motto »Reiz - Reaktion«. Ein international tätiger Strength-Coach hat zum Beispiel behauptet, Rückenschmerzen hätten zu 90 Prozent etwas mit der Störung eines bestimmten langen Muskels in der Wade zu tun, des *Musculus flexor hallucis longus*. Doch dass es für Schmerzen eine so konkrete, einzelne Ursache gibt, ist vor allem bei chronischen Beschwerden ein Mythos.

Dasselbe gilt für strukturelle Defizite - Schiefstellungen, Beinlängendifferenzen, anatomische Besonderheiten und Abweichungen bei Gelenken und Knochen. Sie können durchaus für den Schmerz verantwortlich sein, müssen es aber nicht. Denn es gibt keine eindeutige Zuordnung zwischen organischen Störungen im Bewegungsapparat und Schmerzen oder Bewegungsproblemen. Ich habe darüber bereits ausführlicher in Teil 1 auf den Seiten 37 bis 44 gesprochen. Wichtig ist, dass sich der Mensch effizient bewegen kann, unabhängig davon, wie die Struktur aussieht oder welche Probleme ein Röntgen- oder MRT-Bild aufdecken könnte. Wenn die Bewegung an irgendeiner Stelle schmerzhaft und gestört ist, muss die Ursache nicht der anatomische Befund sein. Doch in der Regel kommen die Klienten sogar mit klaren Diagnosen zu uns, die für ihre Probleme verantwortlich sein sollen. Besonders oft sind das:

- Wirbelsäulenverkrümmung (Skoliose),
- Beckenschiefstand,
- muskuläre Dysbalancen,
- erhöhter Muskeltonus,
- verspanntes Iliotibialband (Läuferknie),
- ungünstige Gelenkwinkel,
- mangelnde Rotationsfähigkeit in der Schulter,
- Verengung im Hüftgelenk (Impingement-Syndrom),
- schwache Core-Muskulatur,
- Platt-, Senk- oder Spreizfuß,
- allgemein schlechte Haltung.

Dabei suggerieren solche Befunde von Ärzten den Patienten oft schon Probleme, aber sie sind nicht die wirkliche Ursache. Interessanterweise können die Diagnosen andererseits auch einfache Lösungen in Aussicht stellen: »Wenn Sie das auftrainieren, geht es Ihnen garantiert besser!« Verschwindet der Schmerz dann nicht, ist die Enttäuschung groß. Das passiert besonders oft bei chronischen Rückenschmerzen.

Klassische Screening- und Assessment-Methoden, die die Patienten oft durchlaufen, sind in der Regel aber nutzlos, weil sie den Körper oft nur strukturell betrachten und keine Rückschlüsse auf mögliche Verletzungen oder die Leistungsfähigkeit erlauben. Solche Testbatterien messen genau die Übung, die im Screening durchgeführt wird - nicht mehr und nicht weniger. Zu solchen Tests gehören etwa der »Active Straight Leg Raise« oder der »Hurdle Step«. Beide zeigen, ob die Hüfte genügend beweglich und gut ansteuerbar ist. Hat der Klient in der Bewegung Schmerzen, gilt die Übung als nicht bestanden und das Programm als nicht durchführbar. Korrigierende Übungen sollen das Problem dann beheben. Doch viele Anwender solcher Screenings verstehen die Komplexität des Schmerzmechanismus nicht. Das kann zu falschen Korrekturstrategien führen, die möglicherweise das Problem nicht nur nicht beheben, sondern es sogar verschlimmern. Die Prämisse, die solchen Tests zugrunde liegt, lautet: Bei Bewegungsdefiziten ist die Ausführung der Bewegung irgendwie ineffizient. Man muss sie nur wieder effizient machen, und schon ist man das Problem los.

Doch klassische schematische Korrekturübungen greifen meiner Erfahrung nach selten, vor allem bei Patienten mit lang andauernden Schmerzen. Der Ansatz im Mobility-Training zielt daher darüber hinaus, nämlich auf die von Schmerzen und Schonhaltungen veränderten Bewegungsmuster im Gehirn. Hier setzen wir mit variantenreichen Mobility Drills an, um die Landkarten im Gehirn nachzuzeichnen und wieder zu verfestigen. Varianten und neue Bewegungswinkel und -umfänge sind genau der Aspekt, der bei Übungen nach der Schablone »X hilft immer gegen Y« fehlt. Dazu kommt, dass diese Testkataloge gar nicht für die Behandlung von Schmerzen gedacht sind. Sie dienen nur dazu, einen Sportler auf bestimmte Bewegungen und Fähigkeiten zu testen, deshalb folgen sie starren Abläufen. Trotzdem werden sie häufig dafür benutzt, Schmerzen aufzuspüren, sie zu behandeln oder Ursachen dafür zu finden - die Folge sind unpassende Behandlungsversuche.

Worauf ich beim Mobility-Training gegen Schmerzen achte, ist stattdessen die Individualität: Jeder Körper ist in seiner Anatomie einzigartig und bildet eine selbstständige Funktionseinheit. Dabei von einem idealen, lehrbuchgerechten Zustand auszugehen, ist unrealistisch. Daher prüfe ich als Mobility-Coach bei jedem Klienten oder Schmerzpatienten seine oder ihre individuelle Bewegungsfähigkeit anhand von Drills mit biopositiven Bewegungen. Von einem perfekten Bausatz gehe ich dabei nie aus, und deshalb gibt es auch keine Schablone von Korrekturen, die ich darüberlegen und darauf anwenden kann. Tatsächlich wirken bei verschiedenen Menschen unterschiedliche Maßnahmen und Übungen. Was einem Sportler geholfen hat, kann beim nächsten Athleten wirkungslos verpuffen. Das liegt an der außerordentlichen Komplexität des menschlichen Bewegungssystems und daran, dass wir in der Regel nie wirklich wissen, was eine alte Narbe oder Verletzung über Jahre ausgelöst hat. Daher ist jedes Training bei Schmerzen und Verletzungen eine Spurensuche, die ich individuell angehe.

Fünf Regeln für Training bei Schmerzen und nach Verletzungen

Aus dem Gesagten sollte klar geworden sein, dass ich einen festen Katalog zum Aufdecken von Defiziten oder schmerzhaften Bereichen als Mobility-Trainer nicht bieten kann. Doch den Weg in die schmerzfreie Bewegung kann man in einzelnen Schritten gehen. Ich beschreibe sie im Folgenden sowohl für Trainer als auch für Sportler oder Schmerzpatienten, die Mobility-Techniken einsetzen wollen. Wenn Sie Schmerzen bekämpfen möchten, sollten Sie sich an diese Stufen halten. Und grundsätzlich rate ich immer zur Zusammenarbeit mit einem erfahrenen, in Mobility ausgebildeten Trainer oder Sportphysiotherapeuten.

Regel 1: In Bewegung kommen

Nach Verletzungen ist es aus vielen Gründen gut, sich so bald wie möglich wieder zu bewegen - natürlich ohne das verletzte Gewebe zu schädigen. Vorsichtige Bewegung, ob aktiv oder passiv (durch einen Physiotherapeuten), rund um die verletzte Stelle hält die umliegenden Strukturen aktiv und verstärkt die Durchblutung. Allein das fördert schon die Heilung.

Gut ist auch das Training der nicht betroffenen Körperseite. Ist zum Beispiel der linke Arm verletzt, arbeiten wir in der Heilungsphase beim Training aktiv mit dem rechten Arm. Dabei greift das Prinzip des Trainings der anderen Körperseite, fachlich: der kontralateralen Seite. Es gibt dabei eine wissenschaftlich gut belegte Übertragung der Trainingserfolge auf die andere Seite, den sogenannten Crossing-Effekt. Dieser Transfer von der trainierten auf die untrainierte Körperseite kann bis zu 30 Prozent betragen! Er betrifft die Kraft und die motorische Kontrolle, nicht jedoch den Aufbau von Muskelfasern. Das bedeutet, dass sich die neurophysiologischen Komponenten der Bewegung auf einer Seite um 30 Prozent verbessern, wenn die gegenüberliegende Struktur trainiert wird.

Hintergrund sind die abgespeicherten Bewegungsmuster im Gehirn: Obwohl die verletzte Stelle nicht aktiv beansprucht wird, aktiviert die Übung beim Training neue Muster für beide Seiten, die das Gehirn auch abspeichert. Es macht dabei kaum einen Unterschied zwischen einer echten Bewegung und der Vorstellung von einer Bewegung für die andere Seite. Das in der Heilungsphase stimulierte und immer wieder abgerufene Bewegungsmuster für die verletzte Seite fördert also die Genesung und kann chronische Schmerzen reduzieren, weil die kranke Seite im Gehirn von den Signalen, die von der gesunden Seite

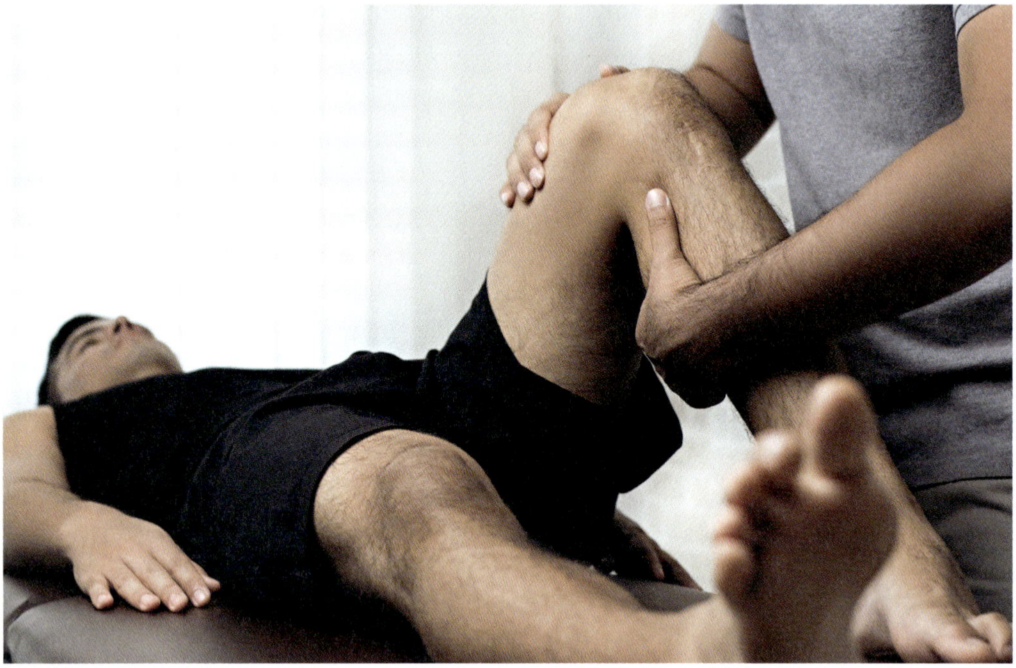

Nach einer Verletzung ist es wichtig, die betroffene Stelle bald wieder zu bewegen. Dies kann aktiv oder passiv, mithilfe eines Physiotherapeuten, geschehen.

ausgehen, etwas abbekommt. Dass das der Fall ist, haben Studien zum oben erwähnten Crossing-Effekt schon bewiesen. Was dabei im Gehirn genau vor sich geht, ist allerdings noch unbekannt.

Regel 2: Schmerzhafte Bewegungen vermeiden

Um das Schmerzmuster zu löschen, müssen sich Klienten und Patienten schmerzfrei oder mindestens schmerzarm bewegen. Finden Sie eine schmerzfreie Bewegung für die betroffene Körperregion, zum Beispiel Arm, Knie oder Schulter. Ist der von einer neuen Übung oder Bewegung ausgelöste Schmerz gegenüber dem vorher empfundenen deutlich schwächer, sind Sie auf dem richtigen Weg. Von dort aus machen Sie dann weiter. Fahren Sie mit dieser Bewegung fort. Erweitern Sie den Umfang, bauen Sie Varianten ein. Bei starken Schmerzen in Ruhe kann die richtige Mobility-Technik mit der passenden Bewegung einen deutlichen Effekt hervorrufen. Falls Sie Trainer sind, fragen Sie Ihre Klienten, wie stark ihre Schmerzen sind, indem sie diese auf einer Skala von 1 bis 10 einstufen. Schreiben Sie im Verlauf des Trainings auf, wie sich die Bewertung entwickelt.

Regel 3: Die Belastung langsam steigern

Das Prinzip der Graded Exposure haben Sie im Zusammenhang mit den im Mobility-Training angewendeten Techniken auf den Seiten 75 bis 77 schon kennengelernt. Diese Strategie der langsam steigenden Belastung ist natürlich bei Schmerzen und nach Verletzungen besonders angezeigt. Zu Beginn des Trainings sollten Betroffene mit einer Belastung anfangen, die den spezifischen

Schmerz nicht auslöst. Das Gehirn hat dann Zeit, sich an den neuen Stressor zu gewöhnen, und toleriert nach und nach eine höhere Belastung.

Schmerz wird in der Regel bei einer spezifischen Bewegung wahrgenommen, es sei denn, es ist ein Ruheschmerz. Daher werden auch bestimmte Bewegungen mit Schmerz assoziiert und andere nicht. Steigert der Verletzte die Belastung langsam, erhöht sich mit der Zeit das schmerzfreie Bewegungsausmaß. Das ist auch das Ziel: den schmerzfreien Radius erweitern und dabei immer wieder positive Bewegungserfahrungen machen. Die aktive und passive Bewegungsamplitude steigt dann, bis der Schmerz abnimmt. Hintergrund dafür ist die höhere Bewegungsqualität - sie schafft einen neuen propriozeptiven Stimulus im Gehirn. Dieser wirkt sich erst positiv auf die motorische Leistung, dann mildernd auf den Schmerz aus. Damit überschreibt das Gehirn die Schmerzmuster, denn trotz aller Alarmsignale strebt der Organismus im Grunde genommen nach Wiederherstellung des alten, gewohnten Zustands. Das Gehirn merkt sich also selbst bei Schmerzen positive Bewegungserfahrungen, wenn sie ankommen, und löscht die alten Störungsmuster, wenn sich die positiven Signale wiederholen.

Die höhere Bewegungsqualität ist dabei wichtig: Eingeschränkte oder fehlerhafte Bewegungen, zum Beispiel aus Schonhaltungen heraus, schaffen unklare Body Maps, die ihrerseits zum Schmerz beitragen. Deshalb haben auch viele Menschen, die sich nicht bewegen, Schmerzen - ihre Body Maps sind zu unscharf, ihr Gehirn ist unterfordert. In diesem Fall haben die Schmerzen eine andere Funktion: Sie dienen einer Aufforderung, denn nicht immer sind Schmerzen Zeichen von falscher Bewegung. Sie können auch auf Bewegungsmangel hinweisen. Denn das Gehirn will Reize verarbeiten und wartet auf Signale aus dem Körper und der Außenwelt. Bleiben ausreichende Reize im zentralen Nervensystem aus, reagiert das Gehirn mit einem Schmerzsignal, das dazu führen soll, dass der Körper sich wieder adäquat bewegt.

Es ist also mehr als sinnvoll, bei Schmerzen die Intensität oder Belastung mit Graded Exposure schrittweise zu erhöhen. Das Ziel ist eine positive Anpassung von Gehirn, Nerven, Muskeln und Gewebe an die Bewegung, die sich in der Intensität immer steigert. Der positive Gewöhnungseffekt, der einsetzt, lässt die ursprüngliche Bewegung immer weniger als schmerzhaft erscheinen. Dabei gibt es nachweislich Veränderungen in den Schmerzbahnen - nicht nur der Körper, sondern auch Gehirn und Nervensystem passen sich den neuen Bewegungsreizen an.

Regel 4: Immer wieder variieren

Variation ist der zentrale Ansatz im Mobility-Training. Sie ist auch der Schlüssel dazu, dass das Gehirn Bewegungsmuster und Landkarten anlegt. Variation schafft durch die Vielzahl von vernetzten Neuronen eine Art Straßennetz - je mehr Neuronen sich verschalten, desto mehr Wege und Straßen werden geschaffen. Das bewährt sich bei Schmerzen und Verletzungen: Falls eine bestimmte Straße nicht mehr befahrbar ist, kann das Gehirn einen Umweg nehmen. So schaffen Bewegungsvariationen schon im Vorfeld die Möglichkeit, Schmerzen zu vermeiden. Denn je größer unser Bewegungsrepertoire im gesunden Zustand ist, desto besser können Körper und Gehirn auf Schmerz und Verletzung reagieren. Es ist erwiesen, dass motorisch Geübte schneller genesen, zum Beispiel nach Knochenbrüchen. Die Wundheilung an einer verletzten Stelle kann man zwar nicht direkt beschleunigen. Doch die Erholungszeit insgesamt und das Wiederaufnehmen von Bewegungsmustern wie Gehen schon. Auch die Wahrnehmung des Schmerzes und seine negativen Auswirkungen auf das Handeln und Erleben der Patienten verlaufen bei trainierten Menschen positiver.

In diesem Zusammenhang bin ich übrigens bei Schmerzen kein Freund von Krafttraining an Geräten. Diese geben eine bestimmte Bewegung vor und hindern den Körper daran, seinen eigenen Weg zu finden. Die motorische Kontrolle ist am Gerät eingeschränkt, ein konkreter Übungsverlauf wird geradezu erzwungen. Dann folgen viele monotone Wiederholungen - dabei gleicht bei natürlichen Bewegungen nie eine der anderen. Das ist auch der Grund dafür, dass Kraftmaschinen leichter lokale Überbelastungen erzeugen. Um das zu vermeiden, muss der Körper in seiner Bewegung variabel bleiben. Das geht bei Mobility Drills mit dem eigenen Körpergewicht, aber auch mit Gewichten und Bändern, die die natürlichen Abweichungen nicht behindern.

Der Bewegungsradius spielt bei der Variation ebenfalls eine Rolle. Oft ist ein bestimmter Umfang schmerzhaft, ein größerer oder kleinerer aber nicht. Also ist der Trainingswinkel entscheidend. Auch hier ist es wichtig, durch Variation herauszufinden, wann eine Übung positiv ist und wann nicht.

Regel 5: Narben und alte Verletzungen beachten

Es ist immer wieder erstaunlich, welche Auswirkungen alte Verletzungen und Narben, selbst lange zurückliegende aus der Kindheit, haben können. Neben Schmerzen direkt an der betroffenen Stelle sind unter den Folgen auch hartnäckige Bewegungseinschränkungen an anderen Gelenken oder an weit entfernten Körperstellen. Bei der Geschichte des Klienten mit der Knieoperation in Teil 1 auf Seite 35 wurde das offenkundig: Die wulstige Narbe wirkte sich auf die Schulter derselben Seite aus. Es lohnt sich also für die Klienten und für ihre Trainer, bei chronischen Schmerzen auf die Suche nach alten Narben und Verletzungen zu gehen.

Narben bestehen aus Bindegewebe, also Kollagen, das weniger elastisch ist als gesunde Haut und gesundes Unterhautfettgewebe. Das führt oft dazu, dass sich das Gewebe einzieht. Narben haben viele Folgen für das umliegende Gewebe, aber auch für andere, teils weit entfernt liegende Regionen. In der komplementären Medizin gibt es für dieses Phänomen mitunter esoterische Erklärungsmodelle: Narben gelten als Störfelder, schlucken Energie, verhindern den Fluss, stören Meridiane und dergleichen. Im Mobility-Ansatz greifen wir nicht auf ominöse Kräfte oder Energien zurück. Für uns gilt der handfeste medizinische Hintergrund: die Neurophysiologie. Denn Narben aller Art sind sensorisch unterversorgte Gebiete. Das Narbengewebe ist nicht so gut mit Sensoren, Rezeptoren und Nerven ausgestattet wie gesunde Körperteile. Und das ist des Rätsels Lösung für die oft belastenden Dauer- und Fernwirkungen von Narben. Das Gehirn bekommt von einer vernarbten Körperstelle nämlich weniger Signale, häufig auch falsche oder verzerrte Meldungen. Wenn die Information über eine Körperregion aber ausfällt oder fehlerhaft ist, kann die Stelle in der Bewegung nicht gut angesteuert werden. Und über das Prinzip der Gelenkmodulation, die ich auf den Seiten 42 bis 44 bereits geschildert habe, kommen die Ansteuerungsprobleme auch in anderen Regionen zum Tragen. Auch wenn alte Narben oft beschwerdefrei sind und vergessen werden, wirken sie sich unbewusst über die Signalstörungen aus und führen innerhalb der Schmerzneuromatrix zu Störungen, die nicht im Bewusstsein ankommen. Sie verstärken jedoch den Schmerz an anderer Stelle. Besonders subtile Folgen haben dabei tiefe Schnitte und Nähte aus Operationen. Sie führen zu Narben mitten im Körper, etwa bei Kaiserschnitten und alten Blinddarm- oder Nierenoperationen. Aber nicht nur solche absichtlich gesetzten Chirurgenschnitte hinterlassen Narben, sondern auch andere Verletzungen: Stiche, Schürfwunden, Risse und, nicht zu unterschätzen, stumpfe Traumen, wie sie bei Stürzen, Schlägen, Quetschungen oder beim Herabfallen von schweren Gegenständen eintreten. Manchmal ist dabei die Haut gar nicht verletzt und es fließt äußerlich kein Blut, sondern es zeigt sich nur eine Schwellung oder ein blauer Fleck. Die Verletzung liegt dann im tieferen Gewebe. Auch dort bilden sich Narben und die Stelle enthält später nicht nur weniger Sensoren, Rezeptoren, Nerven und Blutgefäße, sie kann auch den Lymphabfluss behindern. Dann staut sich Flüssigkeit und die Region ist schlecht versorgt. Das alles kann zu dauerhaften Schmerzen und Bewegungsstörungen führen. Weitere Folgen von Narben können sein:

- Brennen, Juckreiz,
- Spannungsgefühle in der Haut,
- geringere Belastbarkeit der Haut,
- gestörtes Temperatur- und Schmerzempfinden,
- Taubheitsgefühl.

Ein Therapeut kann alte Narben vorsichtig manuell behandeln und stimulieren. Das erhöht die Durchblutung und löst Verklebungen. Dazu gibt es verschiedene Techniken wie die Querfriktion, die ich bei meinem Klienten mit der Knie-OP angewendet habe. Dabei massiert der Behandler die vernarbte Stelle vorsichtig gegen die Verlaufsrichtung von Muskeln und Sehnen. Die Massage sollte natürlich so ausgeführt werden, dass der Patient dabei keine Schmerzen hat. Auf jeden Fall sollte der Beginn der Behandlung in den Händen eines Physiotherapeuten liegen, der das Gewebe stimuliert. Er kann den Patienten dann zeigen, wie sie sich selbst behandeln und zu Hause oder im eigenen Training weitermachen können.

Ein geübter Mobility-Trainer wird aus den Drills im Übungsteil diejenigen heraussuchen, die zu den von der Narbe ausgelösten Beschwerden passen. Patentrezepte gibt es dabei nicht. Hier zählt nur, was dem Einzelnen hilft und was Trainer und Klient zusammen herausfinden. Es kann durchaus sein, dass dieser Prozess etwas Zeit kostet und mit einigen Experimenten oder Fehlversuchen einhergeht. Manches, wovon man sich sicher Hilfe versprochen hat, wirkt vielleicht nicht oder nicht sofort.

Oft gibt es dann ganz verblüffende Lösungen, dazu hier eine Geschichte aus der Praxis eines Kollegen: Zu ihm kam eine Boxerin mit einer frisch operierten Schulter. Ihr rechtes Schultergelenk war aus der Pfanne gerutscht, dabei waren Bänder und Knorpel rund um die Schulterkapsel gerissen. Sie wurde operiert, die Chirurgen nähten Knorpel und Bänder wieder an, Mediziner sprechen bei diesem Eingriff von einer Labrumrefixation. Alles war also wieder an seinem Platz, doch die Sportlerin konnte nach der Operation ihren rechten Arm nur noch bis zur Waagerechten vor dem Körper anheben. Dann hatte sie so starke Schmerzen, dass es nicht weiterging. Überkopfbewegungen waren gar nicht möglich.

Mein Kollege mobilisierte bei der Klientin die Brustwirbelsäule mit der segmentalen Brustwirbelsäulenmobilisation im Sitzen (Seite 137) und dazu die rechte Schulter mit der Figure 8. Zusätzlich arbeitete er an der gegenüberliegenden linken Hüfte und lockerte mit Traktionsbewegung in der Hip Figure 8 (Seite 164/165). Nach 20 Minuten Behandlung mit diesen Mobility Drills erhöhte sich der Winkel, in dem die Boxerin ihren Arm heben konnte, um 45 Grad und der Schmerz ließ deutlich nach. Dies geschah in der ersten Sitzung nach der Operation – bei einer einzigen therapeutischen Einheit ein voller Erfolg.

Probleme und unverbindliche Vorschläge

Nun gibt es leider keine Patentrezepte, sehr wohl gibt es aber Verletzungen und Schmerzerfahrungen, die immer wieder auftreten. Bei einigen von ihnen helfen bestimmte Mobility Drills oder das Prüfen der nächstliegenden Gelenke – zwar nicht immer, nicht nur oder nicht allein. Aber in einigen Fällen kann man sich mit diesen Übungen oder Tests langsam an eine Lösung herantasten. Dabei gilt es vor allem, vorsichtig zu experimentieren und dem Wohlbefinden des Klienten bei der Bewegung zu folgen. Auf den folgenden Seiten finden Sie ein paar Tipps zum Ausprobieren bei verbreiteten Problemen.

Wenn die Hüfte schmerzt

Hüftschmerzen treten oft auf, wenn Sportler intensiv Kniebeugen mit Gewichten machen, sie entstehen aber auch im Alltag, als Berufskrankheit etwa bei Fliesenlegern, Bauarbeitern, Verkäuferinnen oder Hausfrauen. Häufig hilft es, die Hüftkapsel zu dehnen und zu mobilisieren. Direkt ist das nicht möglich, denn das Hüftgelenk ist von außerordentlich festen Bändern umwickelt. Doch wenn die Einwirkung stark genug ist, kann sich das Kapselgewebe tatsächlich langsam und langfristig verändern. Verklebtes Gewebe kann so gelöst und Entzündungen können gelindert werden. Bei den Mobility Drills in Teil 3 ist das Dehnen der Hüftkapsel beim Anterior Hip Capsule Stretch (Seite 238/239) beschrieben. Gut ist auch eine Technik nach Geoffrey Douglas Maitland, in der die Hüfte über starken Zug kleine Bewegungsimpulse erhält. Das Gelenk wird dabei etwas auseinandergezogen, was zu einer Dekompression, einer Druckentlastung, führt. In dieser Position schiebt der Therapeut das Gelenk sanft in verschiedene Richtungen.

Probleme im Lendenbereich und Kreuzschmerzen

Bei chronischen Kreuzschmerzen kann das Iliosakralgelenk blockiert sein. Es erfüllt dann seine Funktion als Puffer zwischen Oberkörper und Unterkörper nicht mehr. Daher lohnt es sich, bei tiefem Rückenschmerz Mobilisationsübungen für diesen Bereich auszuprobieren. Sie sind in Teil 3 ab Seite 134 beschrieben. Dazu gehören auch Traktionsübungen wie Hanging SIJ Traction (Seite 208/209) und 4-Feet SIJ Traction Supine (Seite 169), bei denen Zug auf das untere Becken ausgeübt wird. Sie lösen Blockaden im Iliosakralgelenk und verringern die Spannung auf die Bänder, die zum unteren Rücken führen.

Beschwerden im Knie

Knieschmerzen, die nach dem Joggen oder Lauftraining auftreten, können auf eine schlechte Mobilität der Hüfte und der Füße hinweisen. Dies führt fast immer zu einer schlechten Laufmechanik, die das Knie belastet. Ist das untere Sprunggelenk zum Beispiel zu wenig beweglich, klappt der Fuß beim Laufen verstärkt nach innen, die sogenannte Überpronation. Das Knie bricht dann ebenfalls nach innen weg, was meistens Schmerzen an der Innenseite nach sich zieht. Schmerzt das Knie, ohne dass es verletzt ist, kann es daher sinnvoll sein, Hüfte und Füße – die nächstliegenden Gelenke – auf Einschränkungen zu überprüfen. Bei den Füßen sollte getestet werden, wie gut die Dorsalflexion ist, also das Anziehen der Zehen Richtung Knie, funktioniert. Sehen kann man das, indem man im Ausfallschritt probiert, ob das Knie des vorderen Beins über die Zehenspitzen hinausgeschoben werden kann. Wenn nicht, ist der Knöchel zu unbeweglich. Fußübungen wie Lateral Tilt (Seite 181), Foot Pull (Seite 178) und Medial Foot Pull (Seite 180) helfen, die Beweglichkeit der Füße wiederherzustellen.

Wie Schulterprobleme mit der Brustwirbelsäule zusammenhängen

Schmerzen in den Schultern bei Überkopfbewegungen kommen oft vor, wenn die Beweglichkeit der Brustwirbelsäule eingeschränkt ist, denn die obere Brustwirbelsäule ist an Überkopfbewegungen der Arme beteiligt. Die Muskeln, die das Schultergelenk bewegen, setzen am Brustbein an. Können sie nicht gut angesteuert werden und ist die Brustwirbelsäule unbeweglich, kommt es zu Schulterproblemen. Daher sollte die Brustwirbelsäule mit Übungen wie der segmentalen Brustwirbelsäulenmobilisation (Seite 136/137) mobilisiert werden.

Was Sie noch tun können

Wer Schmerzen hat, kann zusätzlich zur Behandlung und zum Mobility-Training noch einige Dinge ausprobieren, die entspannen oder dem Körper einfach guttun.

Behandlung mit Wärme und Kälte

Sowohl der Einsatz von Wärme als auch von Kälte kann sinnvoll sein, weil beides die Thermorezeptoren aktiviert. Doch Vorsicht, hier geht es nicht um die Anwendung bei akuter Verletzung. Wärmepackungen oder Kühlpads können jedoch bei chronischen Schmerzen lindernd wirken. Dabei sollte jeder ausprobieren, was sich gut anfühlt. Für Kälteanwendungen bitte nur kalte Wickel

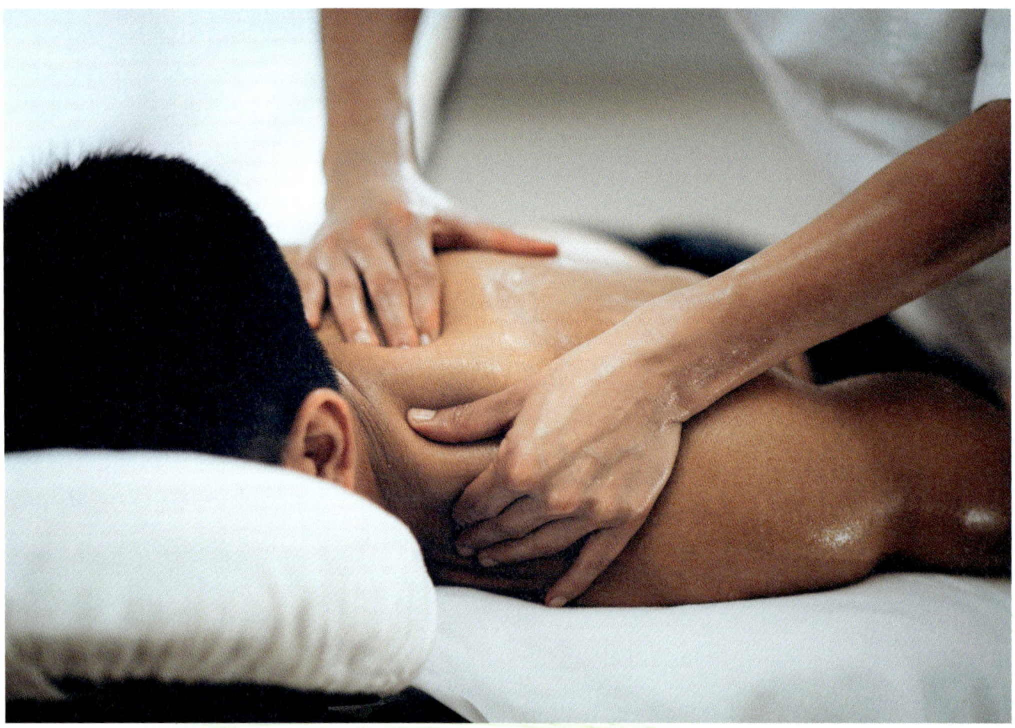

Das älteste Heilmittel der Welt: Massage hilft, weil sie entspannt – wahrscheinlich kannte man ihre wohltuende Wirkung schon in der Steinzeit.

oder Eiswürfel verwenden. Kein Eisspray oder Kühlelemente aus der Tiefkühltruhe, denn sie können Kälteschäden hervorrufen. Grundsätzlich kann auch die Stimulation anderer Rezeptoren sinnvoll sein, dabei ergänzen sich die verschiedenen Anwendungen: Flossing stimuliert zum Beispiel die Rezeptoren für Druck, Faszientraining spricht vor allem die Interozeptoren an, die Lage und Gelenkwinkel registrieren. Zu Flossing und Faszientraining finden Sie im Anhang auf Seite 279 auch entsprechende Literaturtipps.

Tipps zur Stimulation des Vagusnervs

- **Wechseldusche am Morgen:** Der Wechsel zwischen kalt und warm aktiviert den Vagus sehr effektiv. Das Duschen sollte immer mit einer Kaltphase abschließen.
- **Eisbad für das Gesicht:** Das Gesicht in ein Becken mit Wasser und Eiswürfeln tauchen. 20 bis 40 Sekunden reichen.
- **Meditation:** Meditation stimuliert den Vagus, weil sie das ganze parasympathische System aktiviert. Zu einer Meditation gehört immer auch bewusstes Atmen, vor allem das tiefe Ausatmen ist wichtig. Dabei sollten sich die Meditierenden wirklich entspannen können. Wer mit Meditation nicht zurechtkommt, sollte eine andere wirksame Entspannungsmethode finden wie etwa autogenes Training.
- **Den Kiefer mobilisieren:** Eine Kieferfehlstellung kann die Ursache für Schmerzen und eine chronische Entzündung im Körper sein. Wer nachts mit den Zähnen knirscht oder Schmerzen in den Kaumuskeln und im Kiefer hat, sollte das prüfen lassen (kraniomandibuläre Dysfunktion). Steht das Kiefergelenk wieder richtig und sind Bissfehlstellungen beseitigt, kann dies beruhigend auf den großen Gesichtsnerv wirken, den Trigeminusnerv, der wiederum mit dem Vagus verbunden ist.
- **Den Nacken massieren lassen:** Der Vagusnerv (Glossar, Seite 278) verläuft nahe der Halsschlagader. Eine Massage des hinteren Nackens und auch nahe der Halsschlagader kann guttun – aber Vorsicht, vorn nicht zu viel Druck ausüben. Man kann sich zwar selbst massieren, sollte sich aber lieber massieren lassen. Die Berührung durch eine andere Person setzt in der Haut das Bindungshormon Oxytocin frei, das den Vagus stimuliert. Gut ist auch Rotlicht: den Nacken einfach von hinten mit einer normalen Rotlichtlampe bestrahlen.
- **Probiotika einnehmen:** Probiotika sind Bakterienstämme, die im Darm ein günstiges Milieu erzeugen und sowohl auf das Immunsystem als auch auf die Psyche wirken und Angstzustände und Stress lindern. Einige Stämme kann man in Präparaten einnehmen, die es rezeptfrei in der Apotheke, im Onlinehandel und in Drogerien zu kaufen gibt. Günstige Stämme bei Angst und Stress sind *Lactobacillus plantarum* und *Lactobacillus acidophilus*. Probiotika können sogar bei Depressionen wirken und unabhängig von der Beeinflussung des Vagus für viele eine sinnvolle Nahrungsergänzung sein. Am besten lassen Sie sich von Arzt oder Apotheker dazu beraten.
- **Cholin als Nahrungsergänzung:** Der Vagus wirkt auf die Produktion des Neurotransmitters Acetylcholin (ACh) ein. Durch eine verbesserte Nährstoffzufuhr kann die Produktion von ACh angeregt werden, was sich wiederum positiv auf den Vagus auswirken kann. Günstig dafür ist ein Vitamin aus der B-Gruppe, das Cholin. Es ist in Leber, Eiern oder Blumenkohl enthalten, man kann es aber auch höher dosiert als Nahrungsergänzungsmittel einnehmen. Präparate bekommt man in Drogerien oder in der Apotheke, auch hier gilt: Lassen Sie sich beim Arzt oder in der Apotheke beraten. Am besten nimmt man morgens zum Frühstück ein bis maximal zwei Gramm Cholin oder ein Gramm Alpha-GPC (eine Form des Cholins) ein.

Vorteile von Massagen

Berührung entspannt und wird von den meisten Menschen als wohltuend erlebt. Massagen wirken zwar nicht direkt schmerzlindernd, wenn es sich nicht gerade um Muskelschmerzen handelt. Aber sie führen zu Beruhigung und Entspannung, unter anderem weil die Haut bei der Berührung beruhigende und schmerzlindernde Hormone ausschüttet. Das kann insgesamt die Anspannung im Körper reduzieren und den Schmerz verringern. Selbstmassage wirkt hierbei jedoch wesentlich weniger als die Massage durch einen Therapeuten oder einen Partner. Denn der Körper reagiert bei Massage vor allem auf die echte Berührung durch einen anderen Menschen.

Der Nutzen von Saunagängen

Saunagänge sind nicht nur für den Kreislauf und die Haut gut. Sie führen interessanterweise auch zur Ausschüttung von körpereigenen Stoffen, die bei der Schmerzentstehung eine Rolle spielen, die sogenannten Dynorphine. Diese gehören zu den Opioiden, die der Körper selbst herstellen kann und die das Gehirn ausschüttet, wenn das Schmerzsystem aktiviert wird. Sie regulieren das Schmerzsystem und werden durch den Hitzestress in der Sauna ebenfalls ausgeschüttet. Das kann bei verschiedenen Schmerzarten positiv wirken.

Entspannung ist sinnvoll

Schmerzpatienten können sich oft schlecht entspannen. Das liegt daran, dass ihr vegetatives Nervensystem übermäßig aktiviert ist. Gelingt es, den Sympathikus wieder zu beruhigen, lassen oft auch die Schmerzen nach. Dabei kann man an mehreren Stellschrauben drehen: Ernährung und Darmgesundheit, ausreichender und guter Schlaf, aktiv Stress vermeiden, guter Ausgleich von Arbeit und Freizeit, regelmäßige Erholung. Vielen meiner Patienten hilft auch eine Ernährung mit weniger Kohlenhydraten, eine sogenannte Low-Carb-Ernährung.

Das Nervensystem richtig einstellen

Probleme mit dem vegetativen Nervensystem und seinem größten Nerv, dem Vagus, führen zu Verspannungen oder können umgekehrt auch mit chronischen Schmerzen zusammenhängen. Der Vagusnerv gehört zu den zwölf Hirnnerven und führt als einziger davon vom Kopf in den Bauchraum. Der im Körper weitverzweigte Vagusnerv nimmt Einfluss auf entfernt liegende Organe wie Magen, Darm, Herz oder Lunge und ist so etwas wie die Standleitung des Gehirns zu den inneren Organen. Diese große Datenbahn entspringt unter den Ohren und läuft am Hals entlang zum Rumpf und weiter in die Bauchregion. 80 Prozent der Informationen durch den Vagus kommen dabei aber von unten, also aus dem Körper, zum Gehirn: Der Vagus meldet unter anderem Bewegungen des Darms bei der Verdauung, Dehnung und Füllzustand des Magens beim Essen, Entzündungen und den Füllstand der Blase. Außerdem ist er an der Atmung sowie an der Kontrolle des Blutdrucks und des Herzschlags beteiligt. Als Teil des vegetativen Nervensystems gehört der Vagusnerv zum Parasympathikus und zum autonomen Teil der Organsteuerung, die nicht willentlich beeinflusst werden kann. Er trägt dabei zur Entspannung bei, weswegen er auch der Meditationsnerv genannt wird. Ist der Vagus nicht genügend aktiv, was unter anderem bei Stress, Hunger, Schlafentzug, Depressionen, Angst oder Überlastung geschehen kann, überwiegt die Steuerung durch das entgegengesetzte autonome Regelungssystem, den Sympathikus. Daraus folgt unter anderem ein hoher Muskeltonus. Damit sich die Muskulatur aber entspannen kann und der Muskeltonus sich regulieren lässt, muss die parasympathische Aktivierung und damit der Tonus des Vagusnervs gesteigert werden. Dann sind Betroffene, die an chronischen Schmerzen leiden oder nach einem Unfall einen Schock hatten, besser zu Erholung und Entspannung fähig. Das liegt auch daran, dass sich der Vagus indirekt auf die Produktion des Neurotransmitters Serotonin auswirkt, der bei der Entspannungsfähigkeit und bei Depressionen eine Rolle spielt. Anzeichen für Vagusprobleme können neben Schmerzen und Verspannungen auch chronische Entzündungen, Verdauungsstörungen und Unruhe am Abend sein. Das Bedürfnis, in der Nacht Wasser zu lassen, kann ebenfalls auf den Vagusnerv zurückgeführt werden.

Fallgeschichte

Schwer verletzt nach Autounfall

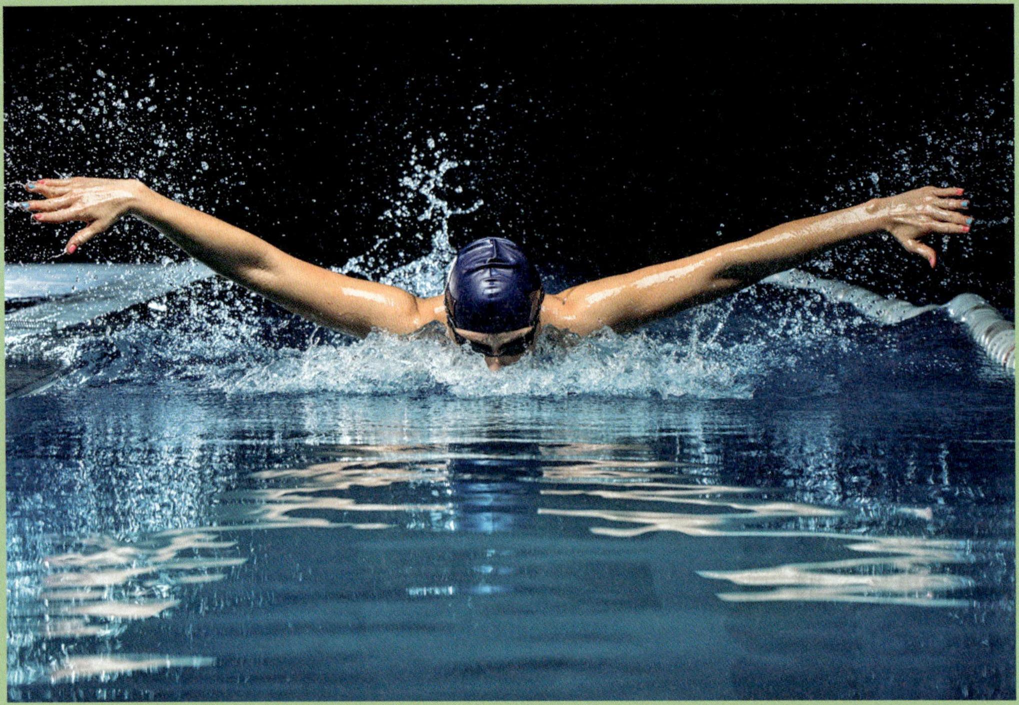

Patricia habe ich kurz nach ihrem schweren Unfall kennengelernt. Ein Sportwagen war vor ihr auf der Autobahn ins Schleudern geraten und hatte sich mit einem anderen Fahrzeug verkeilt. Sie konnte nicht mehr ausweichen und fuhr in die beiden anderen Wagen hinein. Die Sanitäter bargen sie als Schwerverletzte: Trümmerbruch in der rechten Schulter, Beckenprellung, Schleudertrauma und Gehirnerschütterung. Wahrscheinlich wurde bei der Ersten Hilfe ihre Schulter falsch behandelt, denn nach einer Operation direkt im Anschluss kam es zu immer weiteren Problemen. Unter anderem war eine große Sehne, die Supraspinatussehne am Oberarmkopf, gerissen und musste angenäht werden. Danach hatte Patricia ständig Schwierigkeiten mit der Bizepssehne, es folgten einige Eingriffe: Die lange Bizepssehne wurde gekürzt, die kurze Oberarmsehne musste komplett entfernt werden.

Patricia nahm Schmerzmittel und war in Dauerbehandlung. Besonders tragisch aber war, dass die Leistungssportlerin – sie war Schwimmerin mit der Spezialdisziplin Schmetterling – gezwungen war, ihren Sport aufzugeben. Laut Arzt würde sie den rechten Arm niemals wieder über 45 Grad anheben können, geschweige denn Überkopfarbeiten verrichten können. Für die ehemalige Wettkampfschwimmerin war das eine Katastrophe. Über Jahre laborierten Ärzte an ihren Verletzungen herum, insgesamt hatte Patricia sechs Operationen an der Schulter. In der ganzen Zeit litt sie durch die Schmerzen und die starken Medikamente unter schweren Schlafstörungen und wurde schließlich arbeitsunfähig. Dazu kamen depressive Verstimmungen mit Antriebsstörungen, Schlappheit und Müdigkeit vor allem am Morgen sowie hohe Stresswerte. Immer wieder entzündete sich die Schulter trotz Medikamenten. Dann entwickelte sich an der verletzten Schulter nahe dem Entzündungsherd ein bösartiger Knochentumor – Krebs. Es ist nicht eindeutig nachzuweisen, dass die jahrelangen starken Entzündungen die Ursache dafür waren, doch es ist sehr wahrscheinlich. Zum Glück konnte der Krebs unter Kontrolle gebracht werden.

Als Patricia zu mir in Behandlung kam, galt es vor allem zu experimentieren – und zwar sehr vorsichtig. Das erste Ziel war, die Dauerschmerzen in den Griff zu bekommen, auch um die Medikamente und ihre Nebenwirkungen reduzieren zu können. Dabei haben wir nicht nur ihre Schulter mobilisiert, sondern auch Drills speziell für die rechte Hand eingesetzt. Die Hände sind sensomotorisch im Gehirn sehr stark repräsentiert. Wenn sie daher gut angesteuert werden und ihren vollen Bewegungsumfang haben, bekommt das Gehirn auch eine besonders starke neuronale Aktivierung. Wie bei Knie- und Hüftproblemen die Fußgelenke bearbeitet werden sollten, ist es daher sinnvoll, sich bei Schulterproblemen die Hände vorzunehmen.

Patricias Halswirbelsäule habe ich manuell und mit Übungen mobilisiert, zusätzlich behandelte ich mittels Neuroflossing die langen Armnerven, den *Nervus medianus* und den *Nervus ulnaris*. An Patricias Atmung haben wir ebenfalls gearbeitet. Sie neigte zu flacher Brustatmung und zum Hyperventilieren, nachts atmete sie oft durch den Mund. Parallel zum Training stellte Patricia sich auf eine antientzündliche Ernährung um, in einer Übergangsphase teilweise vegetarisch-vegan, auf Dauer eine fleischreduzierte Mischkost.

Heute, sieben Jahre nach dem Unfall, kann Patricia mit optimalem Warm-up den Arm bis auf etwa 135 Grad heben, ein ganz erstaunlicher Fortschritt, der selbst ihre Ärzte überrascht hat. Zwar kann sie noch nicht ohne Probleme mit den Armen über den Kopf greifen. Aber Kopfstand und Handstand an der Wand sind möglich – Übungen, die die Schulter weiter stabilisieren. Der größte Erfolg ist aber, dass Patricia kaum noch auf Schmerzmittel angewiesen ist. Sie kann besser schlafen und hat keine depressiven Verstimmungen mehr. Das hat ihren aktiven Alltag verbessert und ihr mehr Lebensqualität gegeben – Erfolge, die ihre Ärzte nicht für möglich gehalten hätten.

Anhang

Glossar

A

Autonomes Nervensystem (ANS): Teil des Nervensystems, in dem lebenswichtige Vorgänge reguliert und kontrolliert werden, darunter Atmung, Herzschlag, Blutdruck und Stoffwechsel. Teile des ANS sind der Sympathikus und der Parasympathikus. Häufig wird auch das Nervensystem des Darms, das enterische Nervensystem, dazugezählt.

Afferenz: alle Informationen, die aus der Peripherie (dem Körper) zum Gehirn weitergeleitet werden, um dort vom Gehirn registriert und interpretiert zu werden

Arthrokinetischer Reflex (AK): Schutzreflex im Muskel. Er schwächt die Ansteuerung der Muskulatur ab, um keinen erhöhten Stress auf Muskeln oder Gelenke auszuüben, die möglicherweise geschädigt werden könnten. Der AK wird zum Beispiel bei starker Gelenkkompression ausgelöst.

B

Bionegativer Reiz: Stimulus von innen oder außen, der vom Gehirn als potenzielle Bedrohung wahrgenommen wird. Das Gehirn reagiert meist mit einer Form von Abwehr- oder Stressverhalten, zum Beispiel löst es die Schutzhaltung aus oder sorgt dafür, dass sich Muskeln anspannen.

Biopositiver Reiz: Stimulus von innen oder außen, der vom Gehirn als günstig bewertet wird. Das Gehirn antwortet darauf mit einer positiven Reaktion, etwa einer besseren muskulären Ansteuerung.

Body Maps: die Repräsentation des Körpers und seines Bewegungsvermögens im Gehirn. Body Maps sind als Netzwerke von Nerven für die Köperareale im Gehirn gespeichert, aber auch als Bewegungsengramme zu verstehen. Je deutlicher die Body Maps im Gehirn ausgeprägt sind, desto besser ist die motorische Steuerung im Körper.

C

Central Pattern Generators (CPG): Netzwerke im Körper, die dazu in der Lage sind, selbstständig Bewegungsmuster wie das Gehen zu erzeugen

Cortisol: Stresshormon, das bei einem aktivierten Sympathikus ausgeschüttet wird. Wird es über längere Zeit, etwa bei chronischem Stress, produziert, kann es zu Störungen des Immunsystems und weiteren Folgen führen.

CRAC (contract - relax - antagonist - contract): Mobilisationsmethode aus der Physiotherapie, in der der zu dehnende oder mobilisierende Muskel zuerst kontrahiert, dann entspannt wird. Anschließend wird der parallele Muskel, der Antagonist, kontrahiert. Ziel ist es, den Bewegungsumfang zu erhöhen.

D

Diaphragma: Zwerchfell; eine Muskel-Sehnen-Platte, die Brust- und Bauchraum trennt; wichtigster Atemmuskel

E

Efferenz: Signale, die vom Gehirn in verschiedene Körperregionen geleitet werden

End Range of Motion (EOM): bezeichnet das Ende des maximal möglichen Bewegungsumfangs in einem oder mehreren Gelenken

Exterozeption: Wahrnehmung der äußeren Umgebung; in Bezug auf Bewegung bedeutet das, dass der Sportler seine Aufmerksamkeit in Richtung Ziel lenkt

F

Frontallappen: auch Stirnlappen genannt, vorderer Teil des Großhirns, steuert motorische Funktionen, ist aber auch für Handlungsplanung und -kontrolle zuständig

Full Range of Motion (FROM): der maximal mögliche Bewegungsumfang in einem oder mehreren Gelenken

G

Gelenkmodulation: die neuronale Kopplung von Gelenken und Bewegungen. Das Prinzip hat Dr. Eric Cobb formuliert: Durch Gelenkmodulation lassen sich Bewegungen in beschädigten oder dysfunktionalen Gelenken durch die Mobilisation der mit ihnen neuronal verbundenen gesunden Gelenke herstellen. Meist bezogen auf bestehende Bewegungsmuster wie die Central Pattern Generators, also Gehen, Schwimmen und andere.

Graded Exposure (GE): Steigerung der Belastung, in der Trainingswissenschaft »progressive Belastungssteigerung« genannt. Ansteigen der Belastung langsam und über einen längeren Zeitraum, um sich an die Belastung gewöhnen zu können.

I

Interozeption: Innenwahrnehmung, nach innen gerichtete Aufmerksamkeit, auf das Körpergefühl bezogen. Besonders bei muskelzentrierter Arbeit wie beim Krafttraining wird die Aufmerksamkeit auf das Körpergefühl gelenkt. Wie fühlen sich die Muskeln an? Was passiert im Körper?

K

Kampf- oder Fluchtmodus: Reaktion des Körpers auf eine bestehende oder befürchtete Gefahrensituation. Sie geht mit physiologischen Veränderungen einher, unter anderem der Ausschüttung von Stresshormonen, der Erweiterung von Blutgefäßen, einem höheren Puls und einer erhöhten Atemfrequenz.

Kleinhirn: Teil des Gehirns, das wichtige Aufgaben bei der Motorik erfüllt, dazu gehören Genauigkeit von Bewegungen, Balance und Koordination. Das Kleinhirn sitzt im unteren Hinterkopf und ist der zweitgrößte Gehirnbereich des Menschen, hat aber eine höhere Nervendichte als das Großhirn.

M

Mechanorezeptoren: Sinneszellen, die mechanische Signale wie Druck oder Zug an das Gehirn weiterleiten.

Mobility-Kontinuum: Spektrum der verschiedenen Mobility Drills nach neuromuskulärer Anforderung. Die Reihenfolge richtet sich nach der Belastung und steigert sich von leichtem Dehnen bis hin zum Krafttraining.

Motorischer Kortex: Teil der Großhirnrinde, der willkürliche Bewegungen steuert; sitzt im hinteren Bereich des Frontallappens.

N

Neuroassessments: Körpertests, bei denen bestimmt wird, wie das Gehirn auf Reize reagiert. Dabei gilt, dass jede Übung gleichzeitig auch ein Test (Assessment) sein kann. In diesem Buch verwenden wir spezifische Tests, um herauszufinden, wie das Gehirn auf konkrete Bewegungen oder Drills reagiert.

Neuroplastizität: Fähigkeit des Gehirns, sich ständig zu verändern, zu entwickeln und zu lernen. Bezeichnet ein Anpassungsverhalten an individuelle Anforderungen, in dem sich Anatomie und Funktion des Gehirns den ankommenden Reizen entsprechend verändern.

P

Parasympathikus: Teil des autonomen Nervensystems, auch Ruhenerv oder Erholungsnerv genannt. Zuständig für Entspannung und Verdauung, Gegenspieler des Sympathikus (Erregungsnerv).

Peripheres Nervensystem (PNS): Es liegt außerhalb des zentralen Nervensystems und ist unterteilt in das somatische und das vegetative Nervensystem. Das PNS kann Empfindungen wie Schmerz oder Druck wahrnehmen

Propriozeption: allgemein die Fähigkeit, Bewegungen und die Lage des Körpers im Raum einzuordnen, häufig auch als Eigenwahrnehmung bezeichnet oder als dreidimensionale Vorstellung vom eigenen Körper im Raum.

S

Sakkaden: schnelle Blicksprünge der Augen durch ruckartige Muskelbewegungen im Auge. Sie treten auf, wenn ein neues Objekt oder ein Fixationspunkt in den Blick gefasst werden sollen. Einmal eingeleitet, können sie nicht unterbrochen werden.

Sensorischer Kortex: Anteil des Großhirns, der für die Verarbeitung von Sinnesinformationen wie Berührung, Druck oder Vibration verantwortlich ist, also sogenannte haptische, auf das Fühlen bezogene Empfindungen. Die Signale kommen vor allem über Sensoren in der Haut.

Spezifitätsprinzip: Fähigkeit des Körpers und des Gehirns, sich exakt an eine Anforderung oder spezifische Reize anzupassen. Das Spezifitätsprinzip ist Grundlage für die Fähigkeit des Gehirns, sich ständig zu verändern, die Neuroplastizität.

Stresseimer: engl. threat bucket; Ansammlung von bionegativen Reizen wie Stress, schlechtem Schlaf, unangenehmen Erfahrungen, die das Gehirn speichert. Ein »gut gefüllter« Stresseimer – also viele angesammelte Belastungen – kann zu Veränderungen im Gehirn, zu Leistungsreduktion und sogar zu Schmerzen führen.

Sympathikus: Teil des vegetativen Nervensystems, auch Erregungsnerv genannt. Zuständig für die Kampf- oder Fluchtreaktion. Sorgt in Gefahren-, Leistungs- oder Stresssituationen für stärkere Durchblutung, höheren Puls und Blutdruck, stärkere Muskelspannung. Kurzfristig macht das den Körper leistungsfähig, langfristig kann ein überaktiver Sympathikus zu chronischem Stress führen.

V

Vagusnerv: 10. Hirnnerv, kann über den Parasympathikus aktiviert werden. Eine Stimulation des Vagus entspannt und kann die Aktivität des Sympathikus reduzieren, was Stress vermindert.

Vestibuläres System: Gleichgewichtsorgan, sitzt im Innenohr, unterteilt in fünf Bereiche. Das Gleichgewichtsorgan misst lineare Beschleunigungen und Winkelbeschleunigungen und ist unerlässlich für Balance und Gleichgewicht.

Viskoelastizität: bezeichnet ein Materialverhalten, das sowohl elastisch als auch viskos, also dick- oder zähflüssig, sein kann; sie ist von verschiedenen Faktoren wie Zeit, Temperatur und Frequenz abhängig

Z

Zentralnervensystem (ZNS): Gehirn und Rückenmark machen gemeinsam das ZNS aus. Es besteht aus Nervenzellen und Stützzellen (Gliazellen), die die Verbindungen zwischen den Nervenzellen bilden. Das gesamte Nervensystem des Menschen umfasst außer dem ZNS noch das autonome Nervensystem und das enterische Nervensystem im Darm. Das ZNS verarbeitet Reize von innerhalb und außerhalb des Körpers und sorgt für die passenden Reaktionen.

Autorenviten

Patrick Meinart hat Psychologie und Sport in Köln studiert. Seit 2012 führt er das Ausbildungsinstitut RELEASE FITNESS, das schwerpunktmäßig Fortbildungen im Bereich Mobility und im neurozentrierten Training anbietet. Jährlich schult er bis zu 1000 Trainer in Seminaren und Vorträgen. Als Redner und Referent ist er europaweit tätig.

Weitere Informationen sind auf www.release-fitness.com zu finden.

Johanna Bayer ist Wissenschaftsjournalistin und Autorin für Fernsehsendungen bei ARD, WDR und Arte sowie für Publikumsmagazine. Sie veröffentlicht regelmäßig zu medizinischen Themen, darunter Muskeln und Bewegung, Ernährung, Hirnforschung und Anthropologie und ist Koautorin der Bestseller *Faszien-Fitness* und *Faszien-Krafttraining*.

Literaturtipps

Ahlhorn, Andreas; Krämer, Dennis: *Flossing in Therapie und Training.* riva Verlag, München 2014

Allmacher, Fabian: *Animal Athletics. Bodyweight-Training mit Animal Moves nach dem Vorbild der Natur.* riva Verlag, München 2016

Barral, Jean-Pierre: *Gelenke – ein neuer osteopathischer Behandlungsansatz.* Urban & Fischer, München 2013

Butler, David: *Schmerzen verstehen.* 6. Auflage, Springer, Heidelberg 2016

Calais-Germain, Blandine: *Anatomy of Movement.* Eastland Press, Seattle 2008

Hargrove, Todd R.: *A Guide to Better Movement. The Science and Practice of Moving With More Skill And Less Pain.* Better Movement, Seattle/USA 2014

McGill, Stuart: *Low Back Disorders: Evidence-Based Prevention and Rehabilitation*. Human Kinetics, Champaign/USA 2015

McGill, Stuart: *Rücken-Reparatur: Strategien, die selbst Ihr Arzt nicht kennt*. riva Verlag, München 2016

McGill, Stuart: *Ultimate Back Fitness and Performance*. Verlag Stuart McGill (Eigenverlag), Waterloo/USA 2015

Schleip, Robert; Bayer, Johanna: *Faszien-Fitness. Vital, elastisch, dynamisch in Alltag und Sport*. Erweiterte und überarbeitete Ausgabe, riva Verlag, München 2018

Shacklock, Michael: *Angewandte Neurodynamik. Neuromuskuloskeletale Strukturen verstehen und behandeln*. Urban & Fischer, München 2008

Trepel, Martin: *Neuroanatomie. Struktur und Funktion*. 7. Auflage, Urban & Fischer, München 2017

Wolf, Adam: *Real Movement. Perspective on Integrated Motion & Motor Control*. Golden Mango Press, 2016

Sachregister

T

U

V

W

Z

Übungsregister

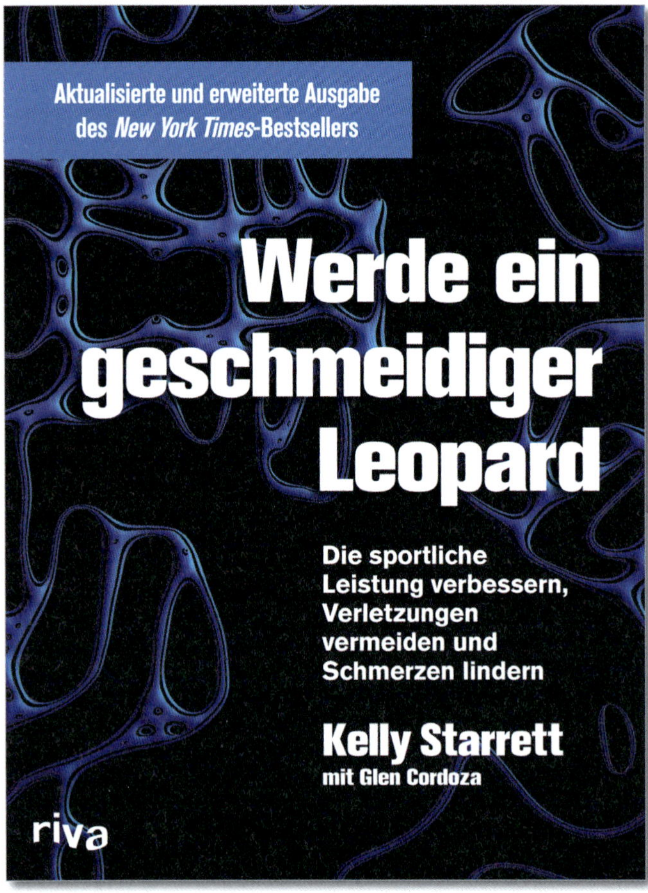
Aktualisierte und erweiterte Ausgabe
des *New York Times*-Bestsellers
Werde ein geschmeidiger Leopard
Die sportliche Leistung verbessern, Verletzungen vermeiden und Schmerzen lindern
Kelly Starrett
mit Glen Cordoza
riva